ELEKTROPHYSIOLOGIE DES GESICHTSSINNS

THEORIE UND PRAXIS DER ELEKTRORETINOGRAPHIE

VON

WOLF MÜLLER-LIMMROTH

DR. MED., DOZENT FÜR PHYSIOLOGIE AN DER UNIVERSITÄT MÜNSTER

MIT 94 ABBILDUNGEN

IN 110 EINZELDARSTELLUNGEN

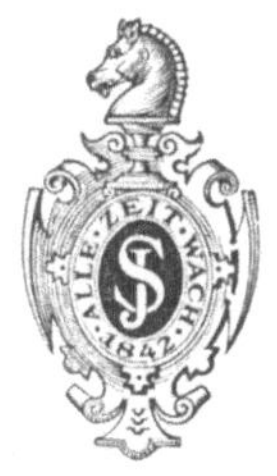

SPRINGER-VERLAG

BERLIN · GÖTTINGEN · HEIDELBERG

1959

ISBN-13: 978-3-540-02451-4 e-ISBN-13: 978-3-642-92764-5
DOI: 10.1007/978-3-642-92764-5

Geleitwort

„Seit den frühesten Zeiten der Entwicklung der Experimentalphysiologie waren es die wunderbaren Wirkungen des elektrischen Stromes auf die reizbaren tierischen Teile sowie die elektrischen Kräfte, welche unter Umständen von diesen selbst ausgehen, welche immer wieder die Aufmerksamkeit der Forscher auf sich zogen, — durch deren Arbeit eine Basis geschaffen wurde, auf welcher weiterzubauen nicht nur an sich hohen Genuß gewährt, sondern durch die Exaktheit der Methodik auch ein dereinstiges Verständnis der wahren Bedeutung aller Einzelbeobachtungen verbürgt.“ Mit diesen Worten hat WILHELM BIEDERMANN, der klassische Altmeister der Elektrophysiologie in Jena, zugleich das eigentliche Motiv jeder echten wissenschaftlichen Forschungsarbeit aufgedeckt, die tiefe innere Befriedigung, die wissenschaftliche Arbeit dann vermittelt, wenn ein bis dahin ungeklärter Zusammenhang klarer erkannt wird. Das trifft in besonderem Maße auch für die neuere Entwicklung der Elektrophysiologie der Retina zu, die in BIEDERMANNS Darstellung ganze 9 Druckseiten, nur 1% des Gesamtumfanges, umfaßt, allerdings mit erstaunlich vielen, auch heute noch richtigen Ansatzpunkten. Deshalb möchte ich die eingangs zitierten Worte BIEDERMANNS aus seinem grundlegenden Werk aus dem Jahre 1895 diesem Buch meines bewährten Mitarbeiters, des Herrn Dozenten Dr. MÜLLER-LIMMROTH zum Geleit mit auf den Weg geben. Für den Schreiber dieses Geleitwortes bedeutet es eine besondere Befriedigung, daß das Schicksal es uns trotz mehrmaliger Kriegszerstörung des Instituts und langjähriger schwieriger Aufbauarbeiten vergönnte, die Forschungen des Instituts — von der Elektrophysiologie des Herzens herkommend — dank der besseren Arbeitsmöglichkeiten und der fleißigen und erfolgreichen Tätigkeit tüchtiger Mitarbeiter auf weitere Gebiete der Elektrophysiologie, besonders des Zentralnervensystems, des Auges und des Ohres, auszuweiten. So möchte ich der hier vorliegenden "Elektrophysiologie des Gesichtssinns“ den Wunsch mit auf den Weg geben, daß sie dazu beitragen möge, „das Verständnis der wahren Bedeutung aller Einzelbeobachtungen" auch in Zukunft zu fördern und sie zugleich, wie manche verheißungsvollen Ansätze heute bereits zeigen, in den Dienst des kranken Menschen zu stellen.

Münster (Westf.), im Januar 1959
Physiologisches Institut

Prof. ERICH SCHÜTZ

Vorwort

Die Elektrophysiologie des Gesichtssinns hat sich in den letzten 20 Jahren stürmisch entwickelt — vor allem durch die bahnbrechenden Arbeiten von GRANIT und seiner Schule — sowie ständig neue Bearbeiter gefunden, so daß eine zusammenfassende Darstellung des gesamten Stoffes notwendig erscheint. Abgesehen von den z. T. vergriffenen Monographien von GRANIT, einer kurzen Übersicht von RIGGS und einer klinischen Elektroretinographie in tschechischer Sprache von VANÝSEK und lateinamerikanischer Sprache von QUEIROGA gibt es keine Zusammenfassung der inzwischen wesentlich angewachsenen Literatur. Deutschsprachige Übersichten sind 1929 von KOHLRAUSCH und 1942 von SCHAEFER verfaßt worden, so daß die experimentellen Ergebnisse und die sich daraus ergebenden Theorien der letzten *16 Jahre nicht erfaßt* worden sind. Das zu besorgen und außerdem *die häufig in Vergessenheit geratenen älteren Befunde mit den neuen zu verbinden*, war das Hauptanliegen des Verfassers.

Der Zeitpunkt zur Abfassung einer solchen Monographie schien aus mehreren Gründen günstig zu sein; denn die elektrophysiologische Forschung befindet sich auf dem zur Diskussion stehenden Gebiet der *Sinnesphysiologie an der Schwelle einer neuen Ära*. Seit einigen Jahren wird nämlich die bioelektrische Reaktion des einzelnen Receptors und der verschiedenen Schichten der Retina abgeleitet. Damit soll die Entstehungsweise des Elektroretinogramms geklärt und gleichzeitig eine Brücke zu der wohl bekannten rhythmischen Aktivität der Sehnervenfaser geschlagen werden. Die Auseinandersetzung mit den dabei auftretenden, teilweise unvereinbaren Meinungen hat gerade eingesetzt. Deshalb wurden bei der Darstellung die divergierenden Ansichten der Autoren vollständig und nebeneinander stehend aufgezeigt. Für den an der Diskussion Unbeteiligten wie für den auf diesem Gebiet Tätigen wird es gut sein, eine solche Gegenüberstellung zu haben, zumal viele Dinge sehr im Fluß sind. Sie führt zwar zu einer gewissen Unpersönlichkeit, wird dafür aber allen Beteiligten gerecht. Eine andere Rechtfertigung für die Drucklegung dieser Schrift ist *die wachsende Bedeutung der Elektroretinographie für die Klinik* und die ophthalmologische Praxis. Überdies strebt die Monographie an, die bis Dezember 1958 erschienenen Arbeiten auf diesem Gebiet bibliographisch zu erfassen. Daß auch daher konträre Auffassungen nebeneinander stehen können, ist verständlich, aber im Hinblick auf die weitere Entwicklung gut so.

Der Verfasser hat sich bemüht, der Trias Reiz-Erregung-Empfindung folgend, in der Darstellung die Kontinuität zu wahren. So sollte eine *Verbindung zur Elektrencephalographie* hergestellt werden, da man sich hier häufig der Lichtreizung als Aktivierungsmethode bedient. Darüber hinaus verspricht die Kombination beider Methoden für bestimmte physiologische Fragestellungen und die Differentialdiagnostik gewisser Sehnervenerkrankungen neue Erkenntnisse, nicht zuletzt auch darum, weil die Retina selbst ein nervöses Zentrum darstellt, dessen Analyse auch für die Elektrophysiologie des Cortex vorteilhaft ist.

Das Buch wendet sich also nicht nur an den Physiologen und Ophthalmologen, sondern auch an die Neurologen, Neurophysiologen, Biologen, den physiologischen Chemiker und den Anatomen. Darum wurden die vergleichend-physiologischen Ergebnisse ebenso wie die Stoffwechselprozesse und die topochemischen Befunde berücksichtigt; denn eine solche *Gesamtschau* vermag unsere Erkenntnisse nachhaltig zu erweitern. Gerade bei der Analyse des Erregungsvorgangs ist eine Begegnung der verschiedenen Disziplinen eine zwangsläufige Folge. Das gilt erst recht für die photochemischen Primärprozesse, die ohne Berücksichtigung der physikalischen Strahlungsgesetze, der Energietransformationsmechanismen, der energieliefernden Stoffumsetzungen sowie deren histochemischer Lokalisation unverständlich bleiben. Hier findet man den Anschluß an die Photosynthese in der Pflanze und Analogieschlüsse könnten neue Fragen zur Klärung des Sachverhalts in den Photoreceptoren aufwerfen. Obgleich eine Klärung dieser Probleme noch aussteht, gibt es doch schon genügend Anknüpfungspunkte, wo sich *viele Disziplinen der Naturwissenschaften treffen* und überzeugend ergänzen. Diese Berührungspunkte wurden also kurz erwähnt. Sie lassen erkennen, daß wir es mit einem allgemein biologischen Problem zu tun haben. Ich habe nun versucht, ein die genannten Kennzeichen besitzendes Bild zu entwerfen, getragen von dem Wunsch, daß dieses Buch dem Theoretiker wie dem Praktiker ein nützlicher Helfer sein möge. Möge es darüber hinaus zeigen, daß selbst eine *Elektrophysiologie des Gesichtssinns*, die den frühesten, durch einen Einfluß der Umwelt auf das Sinnesorgan verursachten Vorgang erfaßt, doch nur Deutungen zuläßt, sofern sie nicht mit den Ergebnissen der erwähnten Disziplinen zu einer *Biologie des Gesichtssinns* integriert wird.

Herrn Professor Dr. med. ERICH SCHÜTZ, meinem verehrten Lehrer, möchte ich auch an dieser Stelle für die Schaffung bester Arbeitsmöglichkeiten und ständige Förderung sowie für die anregende Kritik besonders danken. Mein Dank gilt ferner den Herren Dr. med. VOLKER GÜTH und Dr. med. JOCHEN KÜPER für die Durchsicht des Manuskripts und der med.-techn. Assistentin Fräulein ELISABETH MICHELS für ihre Mühewaltung beim Anlegen des Literaturverzeichnisses und des Sachregisters sowie für die Niederschrift des Manuskriptes. Herrn Dr. FERDINAND SPRINGER und Herrn Dr. HEINZ GÖTZE für ihr Entgegenkommen in allen Fragen des Buchumfangs, der Zahl der Abbildungen sowie für die schöne Ausstattung des Buches in der für den Springer-Verlag charakteristischen Weise herzlich zu danken, ist mir eine vornehme Pflicht.

Münster (Westf.), im Dezember 1958 WOLF MÜLLER-LIMMROTH
Physiologisches Institut

Inhaltsverzeichnis

Omnes homines natura scire desiderant

Einleitung

„Alle Menschen verlangen von Natur nach Wissen". Dieser Satz aus der Metaphysik des ARISTOTELES (*61*) bringt zum Ausdruck, daß die Menschheit die Umwelt und den Organismus erforschen und das Wissensmögliche in einen geordneten Zusammenhang zu bringen sucht. Eine geistige Erfassung der Naturphänomene ist aber unumgänglich; denn nur mit Maß und Zahl lassen sich Gesetze ableiten. "Natura scritta in lingua mathematica" (GALILEI). Deshalb kann „keine menschliche Erfahrung wahre Wissenschaft genannt werden, ehe sie nicht den mathematischen Beweis durchlaufen hat" (LEONARDO DA VINCI). Das gilt auch für die Sinnesphysiologie, obschon sie nicht immer den der Mathematik zugänglichen Forschungsgebieten gleichsetzbar ist; da nicht nur die mit den Mitteln der exakten Naturwissenschaften analysierbaren Dinge ihrer Zuständigkeit unterstehen, sondern auch die unobjektivierbaren und ihrem Wesen nach der Psychologie zuzuschreibenden Empfindungen. Somit entspricht die Sinnesphysiologie einer *Psychophysik* [RENQUIST-REENPÄÄ (*1766*)]. Ihr großes Ziel ist bei weitem nicht erreicht, da die Forschung praktisch noch auf der Stufe steht, die Lebenserscheinungen und die durch Reizperzeption ausgelösten objektiven Phänomene auf bekannte physikalische, chemische oder physikochemische Tatsachen zurückzuführen.

Eine solche Untersuchung der Sinnesfunktion muß jedoch berücksichtigen, daß die Aufgabe der Rezeptionsorgane nicht darin besteht, die einem Lebewesen zugehörige Umwelt genau zu reproduzieren, sondern ein Bild der Umgebung zu vermitteln, in dem sich das Individuum leicht zurechtfindet. Das Sinnesorgan wird daher vereinfachen, verändern und schließlich durch Kontrastbildung Wesentliches hervorheben müssen. Es scheint wichtiger zu sein, die sich in der Umwelt abspielenden Veränderungen wahrzunehmen als den augenblicklichen Zustand genau zu analysieren. So sind z. B. bei fixiertem Auge Formen über längere Zeit nicht wahrnehmbar; erst die Veränderung durch geringe Augenbewegungen im Ausmaß der ständigen Tonusschwankungen in den Augenmuskeln macht ein Formensehen über die Bildbewegung auf der Retina möglich [AUTRUM (*93*)]. Die Sinnesorgane liefern also keine Aussagen über absolute Werte. Dem entspricht das Webersche Gesetz, das einen wahrgenommenen Intensitätsunterschied zu einer Vergleichsgröße in Beziehung setzt.

Die Analyse der Tätigkeit eines Sinnesorgans ist damit recht kompliziert und zum gegenwärtigen Zeitpunkt nicht immer mit Maß und Zahl zu belegen. Man erhält deshalb den besten Einblick in seine Funktionsweise, wenn man sich an das Experiment und bei seiner Durchführung an die klassische Trias *Reiz-Erregung-Empfindung* hält; denn in dieser Kausalkette sind die ersten beiden Faktoren objektivierbar.

I. Der funktionelle Aufbau der optischen Bahn

1. Die Retina

Der Gesichtssinn ist der Schaltungsart nach mit dem Hautsinn vergleichbar. Bei beiden beginnt die Bahn mit einem spezialisierten Receptor. Die von dort kommenden „spezifischen Sinnesenergien" werden über ein Neuron weitergeleitet, beim Hautsinn über die Spinalganglionzelle, beim Gesichtssinn über die Zellen der inneren Körnerschicht der Retina. Das folgende Neuron beginnt beim Hautsinn im Nucleus gracilis bzw. cuneatus und stellt eine Verbindung zur Schaltzentrale Thalamus her. Beim Gesichtssinn liegt dagegen auch dieses Neuron noch in der Retina, und zwar in der Ganglienzellschicht. Ihre Neuriten gelangen dann zu einer größeren Zentrale, dem Corpus geniculatum laterale. Bei beiden Sinnesorganen kommt es zu Bahnüberkreuzungen auf die andere Körperseite. Ein letztes Neuron übernimmt dann jeweils die Signalübertragung zum Cortex, beim Hautsinn zur Körperfühlsphäre und beim Gesichtssinn zur Sehsphäre.

Den *histologischen Aufbau der Retina* haben RAMON Y CAJAL (*1740*) und POLYAK (*1713*) eingehend untersucht. Das *Pigmentepithel* liegt der Chorioidea am nächsten (Abb. 1b, 1) und wandert bei Belichtung zwischen die Sehzellen [BOLL (*270*); KÜHNE (*1290*)]. Es dient nicht nur der Lichtabschirmung einzelner Photoreceptoren, sondern spielt u. a. auch bei der Rhodopsinproduktion eine Rolle. Dann folgt die *Receptorenschicht* aus *Stäbchen* (a) und *Zapfen* (b) mit ihren photosensiblen Pigmenten. Die Außenglieder dieser Receptoren besitzen eine lamelläre Querstruktur im Protoplasma [SCHMIDT (*1852*); SJÖSTRAND (*1934*)], die Anlaß zu Seh- und Farbtheorien gegeben hat [RÄHLMANN (*1739*); ZENKER (*2268*); SCHULTZE (*1886*)] und heute noch in anderem Zusammenhang diskutiert wird [NOELL (*1627*); SVAETICHIN (*1661*)]. Die Unterscheidung von Stäbchen und Zapfen ist mitunter schwierig, da es Zwischenformen gibt, die jedoch in der Primatenretina fehlen.

Ältere Auffassungen halten das Zapfensehen für phylogenetisch älter als das der Stäbchen [CAMERON (*383*); WALLS (*2154*); BIRUKOW (*225*); BIRUKOW u. KNOLL (*226*). Nach SAXÉN (*1831*) scheinen sich aber beide Receptoren aus einer gemeinsamen Urform zu entwickeln [DETWILER u. LAURENS (*545*); SCHENK (*1845*); TRINCKER (*2067*); MÜLLER-LIMMROTH u. ANDRÉE (*1583*)], nur differenzieren sich die Zapfen aus der Urform rascher weiter als die Stäbchen. Die entgegengesetzte Auffassung von BOUMA (*290*) ist unerklärlich. Es können auch aus einem Zapfen und einem Stäbchen *Doppelsehzellen* entstehen. Sie kommen beim Frosch [SAXÉN (*1831*)] und Gecko [UNDERWOOD (*2080*)] gelegentlich vor. Die Elritze besitzt demgegenüber regelmäßig und ziemlich zahlreich Doppel-, Drei- und Vierfachzapfen, die sich polar oder um einen zentralen Zapfen gruppieren [LYALL (*1394*)]. Dieses Zapfenmuster entwickelt sich mit dem Wachstum der Retina [LYALL (*1395*)].

Unterhalb der Membrana limitans externa liegen die Zellkerne der Zapfen und Stäbchen dicht zusammen: *äußere Körnerschicht.* Mit Zapfenfüßchen und Stäbchenendkolben stoßen in der *äußeren plexiformen Schicht* die Receptoren an das nächste Neuron an. Die folgende Schicht wird vornehmlich von den *bipolaren*

Ganglienzellen zur zentripetalen Reizvermittlung gebildet (Abb. 1a; Zellen *d*, *e*, *f*, *h*). Zu den *diffusen Bipolaren* gehören die Mop- (*d*), Bürsten- (*e*) und flache (*f*) Bipolarzellen. Ihre Reichweite geht über mehrere Stäbchen. Sie treten also mit mehreren Receptoren in Verbindung. Solche Stäbchenaggregate sind zusätzlich noch durch Zapfen beeinflußbar.

Ein anderer Bipolarentyp (*h*) verbindet nur einen Zapfen mit einer Ganglienzelle, tritt dann aber mit dem Stäbchenschaltweg in Kontakt. Schließlich gibt es *Zwergbipolaren*, die jeweils einen Zapfen mit einer Ganglienzelle verbinden und keine Querverbindungen eingehen. In Höhe der Zapfenfüßchen finden sich noch die *Horizontalzellen* (*c*), die über ihre Axonen und Kollateralen auch benachbarte Zapfen und Stäbchen zusammenschalten. Eine Sonderform der bipolaren Ganglienzellen (*i*) hat eine *zentrifugale Leitungsrichtung* und gibt aus zentral gelegenen Stellen der Sehbahn Signale an die Receptoren.

In Höhe der *inneren plexiformen Schicht* erfolgt die Übertragung auf die Riesenganglienzellen (*m*, *n*, *o*, *p*, *s*), die Receptoren und Bipolaren zu *Elementen* zusammenfassen. Ihr Dendritennetzwerk dehnt sich über 100—120 Zapfendurchmesser (< 350 μ) aus. Die Axone dieser Zellen lagern sich, gegen den Glaskörper durch die Membrana limitans interna getrennt, der Retinaoberfläche auf und verlassen die Retina als Sehnervenfasern. Am Übergang von den Bipolaren auf die Ganglienzellschicht gibt es ebenfalls Querverbindungen über die *Amakrinen*, die Bipolaren zusammenschalten.

Die im Bereich der Riesenganglienzellen liegenden *neurosekretorischen Zellen* üben vermutlich eine vegetative Steuerung der Retinafunktion und des Augendrucks aus [BECHER (*170*); ERBSLÖH (*648*); SCHMERL (*1849*)]. Auch die *dorsale hypothalamische Opticuswurzel* [FREY (*739*)] steuert die retinale Empfindlichkeit.

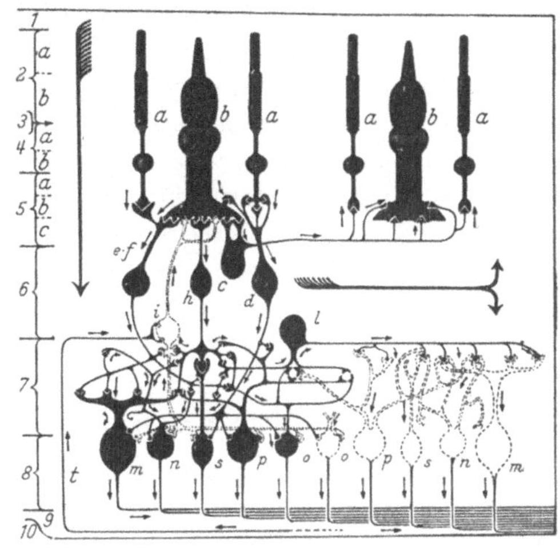

a

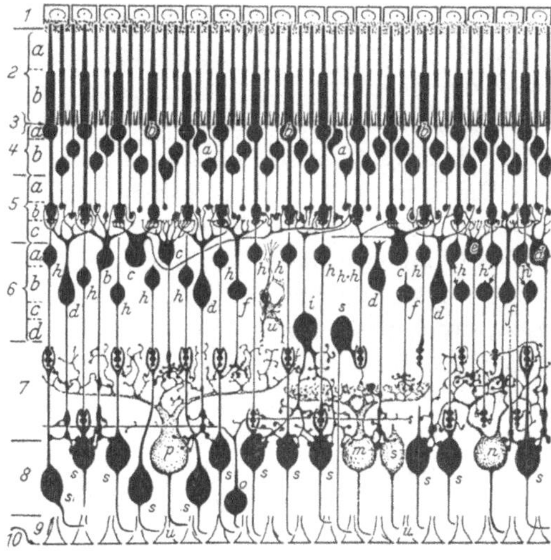

b

Abb. 1. Schematische Darstellung der Primatenretina [POLYAK (*1713*)], aus der die Schaltmöglichkeiten und die verschiedenen Neuronentypen hervorgehen. Man erkennt nicht nur die Zusammenfassung mehrerer Receptoren durch Bipolaren, sondern auch die weiter aufsteigende Konvergenz durch Riesenganglienzellen im letzten Neuron der Retina. Außerdem wird die Zusammenkopplung von Stäbchen und Zapfen zu einer funktionellen Einheit dargestellt (Einzelheiten s. Text)

Bei einigen Säugetieren soll noch ein akzessorischer Tractus opticus posterior vorhanden sein, der in die Pedunculi cerebri eintritt und im Hypothalamus endet [Pavlow (*1672*); Loepp (*1374*); angezweifelt von Kosaka u. Hiraiwa (*1266*); Lashley (*1326*)]. Selbst vegetative Körperfunktionen sind über den Gesichtssinn beeinflußbar [z. B. Wasserhaushalt und Kohlenhydratstoffwechsel: Fuchs (*754*)]. In der Retina gibt es auch antidrom leitende Bipolaren (Abb. 1a, Zelle *i*), im Sehnerven zentrifugale Fasern vom Corpus geniculatum laterale über das Chiasma zur kontralateralen Retina [Ramon y Cajal (*1740*); Dogiel (*581*)]. Sie enden vermutlich an den zentrifugal leitenden Bipolaren und sollen u. a. die Retinomotorik der Receptoren veranlassen [Arey (*58*)].

Die Netzhaut ist somit „ein komplexer Mikrokosmos eines nervösen Zentrums" [Granit (*874*)], der Interaktionen erlaubt. Die optische Bahn besitzt dabei eine aufsteigende und laterale Konvergenz [Chievitz (*416*)]. Innerhalb der Fovea centralis beträgt die Receptor-Nervenfaser-Relation 1:1, 3 mm von der Fovea entfernt 10:1 und 6 mm von der Fovea 80:1.

2. Das Corpus geniculatum laterale

Die Neuriten des letzten retinalen Ganglions bilden den Sehnerven, dessen nasale Fasern gekreuzt und temporale Fasern ungekreuzt über das Chiasma als Tractus opticus zum Corpus geniculatum laterale ziehen. Zwischen den Ganglienzellen der Retina und den Sehnervenfasern besteht eine 1:1 Relation [Arey (*60*)]. Neben den dicken, rascher leitenden Nervenfasern gibt es noch dünne, langsam leitende Fasern zu den Sehzentren des Mittelhirns. Deshalb kommt ein Signal über die dickeren Fasern auf dem Umweg über Corpus geniculatum laterale-Sehzentrum eher zum Mittelhirn als ein in dünneren Fasern unmittelbar dorthin geleitetes [Davson (*522*)].

Die mit dem Tractus opticus synaptisch verbundenen Zellen im Nucleus dorsalis des Corpus geniculatum laterale liegen in 6 Schichten. Die gekreuzten Fasern landen in der 1., 4. und 6. Schicht, die ungekreuzten in der 2., 3. und 5. Im Corpus geniculatum laterale gibt es nur eine scheinbare 1:1-Retinarepräsentation, weil diese bereits zwischen den Foveazapfen und den nachgeschalteten Neuronen besteht [Penman (*1674*); Le Cros Clark (*482*)]. Jede Tractusfaser teilt sich in der zugehörigen Schicht des Corpus geniculatum laterale in 5—6 Endigungen auf, von denen jede nur mit einem Zellkörper im Kniehöcker in Verbindung steht. Eine Zelle im Corpus geniculatum laterale erhält folglich keine weitere Faserendigung mehr. „Überlappungen" sind hier daher nicht möglich. Man hat daran gedacht, daß ein Netzhautelement Signale in 3 Fasern abgebe, oder daß sich je 3 Elemente der Retina zu einer Einheit zusammenschließen. Derartige Behauptungen sind aber bisher noch nicht bewiesen worden.

3. Die Sehsphäre

Aus dem Corpus geniculatum laterale ziehen die Fasern als *Gratioletsche Sehstrahlung* in die Rinde des Occipitalhirns und verästeln sich dort in der IV., der in der Sehsphäre besonders dichten inneren Körnerschicht, die außerdem ein dichtes Geflecht markhaltiger Fasern (*Gennarische Streifen*) besitzt: *Area striata*. Die Faserschicht IVb teilt die innere Körnerschicht in 2 Zellager auf (IVa und c), von denen die oberflächlichere IVa-Schicht unmittelbar an die III. Schicht (Pyramidenzellen) angrenzt. Zwischen den Körnerschichten finden sich noch die großen *Meynertschen Solitärzellen*. In der inneren Körnerschicht liegen viele Zellen mit kurzen Axonen, die als Schaltneurone Signale auf die apikalen Dendriten der fusiformen Zellen der tieferen V. und VI. Schicht, die Dendriten der *Martinottischen Zellen* der V. Schicht und von dort über aufsteigende Axone zur plexiformen Schicht der Rindenoberfläche und die basalen Dendriten der großen Pyramidenzellen innerhalb der IVb-Schicht übertragen. Von hier aus besteht Kontakt zu subcorticalen Strukturen. Schließlich nehmen sie untereinander und mit dem horizontal verlaufenden Fasergeflecht des Gennarischen Streifens Verbindung auf. Die dünnen Fasern der plexiformen Schicht sind mit den aufsteigenden Axonen der Martinottischen Zellen, mit senkrechten oder radiären Fasern aus Assoziationsbahnen der Nachbarschaft und mit aufsteigenden Kollateralen der Hauptaxone der Pyramidenzellen verbunden.

Da begrenzte Sehsphärenläsionen auch begrenzte Gesichtsfeldausfälle veranlassen, dürfte sich die periphere Retina im Zentrum widerspiegeln [*zentrale Retina:* HOLMES (*1062*)]. Die Retinaperipherie liegt dabei oral, die Macularegion caudal. Die Macula ist mit dem größten Areal doppelseitig vertreten. Somit können nicht Netzhautbilder, sondern nur Gesichtseindrücke im Sehareal dargestellt werden, zumal noch mannigfache Interaktionen hinzukommen. Wenn ein Lichtpunkt auf der Retina sich an umschriebener Stelle der Sehsphäre als bioelektrische Aktivität wiederfindet, so kann das also nur funktionell und nicht anatomisch bedingt sein. Auf Grund von Degenerationsversuchen nimmt POLYAK (*1712*) an, daß korrespondierende Stellen aus beiden Retinae bis zum Corpus geniculatum laterale noch unterscheidbar sind und erst nach ihrer Leitung zum Cortex in engere Beziehung gebracht werden (Stereoskopie). So werden nasale Netzhautbezirke eines Auges mit den temporalen des anderen gekoppelt. Schließlich können von 3 Retinastellen eines Auges kommende Signale in die zugehörigen 3 Schichten des Corpus geniculatum laterale gelangen, sich aber an einer Cortexstelle vereinigen.

Im Gegensatz zu früheren Ansichten bestehen keine ausgedehnten Assoziationsmöglichkeiten über den ganzen Cortex. Assoziativ zusammengefaßt sind jedoch mittelbar und unmittelbar die Area striata, peri- und parastriata [LE CROS CLARK (*482*)]. Bei elektrischer Reizung der letzteren kommt es ohne ausgedehntere Assoziationen zu visuellen Auren, Halluzinationen und Augenbewegungen. Es bestehen lediglich folgende Verbindungen: Von der Area striata zur Area peristriata, von der Area parastriata zur peristriata und zu vom übrigen Cortex aus nicht erreichbaren subcorticalen Strukturen. Eine Verbindung über das Corpus callosum zur anderen Hemisphäre besteht nicht, wohl kann aber durch Reizung der Area peristriata über die Basalganglien, den Thalamus und Hypothalamus die gesamte Cortexaktivität gehemmt werden. Corticale Allgemeinreaktionen auf optische Reize kommen nur auf dem durch die großen Zellen der IVb-Schicht und die Meynertschen Solitärzellen der IV. Schicht vermittelten Umweg über Hirnstamm und Rückenmark zustande. Da nach Zerstörung der corticalen Sehzentren beim Tier Gesichtseindrücke noch möglich sind, dürfte auch der Kniehöcker gewisse Eigenschaften eines primitiven Sehzentrums besitzen, allerdings mit Erinnerungsverlust für Gesichtseindrücke. Daneben gibt es noch Verbindungen von der Macularegion der Area striata zur Pons [SUNDERLAND (*1988*); BARRIS, INGRAM u. RANSON (*137*); POLYAK (*1710*); METTLER (*1452*)]. Die corticale Kontrolle niederer Sehzentren im Mittelhirn z. B. für Augenbewegungen, erfolgt über besondere Fasern aus bestimmten frontalen Rindenarealen [HOLMES (*1061*)].

Vom occipitalen Zentrum hängt die Fähigkeit ab, aus beiden Retinae kommende verschiedene Eindrücke zu verschmelzen, zu akkomodieren und binocular zu fixieren. Schließlich beruht das Festhalten eines ruhenden oder beweglichen Fixpunktes auf einem corticalen Reflexmechanismus von der Area peristriata über corticomesencephale Verbindungen [POLYAK (*1711*); FOERSTER (*702*)]. Kontralaterale konjugierte Augenbewegungen kommen aus dem Bereich des Sulcus calcarinus außerhalb der Macularegion in der Area striata [WALKER u. WEAVER (*2146*)]. Diese Bewegungseffekte bleiben auch nach Zerstörung der oberen Vierhügel bestehen [BERNHEIMER (*206*)], weil ein Teil von der Area striata und Area peristriata kommenden Fasern direkt zum Nucleus praetectalis zieht [LE CROS CLARK (*481*); BARRIS (*136*)]. Sie erreichen den Oculomotoriuskern, den Nucleus trochlearis, das zentrale Höhlengrau und den Fasciculus longitudinalis medialis [METTLER (*1452*)]. Daneben gibt es noch eine Überwachung der Augenbewegungen durch Hirnstamm und Rückenmark über den Tractus tectobulbaris und tectospinalis. Schließlich reguliert das Zwischenhirn noch den intraocularen Druck und die Pupillenweite [GLOSTER u. GREAVES (*810*)].

II. Die Transformation der Lichtenergie in spezifische Sinnesenergien

1. Der Sehmechanismus und die Quantenstruktur des Lichtes

Die Lichtempfindlichkeit des Protoplasmas hängt weitgehend von seiner Absorptionsfähigkeit ab [HERTEL (*1019*); MERKER (*1449*)]. Nach dem *Gesetz von* GROTTHUES und DRAPER hat nämlich eine Strahlung nur am Absorptionsort eine Wirkung, die sich aus dem *Bunsen-Roscoeschen Gesetz* $J \cdot t^p = \text{const}$ (J = Lichtintensität, t = Belichtungsdauer) ergibt. Der *Schwarzschildsche Exponent* p ist eine für die Absorptionssubstanz spezifische Größe und beträgt 0,6—2,0. Nach LASAREFF (*1322*) soll die Lichtwirkung durch hemmende und erregende Ionen zustande kommen, d. h. das Bunsen-Roscoesche Gesetz müßte durch zwei Konstanten ergänzt werden, von denen eine zeitabhängig sei: $J \cdot t = a + b \cdot t$. Wird $t > 0{,}05$ sec, so ist das Produkt ($J \cdot t$) jedoch nicht mehr konstant [TRENDELENBURG (*2066*)].

Zur Abwendung der schädigenden Lichtwirkung auf das Protoplasma (Lichttod) gibt es Chromato- oder Melanophoren, die reflektorisch ihr Pigment ausfließen lassen, das stärker Licht absorbiert als das Protoplasma. Bei ständiger Belichtung bilden zuvor pigmentfreie Zellen Pigment sogar neu [v. STUDNITZ (*1981*)]. Selbst das Nervensystem kann Lichtwirkungen zeigen [v. KORANYI (*1257*); PROSSER (*1727*); MERKER (*1449*); CHALAZONITIS (*400*)]. Bei Fischen gibt es auch eine direkte Lichterregbarkeit der Irismuskulatur [ARNOLD (*71*); v. STUDNITZ (*1981*)]. Die Entenhypophyse schüttet auf Belichtung gonadotrope Hormone aus [BENOIT (*183*)]. Die Belichtung eines Sperlings bei abgedecktem Kopf führt zur verstärkten Spermiogenese, bei gerupften Tieren stärker als bei ungerupften [IVANOVA (*1124*)]. Zellteilungsvorgänge werden durch Licht meist beschleunigt [AUERBACH (*86*)]; GOLDFELD (*813*)], selten gehemmt [STILO (*1966*); HERTEL (*1019*)].

Lichtabsorbierendes Pigment übernimmt vermutlich die Funktion eines Energietransformators oder -überträgers [= *Photodynamischer Effekt*, RAAB (*1737*)]. Fluorescierende Farbstoffe vermögen sogar lichtunempfindliche Zellen auf die Wellenlängen zu sensibilisieren, die von ihnen am stärksten absorbiert werden [*Sensibilatoren:* Eosin, Neutralrot, Methylenblau, Hämatoporphyrin, Chlorophyll, Rhodopsin; TAPPEINER (*2017*); BUSCK (*371*); s. auch PARKER (*1668a*)]. So kann mit Rhodopsin eine photographische blauempfindliche Emulsion gelbgrünempfindlich werden, ohne daß Rhodopsin verbraucht wird [KÖGEL (*1237*)].

Eine Lichtabsorption besteht in einer Transformation der Strahlungsenergie in Bewegungsenergie der Moleküle. Die einfallenden Lichtquanten führen zu einem Überspringen von einer Elektronenschale zu einer anderen im Molekülverband, wodurch reversibel Lichtenergie gespeichert wird, die bei Umkehr des Vorganges als Licht wieder abgegeben werden kann [KUHN (*1298*)]. Photochemisch ist eine durch *äußere* Elektronen bedingte Lichtabsorption besonders wirksam, weil diese vorwiegend neue chemische Bindungen veranlassen. Temperaturänderungen wirken sich bei diesen Prozessen wenig aus. Infolgedessen tritt mit einer Temperatursteigerung keine Intensivierung des Sehens auf, zumal bei den absorbierten hohen Energiebeträgen temperaturbedingte Energieschwankungen kaum ins Gewicht fallen. Durch eine definierte Lichtquantenabsorption wird das absorbierende Molekül instabil und geht in ein anderes über, das dann bei diesem hohen Energiegehalt stabil bleibt. Da aber Licht verschiedener Wellenlänge eine unterschiedliche Quantenenergie besitzt, sind für den gleichen photochemischen Prozeß bei variabler Wellenlänge verschiedene Energiemengen erforderlich: *spektrale Empfindlichkeitskurve des Auges*. Nach STILES (*1963*) tritt eine Aktivierung des Sehpigmentmoleküls auf, wenn die bestimmbare Summe aus der freiwerdenden thermischen Schwingungsenergie des Moleküls bei seinem Zerfall und der absorbierten Lichtquantenenergie einen bestimmten kritischen Wert überschreitet. Die Energie des absorbierten Lichtquants allein reicht nur für kurzwelliges Licht aus. Auch bei komplexen Molekülen mit mehreren Schwingungsarten und stärkerem Zerfall ist die Energie berechenbar [HINSHELWOOD (*1030*)]. Deshalb kann man bei den Sehpigmenten den Verlauf der spektralen Dunkelempfindlichkeitskurve vorhersagen [LEWIS (*1348*)], ebenso den Temperaturkoeffizienten. DENTON und PIRENNE (*539*) deuteten mit dieser Theorie den linearen Abfall der spektralen Empfindlichkeitskurve bei Temperatursteigerungen von 9 auf 29° C.

Nach KUHN (*1298*) ist eine chromophore Gruppe ein Polyensystem mit konjugierten Doppelbindungen, dessen Absorptionsmaximum berechnet werden kann. Die Tätigkeit der Chromophorengruppen bewirkt ein schwingendes elektrisches Moment, das in jedem Augenblick an allen konjugierten Doppelbindungen gleich ist, so daß das gesamte System zu einem einheitlichen Chromophoren wird.

LASAREFF (*1322*), JOLY (*1162*), POOLE (*1714*) und SCHANZ (*1835*) halten eine photochemisch bedingte freie Elektronenabgabe aus den Molekülen durch Resonanz für möglich. Die Elektronen sollten dann in andere Neutralmoleküle eindringen und Ionen bilden: Erregungszustand in der Retina. Allerdings ist der Nachweis freier Elektronen innerhalb der Retina bisher nicht gelungen.

Die Elektronenaufnahme scheint bei den Primärvorgängen in der Retina wesentlicher zu sein als die Abgabe freier Elektronen [EBBINGHAUS (*612*)]. Die dadurch entstehenden chemischen Veränderungen der Sehstoffe liefern dann die Reizenergie für die Erregung. Ob die Fluorescenz auch eine Rolle spielt, ist ungeklärt. Die Stäbchenaußenglieder haben sicher eine Fluorescenz, die mit der Sehpurpurbleiche durch das dabei gebildete Indicatorgelb [HOSOYA (*1076*)], oder durch die Vitamin A-Komponente im Rhodopsinmolekül stärker wird [JANSCÒ u. JANSCÒ (*1140*); QUERNER (*1736*)]. Da aber gerade die durch den retinalen Primärprozeß gebildeten Stoffe am stärksten fluorescieren, dürften sie für die Erregung unbedeutend sein. Ein angeregtes Molekül mag wohl einen Teil der erhaltenen Energie mit der Fluorescenz wieder abgeben [DARTNALL u. GOODEVE (*512*)]. Der wesentlichere Energiebetrag ist jedoch zur Erregung der Retina notwendig.

Die Absorptions- und Fluorescenzfähigkeit organischer Stoffe hängt von der Zahl konjugierender Doppelbindungen und ihrer Stellung im Molekül ab [KAUFFMANN (*1206*); HAUSSER (*967*); KUHN (*1298*); DARTNALL (*511*)], wobei sich Absorption und Fluorescenz mit der Zahl der Doppelbindungen zum langwelligen Spektralende verschieben. Ob deshalb Indicatorgelb stärker fluoresciert als Rhodopsin und die verschiedenen Absorptionsmaxima des Sehpurpurs und des Sehvioletts auch durch eine verschiedene Zahl von Doppelbindungen zustande kommen, bleibt dahingestellt, da die chemische Struktur des Rhodopsins noch nicht restlos geklärt ist. Die Summenformel des Retinens ist $C_{19}H_{27}CHO$ und das Molekulargewicht des Rhodopsins 40000 [HOUSTON (*1080*); WEALE (*2179*); BRODA, GOODEVE u. LYTHGOE (*343*); HUBBARD (*1086*)]. Rhodopsin muß 2,1% Stickstoff enthalten und sich aus einem Farbstoffträger und einem Molekül Retinen zusammensetzen [HUBBARD (*1086*)]. In einem Stäbchenaußenglied gibt es rund 5 Millionen bis 2 Milliarden Rhodopsinmoleküle, das sind 20% des dort vorhandenen Gesamteiweißes. Das Fuscin im Pigmentepithel soll auch Energie umwandeln können [ZOTH (*2279*)]. Das Licht solle aus ihm Elektronen herausschleudern, die die Receptoren auffangen sollten [SCHANZ (*1836*)]. Eine Elektronenfreisetzung beim Auftreffen von Licht vermuteten bereits SCHORSTEIN (*1867*) und LODGE (*1372*).

In Anlehnung an die Theorie von HECHT (*973*) hat WETTE (*2215*) eine Theorie über den retinalen Primärvorgang entwickelt. Mit ihr ist auch die Theorie von WULFF, FRY und LINDE (*2265*) verwandt. HECHT (*973*) nahm 2 Substanzen an, eine lichtempfindliche Substanz S in m Mengen, die unter Lichteinwirkung n Mengen der Substanz P liefert, wobei die Geschwindigkeit dieses Prozesses von der Lichtintensität J abhängt. Gleichzeitig sollte — unabhängig vom Licht — die Restitution der Substanz S aus dem Stoff P einsetzen, deren Geschwindigkeit nur die Konzentration von P bestimme. Die von DUNÉR, EULER und PERNOW (*603a*), STERN und KOCIC-MITROVIC (*1959*), LECHNER und LEMBECK (*1333a*) u. a. gefundene Substanz P ist eine andere, da sie unter Belichtung abnimmt und das Auge in Dunkelheit sensibilisiert. Bei derartigen Umsetzungen ist der photochemische Effekt E proportional einer Konstanten K, der Expositionszeit t (= Reaktionszeit r — Latenzzeit l) und dem Logarithmus der Lichtintensität: $E = K \cdot t \cdot \log J$ [BUDDENBROCK (*356*)]. Nach SCHENCK (*1842*) beruht der photochemische Primärprozeß darauf, daß der jeweilige Lichtempfänger des Normalzustandes durch Absorption eines Lichtquants in ein flüchtiges O_2-affines photomeres Diradikal überführt wird. Zusammen mit einem Acceptor ergebe dieses den sog. Stoß-Komplex, der durch Zufuhr von Reduktionsäquivalenten den Sehnerven bzw. die nervösen Retinaelemente erregen könne. Dieser Komplex kann sogar bei der Photolyse die Zellatmung umkehren. β-Carotin und Vitamin A sind Photosensibilatoren und im Retinen sind derartige Radikale vorhanden [BALL, COLLINS, DALVI u. MORTON (*113*); BALL, GOODWIN u. MORTON (*116*); BALL u. MORTON (*117*)]. Daß durch Licht solche Radikale entstehen, beweist ihr Auftreten im mit Röntgenstrahlen vorbehandelten Protoplasma [BACQ (*104*)] und die Ascaridolsynthese [SCHENCK (*1842*)].

Die Melanophorenausbreitung durch Licht in der Haut wird auch über Carotinoide vermittelt [ZETTNER (*2274*)]. Nach SCHMIDT (*1851*) liegen nämlich die carotinoidhaltigen Lipophoren mit den Guanophoren zusammen und bilden die Xantholeukosomen, unter denen die Melanophoren liegen.

In älteren Theorien wird die Absorption als Primärprozeß abgelehnt. RÄHLMANN (*1739*), SCHULTZE (*1886*) und ZENKER (*2268*) meinen, daß die Schichtenstruktur der Receptoren und ihre Innenflächen Reflektoren seien. Dadurch würden stehende Wellen erzeugt mit entsprechenden Stoffansammlungen an ihren Knotenpunkten. Folglich müßte die Schichtenstruktur der Receptoren der Wellenlänge des reflektierten Lichtes entsprechen. Eine Wellenlängenänderung veranlaßt eine Umschichtung mit dem Auftreten von Druckdifferenzen als adäquaten

Reiz für die Retina [v. DUNGERN (*604*); abgelehnt von ZOTH (*2279*)]. An einer photographischen Platte kann man durch stehende Wellen Umschichtungen erzeugen, so daß bei weißem Licht eine so umgebildete Platte in der Farbe des erzeugenden Lichtes erscheint [ZENKER (*2268*)].

2. Die absolute Schwelle des Auges

Die Absorption von Quantenenergie durch chemisch-labile Substanzen löst die Lichtempfindung aus. Quanten selbst sind unteilbar. Sie teilen sich lediglich auf, indem sie z. T. reflektiert oder im dioptrischen Apparat des Auges absorbiert und z. T. zur Retina durchgelassen werden. Die letzteren werden aber nur zu 20% zum photochemischen Effekt absorbiert, 80% des Lichtes dringt zum Pigmentepithel vor [PIRENNE (*1700*)], wo es entweder zusätzlich wirkt oder direkt in Wärme übergeführt wird. Der Quotient aus der auf der Cornea auftreffenden und der retinawirksamen Quantenzahl ergibt den visuellen *Nutzeffekt*. Von ihm geht die Messung der absoluten Schwelle des Auges aus. Nach den auch von der Wellenlänge abhängigen Absorptionskoeffizienten [Cornea: 3,5—13%; Kammerwasser: 5%; Linse: 10—35% und Glaskörper: 15—40%, nach SCHOBER (*1864*)] erreicht etwa 30—50% der auf die Cornea auftreffenden Quantenenergie die Retina nicht [LUDVIGH u. MCCARTHY (*1390*)].

v. KRIES (*1283*) hielt eine Minimalleistung von $5{,}6 \cdot 10^{-17}$ W für erforderlich, in 10 Milliarden Jahren entspricht das einer Leistung von 15 Ws [AUTRUM (*90*)]. [Das Katzenauge besitzt eine 6fach niedrigere Schwelle: GUNTER (*918*).]

Zur Schwellenreaktion genügt nicht nur eine Minimalreizintensität, sondern auch eine *Minimalreizzeit* (= Expositionszeit). Diese *Nutzzeit* beträgt für das menschliche Auge 0,5 sec [AUTRUM (*90*)]. Nach TRENDELENBURG (*2066*) kann man bei entsprechender Verminderung der Reizstärke die Reizdauer bis zu 0,05 sec verlängern, ehe das *Bunsen-Roscoesche Gesetz* ($J \cdot t = \text{const}$) nicht mehr gilt. Nach BRINDLEY (*326*) gilt dieses Gesetz noch für Reizzeiten von $1{,}54 \cdot 10^{-3}$ bis $4{,}11 \cdot 10^{-7}$ sec, sofern der Reiz stärker als $3 \cdot 10^{8}$ Photonen ist [s. KITASIMA (*1230*)]. Unter Zugrundelegung des Wertes von AUTRUM (*90*) ergibt sich als minimale Reizmenge $3 \cdot 10^{-17}$ Ws [HECHT, SHLAER u. PIRENNE (*977*): $2 \cdot 10^{-17}$ Ws; VAN DER VELDEN (*2091*): $0{,}9 \cdot 10^{-17}$ Ws; PIRENNE (*1700*): 2,1—$5{,}4 \cdot 10^{-17}$ Ws; MÜLLER-LIMMROTH (*1574*): $3{,}65 \cdot 10^{-17}$ Ws]. Wird von diesen Werten die Absorption durch den dioptrischen Apparat von 30—50% subtrahiert, so beträgt die an der Retina wirksame Energie 1—$1{,}5 \cdot 10^{-17}$ Ws. Bei 507 mμ, dem Empfindlichkeitsmaximum bei Dunkeladaptation, besitzt ein Lichtquant eine Energie von $4 \cdot 10^{-19}$ Ws. Demnach wären zur Schwellenempfindung etwa 100 Lichtquanten notwendig [HECHT, SHLAER u. PIRENNE (*977*): 54, VAN DER VELDEN (*2091*): 24, BAUMGARDT (*158*): 54—50% Absorption = 27, PIRENNE (*1700*): 54—148, v. KRIES u. EYSTER (*1285*): 34—68 Quanten]. Die erhebliche Schwankungsbreite hängt mit der Streuung der Quantenemission zusammen. Bei der geringen Schwellenquantenzahl sind diese Fluktuationen in der Quantenemission wahrnehmbar [PIRENNE (*1700*); PINEGIN (*1692*)], 60% der Schwellenreize werden gesehen, 40% trotz konstanter Intensität nicht. Soll jeder Prüfreiz erkannt werden, muß die Schwellenenergie um eine Zehnerpotenz höher sein. Da aber maximal nur 8—20% [PIRENNE (*1700*); WALD (*2131*); BAUMGARDT (*158*)] des die Retina erreichenden Lichtes absorbiert wird, verringert sich die Schwellenquantenzahl entsprechend auf 7—18. Diese haben die Chance, in einem Areal aus 500 Stäbchen absorbiert zu werden. Daß ein

Stäbchen mehr als 1 Quant absorbiert, ist bei der Relation von 7—18:500 unwahrscheinlich [VAN DER VELDEN (*2091*); DE VRIES (*2113*); VAN DER VELDEN u. BOUMAN (*295*); BAUMGARDT (*158*); BOUMAN (*293*)], zumal eine Prüffeldverkleinerung die Schwellenquantenzahl nicht signifikant verringert.

Nach den mathematischen Erörterungen von BRINDLEY (*329*) stimmen die experimentell ermittelten Kurven der Sehwahrscheinlichkeit [BOUMAN u. VAN DER VELDEN (*295*); DENTON u. PIRENNE (*538*)] für große und lange Lichtreize bei einer angenommenen Quantenzahl von 2 und 3 nicht mit den theoretisch ermittelten Kurven überein. Er stellt Beziehungen auf zwischen der Mindestzahl von Quanten, die innerhalb einer bestimmten Reizdauer auf ein Feld bestimmter Größe auftreffen müssen und der Größe dieses Feldes. Demnach benötigen kleine receptive Felder ebenso viele Quanten wie größere. Aber alle Angaben über räumliche Ausdehnungen im Zusammenhang mit der absoluten Schwelle sind wegen der räumlichen Änderungsmöglichkeit der retinalen Empfindlichkeit [PIRENNE u. MARRIOTT (*1702*)] mit Zurückhaltung zu bewerten. Auch SCHNEIDERREIT (*1862*) erblickt in den erwähnten Fluktuationen eine biologisch begründete Variante der Receptoren.

Im gegebenen Prüffeld müssen zur Schwellenempfindung einige Stäbchen je 1 Quant absorbieren [NODDACK (*1625*); PIRENNE (*1700*); BAUMGARDT (*158*)], zumal die Receptoren über einen weiten Bezirk mit einer Ganglienzelle zusammengeschaltet sind. Zwar kann 1 Sehpurpurmolekül in einem Stäbchen 1 Lichtquant absorbieren, aber nicht die Barriere der nervösen Zentren der Retina überwinden. Erst durch räumliche Summation von Einzelreaktionen über die die Stäbchen verbindenden Relaiszellen kommt es zur Schwellenempfindung. Dem Schwellenwert liegt also ein Mehrquantenprozeß zugrunde [JORDAN (*1165*)]. LAMAR, HECHT, HENDLEY und SHLAER (*1310*) fordern 4 Quanten/sec, DENTON und PIRENNE (*538*) 1 Quant/sec auf einen Bezirk von 5000 Stäbchen, von denen jedes $7 \cdot 10^7$ Chromophorengruppen haben soll. Die Schwelle wäre dann 1 Quant/sec in $3{,}5 \cdot 10^{11}$ Chromophorengruppen. Selbst bei Schwellenbestimmungen werden durch räumliche Summation 0,5—3,5° große funktionelle Einheiten gebildet (*536*). [Das Testfeld von MAIJZEL (*1420*) ist mit 20° aber zu groß.] Somit gilt das Alles-oder-Nichts-Gesetz für die Receptoren nicht, sondern nur für die eigentlichen Neurone der Retina, weil sie erst einen durch Summation zustande gekommenen Schwellenwert weiterleiten. Da nur 20% der auftreffenden Quanten absorbiert werden, läßt sich durch die Wahrscheinlichkeitsrechnung die aktuelle Quantenzahl ermitteln. Sie schwankt zwischen 0—30 [bei 2° Feldgröße 5—6 Quanten: PINEGIN (*1692*)].

Wenn jedoch bei konstanter Schwellenleuchtdichte nur in 60% der Fälle Licht wahrgenommen wird, bleibt fraglich, ob das an der schwankenden Quantenemission der Lichtquelle oder der wechselnden Absorptionsfähigkeit der Retina liegt. BAUMGARDT (*158*) und PIRENNE (*1700*) glauben an eine wechselnde Quantenaussendung. Immerhin trägt ein vom Sehpurpurmolekül absorbiertes Lichtquant, ohne daß es bewußt wird, zum Sehprozeß bei.

Nach ESPER (*651*) ändert sich im Gegensatz zu BAUMGARDT (*158*), PIRENNE (*1700*) und PINEGIN (*1693*) die Schwellenquantenzahl mit der Wellenlänge. Die höchste Schwellenquantenzahl ist bei langwelligen Reizlichtern erforderlich. Das Quantenminimum liegt extrafoveal bei 505 mμ, foveal mehr im langwelligen Spektrum. Die erforderliche Quantenzahl schwankt je nach der Wellenlänge extrafoveal zwischen 5—18, foveal zwischen 12—19.

Wäre die dunkeladaptierte Retina bei 1000—1500 mμ genau so empfindlich wie für 510 mμ, so würde trotz des Fehlens von Licht ein diffuses Leuchten wahrgenommen; denn die

Retina ist ein Temperaturstrahler mit Bluttemperatur. Nach den Gleichungen von PLANCK (*1705*) hat PIRENNE (*1699*) die spektrale Strahlungsverteilung berechnet. Wäre die Retina für Temperaturstrahlung gleich empfindlich wie für sichtbares Licht, so wäre die Infrarotstrahlung beim Dämmersehen wahrnehmbar. Ob es in der Retina auch thermisch bedingte Spontanaktivierungen als Störung der retinalen Primärprozesse gibt, beantwortet der *Signalstörabstand* [DENTON u. PIRENNE (*538*)]. Ein Spontanzerfall von Rhodopsin muß $< 0{,}001\%$/Std. sein. Nach BOUMAN (*293*) findet jeweils in 200 Stäbchen ein ständiger thermischer Spontanzerfall von Rhodopsin statt. Da aber bei Schwellenintensität in 30000 Stäbchen Rhodopsin zerfällt, ist der Störabstand groß genug und der Spontanzerfall unbedeutend. Die dem Störsignal entsprechende Spontanaktivität der Ganglienzellen beeinträchtigt die Sehschwelle nicht, sofern weniger als 5 Lichtquanten eine Spike in einer Ganglienzelle auslösen [BARLOW (*127*)].

WEALE (*2194*) hat sich mit den Ursachen der Abweichungen bei den Sehschwellenbestimmungen auseinandergesetzt. Er fordert eine Reizdauer von wenigen Millisekunden [GRAHAM u. MARGARIA (*834*)], eine perifoveale Reizfeldgröße von weniger als 10′ und eine Dunkeladaptation von mindestens 30—34 min WEALE (*2194*) kommt zu folgendem Ergebnis: Die Variabilität der Schwellenquantenzahl ist physiologisch, psychologisch [„Eigenlicht"-Schwankungen in 6 bis 10 min: BORNSCHEIN (*271*)] und physikalisch bedingt. Beim gleichen Beobachter kann die Schwellenquantenzahl von Tag zu Tag zwischen 4—10 schwanken [BAUMGARDT (*155*)]. Führen 2 Quanten zur *Erregung*, so müssen es zur *Empfindung* mehr sein. Nach PIRENNE (*1701*) kann die Schwellenquantenzahl nicht kleiner als 2 sein. Trotzdem trägt 1 Quant bereits zur Schwelle unabhängig von der Testfeldgröße bei [BAUMGARDT (*155*)]; zumal 1 Quant das Rhodopsinmolekül dekompensiert [DARTNALL, GOODEVE u. LYTHGOE (*513*)]. BAUMGARDT (*155*), BOUMAN (*292*) und VAN DER VELDEN (*2091*) fanden bei der Ermittlung der Summationsgrenzen die Schwellenquantenzahl 2, nach den absoluten Energiemessungen kann sie auch 1 sein, diese Frage ist noch nicht entschieden.

3. Umwandlung der Lichtenergie in elektrische Energie

Mit der Quantenabsorption kommt es zu einer Elektronenabgabe, durch die elektrische Potentiale entstehen. Ihre Weiterleitung sorgt dafür, daß der Primärprozeß nicht auf die Sehstoffe beschränkt bleibt, sondern als elektrisches Signal über den Sehnerven zur Sehsphäre gelangt. Über die Art der Transformation läßt sich wenig sagen, zumal das retinale Netzwerk eine sichere Lokalisation der ablaufenden Vorgänge erschwert. ESPER (*651*) meint, daß der kristalline Sehpurpur sich wie ein Halbleiter in einer Sperrschichtphotozelle verhält.

Eine Vorderwandsperrschichtphotozelle enthält eine lichtundurchlässige Metallelektrode (Kupfer), auf der sich eine Halbleiterschicht (Kupferoxydul) befindet. Auf dieser ruht eine hauchdünne, lichtdurchlässige Metallelektrode (Kupferhaut). Die Sperrschicht bildet sich nur an dieser Metallelektrode im Halbleiter aus. Wird der Halbleiter durch die dünne Elektrode hindurch belichtet, so entsteht eine *Photospannung*. An sich ist der Halbleiter elektrisch neutral. Durch das Licht werden aber in ihm Elektronen frei, die nur in einer Richtung zur Kupferhaut gelangen können, die sich im Vergleich zur Kupferplatte negativ auflädt [WESTPHAL (*2214*)]. Nach der Theorie des Sperrschichtphotoeffekts [LEHOVEC (*1337*)] ist in der Sperrschicht im Ruhezustand die Zahl der Elektronen bzw. der Defektelektronen verringert. Die Quantenausbeute sagt aus, wieviel Elektronen von einem Lichtquant freigesetzt werden können. Die Absorptionslänge des Halbleiters ist eine Funktion der Wellenlänge. Die maximale Quantenausbeute liegt bei Absorptionslängen von einigen Zehntel der Sperrschichtdicke. In diesem Fall werden fast alle Defektelektronen durch das elektrische Feld in den Halbleiter geführt. Eine große Absorptionslänge besagt, daß nur wenig Lichtenergie umgesetzt wird, bei kleinen

Absorptionslängen (kurzwelliges Licht) werden andererseits durch das entstehende starke Konzentrationsgefälle viele Elektronen zur Elektrode getrieben.

ESPER (*651*) hat die spektrale Quantenausbeute für Photoelemente und das menschliche Auge berechnet. Wird diese bei den jeweiligen Wellenlängen mit der Schwellenquantenzahl multipliziert, so ergibt sich daraus die Zahl der freigesetzten Elektronen (im Mittel 4,5). Die bei der Schwelle absorbierten Lichtquanten setzen also eine von der Wellenlänge unabhängige Elektronenzahl frei. Diese Ergebnisse gelten bei Dunkeladaptation und extrafoveal. In der Fovea schwankt jedoch je nach der Wellenlänge die Elektronenzahl zwischen 6 und 2. Man kann darum an 3 verschiedene Photozellen mit verschiedener spektraler Quantenausbeute denken, deren gemeinsame Wirkung eine Empfindlichkeitskurve entsprechend der Kurve der Tageswerte ergibt [ESPER (*651*)]. Dieser vereinfachende Vergleich der Retina mit einer Photozelle zeigt einen grundsätzlich realisierbaren Weg auf, wie man dem komplizierten Primärprozeß durch Analogieschlüsse näherkommen kann.

Da erst die Transformation des Lichtes in elektrische Energie das Auge in die Lage versetzt Signale weiterzuleiten, muß auch eine inadäquate elektrische Reizung eine Signalabgabe in die Sehsphäre veranlassen und zu *Phosphenen* führen.

1755 beschrieb LE ROY (*1809*) eine Gesichtsempfindung, die bei Entladung einer Leydener Flasche durch das Auge entstand. 1792 beobachtete VOLTA (*2110*) ebenfalls Lichtempfindungen, die bei Schließen und Öffnen des Stromes, nicht während der Durchströmung auftraten. 1798 zeigte RITTER (*1784*), daß der Lichtblitz bei Schließung deutlicher, während der Durchströmung erheblich schwächer auftrat. Diese Gesichtsempfindungen seien farbig und die Sehschärfe während der Durchströmung verbessert. Im 19. Jahrhundert war die Phosphenfarbe bei Öffnung und Schließung sowie während der Durchströmung von großem Interesse [u. a. BRENNER (*322*); v. HELMHOLTZ (*996*); MÜLLER (*1567*); NEFTEL (*1618*); RITTER (*1784*); SCHLIEPHAKE (*1848*); SCHWARZ (*1889*); VELHAGEN (*2092*)]. Aus den älteren [PURKINJE (*1731*); DU BOIS-REYMOND (*269*); FICK (*681*); FEHR (*670*); MANN (*1429*)] und neueren Arbeiten von SCHWARZ (*1889*), BOGOSLOVSKY (*266*, *263*), BOUMAN (*291*), SCHAEFER (*1833*), MOTOKAWA (*1528*) u. Mitarb. (*1538*, *1543*, *1548*) sowie von CLAUSEN (*428*) ergibt sich folgendes:

Bei *Gleichstrom* tritt die Phosphenempfindung in folgender Schwellenreihenfolge auf [SCHWARZ (*1889*)]: Anodenschließung, Kathodenöffnung, Kathodenschließung, Anodenöffnung. Die Schwelle hängt von der Adaptation ab und ist unter der Anode beim dunkeladaptierten Auge höher als beim helladaptierten [ABE (*1*); BARLOW, KOHN u. WALSH (*132*); BOGOSLOVSKY (*263*); BOUMAN (*291*); MERKULOW (*1450*); FISCHER u. VOM HOFE (*691*); SCHICK (*1847*); SCHWARZ (*1889*); SEMENOVSKAJA (*1903*)]. Ein unterschwelliger Strom steigert die Lichtempfindlichkeit [MOTOKAWA, IWAMA u. ENDO (*1548*)]. Wird jedoch ein dunkeladaptiertes Auge entsprechend der Helligkeitsempfindung des Phosphens belichtet, so sinkt die Lichtempfindlichkeit. Wird ein Adaptationslicht abgeschaltet, so sinkt die Phosphenschwelle, steigt aber wieder an, nach einer 2. Vorbelichtung nicht [MOTOKAWA u. SUZUKI (*1558*)]. Der konstante Endwert ist nach 12—18 min Dunkeladaptation erreicht [GERSUNI, LEBEDINSKY, WOLOCHOW u. ZAGORULJKO (*801*); SEMENOVSKAJA (*1903*); VOM HOFE (*1054*)]. Umgekehrt erhöhen Blendung oder Druck auf den Bulbus die Phosphenschwelle [FINKELSTEIN (*686*); CORDS (*456*); BARLOW, KOHN u. WALSH (*132*); HOWARTH (*1082*)]. Die Phosphenschwelle ist bemerkenswerterweise auf einem dunkeladaptierten Auge niedriger, wenn das andere helladaptiert ist [ACHELIS u. MERKULOW (*3*); BOGOSLOVSKY, KRAVKOV u. SEMENOVSKAJA (*266*); MOTOKAWA (*1543*)]. Nach einem Schall- oder Lichtreiz ist bei gegebener Stromstärke eine höhere Reizfrequenz erforderlich, um ein Flimmerphosphen auszulösen [BOGOSLOVSKY (*263*); DOBRIAKOWA (*556*); CLAUSEN (*428*)].

Bei *Wechselstrom* liegt bei Helladaptation die niedrigste Phosphenschwelle bei 20 Hz und steigt bei höherer und geringerer Frequenz an [BOUMAN, TEN DOESSCHATE u. VAN DER VELDEN (*294*); CLAUSEN (*428*); TEN DOESSCHATE (*580*); GEBHARD (*778*); SCHWARZ (*1889*)]. Dafür werden periodische Erregungsprozesse im Sehnerven [SCHWARZ (*1889*); MOTOKAWA (*1528*)] oder eine Übererregbarkeit verantwortlich gemacht [CLAUSEN (*429*)]. Bei Dunkeladaptation liegt die Optimalphosphenfrequenz bei 6—8 Hz [SCHWARZ (*1889*); SEMENOV u. KONOPLINA (*1902*)]. Oberhalb 100—120 Hz fehlen Phosphene [POLLOCK u. MAYER (*1709*)]. Im Schwellen-Frequenzdiagramm treten Kurvenknicke bei 6 und 35 Hz bzw. 7 und 30 Hz [MITA, FUJIMAKI u. TAKAHASHI (*1475*)] bei peripheren Phosphenen, nicht aber bei fovealen Phosphenen auf [CLAUSEN (*428*)]. MEYER-SCHWICKERATH (*1458*), BOUMAN, TEN DOESSCHATE und VAN DER VELDEN (*294*) sowie TEN DOESSCHATE (*580*) fanden im Gegensatz zu GEBHARD (*778*) und CLAUSEN (*428*) in der Frequenz-Intensitätskurve unterhalb 20/sec einen horizontalen Verlauf. Mit steigender Frequenz verschwinden die Phosphene, ohne zu verschmelzen [BOUMAN (*291*); BOGOSLOVSKI (*263*); SCHWARZ (*1889*)]. CORDS (*456*) fand eine Phosphenverschmelzungsfrequenz bei 150/sec. Bei gleichzeitiger Flimmerbelichtung [SCHWARZ (*1889*)] hält nach CLAUSEN (*428*) bis zu einer Lichtfrequenz von 25/sec die Phosphenflimmerfrequenz Schritt, oberhalb 30/sec erscheint das Lichtflimmern aber rascher. Elektrische Reizungen bestimmter Frequenz erniedrigen lediglich die optische Verschmelzungsfrequenz leicht. Dabei können Schwebungen auftreten, besonders wenn der Frequenzabstand zwischen beiden Reizen 4/sec beträgt [CLAUSEN u. VANDERBILT (*430*)]. Bei Helladaptation ist die kritische Frequenz unter Kathode niedriger und unter Anode höher, bei Dunkeladaptation umgekehrt [SEMENOVSKAJA (*1903*)]. Röntgenbestrahlungen erhöhen das Phosphenflimmern vorübergehend [MOTOKAWA, UMETSU, KOBAYASHI u. KAMEYAMA (*1562*)]. Neben der Reizfrequenz ist auch die *Stromform* wesentlich [KUROSAMA (*1301*); KATAYAMA (*1203*)].

Die Phosphene der *peripheren Retina* haben eine niedrigere Schwelle als die *fovealen Phosphene* [BARLOW, KOHN u. WALSH (*132*); BRÜCKNER u. KIRSCH (*354*); CHWEITZER (*417*); MEYER-SCHWICKERATH (*1458*); MEYER-SCHWICKERATH u. MAGUN (*1458*); NAGEL (*1613*); CLAUSEN (*428*)]. Peripher haben sie trotz gleicher Reizfrequenz eine niedrigere Flimmerfrequenz als foveal und zeigen eine verschieden starke Adaptationsbeeinflussung. Die Empfindungszeiten der Phosphene stimmen nur mit den fovealen Lichtempfindungszeiten (Zapfen!), nicht mit den peripheren überein [HIRONAKA (*1033*)]. Eine absolute Unterscheidung zwischen peripheren und fovealen Phosphenen ist nur selten möglich [ACHELIS u. MERKULOW (*3*); LAST u. LAUBENTHAL (*1327*); BOUMAN, TEN DOESSCHATE u. VAN DER VELDEN (*294*); CHWEITZER (*417*)]. Die Unterschiede zwischen den peripheren und fovealen Phosphenschwellen führen zum Vergleich mit dem Stäbchen- und Zapfenmechanismus, zumal es für den Stäbchenapparat einen kürzeren Chronaxiewert und einen längeren für den Zapfenmechanismus gibt [BOURGUIGNON u. DÉJEAN (*299*)]. Dieses alles spricht für eine geringere Erregbarkeit und Leitfähigkeit peripherer Nervenfasern, was mit deren Myelinarmut in Einklang steht [MEYER-SCHWICKERATH (*1458*)].

Die Phosphenschwellenbestimmung ist auch *diagnostisch und prognostisch* bei Netzhautschädigungen, Erkrankungen des Sehnerven und bestimmten anderen Erkrankungen des Auges verwertet worden [BOUMAN (*291*); BOURGUIGNON, COURLAND u. DÉJEAN (*298*); KRAVKOV u. MURSIN (*1277*); LAST u. LAUBENTHAL (*1327*); MANN (*1429*); POLLAND u. VITEK (*1708*); VELHAGEN (*2092*)]. Sie erlaubt außerdem eine Beurteilung der Belichtungsnachwirkungen: *Induktionen* [MOTOKAWA (*1532*)]. Diese Methode von MOTOKAWA (*1528*) ist auch noch zur Bewertung der Sehprobentafeln zu gebrauchen [HAGINO, SUZUMARA u. NASU (*924*)]. VELHAGEN (*2092*) sowie POLLAND u. VITEK (*1708*) fanden bei Erkrankungen der brechenden Medien, intraoculären Gefäßprozessen und Netzhautinfektionen unveränderte Phosphenschwellen. Bei Sehnervenatrophien, Netzhautablösungen und bei mit atrophischen Prozessen einhergehenden Heminaopsien sind sie erhöht, also bei geschädigter Retinaperipherie [MANN (*1429*); LAST u. LAUBENTHAL (*1327*)]. Beim Papillenödem ist die Phosphenschwelle zwar etwas erhöht, ihre Beeinflussung durch Helladaptation jedoch normal [KRAVKOV u. MURSIN (*1277*)]. Sie beobachteten im Gegensatz zu MANN (*1429*) bei der Opticusneuritis eine Schwellenerhöhung, ohne Einfluß der Helladaptation. Zu erhöhten Phosphenschwellen mit atypischen Adaptationseinflüssen führen auch Wunden im Parietal- oder Occipitalhirn [KRAVKOV u. MURSIN (*1277*)]. Bei Neurasthenie, Hysterie und Nervosität sollen die Schwellen erniedrigt sein [HOCHE (*1038*)]. Pathologische Phosphenveränderungen ergeben sich immer bei geschädigten Nervenfasern im Bereich der Retina.

Pharmaka beeinflussen die Phosphenschwelle, wie z. B. Strychnin oder Adrenalin [BOGOSLOVSKY (*263*)]. Bei erniedrigtem Sauerstoffpartialdruck gibt es starke Unterschiede zwischen den mit fallenden und steigenden Intensitäten ermittelten Schwellen trotz konstantem Mittelwert [Motokawa u. Iwama (*1543*); Mita, Abe u. Byonshik (*1473*)]. Die Schwelle steigt aber mit stark sinkender Sauerstoffaufnahme an, während er in der Erholungspause später als die Sauerstoffaufnahme zur Norm zurückkehrt. Daraus hat Suzuki (*1992*) einen physikalischen Ermüdungsindex aufgestellt. Eine Hyperventilation erniedrigt die Phosphenschwelle, ein Gemisch von 7% CO_2 und 93% O_2 erhöht sie [Clausen (*428*)].

Die *Elektrodenanordnung* bestimmt die Phosphenschwelle, auch wenn über die Größe des Winkels zwischen Reizstrom und Retina keine Übereinstimmung besteht. Nach Motokawa (*1528*) wirkt als Reiz nur der senkrecht zur Retinaoberfläche eindringende Strom. Andererseits erscheint bei der Durchströmung von der Cornea (= Kathode) die Ora serrata ringförmig im blauen Licht, der Mittelpunkt des geschlossenen Auges (Anode) zeigt eine Verdunklung [Schaefer (*1833*)]. Nach Meyer-Schwickerath und Magun (*1458*) und Motokawa (*1528*) beeinflußt die Elektrodenanordnung die Phosphenlokalisation nicht. Die Phosphenschwelle ist aber um so niedriger, je näher die Elektroden am Bulbus liegen [Bouman, ten Doesschate u. van der Velden (*294*); Lohmann (*1376*); Rohracher (*1794*)]. Das kurze Gleichstromphosphen bei Schließung und Öffnung entsteht durch Reizung der Fasern des N. opticus im Bereich der Macula und ist von der Elektrodenlage unabhängig [Bogoslovsky u. Segal (*267*)]. Erst bei höheren Reizintensitäten entsteht das Phosphen an der Retinaoberfläche, wobei Erregungs- und Hemmungseffekte an radiären Retinastrukturen, jedoch nicht intra- oder extraretinale Anteile der Sehnervenfasern beteiligt sind [Brindley (*331*)].

Die *Schwellenwerte* streuen erheblich und zeigen Tagesschwankungen [Bogoslovsky (*263*)]. Bei Doppelreizen sind sie um so höher, je dichter die Reize zusammenliegen. Für binoculare Reizungen gilt das nicht [Milstein (*1470*)]. Die Gleichstromschwelle soll mit individuellen Unterschieden 6—440 μA, die Wechselstromschwelle (110 Hz) 3,7 mA betragen. Brindley (*331*) ermittelte eine Schwelle von $8{,}3 \cdot 10^{-9}$ Coulomb/cm^2, der 520 einwertige Ionen/μ^2 entsprechen. Ein unterschwelliger Wechselstrom konstanter Stärke läßt die Flimmerphosphene allmählich verschwinden [Abe (*1*); Pollock u. Meyer (*1709*); Schwarz (*1889*)]. Nach elektrischer Reizung fehlen Nachbilder. Die Rayleigh-Gleichung am Anomaloskop wird nach Durchströmung oft unsicher und wechselhaft [Schwarz, (*1889*); Schliephake (*1848*)]. Umgekehrt wird die elektrische Erregbarkeitskurve der Fovea im Intervall zwischen Lichtblitz und elektrischem Reiz durch farbige Lichtblitze stark deformiert (Hemmung) [Kohata, Komatsu u. Motokawa (*1248*)]. Motokawa und Suzuki (*1559*) fanden 3 Intervalloptima, die für 3 Grundprozesse (Rot, Grün und Blau) sprechen. Es gibt auch ein 4. Optimum durch Hemmung des Gelbsehens. Die Retinaperipherie verhält sich anders. Wird Strom zur Jontophorese in das Auge verwendet, so wird ebenfalls das Farbensehen beeinflußt, wobei Kalium und Calcium entgegengesetzt auf die Rot- und Grünempfindlichkeit einwirken [Kravkov u. Galochkina (*1276c*)].

Druck auf den Bulbus von 100—400 g senkt die Phosphenschwelle, die dann 4—5 sec auf halber Höhe stehen bleibt und danach weiter abfällt. Nach Drucken von 100—200 g für 1—10 sec werden die Schwellenänderungen binnen 5—10 sec wieder normal. Dabei werden die Lichtschwellen im Stäbchen- und Zapfenanteil der Adaptationskurve erhöht [Wake (*2123*)]. Gleichstromphosphene sind bei schwachen Strömen weiß-bläulich, bei stärkeren unter der Anode gelblich und unter der Kathode hellviolett: Purkinje (*1731*), bei Wechselstrom sind die Farben blasser. Bei geringer Stromstärke (0,1—1,0 mA) sind die Flimmerphosphene grünblau, bei 3 mA weiß und bei 7 mA blauweiß [Schwarz (*1889*)].

Als *Reizorte* kommen die nervösen Elemente der Retina oder der N. opticus in Frage. [Motokawa (*1528*); Motokawa, Iwama u. Endo (*1548*); Rohracher (*1794*); Meyer-Schwikkerath u. Magun (*1458*); Bogoslovsky u. Ségal (*267*); Clausen (*428*); Bouman (*291*); Bouman, ten Doesschate u. van der Velden (*294*); Fischer u. vom Hofe (*691*); Schwarz (*1889*); Velhagen (*2092*)]. Eine Beeinflussung durch höhere Zentren ist aber nicht ganz von der Hand zu weisen, zumal auch Verletzungen im Occipitalhirn die Phosphenschwelle verändern [Achelis u. Merkulow (*3*); Bogoslovsky (*263*); Hill (*1025*); Mann (*1429*); Makarov (*1425*)]. Die eigentlich gereizten Strukturen sollen die Bipolaren sein, weil sie streng radiär in der Retina ausgebreitet sind und vom Strom erreicht werden [Bogoslovsky u. Ségal (*267*); Clausen (*428*)]. Diese liegen der inneren Retinaoberfläche am nächsten und besitzen als polysynaptische Elemente im Gegensatz zur Fovea die Fähigkeit räumlicher Summation in der peripheren Retina [Polyak (*1713*)]. Darum gibt es Unterschiede zwischen den peripheren und fovealen Phosphenen. Die Innenglieder der Zapfen und Stäbchen können beteiligt sein. BRINDLEY (*331*) hält eine Reizung des N. opticus für ausgeschlossen. Die zur Phosphenempfindung erforderlichen Signale werden im Sehnerven erst mittelbar veranlaßt und führen entsprechend der Wechselstromreizfrequenz zu einem gleichartigen Rhythmus im Electrencephalogramm, sofern die einzelnen Reize 5—20 msec dauern. Diese EEG-Rhythmen lassen sich auch als bedingte Reflexe ausbilden [ZHDANOV u. SEMENOVSKAJA (*2276a*)].

Zusammenfassend kann man feststellen, daß die physikochemischen Primärvorgänge in der Netzhaut der Quantenmechanik folgen. Durch Quantenabsorption in den Sehstoffen werden Elektronen freigesetzt, die Potentialdifferenzen erzeugen. Wie die Phosphenanalyse zeigt, sind für die Transformation von Licht in elektrische Energie die bipolaren Zellen von Bedeutung; denn ihre direkte Reizung führt trotz fehlender photochemischer Primärprozesse zur Lichtempfindung. Die Reaktionskette von der Belichtung der Retina bis zur Entstehung eines bioelektrischen Potentials ist aber noch lückenhaft. Zur Schließung dieser Lücken sind grundsätzlich zwei Forschungsrichtungen möglich. Die eine führt über die Analyse der Photochemie und der Synthese von Sehstoffen vom eigentlichen Primärprozeß zur Elektronenchemie und damit zum objektivierbaren bioelektrischen Potential. Die andere geht über die Analyse der bioelektrischen Erscheinungen, ihrer Entstehungsorte und Zuordnung zu bekannten chemischen Vorgängen. Dabei sind Analogieschlüsse zu bioelektrischen Erscheinungen anderer Organe unumgänglich. Beide Forschungsrichtungen stehen aber nicht einander gegenüber oder schließen sich gegenseitig aus, sondern sind aufeinander zugerichtete Wege, die sich bei der Klärung des Problems der Elektrizitätsproduktion im lebenden Gewebe durch chemische Umsetzungen treffen werden. Die chemische Methode ist mehr synthetisierend; denn sie baut vom Primärvorgang aus auf und endet mit der bioelektrischen Potentialdifferenz, während die physikalische Methode aus der registrierten Potentialdifferenz analytisch die Primärprozesse zu erschließen sucht. Beide Methoden sind synergistisch.

III. Die Erregung

1. Die Entstehung bioelektrischer Potentiale

Alle bioelektrischen Potentiale entstehen in Zell- und Gewebsflüssigkeiten [VOLTA (*2109*)].

Überschichtet man 2 verschiedene Salzlösungen, so verschwinden nach einiger Zeit die Konzentrationsdifferenzen durch *Diffusion*. Die unterschiedliche, von Molekulargewicht, Molekülgröße und Lösungsmittel abhängige Wanderungsgeschwindigkeit der Kationen und Anionen führt innerhalb der Lösung zu elektrischen Potentialdifferenzen, einem *Diffusionspotential*, das nach der *Nernstschen Formel* berechnet werden kann:

$$E \cdot F = R \cdot T \frac{u - v}{u + v} \cdot \ln c_1/c_2 \quad \text{oder} \quad E = \frac{R \cdot T}{F} \cdot \frac{u - v}{u + v} \cdot \ln c_1/c_2$$

(R: Gaskonstante $= 0{,}83144 \cdot 10^8$ erg · grd^{-1} · mol^{-1}, T: absolute Temperatur $= 273{,}15 + t$, F: elektrochemisches Äquivalent $= 96490$ Coulomb, u und v: Wanderungsgeschwindigkeiten des Kations bzw. des Anions, c_1 bzw. c_2: Konzentration innerhalb der Lösung an der Stelle höherer bzw. niedrigerer Konzentration.) Nach Einsetzen der Konstanten ergibt sich:

$$E = \frac{u - v}{u + v} \cdot 0{,}0001983 \cdot T \cdot \log c_1/c_2 \text{ [Volt]}.$$

Die aus den im Gewebe vorkommenden Elektrolytkonzentrationen errechnete Potentialhöhe überschreitet niemals 10 mV [SCHAEFER (*1833*)]. Da aber die in vivo gemessenen Ruhespannungen fast 10fach höher sind, können diese nicht durch eine ungehinderte Diffusion zustande gekommen sein. OSTWALD (*1658*) und MICHAELIS (*1459*) nahmen darum zwischen den Lösungen eine Porenmembran, NERNST (*1619*) und BEUTNER (*218*) eine dazwischen geschaltete flüssige ölige Phase mit besonderen Löslichkeitsbedingungen für eine der beiden Ionenarten an. Diese Phase erlaube an ihren Grenzen verschiedene Lösungsmöglichkeiten, die zu *Phasengrenzpotentialen* führen sollten. Ob man nun eine Schicht oder eine Membran annimmt, durch beide werden Kationen und Anionen verschieden stark beeinflußt: *Ionensieb* [SCHAEFER (*1833*)]. An der Grenzfläche finden also zu Potentialen führende Austauschvorgänge statt [BERNSTEIN (*207*)]. Die Grenzfläche muß allerdings eine selektive Ionenpermeabilität besitzen, damit sich die normale Potentialhöhe entwickeln kann [OVERTON (*1663*)]. Wahrscheinlich besteht sie aus einem Mosaik von lipo- und hydrophilen Substanzen [WOLPERS (*2246*)].

Der Lipoidgehalt der Membran [GORTER u. GRENDEL (*822*)] reicht zur bimolekularen Umkleidung der Zelloberfläche aus, so daß die hydrophilen polaren Gruppen in dem doppelschichtigen Film gegenüberstehen und die Kohlenstoffketten beider Moleküllagen im Inneren der Membranwand aneinanderstoßen [SCHMITT, BAER u. PONDER (*1854, 1855*)]. Der Lipoidfilm ist auch noch mit einer adsorbierten Proteinschicht versehen [MUDD u. MUDD (*1565*)]. Die Lipoidmoleküle können als Micellen oder Filme angeordnet sein [HAAS (*923*)]. Es wird aber auch behauptet, daß die Zellmembran hauptsächlich aus Protein bestünde; denn diese erkläre die selektive Permeabilität der Zellmembran besser [ULLRICH (*2079*); SHEDLOVSKY (*1911*); SCHULMAN u. RIDAL (*1885*)]. COLLANDER (*441*) hat aber an Proteinfibrillen keine selektive Permeabilität gefunden. Aus diesen Befunden ist die *paucimolekulare Schichtentheorie* hervorgegangen [DAVSON u. DANIELLI (*523*)].

Die polare Ausrichtung der Moleküle bedingt die *elektrische Membranladung*. Das ausgerichtete Lipoidmolekül hat Dipoleigenschaften mit dem negativen Pol zur Zellumgebung, wodurch die Kationen an die Zelloberfläche und die Anionen an die innere Oberfläche der Zellmembran gezogen werden. Eine solche Ionenadsorption beeinflußt zusätzlich die Membranpermeabilität. Die Dicke dieser Ionenschicht ist definierbar [DEBYE u. HÜCKEL (*528*)]. Somit bildet sich an der Zelloberfläche ein Kationen- und im Zellinneren ein Anionenüberschuß aus: *Helmholtzsche Doppelschicht*, durch die gleichnamig geladene Ionen von der Zelle abgestoßen, entgegengesetzt geladene adsorbiert und je nach dem Konzentrationsgefälle ausgetauscht oder wieder abgegeben werden [NETTER (*1620*)]. Im Zellinneren besteht eine 50—60fach höhere *Kaliumkonzentration* als in der Umspülungsflüssigkeit. Demgegenüber sind die Zellen *natriumarm*, weil dieses Ion wegen seines dicken Hydratationsmantels sich langsamer als das Kaliumion bewegt. *Es besteht ein Kaliumkonzentrationsgefälle von innen nach außen und für Natrium von außen nach innen, getrennt durch die Diffusionsbarriere der Zellmembran.* Auch die Chlorionenpermeabilität ist wichtig [BOYLE u. CONWAY (*300*)]. Das Membranpotential ist die Resultante dieses Kalium-, Chlor- und Natriumdiffusionsstromes [STÄMPFLI (*1947*)]. Das umgekehrte Vorzeichen der parallel zur Kaliumbatterie geschalteten Natriumbatterie bewirkt eine Entladung beider Batterien im Ruhestand der Zelle. Infolgedessen findet ständig ein Kaliumabstrom aus der Zelle und ein geringer Natriumeinstrom statt, da die ausgetretenen

Kaliumionen durch eine entsprechende Zahl von Natriumionen aus der Natriumbatterie ersetzt werden müssen. Aus den potentialbestimmenden Konzentrationen für Kalium, Natrium und Chlor kann die Ionenverteilung und die Membranpotentialhöhe errechnet werden [GOLDMAN (*814*)].

Trotz dieses ständigen Ionenausgleichstroms bleibt das Membranpotential konstant, weil die Konzentrationsunterschiede unter Energieaufwand aufrechterhalten werden. Es findet also auch ein Natriumausstrom aus der ruhenden Zelle von $3 \cdot 10^{-5}$ mol/g Zellplasma/Std. statt, wozu 0,08 cal/g = 10% des Nervenruhestoffwechsels erforderlich sind [HARRIS u. BURN (*936*); KEYNES u. MAISEL (*1222*); STÄMPFLI (*1947*); DEAN (*526*); KEYNES (*1220*)]. USSING (*2081*) und TEORELL (*2023*) ermittelten den Kationenein- und -ausstrom auf mathematischem Wege. Dieser Natriumruheausstrom ist aber 50—200fach größer als er nach der freien Diffusion sein dürfte [HODGKIN u. KEYNES (*1049*)]. Folglich erfolgt er mit Stoffwechselenergie: *Natriumpumpe*. Analog dazu gibt es auch einen Kaliumeinstrom in die ruhende Zelle [SHANES (*1907*); HODGKIN u. KEYNES (*1048*)], der mit Stoffwechselenergie durchgeführt wird (= *Kaliumpumpe*) und vom Kaliumausstrom abhängt [HODGKIN u. KEYNES (*1050*)]. Wird das Membranpotential künstlich kleiner [COLE (*440*); MARMONT (*1434*); HODGKIN, HUXLEY u. KATZ (*1045*)] und damit dem Kaliumausstrom entgegengewirkt, so wird auch der Kaliumeinstrom stärker gehemmt. Nach HODGKIN und KEYNES (*1050*) sollen die Membranporen die Kaliumionen in Reihen durchlassen, die bei hohem Membranpotential elektronegative Ketten bilden und den Kaliumionentransport in beiden Richtungen erschweren. Bei niedrigem Membranpotential verteilen sich die Ketten besser und der Ionentransport wird erleichtert [vgl. STÄMPFLI (*1947*)]. Kaliumeinstrom und Natriumausstrom sind miteinander gekoppelt. Nach HARRIS und MAIZELS (*938*), HODGKIN und HUXLEY (*1044*) sowie HODGKIN und KEYNES (*1049, 1050*) ist das Kaliumion mit Stoffwechselenergie außerhalb der Zelle an eine Überträgersubstanz X gebunden und dringt mit ihr in die Zelle ein. In der Zelle wird das Kalium abgespalten und die freigewordene Überträgersubstanz unter Stoffwechselbeteiligung in eine andere Substanz Y umgewandelt, die als Vehikel für das Natrium dient. Sobald die mit Natrium gekoppelte Substanz die Zelle verlassen hat, zerfällt sie, das Natriumion wird frei und es entsteht wieder die Ausgangssubstanz X. Die Ionenverschiebungen an der ruhenden Zelle sind also stoffwechselgebunden [FLECKENSTEIN (*698*); PULVER u. VERZAR (*1730*); HEVESY u. NIELSEN (*1023*); ROTHSTEIN u. ENNS (*1807*); LEIBOWITZ u. KUPERMINTZ (*1338*); ROBERTS, ROBERTS u. COWIE (*1788*)]. Die Zusammenfassungen von HODGKIN (*1039*) und STÄMPFLI (*1945, 1947*), denen ich hier folge, zeigen eine Übereinstimmung zwischen Theorie und Experiment. Das Membran- oder Ruhepotential einer erregbaren Zelle beträgt 60—90 mV. Da sich bei der ruhenden Zelle die Permeabilitätskonstanten $P_K : P_{Na} : P_{Cl} = 1 : 0{,}04 : 0{,}45$ verhalten [HODGKIN u. KATZ (*1047*)], ist das Membranpotential im wesentlichen ein *Kaliumdiffusionspotential*.

Nach Aufzwingen eines bestimmten Membranpotentials auf niedrigere Höhen depolarisiert die Membran [HODGKIN u. HUXLEY (*1043, 1044*)]. Eine solche *Depolarisation* in natriumhaltiger Umspülungsflüssigkeit bewirkt zunächst einen Ioneneinstrom, der aber trotz fortbestehender Depolarisation auf Null zurückgeht und sogar in einen Ausstrom umschlägt. Der Rechteckimpuls der Depolarisation liefert also eine biphasische Kurve, deren 1. Halbwelle dem Einstrom und die 2. dem Ausstrom entspricht. Unmittelbar nach der Depolarisation steigt die

Natriumleitfähigkeit der Membran um das 1500fache an, nimmt aber rasch wieder ab. Die Kaliumleitfähigkeit steigt dagegen viel später und träger auf einen etwa 30fachen Wert an und fällt mit dem Ende der Depolarisation exponentiell wieder ab.

Durch die Membrandepolarisation und die Verbesserung der Natriumleitfähigkeit wird der Einstrom so weit gesteigert, daß er dem schon im Ruhezustand vorhandenen Kaliumausstrom entspricht. Dann ist das System labil geworden: *Reizschwelle*. Wird der Natriumeinstrom noch größer, so wird das *Aktionspotential* ausgelöst. Der Natriumeinstrom steigt lawinenartig an und wird erst unterbrochen, wenn dieser das Membranpotential bestimmt. Den Abbruch besorgt ein Inaktivierungsprozeß [STÄMPFLI (*1947*)]. Auf diese Weise wird die Zelloberfläche negativ zum Zellinneren und die Membran regelrecht umgeladen, d. h. das Zellinnere stärker positiv als die Zelloberfläche im Ruhezustand: "overshoot" [HODGKIN u. HUXLEY (*1040*); CURTIS u. COLE (*496*); TRAUTWEIN u. ZINK (*2059*)]. Dem entspricht ein *Spitzenpotential* (Spike) mit dem "overshoot". Das Spitzenpotential erreicht aber nicht seine theoretisch mögliche Höhe, sondern wird schon vorher abgestoppt und durch den nachfolgenden Kaliumausstrom noch weiter gedämpft. Folglich kehrt das Potential vom Gipfelpunkt an um und geht in ein positives *Nachpotential* über. Dieser Ablauf stellt die Ausgangsverhältnisse wieder her: *Repolarisation*. Das Aktionspotential aus Spitzen- und Nachpotential ist in seinem 1. Anteil ein *Natriumdiffusionspotential*, im 2. mehr ein *Kaliumdiffusionspotential*.

Die tiefgreifenden Membranänderungen unter Erregung sind an der Abnahme des Membranwiderstandes erkennbar [CURTIS u. COLE (*496*); TASAKI u. FREYGANG (*2018*)]. Das Aktionspotential hängt in erster Linie vom Membranwiderstand gegenüber dem Natriumeinstrom (R_{Na}) und Kaliumausstrom (R_K) ab. Nach HODGKIN und HUXLEY (*1044*) sinkt R_K während der Repolarisation um 90%, in der Spitzenpotentialphase nur um 15% ab [TASAKI u. FREYGANG (*2018*)]. NETTER (*1620*) erklärt das Verhalten der erregten Membran mit einer Hydratationssteigerung an den Grenzschichten. Es gibt zwei weitere Theorien: Die Theorie der fixierten Ladungen und die der aktivierten Diffusion [HAAS (*923*)]. Beide beziehen sich auf Vorgänge, die sich in der Membran auf der Seite der Umspülungsflüssigkeit und im Zellinneren abspielen.

Die Ionen gebrauchen jedenfalls zur Wanderung durch die Membran an verschiedenen Stellen des Diffusionsweges Energie aus Stoffwechselvorgängen. Obwohl während des Aktionspotentials die Ionen ihrem Konzentrationsgradienten folgen und mehr oder weniger „freiwillig“ diffundieren, ist es doch noch die Frage, ob die durch Membrandepolarisation bewirkte Leitfähigkeitsänderung ohne Stoffwechsel als Energieträger eintreten kann [= *Trägertheorie von* ROSENBERG (*1802*)]. Die Abstoppung des Natriumeinstroms ist mit Sicherheit stoffwechselgebunden. Der größte Energiebetrag ist aber zur Aufrechterhaltung des Konzentrationsgefälles mit der Natrium- und Kaliumpumpe aufzubringen. Pro Aktionsstrom wandern nämlich 1,5—5,0 · 10^{-12} mol Kalium- und 1,5—4,3 · 10^{-12} mol Natriumionen durch die Zellmembran [HODGKIN u. HUXLEY (*1042*); KEYNES (*1219*); HODGKIN u. KATZ (*1046*); KEYNES u. LEWIS (*1221*); NACHMANSOHN (*1611*)]. Sie werden unter Konzentrationsarbeit zur Ausgangsstelle zurückgeschafft. Nach FLECKENSTEIN (*697*) gebraucht der Restitutionsvorgang einen 6fach höheren Stoffwechsel als in Ruhe. Diese Stoffwechselsteigerung soll im erregten Nerven den Kohlenhydratstoffwechsel (Glykolyse) betreffen und vornehmlich durch die

Restitutionsvorgänge zur Rückführung des Kaliums in die Zelle bedingt sein [s. auch v. MURALT (*1605*)]. Im Gegensatz zu FLECKENSTEIN, JANKE, LECHNER und BAUR (*699*) fanden ABOOD und GOLDMAN (*2*) während des Erregungsprozesses herabgesetzte Phosphorylierungsvorgänge. Dafür sei der Kaliumverlust in der erregten Zelle verantwortlich zu machen. Während der Erregung werde die Energie daher aus nicht phosphorylierten Stoffen, wahrscheinlich noch nicht einmal von den Kohlenhydraten bereitgestellt [GERARD (*791*); MULLINS (*1597*); GEIGER, DOBKIN u. MAGNES (*779*)]. Über die Beziehung der Aktionspotentiale zum Stoffwechsel hat BISHOP (*229*) zusammenfassend berichtet.

ARVANITAKI und CHALAZONITIS (*76*) haben folgende Vorstellung entwickelt: Sie nehmen in der Zellmembran radiär gerichtete Strukturen an, die mit Oxydoreduktionen einen Elektronenstrom vom Zellinneren nach außen schicken, dem ein äquivalenter Ionenstrom von außen nach innen parallel läuft [GORTER u. GRENDEL (*822*); SCHMITT, BAER u. PONDER (*1854, 1855*)]. Diese Vorstellung berücksichtigt aber nicht die Selektivität der Membran für besondere Ionen. NACHMANSON (*1612*) hält das Acetylcholin für den entscheidenden Faktor der Erregung. Im Ruhezustand der Zelle soll Acetylcholin in der Zellumgebung inaktiv an ein Lipoprotein gekoppelt sein. Unter der Erregung wird es frei und wirkt auf einen spezifischen Receptor in der Zellmembran ein und konfiguriert diese (Permeabilitätssteigerung). Acetylcholinesterase spaltet dann das Acetylcholin und macht es unwirksam. Das Acetat reagiert mit dem Coenzym-A mit Energie aus dem „ATP-pool" (Adenosintriphosphorsäure) und anschließend wird das Acetat des Coenzyms-A durch Cholinacetylase mit dem Cholin wieder zu Acetylcholin resynthetisiert. Durch Kopplung an Lipoprotein entsteht wieder die inaktive Ausgangssubstanz. Diese Auffassung wird jedoch dem Inaktivierungsprozeß des Natriumeinstroms nicht gerecht [STÄMPFLI (*1947*)]. Mit stromloser Messung der Ruhepotentialhöhe [STÄMPFLI (*1946*)] hat STRAUB (*1968*) eine Wirkung des Acetylcholins und seiner Blocker auf das Ruhepotential nicht festgestellt [LORENTE DE NÒ (*1385*)]. Acetylcholin ist nicht an der Steigerung der Natriumpermeabilität, sondern am Inaktivierungsprozeß beteiligt [STRAUB (*1968*)]. STÄMPFLI (*1947*) sowie ARVANITAKI und CHALAZONITIS (*76*) denken bei den Änderungen der Membranleitfähigkeit an Überträgerketten [HODGKIN u. HUXLEY (*1044*); HUXLEY (*1104*)]. Der Zutritt zu ihnen wird im Ruhezustand durch Calciumionen versperrt, aber bei Depolarisation über eine Calciumablösung frei. Die aktivierte instabile Kette wird nach Erfüllung ihrer Aufgabe in eine andere inaktive Substanz überführt. Anschließend macht ein weiterer Prozeß die Reaktionen wieder rückgängig [WEIDMANN (*2205*)].

Träfe die Auffassung von NACHMANSOHN (*1612*) auch für die Retina zu, so müßte Acetylcholinesterase an funktionell wichtigen Stellen nachweisbar sein. Sie findet sich aber nur in der inneren plexiformen Synapsenschicht und den Bipolaren [ANFINSEN (*42*); FRANCIS (*718*); EICHNER (*626, 627*)]. Cholinesterase liegt in geringerer Konzentration in der äußeren Körnerschicht und der äußeren reticulären Schicht [EICHNER (*627*)]. Demnach sind die Neurone dieses Bezirks cholinergisch [FELDBERG (*673*); FELDBERG u. VOGT (*675*); FELDBERG, HARRIS u. LIN (*674*)]. Nach HEBB (*970*) sind nur die Bipolaren cholinergisch, nicht dagegen die Ganglienzellen, Horizontalzellen und Receptoren. Nach NACHMANSOHN (*1612*) gäbe es also nur in dieser Schicht Erregungsvorgänge, was sicherlich nicht zutrifft.

Die UV-Absorption im Nerven [v. MURALT (*1606*)] spricht für eine Beteiligung des Aneurins an den molekularen Umgruppierungen zur Änderung der Membranleitfähigkeit (oxydative Stoffwechselprozesse zur Aufrechterhaltung der Ionenkonzentrationsdifferenzen [v. MURALT u. ZOTTERMAN (*1607*); PETERS (*1679*)]. Das Ruhepotential nimmt unter der UV-Bestrahlung bei unverändertem Membranwiderstand in einer S-förmigen Kurve ab, während die Aktionsstromschwelle vorher schon auf den doppelten Wert ansteigt und die Anstiegssteilheit auf die Hälfte abfällt. Vor der Membranzerstörung tritt ein durch UV-Licht auslösbarer Inaktivierungsprozeß auf, der den Natriumeinstrom abbremst und linear zur Bestrahlung kleiner wird [LÜTTGAU (*1392*)].

Diese Darstellung gilt für den Nerv, Skeletmuskel, das Herz, die glatte Muskulatur und auch für die corticalen Neurone [WEIDMANN (*2204, 2205, 2206*); WOODBURY, WOODBURY u. HECHT (*2248*); TRAUTWEIN (*2058*); TRAUTWEIN u.

ZINK (*2059*); TRAUTWEIN, ZINK u. KAYSER (*2060*); WOODBURY u. MCINTYRE (*2247*)]. Da die Retina ein corticales Zentrum ist [RAMON Y CAJAL (*1740*)], muß man eine Elektrophysiologie der Retina unter dem Gesichtspunkt der Membrantheorien und nicht nur phänomenologisch betreiben. Auch die retinale Erregung hat mit dem Natrium-Kaliumhaushalt zu tun [SÜLLMANN (*1985*)]. Das Verhältnis von Natrium zu Kalium beträgt in der Retina etwa 3:1 [FISCHER (*688*)]. Nach Enucleation findet im Auge ein Kalium-Natrium-Austausch statt, der in Gegenwart von Glucose und L-Glutaminsäure reversibel ist. Der Glucoseumsatz ist dabei doppelt so hoch wie im Gehirn [KREBS, EGGLESTON u. TERNER (*1279*); TERNER, EGGLESTON u. KREBS (*2026*)]. Der Kaliumionentransport in die Retina wird also durch den Kohlenhydratstoffwechsel garantiert.

Daß die Retina mehr Kalium enthält als die umgebenden Gewebe liegt nach PIRIE und VAN HEYNINGEN (*1703*) nicht an einer Permeabilitätsbarriere für Kaliumionen, sondern an einem energiefordernden Transportmechanismus. Das geschieht nur aerob im Gegensatz zur anaeroben Glutaminsäurebildung. Mit dem Kaliumtransport hat die Carbonanhydrase zu tun. Das durch dieses Ferment gebildete Bicarbonation ist für die Kaliumaufnahme unumgänglich. Glutaminsäure spielt möglicherweise bei der Hydrierung des DPN eine Rolle. Ihre Bedeutung zeigt auch die in den Stäbchen- und Zapfeninnengliedern außerordentlich hohe Aktivität der Apfelsäuredehydrogenase, die mit der Aktivität der Transaminase konform geht [LOWRY, ROBERTS u. LEWIS (*1387*)]. Das sind die mitochondrienreichen Regionen der Receptoren, wo sich wahrscheinlich beide Fermente ergänzen. Ein weiteres dort vorhandenes glykolytisches Fermentsystem, Phosphoglucoisomerase und Milchsäuredehydrogenase, besitzt eine ähnliche Parallelität. Schließlich findet sich hier auch die Succinoxydase. Da Dinitrophenol die Kaliumaufnahme hemmt, scheint ATP und damit die oxydative Phosphorylierung gleichfalls wichtig zu sein. Für die unmittelbaren photochemischen Vorgänge an den Sehstoffen ist sie aber belanglos [DE BERARDINIS u. AURICCHIO (*186*)]. Man findet sie vorwiegend im Pigmentepithel und den Körnerschichten der Netzhaut.

2. Die Methodik zur elektrophysiologischen Untersuchung der Retina

Zur Registrierung bioelektrischer Erscheinungen sind *Ableitelektroden*, *Verstärkungs-* und *Registriervorrichtungen* erforderlich. Für alle Teile gilt die Forderung nach unverzerrter Wiedergabe der bioelektrischen Aktivität. In der Elektroretinographie des Menschen haben sich trotz gewisser Nachteile die d'Arsonval-Silberelektroden durchgesetzt [ADRIAN (*13*); MONNIER (*1491*); MONNIER u. BOEHM (*1502*); VANÝSEK (*2086*)]. Sie verwenden chlorierte Silberstäbe, die an einem Ende mit Watte umwickelt sind. Dieser Wattepinsel wird mit Ringerlösung feucht gehalten. Die indifferente Elektrode ist ähnlich und liegt der Schläfe an. Zur Herstellung eines besseren Überganges ist ein Überzug aus Ringerlösung-Agargallerte empfehlenswert. Diese Elektrodenart hat aber den Nachteil, daß sie bei Bulbusbewegungen eine von Fall zu Fall wechselnde Bulbusstelle abgreift. Aus diesem Grund hat AUTRUM (*94*) eine Haftschale mit einer Bohrung am Limbusrand auf den Bulbus gesetzt, durch die die differente Elektrode stets die gleiche Stelle der Bulbusschale erfaßt. Die *Haftschalenelektrode* (Abb. 2) [RIGGS (*1777*); KARPE (*1187, 1188*)] ist heute die Methode der Wahl [vgl. STRAUB (*1969*)]. Sie besitzt am Limbusrand ein kleines Plexiglasröhrchen mit Gewinde, in das ein chloriertes Silberstäbchen eingeschraubt werden kann. Die Verbindung zum Verstärker wird mit einem dünnen, flexiblen Kabel hergestellt, das über eine kleine Buchse mit einem Stecker an den Elektrodenstift angeschlossen wird. Zum Schutz des Silberchloridüberzugs soll die Haftschale in Ringerlösung aufbewahrt werden. KARPE (*1187, 1188*) bringt die ebenfalls aus chloriertem Silber bestehende indifferente Elektrodenplatte auf der Innenseite eines Stirnbandes an. Am Kopfband ist noch ein Lidsperrer montiert. Beide Elektroden füllen sich nicht immer luftblasenfrei, weil durch das Gewicht des Plexiglasröhrchens und des Ableitungskabels Scherkräfte an der Haftschale angreifen, so daß vom Haftglasrand Luftblasen eindringen. HENKES (*998*) bringt an der Haftschale zwei kleine flügelartige Ansätze an, die die Augenlider ohne besonderen Lidsperrer selbsttätig zurückhalten. Dann besteht bei unvermeidlichen Lidbewegungen die Gefahr, daß die auf die Plastikflügel an der Haftschale drückenden Augenlider die Elektrode vom Bulbus abheben. BURIAN und ALLEN (*359*) geben deshalb ein Elektrodensystem an, daß die Verbindung zwischen der Lidsperrvorrichtung und der Haftschale federnd gestaltet: *Speculum-Kontaktschalen-Elektrode* [modifiziert von MÜLLER-LIMMROTH (*1581*)]. Sie besteht aus einem Speculum und der eigentlichen Haftschale. Das Speculum hält die Augenlider zurück und besitzt außerdem zwei Federn, die die Haftschale leicht gegen den Bulbus andrücken. Die Haftschale schwimmt auf der Cornea und wird durch die Federn des Speculums gehalten. Auf der Innenseite der Schale liegt in einer Rille ein Silberdrahtring, an dem das Ableitkabel angelötet ist. Am oberen Haftschalenrand befindet sich ein Kanal zum Druckausgleich, der eine Corneaschädigung durch Unterdrucke vermeidet. Das Speculum wird vom M. orbicularis selbsttätig gehalten und kann mit einem Griff leicht eingesetzt werden. SCHUBERT (*1878*) verwandte auch Ringelelektroden, fensterte aber den Corneateil der Schale.

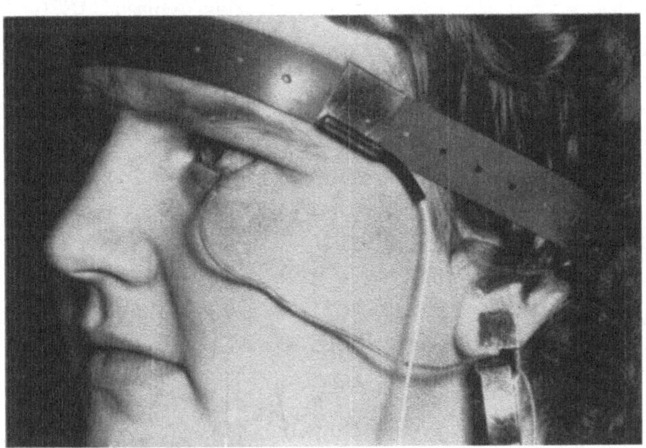

Abb. 2. Elektroretinographische Ableitmethodik beim Menschen

Verständlicherweise wäre es am einfachsten, wenn die differente Elektrode überhaupt nicht das Auge berührt, sondern die Retinapotentiale aus dem Feld des leitfähigen Nachbargewebes abgreift [MOTOKAWA u. MITA (*1551*); MONNIER u. HUFSCHMIDT (*1507*)]. Allerdings steigt damit auch der ERG-fremde Störpegel (Hirn- und Muskelaktionspotentiale) an. Auf Grund der Potentialverteilung am Auge sollen beide Elektroden möglichst diametral und sagittal am Bulbus liegen. Das ist bei der *Nasopharyngealelektrode* gegeben [MONNIER u. HUFSCHMIDT (*1507*)], die als Sonde durch den unteren Nasengang bis zur Hinterwand des Pharynx an das Os sphenoidale geschoben wird. Dieser Elektrodentyp gestattet den Augenschluß, vermeidet Ermüdungen und garantiert eine gute Fixation des Auges. Es gibt schließlich noch eine Ableitmethode über den Tränenkanal [MÜLLER-LIMMROTH (*1581*)], die die Versuchspersonen wenig belästigt, trotzdem aber einen engen Kontakt zum Bulbus herstellt. Die Tränenkanalöffnung ist unempfindlich und infolgedessen nur eine schwache Anästhesie notwendig. Die Elektrode besteht aus einem etwa 10 mm langem Silberdraht, der auf eine Länge von 6 mm rechtwinklig abgebogen wird. Ein Elektrodenende ist als Kugel ausgebildet, an der das Ableitkabel angelötet ist. Das andere Ende ist zur besseren Fixation als kleine Olive ausgebildet. Zur Einführung der Elektrode wird der Tränenkanal mit einer Conussonde leicht gedehnt.

Als *Verstärker* eignen sich im Tierexperiment Gleichspannungsverstärker mit symmetrischem Eingang und genügend hohem Eingangswiderstand. Mit Mikroelektroden durchgeführte Untersuchungen bedürfen wegen des hohen Elektrodenwiderstandes eines Kathodenfolgers. Bei der Elektroretinographie am Menschen greift man, weil sich stärkere langsame Störspannungen nicht vermeiden lassen, auf RC-Verstärker zurück, deren Zeitkonstante nicht kleiner als 1,5 sec sein soll. Nach GRANIT (*879*) sind *Resonanzverstärker* sehr zweckmäßig, deren variabel einstellbare Resonanzfrequenz im Niederfrequenzbereich liegt. Dadurch kann man Artefakte außerhalb der eingestellten Resonanzfrequenz eliminieren. Da je nach der Bandbreite außerhalb liegende Frequenzen unterdrückt werden, muß diese scharf begrenzt sein [BARKHAUSEN (*123*)].

Zur *Registrierung* der Ruhe- und Aktionspotentiale bedient man sich meist der photographischen Methode. Seltener werden Direktschreiber verwandt. Die *Zeitmarkierung* ist meist eingebaut. Die *Lichtreizmarkierung* übernimmt ein Photoelement, das sich randständig vor dem Photoverschluß der Belichtungslampe befindet. Der Photostrom wird dem Registriersystem zugeführt. Für elektroretinographische Untersuchungen kommt vor allem eine *Abschirmung* niederfrequenter Störungen in Frage, da diese in erster Linie mit in den Verstärkereingang eingehen. Man erreicht das durch einen *Abschirmkäfig*, in dem auch die Versuchsperson sitzt. Die Erdung des Käfigs muß von der Verstärkererde getrennt werden.

3. Das Ruhepotential des Auges

a) Richtung des Ruhepotentials

Das *Ruhe- oder Bestandpotential* wurde 1849 vor anderen objektiven Äußerungen der Sinnestätigkeit des Auges [1876: Pigmentverschiebung, BOLL (*270*); KÜHNE (*1290*); 1884: Zapfenkontraktion, VAN GENDEREN-STORT (*787*)] von DU BOIS-REYMOND (*269*) entdeckt. Bei allen Wirbeltieraugen [WALLER (*2152*)] ist die Cornea zum Fundus elektropositiv. Das Ruhepotential ist auch nach Entfernung von Linse, Kammerwasser und Glaskörper noch nachweisbar [HOLMGREN (*1065*)]. Dabei erweist sich jede Stelle der retinalen Nervenfaserschicht elektropositiv zur Receptorenschicht [KÜHNE u. STEINER (*1292*)]. Außerdem ist auf der skleralen Bulbusseite die Opticusaustrittsstelle zu jeder peripheren Receptorenstelle und jede periphere Stelle der glaskörperwärts gelegenen Retinaoberfläche positiv zur Papilla N. optici. Bei Avertebratenaugen ist die Ruhepotentialrichtung dagegen umgekehrt [DEWAR u. MCKENDRICK (*546*); v. BRÜCKE u. GARTEN (*353*); RIEDEL (*1773*); HARTLINE (*940*); BECK (*173*); PIPER (*1694*); FRÖHLICH (*744*)]. Dieser Unterschied in der Polarität des Ruhepotentials ist durch den verschiedenen anatomischen Aufbau der Retinae bedingt. Er verschwindet, wenn die Potentialorientierung nicht zum Gesamtbulbus, sondern nach der anatomischen Lage des Sinnesepithels vorgenommen wird [PIPER (*1694*)]. Im Wirbeltierauge steht das Sinnesepithel *invers*, während es beim *eversen* Avertebratenauge dem Licht zugekehrt ist. Demnach verhält sich stets *das freie Ende des Sinnesepithels negativ zur zugehörigen abgehenden, positiven Nervenfaser.*

b) Die Höhe des Ruhepotentials

Die Höhe des Ruhepotentials schwankt zwischen 2 und 17 mV [KÜHNE u. STEINER (*1294*); WALLER (*2152*); HIMSTEDT u. NAGEL (*1028*); DE HAAS (*922*); GOTCH (*823*); KOHLRAUSCH (*1251*); IKEMUNE (*1112*); MÜLLER-LIMMROTH u. LEMAITRE (*1595*)]. Die große Streubreite ist methodisch bedingt. Schaltet man die Fehlerquellen (auch Blut- und Schleimansammlungen) aus, so verringert sich die Streubreite auf 10—12 mV [MÜLLER-LIMMROTH (*1578*)]. Die Ruhepotentialhöhe steht in einer linearen Beziehung zum Alter des Individuums [MILES (*1464*)].

c) Die örtliche Verteilung des Ruhepotentials

Eine Abhängigkeit von der Elektrodenlage wurde bereits von HOLMGREN (*1065*), HERMANN (*1016*), KÜHNE und STEINER (*1292*) und FRÖHLICH festgestellt. Quantitative Angaben sind bei DE HAAS (*922*) und WESTERLUND (*2213*) zu finden. Es gibt an der Bulbusoberfläche Isopotentiallinien [HOLMGREN (*1065*)]. „Stromlose“ Ableitungen liegen symmetrisch zum Corneapol, zum Opticusaustritt oder zur Mitte zwischen Opticusaustrittsstelle und Ora serrata. Beim Abgriff vom N.opticus zur Corneamitte ist das Ruhepotential am höchsten. Geringe Potentialdifferenzen bestehen über den vorderen Augenkugelabschnitten. Somit ergibt sich eine senkrecht zur Retinaoberfläche ausgerichtete flächenhafte Potentialquelle.

Diese ist aber schwer erfaßbar, weil die positive Nervenfaserschicht in der Papilla N. optici zusammenläuft. Peripher und unter ihr liegt das negative Receptorenlager. Dem Minuspol der Spannungsquelle entspricht also eine Kugelschale mit einer zentralen, der Opticusaustrittsstelle entsprechenden Bohrung, dem Pluspol eine der Nervenfaserschicht zuzuordnende zweite Kugelschale, die mit einem Stiel durch die Bohrung der negativen Kugelschale hindurchgeht. Dieses Modell setzt aber einen hohen inneren Widerstand der Spannungsquelle voraus. Membrantheoretisch muß zwischen beiden Kugelschalen eine Permeabilitätsbarriere existieren, die einen inneren Kurzschluß vermeidet. WESTERLUND (*2213*) hat ein ähnliches Modell gebaut und an diesem die Potentialverteilung gemessen und berechnet.

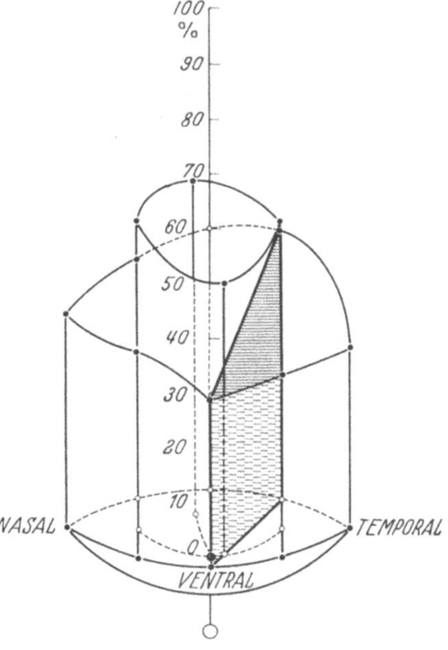

Abb. 3. Die Ruhepotentialverteilung auf der eröffneten Bulbusschale in Prozent des Maximums. Das höchste Potential befindet sich in der Retinamitte. Zum Bulbusrand fällt das Ruhepotential ab, wobei ventral niedrigere Werte als dorsal vorliegen

DE HAAS (*922*) und WESTERLUND (*2212*) sahen einen steilen Potentialabfall im Bereich der Ora serrata. Bei der Ermittlung der *Ladungsverteilung* am eröffneten Bulbus findet man kleinere Potentialdifferenzen als beim Auge in situ (Präparatschädigung). Die größte Potentialdifferenz existiert zwischen innen und außen in der Retinamitte und fällt zum Retinarand ab. Die Ladungsverteilung hat in etwa Kegelgestalt. Während der innere „Potentialzylinder" (Abb. 3) nach oben eine glatte Isopotentiallinie aufweist, zeigt der äußere Zylinder Höhenunterschiede: Dorsal sind die Potentiale höher als ventral. Da hierbei vornehmlich die positive Ladungsverteilung der Nervenfaserschicht ermittelt wird, muß an der Papilla N. optici die Schicht am dicksten, am Retinarand ventral dünner als dorsal sein, was mit den anatomischen Messungen übereinstimmt [STEINDORFF (*1955*)].

d) Die zeitlichen Schwankungen der Ruhepotentialhöhe

Während bei Augen in situ die Ruhepotentialhöhe konstant bleibt [BROSSA u. KOHLRAUSCH (*345*); KOHLRAUSCH (*1251*); HALSTEAD (*927*); MILES (*1466*); WULF (*2257*); MÜLLER-LIMMROTH (*1578*)], gibt es bei isolierten Bulbi zeitliche Veränderungen [HOLMGREN (*1065*); KÜHNE u. STEINER (*1294*); HIMSTEDT u. NAGEL (*1028*); FRÖHLICH (*744*); WALLER (*2152*); WESTERLUND (*2212*); DEMIRCOGLJAN (*531*); MÜLLER-LIMMROTH u. LEMAITRE (*1595*)]. Nach der Enucleation sinkt die Potentialhöhe besonders bei Warmblütern sehr rasch ab, nachdem sie gelegentlich zunächst etwas zugenommen hat: *staircase-Effekt* [KÜHNE u. STEINER (*1294*); WALLER (*2150, 2151*); BROSSA u. KOHLRAUSCH (*345*)]. Beim isolierten Froschauge wird das Ruhepotential nach 30 min Null und kehrt von da an um. Nach weiteren 50 min ist der Tiefpunkt erreicht. Etwa 2 Std. nach der Dekapitation ist der Bulbus elektrisch indifferent [MÜLLER-LIMMROTH u. LEMAITRE (*1595*); WULF (*2257*); WULF u. FREYBURGER (*2258*)]. Bei einem in situ belassenen Auge ist der Potentialverlauf allerdings anders [HIMSTEDT u. NAGEL (*1029*); KOHLRAUSCH (*1249*)].

e) Veränderungen des Ruhepotentials durch Pharmaka

Unter Strychnin ist das Ruhepotential um 30% niedriger, fällt rascher auf Null ab, kehrt früher um und erreicht auch früher das Kurvenminimum. Unter Urethan ist es herabgesetzt, steigt aber wieder an und sinkt erst dann ab. Der Kurventiefpunkt nach Potentialumkehr tritt verspätet ein, ebenso die Rückkehr zur Zeitachse. Die Abfallzeiten des Ruhepotentials bis zur Umkehr decken sich mit den bioelektrischen Überlebenszeiten des isolierten Froschhirns [MÜLLER-LIMMROTH (*1572*)].

In einer *Kohlendioxyd*atmosphäre verschwindet das Ruhepotential, bildet sich jedoch rasch im *Sauerstoff*milieu wieder aus [KÜHNE u. STEINER (*1292*); FRÖHLICH (*744*)]. WESTERLUND (*2212*) erhielt in *Wasser-* oder *Stickstoff* eine in Sauerstoff reversible Potentialumkehr. FENN, GALAMBOS, OTIS und RAHN (*677*) sahen dagegen bei *Akapnie* und *Anoxie* einen durch Durchblutungsänderungen nicht beeinflußbaren Ruhepotentialanstieg. Wahrscheinlich ist hier nur das vor jeder Erstickung vorhandene Excitations- und nicht das Lähmungsstadium erreicht worden. Einen sicheren Ruhepotentialanstieg verursachen *Glucose* und *Äthyl-Alkohol* [THERMAN (*2028*)], weil Kohlenhydrate vermutlich die Energie zur Aufrechterhaltung der Potentialdifferenz bereitstellen. Dazu paßt, daß das glykolysehemmende *Natriumfluorid* (oder *-cyanid*) das Potential herabsetzt oder umkehrt [OTTOSON u. SVAETICHIN (*1661*)]. Es wird also eine ausgerichtete Potentialdifferenz unter Energiezufuhr durch einen hohen inneren Widerstand aufrechterhalten, den eine aus nervösen Zellen gebildete „Membran" darstellen kann, deren Erregbarkeit die Ruhepotentialhöhe bestimmt. Das erklärt den Einfluß der psychischen Reaktionslage auf das Ruhepotential [MILES (*1464*)]. Mit Hilfe einer automatischen Vorrichtung, mit der die Ruhepotentialänderung bei definierter Augenbewegung registriert wird, haben KOLDER und SCARPATETTI (*1254a*) einen Ruhepotentialanstieg nach einer subcutanen *Adrenalin*-Injektion festgestellt.

Ringerlösung, Natrium- und Lithiumchlorid sollen das Potential umkehren, während Kalium-, Calcium-, Magnesium- und Bariumchloriddurchspülungen unwirksam sein sollen [BEUCHELT (*217*)]. Beim Menschen steigt das Ruhepotential nach Einträufeln einer 10%igen Kochsalzlösung [MILES (*1465*)]. Die Richtung des Ruhepotentials hängt von der Ionenart ab [BEUCHELT (*217*)]. Mit der Permeabilität sind diese unsicheren Befunde nicht erklärbar, da Kalium stark negativiert, Lithium, Calcium und Magnesium positivieren [ROTHSCHUH (*1806*)]. Außerdem ist für die Membranladung die Relation K:Ca wichtig [BOEHM (*261*)]. Der Natriumeffekt ist unverständlich. Wäre das Ruhepotential Ausdruck einer Zellmembranpolarisation, so müßten die beteiligten Membranen eine völlig andere Permeabilität besitzen als die anderer erregbarer Zellen. Irgendeine Permeabilitätsbarriere (Membrana limitans externa?) muß aber beteiligt sein; denn der permeabilitätssteigernde Harnstoff vermindert das Potential und kehrt es schon nach 3—4 min um [MÜLLER-LIMMROTH u. LEMAITRE (*1595*)].

f) Veränderungen des Ruhepotentials durch physikalische Faktoren

Temperaturversuche [Gotch (*824*); Nikiforowsky (*1622*); Kühne u. Steiner (*1292*); Cornu u. Clottes (*457*)] ergaben bei Abkühlung, Gefrieren und rascher Erwärmung eine Potentialsenkung oder -umkehr. Mechanischer *Druck* wirkt ähnlich, ein bereits abgesunkenes oder umgekehrtes Potential kann aber durch *Massage* vorübergehend wieder erhöht werden [Jolly (*1161*); Waller (*2152, 2153*); Miles (*1464, 1465*)].

Induktionsstromserien [Waller (*2152*)] machen es positiv. Gleichstrom (0,4mA) führt dagegen zum gegenteiligenBefund [Müller-Limmroth u. Lemaitre (*1595*)]. Fließt dieser entgegengesetzt zur Ruhepotentialrichtung, so tritt unmittelbar danach eine Potentialumkehr auf bzw. der Bulbus wird elektrisch indifferent. Umgekehrte Durchströmung läßt das Ruhepotential ebenfalls absinken, es bleibt jedoch positiv, steigt wieder an, wird dann negativ und später elektrisch indifferent. Längere Durchflutungen führen zu Ionenverschiebungen, die die Potentialausrichtung zerstören, die bei Induktionsströmen erhalten bleiben kann.

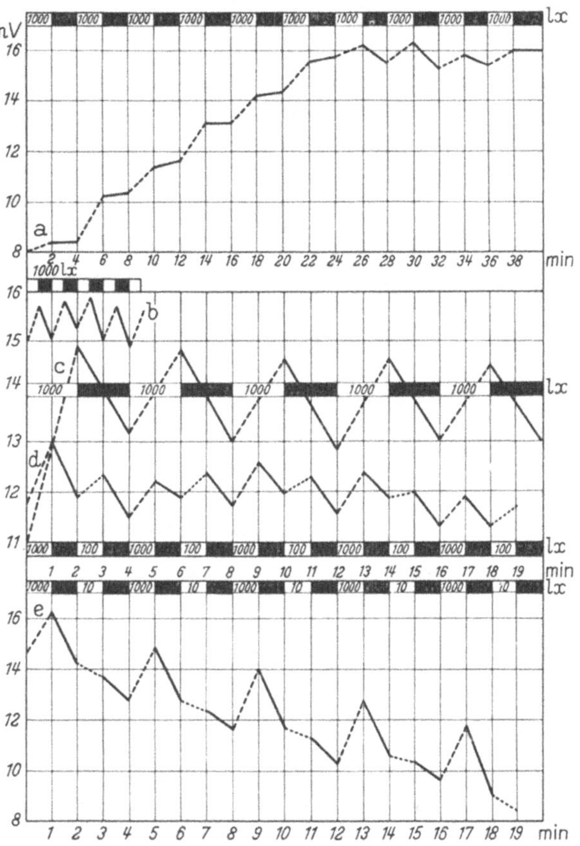

Abb. 4. Das Verhalten des Ruhepotentials des Froschauges nach periodischem Wechsel von Hell- und Dunkelphasen a) obere Kurve: Periodischer Wechsel von 2 min lang andauernder Belichtung mit einer Beleuchtungsstärke von 1000 lx und gleich langen Dunkelpausen bei steigender mittlerer Ruhepotentialhöhe von 8 auf 16 mV. b) 2. Kurve: 30 sec-Wechsel von Hell- und Dunkelpausen. Beleuchtungsstärke: 1000 lx bei konstanter mittlerer Potentialhöhe um 15,3 mV. c) 3. Kurve: 2min Hell-Dunkel-Perioden (Beleuchtungsstärke 1000 lx) bei konstant bleibendem mittleren Ruhepotential um 14 mV. d) 4. Kurve: Wechselbelichtungen mit 1000 lx bzw. 100 lx Beleuchtungsstärke von je 1 min Dauer und gleich langen Dunkelpausen bei kostanter mittlerer Potentialhöhe um 12 mV. e) untere Kurve: Wechselbelichtung von 1 min Dauer mit 1000 bzw. 100 lx Beleuchtungsstärke bei gleich langen Dunkelpausen bei insgesamt abnehmender mittlerer Ruhepotentialhöhe von 15 auf 9 mV [Müller-Limmroth (*1578*)]

Der Einfluß einer *Belichtung* auf das Ruhepotential wurde eingehender untersucht [Nagel (*1614*); Kühne u. Steiner (*1294*); de Haas (*922*); Himstedt u. Nagel (*1028*); Waller (*2152*); Brossa u. Kohlrausch (*345*); Kohlrausch (*1249*); Demircogljan (*531*); Müller-Limmroth (*1578*)]. Himstedt und Nagel (*1028*), Kohlrausch (*1249*) sowie Brossa und Kohlrausch (*345*) sahen unter Belichtung einen Anstieg mit nachfolgendem Abfall. Mit jeder Belichtung nahm die mittlere Potentialhöhe zu. Röntgenstrahlen waren beim Huhn im Gegensatz zu den Eulen und Fröschen unwirksam [Kohlrausch (*1251*)]. Auch beim Menschen steigt das Ruhepotential im Hellaufenthalt an [Miles (*1465*)], in Dunkelheit sinkt es [Demircogljan (*531*); Wulff (*2261*)].

Alle beschriebenen, teils gegensätzlichen Befunde sind reproduzierbar, aber nur einer entspricht dem physiologischen Vorgang [MÜLLER-LIMMROTH (*1578*)]. Das Ruhepotential kann während der Belichtung ständig ansteigen, in der Dunkelphase auf dem erreichten Wert stehen bleiben oder etwas weiter ansteigen, so daß mit jeder Belichtung die *mittlere Potentialhöhe zunimmt* (Abb. 4a). In Abb. 4b, c und d bleibt das *mittlere Ruhepotential konstant,* während einer Belichtung steigt es an [WULFF (*2260*)] und fällt in der folgenden Dunkelphase um den *gleichen* Betrag wieder ab. Die Einstellung erfolgt bei 1000 lx in etwa 100—150 sec. Deshalb kann bei kurzen Hell-Dunkel-Phasen das Potential unter Umständen seinen der Beleuchtungsstärke entsprechenden Wert nicht erreichen, sondern wird durch die Dunkelphase vorzeitig abgebrochen: ,,Kurzzeit-Ruhepotentialkurven" (vgl. Kurve *b* mit *c* in Abb. 4). In Abb. 4d nimmt die *mittlere Potentialhöhe* trotz Hellperioden von 1000 und 10 lx schrittweise ab. Zwar wird bei der höheren Lichtintensität das Ruhepotential noch erhöht, bei der geringeren aber nicht mehr. Es fällt dabei nur langsamer als in der Dunkelphase ab. Die Ruhepotentialhöhe hängt folglich von der *Lichtintensität* ab und steht in einer *logarithmischen Beziehung zur Lichtintensität.*

Kurven mit einem Anstieg des mittleren Ruhepotentials kommen durch Blut-, Lymph- oder Schleimansammlung im Bereich der Funduselektrode zustande, die zu einer starken Negativität an dieser Stelle führen. Im Bereich der Corneaelektrode können Blutungen das Ruhepotential vermindern. Hier führt eine Lösung stärkerer Konzentration als im Fundusbereich als Konzentrationselement zu einer Potentialerhöhung [MILES (*1465*)].

g) Ruhepotential und Donnanpotential

Eine Beeinflussung des Ruhepotentials durch Donnan-Gleichgewichte (*587*) haben LEHMANN und MEESMANN (*1335a*) behauptet. Im Auge sind Blut und Kammerwasser durch eine Grenzfläche voneinander getrennt. Während Blut eine 7%ige Eiweißlösung darstellt, ist Kammerwasser praktisch eiweißfrei [BALAVOINE u. VUATEZ (*111*); FISCHER (*689*); SÜLLMANN (*1984, 1985*); DAVSON (*522*)]. Die Membran muß folglich für Wasser und Salze permeabel und für Eiweiß impermeabel sein. Eiweiß ist negativ geladen, und auf dieser Seite sind mehr Kationen, auf der eiweißfreien Seite mehr Anionen vorhanden. Tatsächlich ist der Chlorionengehalt des Kammerwassers [GALA (*760*); DAVSON (*522*); MEESMANN (*1447*); FISCHER (*689*)] höher als der des Plasmas [SNYDER u. KATZENELBOGEN (*1942*); DAVSON (*522*); LEHMANN u. MEESMANN (*1335a*); FISCHER (*689*)]. Der Natriumgehalt des Kammerwassers müßte dagegen niedriger als der des Plasmas sein [SCHMIDT (*1850*); HALD (*925*); FISCHER (*689*)].

Tatsächlich besteht also ein ungefähres Gleichgewicht zwischen Kammerwasser und Blutserum und damit auch ein *Donnan-Potential,* das nach LEHMANN und MEESMANN (*1335a*) mit dem Ruhepotential identisch sein soll. Bereits KOHLRAUSCH (*1251*) hat wesentliche Bedenken dagegen erhoben. So verschwindet nach Zerstörung der Retina das Ruhepotential, das Donnan-Potential nicht. Außerdem ist das Ruhepotential höher [MÜLLER-LIMMROTH u. LEMAITRE (*1595*)]. Wie soll man überdies die Potentialumkehr und die durch Belichtung oder mechanische Insulte bedingten Änderungen erklären? Schließlich müßten sich Donnan- und Ruhepotential wie die Elektrolytverteilung mit dem Lebensalter ändern [SALIT (*1825*)]. Das Donnanpotential ist am Ruhepotential nur beteiligt [KOHLRAUSCH (*1251*); GRANIT (*870*)]. Die Behauptung, daß für das Zustandekommen des Ruhepotentials das strömende Blut notwendig ist [MAIJZEL (*1421*)], ist unhaltbar, weil auch blutfreie Retinastücke ein Ruhepotential aufweisen.

Auch das *Linsenpotential* mit ~ 70 mV [BRINDLEY (*332*)] kann am Ruhepotential des Auges beteiligt sein. Das kaliumionenreichere und natriumionenärmere Linseninnere [s. ANDRÉE (*40a*)] verhält sich negativ zum Kammerwasser.

Trennende Membran sind die Kapsel oder die Membranen der Linsenfasern. Bei unverletzter isolierter Linse fällt das Ruhepotential langsam ab. Die Potentialerniedrigung nach partiellem und die Potentialumkehr nach totalem Natriumersatz durch Kalium in der Umspülungsflüssigkeit beweisen die Entstehung aus Ionenkonzentrationsunterschieden. Nach Kapselverletzungen fällt es sofort ab, bildet sich aber wieder aus [ANDRÉE (*40*)]. Die Membran ist für Natriumionen wenig [LANGHAM u. DAVSON (*1317*)], für Kalium- und Chlorionen stärker permeabel. Zur Potentialerhaltung würden eingedrungene Natriumionen mit Energie aus oxydativen glykolytischen Stoffwechselprozessen in Fasern und Kapsel der Linse wieder heraustransportiert werden [ANDRÉE (*40*); DISCHE u. EHRLICH (*553*); PAU u. RUMMEL (*1671 a*)].

Beim Katarakt scheint diese Energie zu fehlen oder die Ionenbarriere defekt zu sein, da wie bei Abkühlung und Calciumentzug [HARRIS, GEHRSITZ u. NORDQUIST (*937*)] dann der Natriumgehalt hoch und der des Kaliums niedrig ist [LEBENSOHN (*1333*)]. Ruhepotentialänderungen wären dann das früheste Zeichen einer solchen Permeabilitätsstörung.

h) Die Herkunft des Ruhepotentials

KÜHNE und STEINER (*1294*) hielten die verschiedenen Körnerschichten für den Ort des schon erörterten hohen inneren Widerstandes. Durch eine Unterbrechung der Retinadurchblutung sterben diese Zellen und verringert sich der Widerstand der Spannungsquelle. Die Potentialdifferenz werde daher von der negativen Receptoren- und der positiven Nervenfaserschicht gebildet. Der Verletzungsstrom der Nervenfasern könne dabei in das Ruhepotential eingehen. Zur Potentialumkehr forderten sie ein zweites spannungslieferndes System. Das Ruhepotential des Auges steigere die Erregbarkeit der Retina und stehe möglichweise mit dem „Eigengrau der Retina" in Beziehung [NAGEL (*1614*)]. Im Gehirn gibt es ein Ruhepotential durch Membranladungen [GESELL (*802*)]. Das Ruhepotential am Drüsengewebe [BAYLISS u. BRADFORD (*166, 305*)] übertrugen KÜHNE und STEINER (*1294*) auf das Auge. TIRALA (*2042*) und GARTEN (*766*) hielten den Ruhestrom für einen *Drüsenstrom* des Sehepithels. WALLER (*2152*) hielt ihn für einen Artefakt („Flammstrom").

Die *Bedeutung des Ruhepotentials* liegt in der Steuerung der retinalen Erregbarkeit. Offenbar muß zur Auslösung retinaler Primärprozesse die Membran der verantwortlichen Zellstrukturen auf extracellulärem Wege durch ein die Retina in gesamter Ausdehnung durchsetzendes Grenzflächenpotential (Membrana limitans externa, Körnerschicht?) vordepolarisiert werden. Das Donnanpotential wirkt sich so aus, daß die der inneren Nervenfaserschicht aufliegenden negativen Blutgefäße das Ruhepotential örtlich z. T. kompensieren. Darum sind diese Stellen weniger ansprechbar als die gefäßfreien Retinabezirke. Diese Vorstellung könnte erklären, warum die Gefäße erst dann wahrgenommen werden, wenn ihre Schatten auf normal erregbare Retinabezirke fallen: *Purkinjesche Aderfigur.*

Monojodessigsäure (MJE) führt rasch zur Erblindung. Eher als nach der früher vermuteten primären Hemmung der Rhodopsinregeneration [WALD u. BROWN (*2135*)] verändern sich die *Stäbchen* und gehen zugrunde. Die Zapfen verlieren nur ihre Organelle und die Bipolaren und Ganglienzellen bleiben unversehrt. Hohe Dosen schädigen auch das Pigmentepithel. Die MJE-Empfindlichkeit der Receptoren erklärt NOELL (*1627*) mit einer erhöhten Permeabilität ihrer Membranen. Der Zustand ähnelt dem der Retinitis pigmentosa, die NOELL (*1627*) mit dem Stoffwechsel in ursächlichen Zusammenhang brachte. Monobromessigsäure (MBrE) führt nur zu Nekrosen in der Fovea centralis [LUCAS, NEWHOUSE

u. DAVEY (*1388*)]. MJE wirkt auf die anaerobe Glykolyse und hemmt die Milchsäureproduktion aus Brenztraubensäure [NOELL (*1627*)]. Da die regenerativen Retinaprozesse ihre Energie aus der anaeroben Glykolyse erhalten [OGUCHI (*1640*)], ist die Störung der Sehfunktion, vornehmlich der Stäbchen, nach MJE-Vergiftung verständlich. Entsprechend enthält die Dunkelnetzhaut mehr Brenztraubensäure als die Hellnetzhaut, nach MJE-Vergiftung umgekehrt [TANAKA u. MIZUNO (*2012*)]. Der Sauerstoffverbrauch isolierter Stäbchenaußenglieder ist in Dunkelheit um 75—79% größer als unter Belichtung und wird durch Blausäure bei Licht um 50% und in Dunkelheit um 100% gesenkt [HANAWA, KIMURA u. HOSOYA (*930*)]. Natriumfluorid ändert ihn in der Lichtperiode nicht, er steigt aber danach in Dunkelheit steil an. MJE führt in Dunkelheit früher zu einem gesteigerten Sauerstoffverbrauch, der auch bei Belichtung leicht ansteigt. Die Stäbchen sind also auch bei Helladaptation aktiv, und der hohe Sauerstoffverbrauch hängt nicht allein mit der Sehpurpurregeneration und der Vitamin A-Oxydation zusammen. Vermutlich ist noch ein wasserlöslicher Metabolit beteiligt. MJE soll einen durch Belichtung ausgelösten Hemmungsvorgang in den Stäbchenaußengliedern aufheben, der mit der anaeroben Glykolyse zusammenhängt [HANAWA, KIMURA u. HOSOYA (*930*)]. MBrE und MJE reagieren mit Thiolgruppen wie Glutathion, und Thiol-Donatoren können die durch sie veranlaßte Atmungs- und Glykolysehemmung umkehren.

In der Retina werden nur Hexosen vergoren [MARQUARDT (*1435*)], beginnend mit der Bildung von Hexosediphosphorsäure [vgl. LANG (*1313*)]. Phosphorsäure stammt aus der Adenosintriphosphorsäure (ATP), abgespalten durch Adenosintriphosphatase. Zymohexase und Aldolase vermitteln die weitere Aufspaltung in 2 Moleküle Triosephosphorsäure, die zu Diphosphorglycerinsäure dehydriert werden unter Vermittlung von Codehydrase I (DPN), die sich dabei in die fluorescierende Dihydro-Co-Dehydrase verwandelt und so als Überträger von Elektronenenergie wirkt [WEBER (*2200*)]. Der hohe DPN-Gehalt der Retina [SYM, NILSSON u. v. EULER (*2005*); ANFINSEN (*42*)] verteilt sich folgendermaßen: vor allem innere und äußere reticuläre Schicht, dann Ganglienzellen, Stäbchen, äußere Körnerschicht, zuletzt die Nervenfasern. Schon hier wird durch MJE, die die Sulfhydrilgruppen der DPN blockiert, die Glykolyse gehemmt. Die Diphosphoglycerinsäure gibt unter Neubildung von ATP 1 Molekül Phosphorsäure ab und wird dann nach Transmutation des restlichen Phosphorsäuremoleküls durch Wasserabspaltung in Phosphorbrenztraubensäure verwandelt, die schließlich auch ihre Phosphorsäure abgibt. Hier verliert die Dihydro-Co-Dehydrase ihren Wasserstoff wieder, so daß erneut DPN entsteht und Milchsäure. Darum nimmt bei MJE-Vergiftung die Brenztraubensäure zu und Milchsäure ab. Die DPN nimmt auch am aeroben Kohlenhydratabbau in der Retina teil. Die Retina enthält mehr Glykogen und ebensoviel ATP wie das Gehirn. Die Adenosintriphosphatase wirkt aber langsamer, so daß ihr Glykogenverbrauch klein ist [GOURÉVITCH (*829*)].

Bei Dunkelheit sind Sauerstoffverbrauch und CO_2-Produktion in der mit dem Pigmentepithel verbundenen Retina größer als bei Belichtung [JONGBLOED u. NOYONS (*1164*); nicht bestätigt von HWANG (*1108*)], wahrscheinlich durch die Rhodopsinregeneration [FISCHER u. JONGBLOED (*692*)], die bei niedrigem Sauerstoffpartialdruck erheblich verzögert ist [HOSOYA (*1078*); ZEWI (*2275*)]. An der Rhodopsinproduktion ist das Pigmentepithel beteiligt [HUBBARD u. WALD (*1090*)], das die aerobe Glykolyse einleitet [MARQUARDT (*1435*)], die hier und in den Receptoren größer als in den nervösen Schichten der Retina ist [BERGER u. SÉGAL (*195*)]. Sie findet in den Stäbchenaußengliedern und im Pigmentepithel statt und stellt so genügend DPN bereit [HUBBARD (*1087*)], das in Gegenwart von Fructosediphosphorsäure und Alkoholdehydrogenase bzw. Retinen-Reduktase Retinen zu Vitamin A_1 reduziert [HUBBARD (*1087*); HUBBARD u. WALD (*1092*); WALD u. HUBBARD (*2143*); WALD u. BROWN (*2136*)]. DPN wird durch die Succinooxydase in der Retina in oxydierter Form erhalten. Neubildung von Rhodopsin aus Vitamin A sowie seine Bindung an Protein sind stoffwechselabhängig [HUBBARD u.

WALD (*1092*)[1]; WALD (*2127*)]. Die aerobe Glykolyse nimmt erst bei Belichtung im Vergleich zum dunkeladaptierten Auge zu [OGUCHI (*1641*); TAKANO (*2010*)]. DPN kann also nicht nur zur Sehpurpurregeneration in die anaerobe Glykolyse eingespannt sein.

Auch der oxydative Kohlenhydratabbau erfolgt über phosphorylierte Zwischenglieder. Die von DITTLER (*555*) nachgewiesene freie Phosphorsäure in der belichteten Retina stammt nicht aus der Dephosphorylierung der Kohlenhydrate. In pigmentepithelfreier Retina wird sie nur einmal, sonst mit jeder Belichtung freigesetzt. Das Pigmentepithel liefert sie zwar nicht, sorgt aber dafür, daß sie immer wieder organisch gebunden wird [SÜLLMANN (*1985*)]. Bei der aeroben Glykolyse gibt Triosephosphorsäure Wasserstoff ab und hydriert DPN zu Dihydro-Co-Dehydrase I, die den Wasserstoff über die Diaphorase I und einen unbekannten Faktor an das Cytochromsystem weitergibt. Im Warburg-Keilin-System wird er nun durch Abgabe von Elektronen an den im Cytochromsystem gebundenen Sauerstoff mit diesem unter Energiefreisetzung zu Wasser verbunden. Die Endoxydation des Glykogens erfolgt im Citronensäurecyclus, da Succinoxydase, Citronensäuredehydrogenase und das Malic-Enzym zur CO_2-Fixation vorkommen. Die wirksamste Gruppe im Cytochromsystem ist Lactoflavinphosphorsäure. Merkwürdigerweise gibt es viel unverestertes Lactoflavin in der Retina (Pigmentepithel, Stäbchen), das durch Licht in Lumiflavin oder Lumichrom reduziert wird [BRUNNER u. BARONI (*355*); BUSCHKE (*370*)]. Es mag die Aufgabe haben, bei Dunkeladaptation kurzwelliges Licht in Fluorescenzlicht umzuwandeln oder als O_2-Lieferant die Rhodopsinregeneration und Pigmentwanderung zu beeinflussen.

Für die Erhaltung des Ruhepotentials ist die anaerobe Glykolyse, die nur 5% der Energie freisetzt, unökonomisch. Bei den ungünstigen Durchblutungsverhältnissen müssen große Stoffwechselumsetzungen stattfinden. Tatsächlich liefert die Retina trotz einer O_2-Aufnahme, die 3mal so hoch ist wie die der Hirnrinde, 4mal soviel Milchsäure wie diese [WARBURG, POSENER u. NEGELEIN (*2174*)]. Die Retina kann unter anaeroben Bedingungen bis 35% ihres Gewichtes Milchsäure in einer Stunde produzieren [LANG (*1313*)]. Diese Pasteur-Reaktion wird durch ein höheres O_2-Angebot und durch CO_2 gehemmt, ist aber bei Belichtung reversibel [LASER (*1325*)]. Wahrscheinlich spielt hier ein der Cytochromoxydase ähnliches Ferment eine Rolle [WARREN u. CARTER (*2175*)], das bestimmt, ob anaerobe oder aerobe Glykolyse eintritt, von denen die erstere Ausdruck einer Schädigung des Atmungssystems ist [KUBOWITZ (1286a)].

Die Ganglienzellschicht und die Receptoreninnenglieder erhalten die Cytochromoxydase durch die Nadi-Reaktion [*Pasteur-Enzym:* WARBURG u. NEGELEIN (*2173*)]. Im Zapfenmyoid liegt auch das meiste Retina-Glykogen [BRAMMERTZ (*306*); SCHMITZ-MOORMANN (*1857*)]. Im Pigmentepithel fehlt das Ferment [OGIHARA (*1639*); SCHALL (*1834*); MAJIMA (*1424*)], daher die Lokalisation der oxydativen Vorgänge in den nervösen Elementen, der anaeroben Glykolyse im Stäbchen-Pigmentepithelsystem [FISCHER (*690*)]. Die Grenze ist nicht scharf, so besitzt das Pigmentepithel Mitochondrien mit Enzymen des Warburg-Keilin-Systems und des Citronensäurecyclus [LEHMANN u. WAGLI (*1335*); WEBER (*2200*); EICHNER (*627*)]. Dort finden in Gegenwart von Kaliumionen auch Atmungskettenphosphorylierungen statt [WARBURG (*2171*);

---

[1] WALD (*2125*) und BLISS (*254*) isolierten den Zapfenfarbstoff Jodopsin, der auch $Retinen_1$ enthält. Nun fehlen aber in der Fovea centralis die Blutgefäße [WEALE (*2180*)], so daß diese bei Sauerstoffmangel früher als die übrige Retina ausfallen müßte. Das Umgekehrte ist jedoch der Fall [LIVINGSTONE (*1370*); EVANS u. MACFARLAND (*660*); DELLAPORTA (*529*)], da der Fovea als O_2-Transportsystem zusätzlich das gelbe Maculapigment zur Verfügung steht [DARTNALL u. THOMSON (*514*)], das allerdings durch seine Farbe die Macula blauunempfindlich macht [WILLMER u. WRIGHT (*2228*)]. Es handelt sich um Xanthophyll [WALD (*2128*)], das wie bei der Photosynthese der Pflanze unter Sauerstoffabgabe in Carotin verwandelt wird. Ähnliche Prozesse laufen schon in einfachen Grünalgen und auch in den Photosynthesebakterien ab [SAGER u. ZALOKAR (*1823a*)]. Solche Oxydo-Reduktionen spielen in der Photosynthese eine dominierende Rolle [CHANCE u. STREHLER (*402*)]. Da Xanthophyll selbst zu stabil ist, übernimmt es durch Kopplung an das Cytochromsystem die Transportfunktion. Pathologisch-physiologisch spielt dieses Transportsystem bei erhöhtem Augeninnendruck mit Gefäßdrosselung eine Rolle. Gegen diese Vorstellungen wurden von DENTON und PIRENNE (*535*), HARTRIDGE (*962*) und TANSLEY (*2015*) Bedenken erhoben, die jedoch durch DARTNALL und THOMSON (*514*) zerstreut wurden.

PRESSMANN u. LARDY (*1726*)]. Mitochondrien sind in den Zapfen zahlreicher als in den Stäbchen [EICHNER (*627*)]. Die demnach auch in Pigmentepithel und Stäbchen vorhandenen energieliefernden Prozesse sind für den Ionenhaushalt unerläßlich; denn bei Herabsetzung des Stoffwechsels tritt ein Konzentrationsausgleich zwischen Kalium und Natrium in der Retina ein [SÜLLMANN (*1985*); TERNER, EGGLESTON u. KREBS (*2026*)]. Darüber hinaus wird der Kaliumhaushalt durch das Glutaminsäure-Glutaminsystem garantiert, das vor allem in der äußeren Reticularschicht Ammoniak beseitigt und dabei den Kaliumgehalt steigert [DAVIES u. KREBS (*516*); LOWRY, ROBERTS u. LEWIS (*1387*)]. Bei höherer Kaliumkonzentration wird andererseits die Ammoniakbildung gehemmt, der Sauerstoffverbrauch und die aerobe Milchsäurebildung verhindert [VRBA u. FOLBERGER (*2112*)]. Deshalb macht sich jede Stoffwechseländerung auch in bioelektrischen Potentialen bemerkbar.

Natriumjodat ($NaJO_3$) *zerstört* in erster Linie das *Pigmentepithel* und schädigt in höheren Dosen auch die *Receptorenaußenglieder* [NOELL (*1627*)]. Das Bild entspricht einer Tapetoretinaldegeneration [SCHEERER (*1840*); RIEHM (*1774*); HOMMA (*1071*)]. Nach Zerstörung des Pigmentepithels sinkt das Ruhepotential ab oder kehrt um [NOELL (*1627*)]. Zur Lokalisierung dieser Veränderungen injizierte NOELL (*1627*) *Natriumacid* (NaN_3), das die Adenosintriphosphatase hemmt [MEYERHOF u. WILSON (*1456*)]. Dabei kommt es zu einem mehr als doppelt so hohen Anstieg des Ruhepotentials. Diese reversible „*Acidreaktion*" ist von der Acidkonzentration im Blut abhängig. Die Reaktion bleibt nach Zerstörung der Receptoren durch MJE erhalten, nach einer Pigmentdestruktion (Natriumjodat) dagegen nicht. Folglich entsteht das Ruhepotential unter Beteiligung des Pigmentepithels, das als Grenzfläche zwischen Retina und Chorioidea die Ausbildung von Ionenkonzentrationsdifferenzen gestattet [NOELL (*1627*)]. Da diese aber nur unter Energieaufwand aufrechtgehalten werden, verliert die Retina bei zu geringer Energie Kalium und nimmt dafür Natrium auf. Offensichtlich soll die Energie Natrium aus der Retina fernhalten. Da die durch Magnesium aktivierte Adenosintriphosphatase die energieliefernde Transphosphorylierung (ATP + Kreatin → → ADP + Kreatinphosphorsäure) bestimmt [FLASCHENTRÄGER u. LEHNARTZ (*696*)], ist der hohe Magnesiumgehalt des Pigmentepithels bemerkenswert [WOLFF (*2243*); WOLFF u. BOUQUARD (*2244*)]. Natriumacid steigert das Ruhepotential, weil durch Ausfall der Energielieferanten die Grenzflächenpermeabilität verändert und die Retina positiver als die Bezirke jenseits des Pigmentepithels wird (= Natriumeinstrom in die Retina). Kreatinphosphorsäure gibt es in der Retina weniger als im Gehirn [VENKSTERN (*2093*)], wird aber in der toten Retina rasch und vor ATP zerstört.

In helladaptierten Retinae ist die Kreatinkonzentration höher, in dunkeladaptierten die der Kreatinphosphorsäure [LANGE u. SIMON (*1315*); EZUKA (*665*)]. Kreatin hat demnach noch eine weitere Aufgabe [HWANG (*1106*): Ausbleichung und Resynthese des Sehpurpurs[1]]. Die Retina besitzt Kreatinphosphokinase [VENKSTERN (*2093*)]. Der ATP-Gehalt ist in Dunkelheit höher [EZUKA (*665*)]; denn der ATP-Abbau erfolgt bei Belichtung rascher. Die bei Belichtung auftretende freie Phosphorsäure [DITTLER (*555*)] stammt nicht aus der Kreatinphosphorsäure, sondern möglicherweise aus Nucleotidphosphorsäuren mittels der im Pigmentepithel und der Chorioidea reichlich vorhandenen Phosphatase. Sie veranlaßt eventuell bei

[1] Nach WALD, DURELL und ST. GEORGE (*2141*) wird bei der Stäbchenerregung lediglich Lumirhodopsin in Metarhodopsin umgewandelt. Metarhodopsin könnte mit dem orangen Photopigment identisch sein, das bei Ausbleichung von extrahiertem Rhodopsin in Ammoniumsulfat entsteht [BRIDGES (*323*)]. Rhodopsinlösungen werden jedenfalls sofort nach Belichtung kurzfristig undurchlässiger, weil zunächst für 1 msec eine Substanz mit einem Absorptionsmaximum bei 485 $m\mu$ gebildet wird, die möglicherweise den Anstoß für bioelektrische Prozesse liefert [LINSCHITZ, WULFF, ADAMS u. ABRAHAMSON (*1366a*)].

Hemmung der Rhodopsinresynthese durch Kreatin die retinomotorischen Erscheinungen [KRAUSE (*1271*); TAHARA (*2008*); HWANG (*1106*); SÜLLMANN (*1985*)]. Der Nucleinsäuregehalt in den retinalen Ganglienzellen ändert sich durch Belichtung auch [BECH (*169*)].

Natriumacid beeinflußt vor allem Vorgänge, die sich im Bereich des Pigmentepithels an einer Ionenbarriere abspielen (Natriumpumpe?) [NOELL (*1627*)]. Das Pigmentepithel soll für den Natriumtransport wesentlich sein, die Bruchsche Membran für Wasserstoffionen [MEYER u. BERNFELD (*1454*)]. Der Stoffwechsel (Transphosphorylierung) hält durch Hemmung des Ionentransports das Konzentrationsgefälle aufrecht. Eine Stoffwechselblockade (Natriumacid) läßt daher die Natriumionen ungehindert passieren und elektrische Potentiale auftreten. Da sich aber retroretinal mehr positive Natriumionen befinden als in der Netzhaut, dringen sie in die Retina ein, was einer Potentialzunahme gleichkommt. Neben der Transphosphorylierung ist auch das Cytochromsystem beteiligt, das Natrium aus den retroretinalen Räumen in die Retina einschleust, aber den durch Dehydrierung übertragenen Wasserstoff aus der Retina über die Bruchsche Membran transportiert. Dem entspräche ein umgekehrtes Potential (Fundus +, Cornea —). Folglich besteht das Ruhepotential aus einer positiven (Retina $\leftarrow Na^+$) und einer negativen (Retina $\rightarrow H^+$) Komponente [NOELL (*1627*); CONWAY, BRADY u. CARTON (*447*)]. Natriumacid hebt durch Blockade der Transphosphorylierung die Barriere für Natriumionen auf (= positive Acidreaktion), in hohen Dosen hemmt es das Transportsystem des Natriums (Cytochrome) unter Verminderung des Ruhepotentials. Das scheint bei Anoxie oder Natriumjodatvergiftung vorzuherrschen, da dann das Ruhepotential umkehrt.

Eine Ischämie löscht binnen 10 min das Ruhepotential aus, das nach Wiederdurchblutung, je nach der Ischämiedauer, wieder ansteigt [HECK u. PABST (*984*)]. Das Ruhepotential ist daher unempfindlicher als das ERG. HECK und PABST (*984*) bestätigen die logarithmische Abhängigkeit von der Lichtintensität [MÜLLER-LIMMROTH (*1578*)]. Zusammen mit der Veränderung des Ruhepotentials bei der Ablatio retinae spricht das für eine Beteiligung der Receptoren neben dem Pigmentepithel an der Bildung des Ruhepotentials. Das Ruhepotential hat wegen seines Verhaltens bei Hell- und Dunkeladaptation etwas mit der β-Adaptation zu tun.

MÜLLER-LIMMROTH und BLÜMER (*1586*) prüften die Wirksamkeit der von NOELL (*1627*) verwandten Substanzen auf das Ruhepotential des isolierten Kaltblüterauges. Dabei ergab sich bei MJE-Vergiftung eine Senkung des positiven Ruhepotentials, Natriumjodat änderte das Ruhepotential nicht. Die Ausgangswerte bei den natriumacidvergifteten Bulbi waren erniedrigt. Das Ruhepotential stieg aber nach Dekapitation zunächst an, gefolgt von einem verzögerten Potentialabfall. Die passiven Ionenverschiebungen nach Bulbusisolation zum Zwecke des Ausgleichs der in vivo unter Energieaufwand aufrecht gehaltenen Konzentrationsdifferenzen werden nicht beeinflußt, wenn das Pigmentepithel zerstört (Natriumjodat) oder die Wasserstoffionen liefernde Co-Dehydrase I blockiert werden (MJE). Natriumacid blockiert den Ionenausgleich auch unter anaeroben Bedingungen am isolierten Präparat. Die Transphosphorylierung mit Adenosintriphosphatase geht folglich noch weiter. Der initiale Anstieg läßt vermuten, daß die den Natriumeinstrom bremsende Transphosphorylierung durch oxydative Prozesse beeinflußt wird, da nach deren Ausfall die Hemmung des Natriumioneneinflusses in die Retina geringer geworden ist und das Potential auf einen höheren Wert ansteigen kann: Die Transphosphorylierung wird unter aeroben Bedingungen gehemmt.

OTTOSON und SVAETICHIN (*1661*) fanden eine hohe Leitfähigkeit der Umspülungsflüssigkeit der Receptoren. Darum halten sie eine enorme Energie zur effektiven Ruhepotentialbildung für erforderlich. Der Spannungsgenerator sei das Stäbchenaußenglied. 260 μ unter der inneren Retinaoberfläche (äußere plexiforme Schicht) fand TOMITA (*2047*) einen plötzlichen Potentialanstieg um 20 mV und identifizierte ihn mit dem Ruhepotential, entstanden durch die Receptoren, Pigmentepithel und Chorioidea. Das Stäbchenruhepotential von + 70 mV führt zu dem Vergleich von TALBOT (*2011*) der Schichtenstruktur der Stäbchen [SCHMIDT (*1852*); SJÖSTRAND (*1934*)] mit einer Voltaschen Spannungssäule noch nicht festgelegter Polarität [vgl. elektrische Organe der elektrischen Fische: KEYNES u. MARTINS-FERREIRA (*1223*), die wie die Retina auch mehr Natrium als Kalium enthalten: ROSENBERG (*1801*)]. In den Stäbchen ist Kalium diffus verteilt, die Zapfen sind kaliumfrei [MACCALLUM (*1403*)]. In den Stäbchen liegen viele Eiweißscheiben (30 Å) mit verdicktem Rand aufeinander und hängen paarweise zusammen (Abb. 5) [BARGMANN (*121*)]. Zwischen dem Scheibenpaar entsteht so ein Raum, in den eine Lipoidmoleküllage passen würde. Die Rhodopsinmoleküle [HECHT (*973*): 10^7, MAIJZEL (*1423*): 10^4] sollen in den Eiweißschichten der Scheibchen liegen [SCHMIDT (*1852*)]. Durch Hintereinanderschaltung solcher permeabler und impermeabler Phasen ohne Shuntbildung ist eine Entwicklung hoher Spannungen möglich. Da ein Stäbchen 60 μ lang ist und das kleinste spannungsliefernde Element aus 2 Scheiben von je 30 Å besteht, wären für 60 bis 70 mV Ruheladung 10000 Doppelscheiben mit je 6 μV notwendig, um durch Hintereinanderschaltung die gemessene Membranladung zu bekommen. Nach BRINDLEY (*333*) werden der retinale Widerstand und die Kapazität vornehmlich von der Membrana limitans externa gebildet. Sie verhält sich wie ein Widerstand von 100 Ω cm², von dem ein Drittel mit einer Kapazität von 100 μF · cm^{-2} parallelgeschaltet ist. Durchsticht die Mikroelektrode diese Membran, so brechen Widerstand und Kapazität zusammen, und gleichzeitig nimmt das abgegriffene Ruhepotential ab, es würde also an der Membrana limitans externa entstehen. Zur Potentialerhaltung ist anoxydativ freiwerdende Energie notwendig. Das Potential selbst wird aus Konzentrationsunterschieden (Na, K, H) gebildet. Wahrscheinlich steuert es die retinale Erregbarkeit im Verlauf der Primärprozesse.

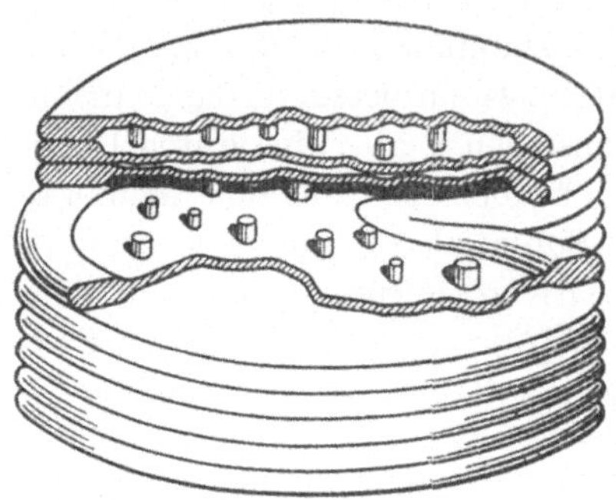

Abb. 5. Schematische Darstellung des Aufbaus eines Stäbchenaußengliedes aus paarweise zusammengesetzten Scheiben, die dadurch im Innern einen Hohlraum entstehen lassen [SJÖSTRAND (*1934*)]

i) Elektrooculographie (EOG) — Elektronystagmographie (ENG)

Das ausgerichtete Ruhepotential bildet in der Nachbarschaft des Auges ein elektrisches Feld aus. Jenes deckt sich mit der optischen Achse, so daß jede Augenbewegung synonym den Spannungsvektor verschiebt und folglich als kinetisches, den Augenbewegungen proportionales Potential registrierbar ist [DIETERLE u. MONNIER (*551*); LINDSLEY u. HUNTER (*1363*)]. Bei extremen Seitwärtsbewegungen nimmt die Geschwindigkeit der Bulbi jedoch ab, und die Potentialschwankungen werden kleiner [POWSNER u. LION (*1721*); MACKENSEN (*1407*); MACKENSEN u. HARDER (*1411*)]. Darum ist die Geschwindigkeitsregistrierung der Ermittlung der Bulbusabweichung besonders bei der Nystagmographie vorzuziehen [LANSBERG (*1318a*)]. Das kinetische Potential ist berechenbar

[DIETERLE u. MONNIER (*551*); FENN u. HURSH (*678*); MILES (*1466*); LEKSELL (*1339*); MACKENSEN u. HARDER (*1411*); GRÜTTNER (*915*); JUNG (*1167*); HOFFMAN, WELLMAN u. CARMICHAEL (*1055*)].

Die elektrische Registrierung von Augenbewegungen wird zur Ableitung der Bewegungen des geschlossenen Auges, bei Willkürinnervation und zur Analyse der Nystagmusformen verwandt [MOWRER, RUCH u. MILLER (*1564*); FENN u. HURSH (*678*); MILES (*1465*); MYERS (*1608*); JUNG (*1167*); JUNG u. MITTERMAIER (*1176*); JUNG u. TÖNNIES (*1177*)].

Die eingebürgerte Methode von MONNIER und HUFSCHMIDT (*1506*) wird *Elektrooculographie* (EOG) genannt [MARG (*1430*); MOSCHIK DE REYA u. EICHHORN (*1525*); DESVIGNES u. REICH (*542*); HIROISHI u. KAWAOKA (*1031*, *1032*); MACKENSEN (*1407*); MACKENSEN u. HARDER (*1411*); ASERINSKY (*77*); BROCKHURST u. LION (*342*); GEMELLI, COLOMBI u. SCHUPFER (*786*); ZEE ZANG ZAO, GELBIN u. RÉMOND (*2267*); MONNIER (*1495*); FRANCESCHETTI, MONNIER u. DIETERLE (*716*)]. MONNIER (*1496*) stellte bei binocularer Fixation eine weitgehende Koincidenz hinsichtlich des Ausmaßes der Potentialabweichung fest, während mit zunehmender Adduktion des monocular fixierenden Auges die konsensuelle Reaktion des anderen zunehmend stärker zurückblieb. Im Schlaf ergeben sich zwei Augenbewegungen: eine langsame, reflektorisch entstehende und eine rasche mit visuellen Traumvorstellungen zusammenhängende Bewegung [ASERINSKY u. KLEITMAN (*78*)]. Dabei nimmt die EOG-Amplitude über ein vor dem Einschlafen liegendes Minimum zu, die eine Geschwindigkeitszunahme der Bulbusbewegungen oder eine echte Ruhepotentialerhöhung anzeigt. Ebenso wie das Ruhepotential im Hellen steigt und in Dunkelheit abnimmt [MÜLLER-LIMMROTH (*1578*)], nimmt die EOG-Amplitude mit der Dunkeladaptation ab [TEN DOESCHATE u. TEN DOESCHATE (*578*)] und bei Helladaptation zu [ASERINSKY (*77*)]. Die Phänomene unterliegen periodischen Schwankungen. TEN DOESCHATE und TEN DOESCHATE (*578*) folgern aus ihren EOG-Befunden, daß die Zapfen ein negatives und die Stäbchen ein positives Ruhepotential besitzen, die beide mit der Dunkeladaptation ansteigen. Das müßte mit EOG-Registrierungen von reinen Zapfen- bzw. Stäbchenretinae nachweisbar sein.

Wechselnde Beteiligung der Augenmuskeln während *Rotationsbewegungen* sowie bei *Augenmuskellähmungen* sind mit dem EOG analysierbar. Nach MONNIER, FRANCESCHETTI und DIETERLE (*1505*) ist die EOG-Amplitude bei kongenitalen Lähmungen bei Ad- und Abduktion normal, bei erworbenen Lähmungen des M. rectus internus bei Abduktion größer, bei Adduktion deutlich niedriger. Die Amplitudenvergrößerung entsteht durch eine Geschwindigkeitszunahme der Bewegung, da der Gegenzug des gelähmten Antagonisten fehlt [FRANCESCHETTI, MONNIER u. DIETERLE (*717*)]. *Unvollständige Lähmungen* eines Muskels ergeben bei Betätigung wegen zu langsamer Bulbusabweichung kein EOG. Es tritt aber bei Rückführung des Auges auf, weil diese Bewegung mit einem intakten Muskel rascher durchgeführt wird. *Dieses bei rückläufiger Bewegung auftretende EOG ist dem Lähmungsgrad des dazu antagonistischen Muskels proportional.* Bei Rotationsbewegungen gibt es bei Augenmuskellähmungen auch *nystagmiforme Potentiale.* Bei schwachen Lähmungen ist bei ausgiebigen Bewegungen das EOG größer, bei kleineren Bewegungen (Lesen, optokinetischer Nystagmus) kleiner als normal. Es liefert auch beim Strabismus concomitans auf paretischer Grundlage Hinweise auf den gelähmten Muskel.

Beim *Lesen* tritt ein großes Potential auf, wenn das Auge vom Zeilenende zum Beginn der nächsten Zeile rückt; kleinere umgekehrte Potentiale gibt es durch Refixation des Gelesenen, deren Zahl von der Aufmerksamkeit abhängt [Rémond u. Gabersek (*1754*); Rémond, Gabersek u. Lesèvre (*1755, 1756*)].

Da das EOG dem Ruhepotential entspricht, gestattet es auch Rückschlüsse auf den funktionellen Zustand der Retina [Monnier (*1496*); François u. de Rouck (*725*)]. Die normale mittlere Potentialhöhe beträgt 400 (285—525) μV.

Bei *Mikrophthalmie, tapetoretinalen Degenerationen* und der *Atrophia gyrata* ist das EOG subnormal. Die juvenile angeborene *Maculadegeneration* ergibt ein normales EOG, während es bei der senilen Maculadegeneration *(Retinitis disciformis)* deutlich herabgesetzt ist. Ausgedehnte diffuse und disseminierende *Chorioretinitiden* zeigen immer verminderte EOG, während es bei der toxoplasmatischen und zentral nekrotisierenden Chorioretinitis häufig normal ist. Bei einer *Retinitis septica* mit abgeheilter Sekundärablatio war das EOG vermindert. Bei hochgradiger *Myopie* mit ausgesprochener Chorioidose ist es normal, bei frischer oder alter *Totalablösung der Retina* stets pathologisch herabgesetzt. Der Anheilungsvorgang nach Netzhautablösung läßt sich mit dem EOG verfolgen. Bei retinalen Gefäßprozessen (Hypertonie, Diabetes, Embolie in die A. centralis, Periphlebitis, präretinale Blutungen, diffuse Chorioidalsklerosen), Glaukomen, der retrobulbären Opticusneuritis sowie bei Veränderungen im Bereich der Papilla N. optici und bei funktionellen kongenitalen Störungen der Retina (Totalfarbenblindheit mit Amblyopie, Prot- und Deuteranomalie, Prot- und Deuteranopie) und der Oguchischen Krankheit (Hemeralopie mit diffuser Graufärbung des Augenhintergrundes) ist das EOG normal [François, Verriest u. de Rouck (*734*)]. Da das EOG bei Störungen im Bereich der nervalen Strukturen normal bleibt, während es bei pathologischen Prozessen in tieferen Netzhautschichten (Pigmentepithel, Chorioidea) herabgesetzt ist, beweist, daß das Ruhepotential in diesem Bezirk entsteht.

Zur *Nystagmusregistrierung* wird heute nur noch das Ruhepotential benutzt [Monnier u. Hufschmidt (*1506, 1508*); Monnier (*1491, 1495*); Dieterle u. Berger (*550*); Grüttner (*915*); Jung (*1167*); Jung u. Mittermaier (*1176*); Baudoin, Fischgold u. Lerique (*153*); Baudoin, Fischgold, Caussé u. Lerique (*152*); Luckiesh u. Moss (*1389*); Fabi u. Posteli (*666*); Franceschetti, Monnier u. Dieterle (*716*); Desvignes u. Reich (*542*); Hertz u. Riskaer (*1020*); Monnier u. Laue (*1510*); Croci u. Laue (*479*); Aso (*81*); Galvez-Montes (*764*); Montandon, Monnier u. Russbach (*1515*); Dieterle u. Monnier (*551*)]. Nach Kuilman (*1300*) sind mit dem *Elektronystagmogramm* (ENG) Rotationskomponenten, wie sie spontan bei Kraniopharyngeomen vorkommen [Paraicz u. Szénásy *(1667a)*], nicht gut erfaßbar und daher optische Methoden [Struychen (*1977*); Davies u. Merton (*517*)] besser. Der *optokinetische Nystagmus* besitzt seine höchste Amplitude, wenn das Auge einen zentralen Punkt fixiert [Dieterle u. Monnier (*551*)]. Seine langsame Komponente wird vom Reizmuster gesteuert [Mackensen (*1410a*)]. Krieger und Bender (*1280*) fanden einen durch zentral mit dem optischen Reiz ausgelöste Erregungen bedingten [Mackensen (*1410a*)] *optokinetischen Nachnystagmus* [Rademaker u. ter Braak (*1738*); Fox, Couch u. Dodge (*709*)], der zur Diagnose oculomotorischer Störungen verwendet werden kann [Shanzer, Teng, Krieger u. Bender (*1907a*)]. Er ist für die Zeit einer Dauerbelichtung hemmbar. Bei Augenschluß und im Schlaf verschwindet er, bzw. tritt mit dem Bellschen Phänomen in Interaktion, ist aber auch durch nicht optische Weckreize erneut auslösbar [Bender (*179*); Bender, Teng u. Weinstein (*181*); Wagman, Werman u. Feldman (*2121*)]. Die Zentrierungskräfte für eine Primärstellung des Auges entsprechen denen einer Abduktion und Blickhebung, sind der raschen Nystagmuskomponente gleich und verschwinden wie der optokinetische Nystagmus und Nachnystagmus im Schlaf [BENDER (*180*); BERGMAN, NATHANSON u. BENDER (*197*)]. Daran ist die Reticularformation beteiligt, weil unspezifische Weckreize [MAGOUN (*1417*)] den im Einschlafstadium verschwindenden Nachnystagmus aktivieren. Der optokinetische Reiz bewirkt also eine autonome, das Reizende überdauernde Aktivität. Darum treten auch die spontanen Augenbewegungen im Schlaf stets zusammen mit typischen elektrencephalographischen Veränderungen auf [DEMENT u. KLEITMAN (*530*)]. Deshalb löst ein durch das Gesichtsfeld wandernder Lichtreiz eine Nystagmusserie aus [RADEMAKER u. TER BRAAK (*1738*)]. Die *Fixationsunruhe* beträgt bis zu 10° und wird binocular koordiniert ausgeführt. Sie ist dem Grad einer Sehschärfenverminderung nicht proportional und bei Verlust der sensorischen Vorrangstellung der Macula wegen ungenügender Bemessung der Bewegungsstrecke gesteigert [MACKENSEN (*1408, 1409*)].

Der *kongenitale Nachnystagmus* ändert mit der Position des fixierenden Auges, durch propriozeptive Afferenzen aus den Augenmuskeln beeinflußt, Frequenz und Amplitude [FRANCESCHETTI, MONNIER u. DIETERLE (*716*)]. Darum nehmen Kopf und Bulbi beim kongenitalen Nystagmus [KIRCHMAIR (*1228*)] eine Stellung ein, bei der die Nystagmusamplitude klein ist *(kompensatorischer Schiefhals)*. Die günstigste Blickrichtung läßt sich also mit dem ENG vorhersagen. Auch der dabei feststellbare *Strabismus* ist durch das binoculare ENG erklärbar geworden [FRANCESCHETTI, MONNIER u. DIETERLE (*716,1505*)]; denn bei einem Aktionsminimum in heteronymer Augenposition entwickelt sich ein Strabismus (diskordanter Typ des kongenitalen Nystagmus). Ist dagegen die Position des Nystagmusminimums auf beiden Augen gleich, so ist ein binoculares Sehen noch möglich (konkordanter Typ des kongenitalen Nystagmus). Eine solche Differentialdiagnose des Nystagmus ist nur mit dem binocularen ENG zu erheben.

Auch der *vestibuläre Nystagmus* ist mit dem ENG erfaßbar [MYERS (*1608*); JUNG (*1167*); JUNG u. TÖNNIES (*1177*); JUNG u. MITTERMAIER (*1176*); MONNIER u. HUFSCHMIDT (*1506, 1508*); MONTANDON u. MONNIER (*1513*); MONTANDON, MONNIER, CROCI u. BRUNNER (*1514*); MONNIER u. LAUE (*1510*); MONTANDON, MONNIER u. RUSSBACH (*1515*)]. Der perrotatorische Nystagmus ist, abgesehen von der kinematographischen Aufnahme [KOELLA, KESSELRING u. KÄLIN (*1240*)], nur als ENG registrierbar. Adäquater Reiz ist Verstärkung oder Verminderung der Rotation [BARANY (*119*); MONTANDON, MONNIER u. RUSSBACH (*1515*)]: Beschleunigungs- oder Verzögerungsnystagmus [STEINHAUSEN (*1957*); DOHLMAN (*582*)]. Die Schwellenbeschleunigung beträgt 0,8°/sec^2 [vgl. Abweichungen: MACH (*1404*); HILDING (*1024*); BUYS u. RIJLANT (*379*); ARSLAN (*75*)]. BORNSCHEIN und SCHUBERT (*283a*) haben bei gleichzeitigen Drehungen um 2 Körperachsen Coriolis-Beschleunigungen im Bogengangssystem erzeugt und nach dem ENG gefordert, daß die Cupulaablenkung der augenblicklichen Winkel*geschwindigkeit* und nicht der Winkel*beschleunigung* proportional ist. Eine Rotation oder eine calorische Reizung beeinflußt im übrigen den durch Reizung des mesencephalen Nystagmusareals ausgelösten zentralen Nystagmus im entgegengesetzten Sinne während der Beschleunigungs- und Verzögerungsperiode [LACHMANN, BERGMANN, WEINMAN u. WELNER (*1307a*)]. Bei konstanter Drehgeschwindigkeit fehlt der Nystagmus. Der postrotatorische Nystagmus aus dem Kern des N. vestibularis wechselt mehrfach seine Richtung und klingt mit gedämpfter Amplitude ab [ECKEL (*621*)]. Beim Menschen scheinen bei der Rotation visuelle Faktoren über die vestibulären zu dominieren [TSCHIASSNY (*2072*)]. Der durch einseitige Labyrinthschädigung auslösbare Nystagmus wird durch Morphin nach einer

Aktivierungsphase blockiert, während Lävallorphan antagonistisch zu diesem Morphineffekt wirkt, nicht dagegen Chlorpromazin und Atropin [DAL RI u. SCHAEFER (*499*)].

Der *kalorische Nystagmus* [MONNIER u. HUFSCHMIDT (*1506*)] tritt nach einer Kaltspülung 30 sec später zur ungespülten Seite auf, dessen Frequenz in der 1. min ansteigt, nach 60—80 sec sein Maximum (2—3/sec) mit Amplituden von 5° erreicht. Nach 210 sec ist die halbe Amplitude erreicht. Nach einer Warmspülung kommt es nach 30 sec zu einem Nystagmus zur gespülten Seite. Das Frequenz- und Amplitudenmaximum wird nach 1 min mit 2/sec erreicht, jedoch klingt der Nystagmus wesentlich rascher wieder ab. Es gibt auch eine Nystagmographie, wobei der reflektierte Anteil einer auf das Auge projizierten Lichtmarke photoelektrisch registriert wird [PFALTZ u. RICHTER (*1681*)].

In diesem Zusammenhang sei die *Elektromyographie der Augenmuskeln* [HOFFMANN (*1058*)] erwähnt, mit der die normalen Augenbewegungen, ihre propriozeptive Steuerung und die Tätigkeit bei den einzelnen Nystagmusarten festgestellt werden können. Da die dabei durch Integrationsstufen ermittelte Spannung sowie die Differenzspannung durch Differenzierglieder der Spannungsentwicklung im Muskel bei isometrischer Kontraktion der Verkürzungsgeschwindigkeit proportional ist [LIPPOLD (*1367c*); BIGLAND u. LIPPOLD (*220a*); INMAN, RALSTON, SAUNDERS, FEINSTEIN u. WRIGHT (*1118a*)], ist die Integrations- und Differenziertechnik für die Funktionsanalyse der Augenmuskeln bedeutungsvoll [BREININ (*321a*); MOMOSSE (*1481a*)]. Sie treten rasch in Tätigkeit und müssen gut kontrolliert werden. Das Aktionspotential der Augenmuskeln ist kurz und die Spikesalve sehr dicht [COOPER u. ECCLES (*453*); LORENTE DE NÓ (*1383*); BROWN u. HARVEY (*346*); HUBER (*1093*)], oft höher als die der Skeletmuskulatur [REID (*1751*); GORDON (*821*)]. Dabei findet eine Beteiligung neuer, bisher untätiger Einheiten statt (recruitment) [BJÖRK (*247*); BJÖRK u. KUGELBERG (*249*); BARLOW (*124*)]. Merkwürdigerweise haben gelähmte Augenmuskeln u.U. eine höhere Entladungsfrequenz als gesunde [KAMOUCHI (*1180*)]. Bei neurogenen Paresen nimmt die Spikefrequenz ab, bei Myopathien in den Augenmuskeln ändert sich die Potentialform [BLODI u. VAN ALLEN (*258*)]. Da schon bei schwachen Kontraktionen ein Rekruitment auftritt, müssen die Einheiten sehr klein sein. Die Aktionspotentiale haben nur 25% der Amplitude und Dauer verglichen mit denen der Mm. interossei. Beim Geradeausblick finden sich in allen Augenmuskeln Aktionspotentiale in wechselnden Intervallen mit Fixationsschwankungen [BARLOW (*124*)]. Auch rhythmische Tonusschwankungen sind vorhanden [COOPER, DANIEL u. WHITTERIDGE (*452*)], erkenntlich an afferenten Spontanimpulsen in den Pedunculi cerebelli. RIGGS, ARMINGTON u. RATLIFF (*1780*) konnten mit dem EOG, DRISCHEL und LANGE (*600*) photoelektrisch derartige Fixationsbewegungen feststellen. Sie haben eine Amplitude von 3″ und erhöhen sich bei Lichtblitzen auf 5—25″. Die Dauer beträgt etwa 20 msec, wobei die Bulbusbewegungen sich in gesetzmäßiger Weise zu Gruppen formieren und mit den rhythmischen Kopfschwingungen in Zusammenhang stehen [DRISCHEL u. LANGE (*600*)]. Vermutlich sollen sie eine ständige Erneuerung des retinalen Erregungsmusters zum Formensehen bewirken [AUTRUM (*96*)], da ein absolut ruhendes Bild auf der Retina nur 1—2 sec bewußt bleibt [DITCHBURN u. GINSBERG (*554*); OLDFIELD (*1649a*)]. Aber nur niederfrequente Bildschwankungen (1—5/sec) sind dem Formensehen förderlich, höherfrequente (10—50/sec) dagegen nachteilig [KRAUSKOPF (*1272a*)]. Auch bei den Ommatidienaugen wird die Form durch Reizmusterwechsel vermittelt. Darum haben Facettenaugen eine extrem hohe Verschmelzungsfrequenz [AUTRUM (*96*)].

Der *Kontrolle der Augenbewegungen* dienen Muskelspindeln [COOPER u. DANIEL (*449*)] und Sehnenendorgane [DANIEL (*500*)]. WHITTERIDGE (*2218*) hat im M. obliquus superior afferente Trigeminusfasern nachgewiesen, in denen sich nach Muskeldehnung Aktionspotentiale vorfanden. Die Muskelspindeln und die Sehnenendorgane sind propriozeptive Elemente [COOPER u. DANIEL (*450*)]; denn nach Durchschneidung der motorischen Nerven erhält man nach Dehnung der Muskeln eine deutliche Steigerung der in Narkose verminderten [ELLIASSON, HYDE u. BACH Y RITA (*633*)] Spontanaktivität im N. oculomotorius [COOPER, DANIEL u. WHITTERIDGE (*451*); COOPER u. FILLENZ (*454*)]. Die Sehnenendorgane sind weniger erregbar als die Muskelspindeln.

Die afferente Impulssalve von 300—400 Impulsen/sec erreicht bereits während der Dehnungserzeugung ihre Maximalfrequenz und adaptiert nur geringfügig [propriozeptive Fasern: MATTHEWS (*1442*)]. Nach Wiedererschlaffung tritt eine "silent period" auf, die von der Muskelspannung und dem Dehnungsgrad abhängt.

Afferente Impulse gibt es im Hirnstamm, *(2022a)* den rostralen und caudalen Bezirken des Mittelhirnkerns des Trigeminus, im Oculomotorius, Trigeminus und Abducens [CARDIN u. RIGOTTI (*386*)], im Tractus tegmenti, im Fasciculus longitudinalis medialis, in den oberen Pedunculi des Kleinhirns, im Tractus colliculo-tegmentalis und in den tieferen Schichten der vorderen Vierhügel [COOPER, DANIEL u. WHITTERIDGE (*451*)]. Einige dieser Bahnen stellen Verbindungen zwischen den Augenmuskelkernen, dem N. oculomotorius und den Halsmuskeln her [optische Stellreflexe: FUKADA u. TOKITA, (*757*); FUKADA, HINOKI u. TOKITA (*756*)]. Die Verbindung zu den Vierhügeln erlaubt Beziehungen zur Retina, wodurch reflektorische Einstellbewegungen der Bulbi und des Kopfes möglich sind. Die Umschaltung afferenter Fasern auf efferente zur Tonusregelung und Auslösung von Einstellreflexen kann über den Mittelhirnkern des Trigeminus über tecto-tegmentale Bahnen in die ventrolateralen Anteile der motorischen Kerne erfolgen, wobei der Tractus tectospinalis, das Mittelhirn, die Pons und die Medulla beteiligt sein können [FILLENZ (*685*)]. Konjugierte Augenbewegungen und ihre Koordination werden also von weit verstreuten Neuronen ausgelöst, die der Formatio reticularis angehören und darum in Narkose ausfallen [HYDE u. ELIASSON (*1110*); FAULKNER u. HYDE (*667a*)]. Die Neurone des M. rectus inferior im Oculomotoriuskern werden vom Darkschewitsch-Kern gehemmt, also indirekt über das Mittelhirn [SZENTÁGOTHAI u. SCHÁB (*2007*)]. Auch im Mittelhirn gibt es eine Hemmung der Ruheaktivität bei Augenmuskeldehnung, bei Dehnung des Antagonisten eine Steigerung. Die Hemmungseinheiten der Reticularformation werden aber auf Dehnung des Antagonisten nicht aktiviert [FILLENZ (*685*)]. Durch hochfrequente einseitige Reizung im meso-diencephalären Areal der Reticulärformation medial vom Nucleus reticularis thalami und der Kniehöcker ist ein zentraler Nystagmus mit der schnellen Komponente zur Gegenseite auslösbar, entstanden durch eine primäre Hemmung der tonischen Innervation des ipsilateralen M. rectus internus und des contralateralen M. rectus externus [LACHMANN, BERGMANN u. MONNIER (*1307*)]. Die Augenmuskeln enthalten randständige dünne Fasern zur Tonusentwicklung und zentral gelegene Fasern für die Willkürbewegung. Die Augenmuskeln unterliegen somit einem Ruhetonus [REID (*1751*)]. Die Geschwindigkeit horizontaler Blickbewegungen [MACKENSEN (*1410*)] nimmt entsprechend zu Bewegungsbeginn bis auf ein von der Deviationsgröße abhängiges Maximum kurz vor der Bewegungsmitte zu, dann bis zur neuen Ruhelage ab. Diese Sinushalbwelle ist willkürlich nicht beeinflußbar. Bei Kopfrotation werden vor allem die Obliqui aktiviert. Auch die Nystagmussteuerung erfolgt reflektorisch [BORNSCHEIN u. SCHUBERT (*281*)]. In der langsamen Nystagmusphase steigt die Amplitude der Entladungssalve an und hört plötzlich auf, während die Impulssalve der schnellen Phase ihre Amplitude progressiv verringert. In Narkose verschwindet die der schnellen Komponente entsprechende Spikesalve [BORNSCHEIN u. SCHUBERT (*281*); PULFRICH (*1729*); MAGEE (*1415*)]. Beim rotatorischen Nystagmus gibt es eine reine reziproke Innervation. GORDON (*821*) fand im M. orbicularis eine Fasergruppe in Lidrandnähe, die beim bewußten und unbewußten Lidschlag sowie beim Cornealreflex in Tätigkeit tritt. In einer lidrandfernen Gruppe sieht man Aktionspotentiale beim Lidschlag und dauerndem Lidschluß, während eine 3. gleichmäßig verteilte Gruppe nur beim Lidschluß in Aktion gerät. Die Aktionspotentiale der 2. und 3. Gruppe finden sich auch bei Lidspaltvergrößerungen und den mit vertikalen Bulbusbewegungen gekoppelten Lidbewegungen. Die Aktionspotentiale im M. levator palpebrae nehmen schon vor dem Lidschlag an Frequenz ab. Alle diese Augenbewegungen stehen mit verschiedenen Stellen des Zentralnervensystems in Verbindung [ELIASSON, HYDE u. BACHY RITA (*633*)]. Die unbewußten Einstellbewegungen dienen der bewußten Wahrnehmung.

Das *Aktionspotential der Akkommodationsmuskulatur* [SCHUBERT (*1878*)] ist positiv bei Akkommodation und negativ bei Entspannung, dessen Amplitude von der Geschwindigkeit der akkommodativen Einstellung abhängt. Die Änderung der Pupillenweite (Konvergenzreaktion) ist daran unbeteiligt, ebenso die Dickenänderung der Linse selbst (Vergleich von Presbyopen und Jugendlichen) und die Verschiebung der Ruhepotentialachse durch die Konvergenzreaktion, bei isolierter Konvergenzreaktion fehlt es. Das Ruhepotential selbst ist überhaupt von der Akkommodation unabhängig [BORNSCHEIN u. SCHUBERT (*283*)]. Da der Ciliarkörper eigentlich Spikes liefert, dürfte das Akkommodationspotential ein Synchronisationspotential vieler Muskelfasern sein.

4. Das Elektroretinogramm

Jeder Empfindung geht ein Erregungsprozeß mit Aktionspotentialen voraus, der zur Sehsphäre signalisiert wird. In der Retina hat das der Erregung entsprechende Potential entweder mehrere Synapsen zu überspringen, oder in bestimmten Schichten entsteht ein stationäres Potential, das die autorhythmischen Ganglienzellen durch elektrotonische Depolarisation zur Abfeuerung von Aktionspotentialen veranlaßt. „*Es muß von großer Bedeutung sein, eine Methode zu ersinnen, mit der es möglich ist, eine objektive Äußerung der Lichtwirkung auf die Retina zu finden.*" Der *Entdecker des Elektroretinogramms (ERG)* HOLMGREN (*1066*) stellte 1865 fest, daß ein dunkeladaptiertes Auge auf Belichtung sein Ruhepotential verändert. Unabhängig davon machten DEWAR und McKENDRICK (*546*) 1873 die gleiche Beobachtung. Daß es sich bei dieser Potentialänderung um ein Elektro*retino*gramm handelt, beweist, daß der pigmentepithel- und chorioideahaltige Fundus nach Entfernung der pigmentepithelfreien Retina kein ERG ergibt [DEWAR u. McKENDRICK (*546*); KÜHNE u. STEINER (*1293*)]. Nach HARTLINE (*940*) soll das ERG nur in Retinae höherer Species vorkommen; denn die Photoreceptoren des Regenwurms und der Muschel (Mya arenaria) liefern es nicht.

a) Der Verlauf des ERG

Das ERG ist in der gesamten Wirbeltierreihe polyphasisch und gleichartig [v. BRÜCKE u. GARTEN (*353*); PIPER (*1695, 1696, 1697*)]. Viele Wirbeltier-ERG sind registriert worden [Katze: DEWAR u. McKENDRICK (*546*); v. BRÜCKE u. GARTEN (*353*); GRANIT (*842*); WIRTH (*2236*); WOHLZOGEN (*2241*); BEST (*213*); ZETTERSTRÖM (*2272*); Hund: PIPER (*1697*); PARRY, TANSLEY u. THOMSON (*1670*); Kaninchen: KÜHNE u. STEINER (*1294*); BROWN (*348*); FRY u. BARTLEY (*750*); KOHLRAUSCH (*1249*); PIPER (*1697*); WIRTH (*2236*); Meerschweinchen: BOEHM, SIGG u. MONNIER (*262*); DODT u. WIRTH (*577*); MÜLLER-LIMMROTH (*1577*); Siebenschläfer: BORNSCHEIN u. VILTER (*284*); Ziesel: BORNSCHEIN (*273*); Gecko: DODT u. HECK (*570*); Grauhörnchen: ARDEN u. TANSLEY (*50*); Küken: HASAMA (*966*); GOTO u. TOIDA (*826*); Ratte: CHARPENTIER (*411*); GRAHAM u. RIGGS (*835*); Maus: KEELER, SUTCLIFFE u. CHAFFEE (*1210*); Taube: KÜHNE u. STEINER (*1294*); KOHLRAUSCH (*1249*); DODT u. WIRTH (*577*); Steinkauz: KOHLRAUSCH (*1249*); Schildkröte: KEELER (*1209*); CHAFFEE u. SUTCLIFFE (*399*); MÜLLER-LIMMROTH u. ANDRÉE (*1582*); Fische: DEWAR u. McKENDRICK (*546*); KÜHNE u. STEINER (*1294*); SVAETICHIN (*1997*); Schlange: DEWAR u. McKENDRICK (*546*); Frosch: DEWAR u. McKENDRICK (*546*); v. BRÜCKE u. GARTEN (*353*); GOTCH (*823*); KÜHNE u. STEINER (*1294*); WALLER (*2152*); BERNHARD (*199*); BEUCHELT (*217*); CHAFFEE u. SUTCLIFFE (*399*); GRANIT u. MUNSTERHJELM (*887*); MÜLLER-LIMMROTH (*1573*)]. Die Form des Wirbeltier-ERG gilt auch für den Menschen [HARTLINE (*939*); Kahn u. LÖWENSTEIN (*1178*); KOHLRAUSCH, SACHS u. STEIN (*1253*); SACHS (*1823*); GRÖPPEL, HAASS u. KOHLRAUSCH (*909*); ADRIAN (*13*); RIGGS (*1777*); KARPE (*1187*), *1188*); BURIAN (*358*); MONNIER (*1491*); VANÝSEK (*2086*); WIRTH (*2234*); COOPER, CREED u. GRANIT (*448*); WATERS (*2178*); SCHMÖGER (*1858*); STRAUB u. HECK (*1974*)].

Nach kurzer Latenz beginnt das ERG mit einem *negativen Vorschlag* (*a-Welle*) (Abb. 6), dem die *positive Eintrittsschwankung* (*b-Welle*) folgt. Bei einigen Mammalien fällt dieses b^+-*Potential* langsamer bis unter die Ausgangslinie ab (b^--*Potential*) [MONNIER u. AMSLER (*1499*)]. Beide Anteile bilden die b-Welle. Dieser erste Komplex wird "on-effect" genannt. Häufig biegt die b-Welle in die *sekundäre Erhebung* (*c-Welle*) um, die die Belichtung überdauern kann. Kurz nach Ende der Belichtung folgt — in die c-Welle eingelagert — eine *positive Verdunklungsschwankung* [*d-Welle:* DAY (*525*), "off-effect"], von der aus die Kurve zur Ausgangslinie zurückkehrt. Das ERG gemischter Retinae besteht noch aus weiteren, mitunter sichtbar werdenden Wellen. So enthält die a-Welle eine rasche und trägere Komponente [ARMINGTON, JOHNSON u. RIGGS (*66*); BORNSCHEIN (*272*); BEST (*212*)]. Der off-Effekt teilt sich gelegentlich entsprechend auf [GOTO u. TOIDA (*827*)]. Im menschlichen ERG existiert im aufsteigenden Schenkel der

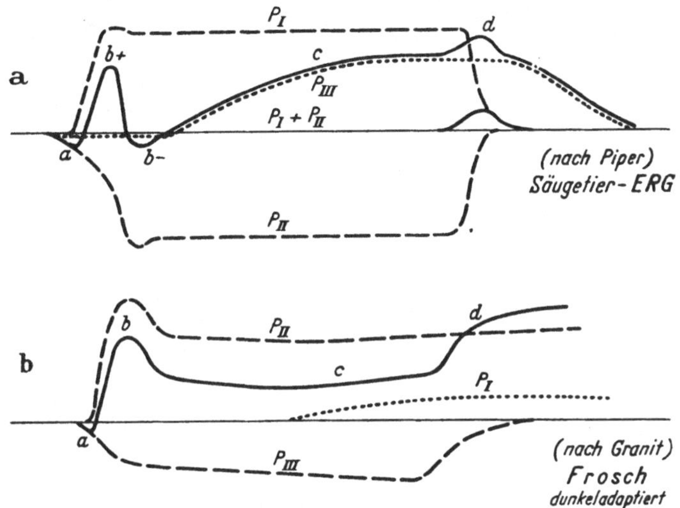

Abb. 6. Schema der Differenzkonstruktion a) nach PIPER (*1697*) am ERG des Warmblüterauges und b) nach GRANIT (*842*) am ERG des Kaltblüterauges durchgeführt. Man erkennt in beiden schematischen Zeichnungen die drei Phasen P_I, P_{II} und P_{III}. GRANIT (*842*) hat die Bezeichnung der Phasen P_{II} und P_{III} im Vergleich zur älteren Konstruktion von PIPER (*1697*) vertauscht (näheres s. Text) [nach MÜLLER-LIMMROTH (*1571*)]

b-Welle eine *x-Welle* [MOTOKAWA u. MITA (*1551*)], die der frühen b-Welle entspricht [ADRIAN (*13*); GRANIT u. MUNSTERHJELM (*887*); ARMINGTON (*62*); SCHUBERT u. BORNSCHEIN (*1883*)]. Schließlich können b- und d-Welle auch multipel auftreten. Dadurch werden die Deutungs- und Zuordnungsversuche des ERG naturgemäß komplizierter. Die Aktionsstromform des ERG findet sich auch in Speicheldrüsen [BAYLISS u. BRADFORD (*167*); BRADFORD (*305*); LANGENSKIÖLD (*1316*); v. HARREVELD (*935*); LUNDBERG (*1393*) und im Riechepithel [OTTOSON (*1660*)]. KÜHNE und STEINER (*1293*) sowie GARTEN (*766*) folgerten daraus eine Gleichartigkeit der Prozesse.

In den Wirbeltierklassen gibt es graduelle Abweichungen. So haben Fische, Amphibien, Reptilien und Vögel deutliche a- und b-Wellen [v. BRÜCKE u. GARTEN (*353*); DAY (*525*)], Säugetiere und Menschen nicht so sehr [v. BRÜCKE u. GARTEN (*353*); PIPER (*1697*); KOHLRAUSCH (*1251*); KAHN u. LÖWENSTEIN (*1178*); GRÖPPEL, HAASS u. KOHLRAUSCH (*909*); PARRY, TANSLEY u. THOMSON (*1670*)]. Die c-Welle ist beim Hund negativ, beim Kaninchen positiv (Abb. 7). Es gibt ERG ohne oder mit extrem langer c-Welle. Nach vollständiger Dunkeladaptation erzeugt ein kurzer Lichtblitz im Karpfen-ERG eine mehrere Sekunden dauernde c-Welle.

Die d-Welle kann fehlen oder in verschiedener Form auftreten. a- und b-Welle sind dagegen konstanter.

Von den *Avertebraten*-ERG sind vor allem die der Arthropoden (Crustaceen und Insekten) und Cephalopoden (Molluscen) untersucht. Nach v. Brücke und Garten (*353*) und Riedel (*1773*) ist beim Hummer das ERG ein monophasisches Potential. Beck (*173*), Piper (*1697*), Fröhlich (*744*), Eura (*656*) und Ikemune (*1113*) bestätigten das am Cephalopodenauge. Nach Therman (*2029*) liefert das Tintenfischauge (Loligo) eine positive Monophasie vom basalen Receptorenteil und eine negative vom Endteil der Receptoren. Fröhlich (*744*) hielt auch das

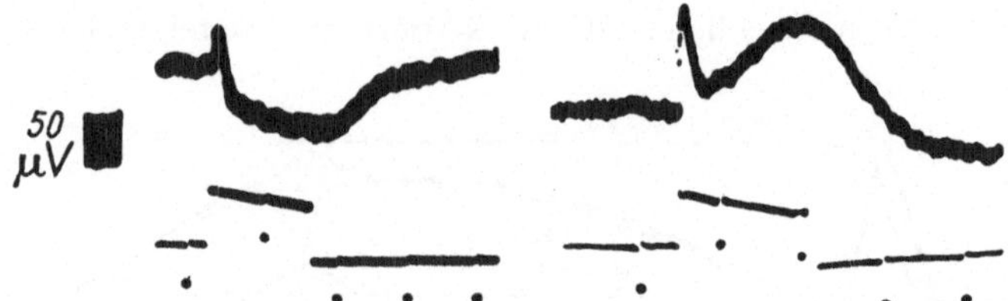

Abb. 7. Das ERG des Hundes (linke Kurve) und des Kaninchens (rechte Kurve) (Zeitmarkierung: 0,5 sec). Im ERG des Hundes folgt auf die b-Welle ein tiefes negatives Potential, das auch nach Durchschneidung des N. opticus erhalten bleibt und mit der Stäbchentätigkeit zusammenhängt [Parry, Tansley u. Thomson (*1670*)]

Vertebraten-ERG für monophasisch und jede Mehrphasigkeit für ein Kunstprodukt durch Interferenz mehrerer Monophasien aus der belichteten Retinafläche. Fröhlich, Hirschberg und Monjé (*748*) konnten jedoch nicht durch Verkleinerung des Reizareals von Vertebratenbulbi einsinnig gerichtete Potentiale ableiten. Immerhin sind die mono- und polyphasischen ERG der Cephalopoden denen der Crustaceen ähnlich [Riedel (*1773*)]. Ikemune (*1113*) registrierte auch von Octopoden mono- oder biphasische ERG. Für die Vertebratenretina aber ist die Polyphasie eine charakteristische Eigentümlichkeit. Die Kenntnis der ERG primitiver Augen mit Netzhäuten ohne nervöse Querverbindungen ist wichtig. Daraus kann sich eine Synthese komplizierter ERG-Formen entwickeln [Granit (*870*)]. Aber auch Facettenaugen sind mit Amacrinen und zentrifugalen Nervenfasern ausgestattet [Hanström (*932*)].

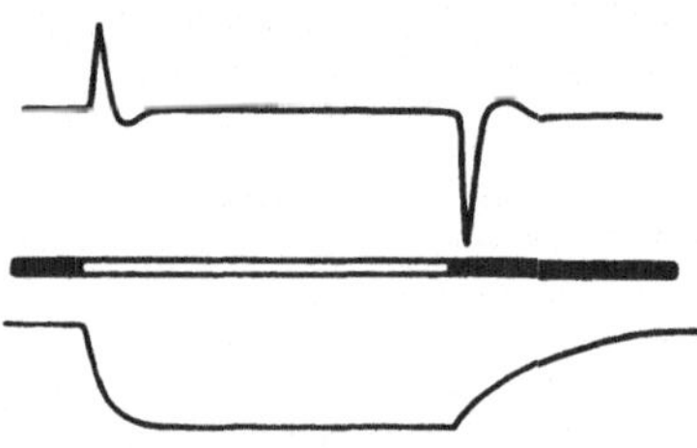

Abb. 8. ERG-Typen bei den Insekten. Oben: Im ERG der Fliege Calliphora tritt nach Belichtung eine positive spitze Potentialschwankung von 2 mV (on-Effekt) auf, während der Belichtung bleibt die Kurve auf der isoelektrischen Linie, um nach der Belichtung in eine spitze negative Schwankung (off-Effekt) überzugehen. Unten: Das ERG des Gelbrandkäfers besteht nur aus einer negativ verlaufenden Monophasie (Reizmarkierung in der Mitte als heller Streifen) [Autrum (*94*)]

Vom Limulusauge erhielten Hartline (*940*) und Graham (*949*) eine Monophasie mit einem initialen Gipfel ohne negative Komponenten. Auch das ERG des Gelbrandkäfers ist monophasisch, sofern man eine Beteiligung der angrenzenden optischen Ganglien verhindert [Fröhlich (*744*); Bernhard (*201*)]. Es entsteht in der Retina und wird mit größer werdendem Abstand von der Retina kleiner in logarithmischer Relation [Therman (*2029*)]. Insekten-ERG wurden von Hartline (*940*), Jahn und Crescitelli (*1136*) und vor allem von Autrum (*90, 91, 94*) untersucht. Die Insektenaugen lassen sich danach in Augen mit niedriger Verschmelzungsfrequenz und monophasischem ERG und in Augen mit extrem hoher Verschmelzungsfrequenz und komplizierterem ERG (Abb. 8) einteilen. Das ERG der Fliege Calliphora ist z. B. diphasisch mit positivem on- und negativem off-Effekt, mit einem negativen Zwischenpotential bei hohen Lichtintensitäten. Die ERG von Tachycines und Dixippus sind monophasisch. Nach Jahn und Crescitelli (*1136*) hat demgegenüber das ERG der Motte b- und c-Welle, aber keine d-Welle. Eine Übersicht über die Elektrophysiologie des Avertebratenauges findet sich bei Wulff (*2263*)].

b) Die Phasenanalyse des ERG

Nach Kühne und Steiner (*1293, 1294*) ist das ERG die Differenz von entgegengesetzten Komponenten [Waller (*2151*); Gotch (*825*); Bose (*288*); Magitot

(*1416*)]. Die Konstruktionen aus 2 Teilkomponenten von KAHN und LÖWENSTEIN (*1178*), RENQUIST (*1765*), TIRALA (*2042*) und CHAFFEE, BOVIE und HAMPSON (*397*) sind jedoch Fiktionen geblieben. EINTHOVEN und JOLLY (*629*) zerlegten das ERG in 3 Einzelphasen. Die *Teilphase A* liefert am Reizanfang eine negative, am Belichtungsende eine positive Zacke und damit a- und d-Welle. Die *Teilphase B* bildet die b-Welle des ERG aus. Schließlich ist die *Teilphase C* der c-Welle zuzuordnen. Diese rein hypothetische Differenzkonstruktion zeigt durch die Zusammenlegung der a- und d-Welle in eine gemeinsame Teilkomponente (A) schon einen Zusammenhang zwischen diesen Wellen. Dazu paßt auch, daß im ERG häufig immer dann ein off-Effekt registrierbar ist, wenn auch die a-Welle da ist, während bei ERG mit kleinen oder fehlenden a-Wellen der off-Effekt sich gleichsinnig verhält [PIPER (*1697*); KOHLRAUSCH (*1249*)].

Da jedoch nach physikalischen und chemischen Eingriffen am Bulbus [Bulbusmassage: WALLER (*2150*); JOLLY (*1161*); Versuchstemperatur: NIKIFOROWSKY (*1622*)] vom ERG eine negative Komponente übrigbleibt, nahmen WALLER (*2150*) und PIPER (*1697*) diese als Teilkomponente des ERG an, die wegen ihrer kurzen Latenz die a-Welle bilden sollte. Andererseits gibt es wenigstens in Cephalopodenretinae positive Monophasien [FRÖHLICH (*745*)]. PIPER (*1697*) kam daher zu einer anderen Komponentenanalyse (Abb. 6a). Eine positive Phase ist monophasisch und entspricht dem Cephalopoden-ERG. Auch die negative Phase ist monophasisch. Durch Differenz beider Phasen entstehen a-, b- und d-Welle. Schließlich ist der c-Welle eine eigene Phase zugeordnet.

Die Differenzkonstruktion von GRANIT (*842*) ist der von PIPER (*1697*) sehr ähnlich (Abb. 6b). Es wurden ebenfalls 3 Phasen gefunden, von denen die Phase P_{I} in Narkose zuerst verschwindet. Bei Vertiefung der Narkose folgt die Auslöschung der positiven Phase P_{II}, die nach GRANIT (*842*) mit einer der b-Welle analogen Initialzacke ausgestattet ist. Die negative Phase P_{III} bildet durch Interferenz mit P_{II} die a-Welle. Sie wird nur bei schweren Vergiftungen ausgelöscht. Die Phase P_{II} reagiert dagegen empfindlich auf Veränderungen der Sauerstoffversorgung.

Die a-Welle ist also die Einleitungsphase von P_{III}, die d-Welle ein Interferenzprodukt aus P_{II} und P_{III} und die b-Welle wird nur aus P_{II} gebildet, und erst später durch P_{I} mehr oder weniger stark verdeckt. Zur Deutung des menschlichen ERG soll nach VANÝSEK (*2088*) statt P_{I} eine negative Phase mit Beginn des b-Wellenmaximums einsetzen. GRANIT (*842*) hat mit Recht darauf hingewiesen, daß das Cephalopoden-ERG mit dem Vertebraten-ERG nicht vergleichbar und seine positive Phase P_{II}, im Gegensatz zu PIPER (*1697*), ein experimentell erhaltbarer Kurvenzug ist. Sicherlich vereinfacht auch diese Differenzkonstruktion. So betont GRANIT (*842*), daß P_{II} und P_{III} in gemischten Retinae sich aus je 2 Unterkomponenten zusammensetzen. Daß P_{III} aus 2 Anteilen gleicher Polarität bestehen kann, diskutierten GRANIT (*870*) sowie COBB und MORTON (*434*) und die von TOMITA und Mitarbeitern (*2047*, *2051*, *2052*, *2053*, *2054*, *2055*) sowie die eigenen zusammen mit GÜTH (*1589*, *1590*) durchgeführten Ableitungen aus verschiedenen Retinaschichten haben wahrscheinlich gemacht, daß noch andere Teilpotentiale als die bisherigen am ERG beteiligt sind. Daß P_{III} negativ ist, erklärte RUSHTON [zit. nach AUBERT u. CORNU (*85*)] damit, daß die Wirbeltierretina invers sei und deshalb immer die verkehrte Seite vom Licht gereizt werde. AUBERT und CORNU (*85*) haben gezeigt, daß die Lichtrichtung keinen Einfluß auf die

Polung hat. P_{III} muß ein echtes, im Vergleich zu P_{II} umgekehrt gepoltes Teilpotential sein. Trotz der Bedenken gegen eine pharmakologische Phasensolierung bildet die Differenzkonstruktion von GRANIT (*877*) die Ausgangsbasis für weitere Forschungen.

c) Die Potentialhöhe des ERG

Über die Höhe des ERG ist nur wenig Definitives zu sagen, da sie zu sehr von den jeweiligen Versuchs- und Ableitungsbedingungen abhängt. Im günstigsten Fall hat das ERG eine Spannung von 3—10% der Ruhepotentialhöhe [DEWAR u. MCKENDRICK (*546*)]. Nach WESTERLUND (*2213*) schwankt sie an exstirpierten Froschbulbi zwischen 500—2800 μV. In situ sind die ERG kleiner [320 μV: MÜLLER-LIMMROTH (*1571*)]. Werden dagegen die brechenden Medien, die als Shunt wirken und Licht absorbieren, entfernt und außerdem der Bulbus isoliert, so steigen die Werte auf das 1,5fache an [b-Welle = 835 μV ± 26,5%: MÜLLER-LIMMROTH u. FIEDLER (*1588*)]. Nachtraubvögel können mitunter höhere ERG aufweisen. Bei Warmblütern und beim Menschen erreicht das ERG dagegen 1 mV nie. Nach KOHLRAUSCH (*1251*), MOTOKAWA und MITA (*1551*), KARPE (*1192*), MONNIER (*1496*), VANÝSEK (*2086*), STRAUB und HECK (*1974*) u. a. ist die b-Welle im ERG des Menschen bei inkonstanten Reizparametern 100—500 μV hoch. Im Gegensatz dazu sind die Cephalopoden-ERG erheblich höher (7—10 mV), deren Bulbi zudem eine lange Überlebenszeit besitzen (16—100 Std.) [FRÖHLICH (*744*)]. Solche Überlebenszeiten kommen beim Frosch nicht vor, [KÜHNE u. STEINER (*1294*); MÜLLER-LIMMROTH u. LEMAITRE (*1595*)]. Das Hummerauge liefert ERG bis zu 3mV [RIEDEL (*1773*)] und die höchsten ERG erhält man von der Stubenfliege mit 20 mV und mehr [HARTLINE (*940*)]. Allgemein haben bei den Vertebraten Mammalienretinae kleinere ERG als die Retinae poikilothermer Tiere, bei den Avertebraten sind die Potentiale generell höher.

d) Änderungen des ERG durch nichtoptische Einflüsse

α) Sauerstoffmangel

Schon HOLMGREN (*1065*), DEWAR und MCKENDRICK (*546*), KÜHNE und STEINER (*1292, 1294*), HIMSTEDT und NAGEL (*1028*) sowie PIPER (*1695*) waren an isolierten Bulbi *Absterbeprozesse* aufgefallen. Nach KÜHNE und STEINER (*1292, 1294*) liefern isolierte Kaninchenbulbi kurze Zeit nach der Enucleation keine ERG mehr. Schon die 1. Belichtung nach der Bulbusexstirpation ergab nur die Phase P_{III}, frische Bulbi zeigten dagegen stets mehrphasische ERG mit positiven Anteilen [KOHLRAUSCH (*1249*)]. Isolierte menschliche Retinae liefern bis zu 5 min nach der Enucleation noch ERG [JACOBSON (*1130*)]. Das Verschwinden der b-Welle im Sauerstoffmangel ist reversibel; denn nach einer Ischämie von 15 min kehrt eine normal hohe b-Welle wieder [BORNSCHEIN u. ZWIAUER (*286*)]. POPP (*1718*) fand nach intraoculärer Druckerhöhung auf 160 mm Hg (systol. Blutdruck: 110 mm Hg) binnen 2—3 min ein vollständiges Verlöschen jeglicher Bioelektrizität. Nach NOELL und CHINN (*1632*) kann es dagegen bei 0,5% Sauerstoffgehalt der Atmungsluft 15—25 min dauern ehe die positiven, mehrere Stunden, bis die negativen Komponenten des Kaninchen-ERG verschwinden. NOELL (*1627*) beobachtete nach Zerstörung der Zentralarterie eine

Verminderung der Zahl der Bipolarenkerne und eine Degeneration der Ganglienzellen, trotzdem war ein ERG mit einer a- und einer um 25—33% verkleinerten b-Welle zu erhalten. Selbst beim Menschen blieb bei Druckamaurose eine große b-Welle bestehen [NOELL (*1627*)]. SCHUBERT und BORNSCHEIN (*1882*) sahen beim Menschen allerdings nach 2,5 min langer Atmung eines Sauerstoffmangelgemisches (5,7—6% O_2) bereits ein Verschwinden von a- und b-Welle. Die nach Ischämie noch funktionstüchtigen Strukturen der Retina können somit P_{III} vollständig und teilweise auch noch P_{II} produzieren.

Die Retina ist je nach der Ischämiedauer erholungsfähig [POPP (*1718*)]. Nach einer Ischämie von 15 min tritt bis zur 4. Erholungsminute wieder eine kleine negative Komponente kurzer Dauer (a-Welle?) auf, bis zur 16. min kommt auch die normale b-Welle wieder (*einfache Erholung*). Kürzere Ischämiezeiten (unter 30—75 min) verkürzen die postischämische Lähmungszeit. Nach längerer Ischämie bleibt die wiederauftretende b-Welle kleiner als zuvor und die a-Welle wird gleichzeitig tiefer. Erst nach 1—12 Tagen ist das ERG wieder normal (*bedingte Erholung*). Hält die Ischämie 90 min an, so ist das in der Erholungszeit nach 4—12 Std. erstmalig auftretende negative Potential sehr tief, a- und b-Welle kehren allerdings nur vorübergehend wieder (*befristete Erholung*). Diese Erholungszeiten der Retina stimmen weitgehend mit denen des Rückenmarks überein [HOCHBERG u. HYDÉN (*1037*)], weil im akuten Sauerstoffmangel die nervösen Strukturen der Retina zuerst geschädigt werden [DELLAPORTA (*529*); BEST (*211*)]. Entsprechend ändert sich beim Menschen während des in einer Zentrifuge auftretenden Bewußtseinsverlustes das ERG nicht, trotz Sehverlustes [LEWIS u. DUANE (*1346*)], der in der Ganglienzellschicht zustande kommt. Übersteigt der intraoculäre Druck das systolische Blutdruckmaximum, so wird das ERG binnen 4 min ausgelöscht [ARDEN u. GREAVES (*49*); KÜHNE u. STEINER (*1292, 1294*); KOHLRAUSCH (*1249*); POPP (*1718*), HORSTEN u. WINKELMAN (*1073*)]. Das ERG erscheint aber wieder, wenn die intraoculäre Druckerhöhung durch eine Blutdrucksteigerung kompensiert wird [HORSTEN u. WINKELMAN (*1073*)]. Im Gegensatz zu KOHLRAUSCH (*1249*) und GRANIT (*842*) verschwindet nach ARDEN und GREAVES (*49*) die c-Welle zuerst und die b-Welle zuletzt. Bis zu 10 min nach Unterbrechung der Blutzirkulation kann aber nach Wiederherstellung des Kreislaufs das ERG normalisiert werden. Nach Wiederherstellung normaler Durchblutungsverhältnisse werden die Amplituden der a- und c-Welle vorübergehend größer als normal. In den Erholungszeiten fand OGUCHI (*1642*) analog die aerobe Glykolyse zunächst gesteigert, die erst nach einiger Zeit wieder normal wird. Konnte GRANIT (*842*) mit starken Lichtreizen die nach Asphyxie fehlenden b-Wellen wieder auslösen, so ist das nach ARDEN und GREAVES (*49*) nur in der Erholungsphase möglich. Bei den Versuchen von GRANIT (*842*) war allerdings die Ischämie nicht vollständig, weil nach einer Carotiskompression noch eine Versorgung über die Vertebralarterien möglich ist. Während a- und b-Welle in keiner Beziehung zueinander stehen, dürfte das bei a- und c-Welle doch der Fall sein [ARDEN u. GREAVES (*49*)]. Dafür spricht auch die Adrenalinwirkung [THERMAN (*2028*)] und die des Natriumacids [NOELL (*1627*)] auf das ERG. Die c-Welle ist darum nicht der unmittelbare Ausdruck der Rhodopsinbleiche, da diese unabhängig von der Durchblutung ist. Vielmehr ist sie ein an das Pigmentepithel gebundenes „Stoffwechselpotential", das mit der Retinatätigkeit parallel läuft [NOELL (*1627*)].

Wegen des Ischämieeinflusses verändert sich das ERG eines isolierten absterbenden Froschbulbus. Das ERG wird schließlich negativ monophasisch. Zuerst zeigt sich eine Abnahme von b-Wellenamplitude und d-Wellensteilheit [MÜLLER-LIMMROTH u. LEMAITRE (*1595*)]. Bei isolierten Bulbi wird die Sauerstoffversorgung stärker verschlechtert und dadurch P_{II} ausgelöscht, so daß nur P_{III} oder ein ERG aus der algebraischen Summe von P_{I} und P_{III} übrigbleibt. Nimmt man eine O_2-äquilibrierte Badeflüssigkeit, so bleibt das ERG in Form und Höhe über Stunden konstant [SICKEL u. LIPPMANN (*1917*)]. Eine *Hyperventilation* bei mittleren Lichtstärken ohne a-Welle im ERG bewirkt eine b-Wellenvergrößerung, wodurch möglicherweise die b-Wellenvergrößerung nach schwerer physischer Belastung zustandekommt [GLAVAN u. GHITA (*807a*)]. Bei starken Lichtreizen wird die dann erscheinende a-Welle verkleinert oder unterdrückt. Somit reduziert eine Senkung des O_2-Partialdrucks auch P_{III} [ALPERN, FAVIS, ESKILDSEN u. GARNETT (*34*)].

Inzwischen wurde der Einfluß *wechselnder Sauerstoffdrucke* auf die b-Welle isolierter Bulbi quantitativ ermittelt [KÜCHLER, PILZ, SICKEL u. BAUEREISEN (*1288*)]. Die b-Wellenhöhe nimmt nur bei gewöhnlicher Atmosphäre exponentiell ab. Wegen der gestörten Komponentenverhältnisse kommen dabei paradoxe Intensitätseffekte vor. In einer Sauerstoffatmosphäre bleibt dagegen die b-Welle stundenlang konstant. Bei stoßförmig wechselnden Sauerstoffpartialdrucken oberhalb des Sauerstoffpartialdruckes der Atmosphäre stellen sich die b-Wellenhöhen und auch die Sauerstoffverbrauchsraten [SCHUBERT u. LIPPMANN (*1872a*)] auf die jeweils zutreffenden stationären Endwerte ein, die sogar überschritten werden können. Im Abfall kann sich ein vom exponentiellen Verlauf abweichendes niedriges Niveau einstellen. Die jeweiligen Niveaus erreichen nur bei 75% O_2 die gleichen Höhen wie bei 100% O_2, dagegen nicht bei niedrigeren Sauerstoffpartialdrucken, obwohl bis zu 20% O_2 eine Niveaubildung stattfindet. Infolgedessen müssen die den stationären Zustand bestimmenden Prozesse teilweise irreversibel sein. Erhöhte Sauerstoffpartialdrucke haben auch eine potentialvermindernde Wirkung, weil dabei die Sauerstoffutilisation schlechter sein soll [SICKEL, BAUEREISEN u. LIPPMANN (*1916*)]. Bis zu einem Sauerstoffpartialdruck von 1 atm ist also die Erregungsbildung von der Stoffwechselgröße abhängig; oberhalb dieses Wertes gibt es eine toxische Wirkung auf die Erregungsbildung ohne äquivalentes Stoffwechselverhalten [SCHUBERT u. LIPPMANN (*1872a*)]. Möglicherweise liegt diesem Befund der gleiche Vorgang zugrunde, der im Gehirn eine Sauerstoffvergiftung mit Krämpfen hervorruft. In 100% O_2 verliert die Retina binnen 2 Tagen bei Verminderung der ERG-Amplitude mehr als 75% ihrer Receptoren wie nach einer Monojodessigsäurevergiftung [NOELL (*1628*)]. Nach einer Adrenektomie läuft diese ERG-Verminderung langsamer ab [BAKER u. NOELL (*110*)]. Die Sauerstoffvergiftung wirkt sich auf die Sehzellen wie eine Röntgenbestrahlung aus [NOELL u. BAILY (*1631*)]. Werden Kätzchen von der Geburt an bis zum 21. bis 28. Lebenstage in 70% Sauerstoff gehalten, so ist ihr ERG abnorm negativ [HELLSTRÖM (*993*)]. Ältere Tiere sind unempfindlicher. Dieser cytotoxische Effekt des Sauerstoffs soll eine Rolle bei der Entstehung der retrolentalen Fibroplasie spielen. Eine Störung in der Sauerstoffübertragung wird abgelehnt, weil sich die abnormen ERG meist rasch normalisieren.

Zur Deutung ihrer Befunde ziehen KÜCHLER, PILZ, SICKEL und BAUEREISEN (*1288*) die von OPITZ und SCHNEIDER (*1656*) begründete und von HIRSCH, KOCH, KRENKEL und SCHNEIDER

(*1036*) erweiterte Anoxiehypothese heran. Bis zu einem O_2-Gehalt von 100—75% ist der Erhaltungsumsatz in der gesamten Retina noch garantiert, während er bei einem O_2-Gehalt von 75—25% für eine zunehmend größer werdende Zahl von Retinazellen unterschritten wird. Die Unterschreitung des Erhaltungsstoffwechsels für bestimmte Zellen hängt von ihrer Lokalisation in der Retina und einer verschiedenen Mangelempfindlichkeit ab. Allerdings müssen Zusatzannahmen zur Anoxiehypothese gemacht werden, um die nach O_2-Mangel zu beobachtende überschießende Reaktion zu deuten, die FENG (*676*) auch an der Ruhewärme des isolierten Nerven beobachtete. Wegen der Konstanz des ERG nur bei hohen O_2-Partialdrucken diskutierten KÜCHLER, PILZ, SICKEL und BAUEREISEN (*1288*) ein System hohen Sauerstoffeigenverbrauchs und erschwerten Sauerstoffantransports.

β) Druckeinwirkung

Während *Druck* oder Massage das Ruhepotential erhöhen [WALLER (*2152*); JOLLY (*1161*); MILES (*1465*)], löschen derartige Manipulationen im ERG die positiven Komponenten aus. Dazu genügen oft schon ein leichter Druck, eine plötzliche Druckentlastung oder eine Zerrung der Zonulafasern. Die übrigbleibende negative Komponente kann dadurch wesentlich größer als das polyphasische ERG werden [KÜHNE u. STEINER (*1292, 1294*)]. Grundsätzlich sind ERG-Alterationen mit Hervortreten von P_{III} stets auf Präparatverschlechterungen zurückzuführen. Die negative Komponente des ERG ist also druckresistenter als die positive. Daß Gewebe auf Druck verschieden reagieren, hat EBBECKE (*610*) gezeigt. Ein peripherer Nerv verträgt über längere Zeit Drucke bis zu 1000 atm, während die Muskelendplatten schon bei 200—300 atm unterbrochen werden. Das Froschhirn erträgt Drucke bis zu 600 atm [KLENSCH u. KUHNKE (*1234*)]. Die Retina ist dagegen wesentlich druckempfindlicher [KUHNKE u. KLENSCH (*1299*)]. Schon bei 400 atm verschwindet das ERG, selbst länger bestehende Drucke von 80 atm führen zu irreversiblen Schäden. Nach kurzfristiger Druckeinwirkung bis zu 1000 atm treten zwar a-, b- und d-Welle wieder auf, die b-Welle, d. h. P_{II} als der druckempfindlichste Teil, ist aber „ermüdbarer" geworden. KUHNKE und KLENSCH (*1299*) führen die Druckeffekte im ERG auf eine Membranabdichtung zurück, ebenso POPP (*1718*). Das läßt vermuten, daß nicht nur photochemische Prozesse, sondern auch nervöse Strukturen am ERG beteiligt sind. Möglicherweise fallen die einzelnen Retinastrukturen nicht gleichzeitig aus, vielleicht spielen Molekülannäherungen eine Rolle.

γ) Temperatureinflüsse

NIKIFOROWSKY (*1622*) fand nach schrittweiser Senkung der Versuchstemperatur auf 0° C ein negatives ERG. Gleichzeitig werden die Abläufe träger, der elektrische Widerstand steigt und die produzierte elektromotorische Kraft sinkt. Eine Wiedererwärmung hat den gegenteiligen Effekt, die durch Abkühlung bewirkten ERG-Veränderungen sind also reversibel. Nach einem Gefrieren des Froschbulbus verschwinden a- und b-Welle, jedoch bei Wiedererwärmung kommt nur die a-Welle wieder [PIÉRON u. SÉGAL (*1687*)]. Eine Bulbuserwärmung verkürzt die Latenz und erhöht die d-Welle, während bei der a-Welle keine Latenzzeitänderung eintritt [PIÉRON u. SÉGAL (*1687*)]. Die von CHAFFEE, BOVIE und HAMPSON (*397*) bestätigten Ergebnisse sprechen für eine Temperaturabhängigkeit von P_{II} und P_I. Das ERG eines unterkühlten Bulbus besteht somit hauptsächlich aus P_{III}, deren Latenz temperaturabhängig ist. Dazu paßt die Beobachtung, daß das polyphasische Hummer-ERG durch Temperatur- und Adaptationsänderungen positiv monophasisch wie ein einfaches Cephalopoden-ERG werden kann [RIEDEL (*1773*)]. Wahrscheinlich ist hier ein Receptoren-negativer Prozeß temperaturresistent wie beim Frosch-ERG. Dann wäre analog der eversen-inversen Anordnung der Receptoren das Receptorenlager die P_{III}-erzeugende Schicht. Weitere Temperaturversuche von Avertebratenaugen stammen von HECHT (*971*), CRESCITELLI und JAHN (*476*), JAHN und WULFF (*1139*) und WULFF, FRY und BRUST (*2264*). Die letzteren wollten dabei das von WULFF, FRY und LINDE (*2265*) entwickelte, von BAUMGARDT (*155*) abgelehnte kinetische Modell zur Erzeugung bioelektrischer Potentiale durch Lichteinwirkung auf seine Gültigkeit überprüfen: Es sollte nachgewiesen werden, daß Potentialhöhe und Latenz des ERG von mehreren Prozessen abhängen.

Nach diesem Modell bildet Licht aus einer Substanz *(S)* eine andere *(C)*, die sich in einer von der Lichtintensität abhängigen Menge ansammelt und sich nach einer Latenz als Potential bestimmter Höhe äußert. Während einer Belichtung nimmt die Menge dieses Stoffes proportional zur Konzentrationsdifferenz, die zum gegebenen Zeitpunkt zur Ausgangskonzentration bei Dunkeladaptation existiert, wieder ab. Sofern die Stoffabnahme thermolabil, die Anreicherung dagegen thermostabil ist, müssen die Potentiale bei niedriger Temperatur größer als bei höheren sein. Gleichzeitig soll aus dem Ausgangsmaterial *(S)* noch ein Faktor *(P)* entstehen, der von einem autokatalytischen und zur Lichtintensität proportionalen Prozeß abhängt und dessen Menge die Latenz bestimmt. Infolgedessen steigt die Latenz mit sinkender Temperatur, verkürzt sich aber mit steigender Lichtintensität bei niedrigen Temperaturen stärker als bei höheren. WULFF, FRY und BRUST (*2264*) ermittelten für die Abnahme der Substanz *(C)* einen Temperaturkoeffizienten (Q_{10}) von 2,2 und 1,5 für den autokatalytischen Prozeß von P. Der niedrige Q_{10}-Wert für P spricht für physikalische Vorgänge in wäßrigem Milieu (Diffusion, Änderung der Leitfähigkeit) [NETTER (*1620*)]. Im Gegensatz dazu spricht der Q_{10}-Wert von C für biochemische Umsetzungen. Die Sehstoffe werden in atomaren Reaktionen durch Elektronenaufnahme energiereicher und geben diesen Energiezuwachs als Potential weiter. Solche photochemischen Primärreaktionen sind aber von der thermischen Bewegungsgröße unabhängig und haben einen Q_{10}-Wert von 1 [NETTER (*1620*)]. Das ERG kann darum nicht der unmittelbare Ausdruck derartiger Energieübertragungen sein, sondern diese liefern zunächst „chemische Energie", die dann die dem ERG entsprechenden Potentiale veranlassen, und zwar durch chemische Umsetzung ($Q_{10} = 2{,}2$) und durch einen mehr physikochemischen, möglicherweise Diffusionsvorgang bzw. durch eine Leitfähigkeitsänderung an einer bioelektrisch aktiven Grenzfläche ($Q_{10} = 1{,}5$).

Auch Rhodopsin kann durch hohe Temperaturen in Dunkelheit ausbleichen (44 kcal/mol Rhodopsin), was bei langwelligem Licht unerläßlich ist. Die Temperaturabhängigkeit beginnt bei 590 mμ und reicht bis 750 mμ. In diesem Bereich muß das Energiedefizit der Lichtquanten durch Wärmeenergie ausgeglichen werden [ST. GEORGE (*789*)].

δ) Ioneneinwirkungen

BEUCHELT (*217*) prüfte die *Ionenwirkung* auf das ERG des isolierten Froschauges. Kalium und Barium negativieren das ERG am stärksten, Magnesium und Calcium weniger stark und die geringsten Wirkungen haben Natrium und Lithium. Kalium führt nach vorübergehender Erhöhung der positiven ERG-Wellen zu einer isolierten Darstellung der negativen Phase P_{III} [THERMAN (*2028*); DANIS (*503*)]. Kleine Kaliummengen (2,5—5 mg) vergrößern die a- und b-Welle leicht, größere (7—10 mg) vermindern sie und unterdrücken schließlich das ERG, die b-Welle (P_{II}) mehr als die a-Welle. Die negative Phase überlebt am längsten. Die Veränderungen entwickeln sich rasch und sind reversibel. Natriumchloridinjektionen zeigen diesen Effekt nicht. Der Kaliumeffekt fällt nach Vorbehandlung mit Calciumionen oder in deren Gegenwart aus. Für die Retina gilt also auch der K-Ca-Antagonismus, der für Membranvorgänge wichtig ist [BOEHM (*261*)]. Nach FURUKAWA und HANAWA (*759*) dämpft Calcium P_{II} schwach. Da eine Potentialdifferenz durch Kaliumdiffusion vom Zellinnern nach außen entsteht, kann eine Erhöhung der Kaliumaußenkonzentration das Gefälle aufheben oder umkehren. Die Zelloberfläche wird dadurch negativ. Neben der Notwendigkeit einer Kaliumionengegenwart für Atmungskettenphosphorylierungen [PRESSMANN u. LARDY (*1726*)] bringen höhere Kaliumaußenkonzentrationen die Zellmembran zur Aufquellung und Auflockerung [LABES (*1306*)], so daß sie auch für andere Ionen durchlässig wird, was sich auf die Erregbarkeit auswirkt. In diesem Zusammenhang sei auf die Ionenaustauschvorgänge an der Receptoren-Pigmentepithel-Chorioideagrenze hingewiesen (s. S. 31f). Kalium befindet sich in der Retina und Natrium retroretinal [FISCHER (*688*)], wobei der retinale Kaliumaustausch doppelt so hoch wie im Gehirn ist [TERNER, EGGLESTON u. KREBS (*2026*)]. Kalium liegt vorwiegend diffus in den Stäbchen, die Zapfen sind kaliumfrei [MACCALLUM (*1403*)]. Der Kaliumtransport steht im Vordergrund, so daß sich Veränderungen des Konzentrationsgefälles auf die bioelektrischen Potentiale auswirken müssen. P_{II} hat daher mit Ionenverschiebungen zu tun und wegen ihres Kaliumgehalts darf man wenigstens die Stäbchen als die hauptsächlichsten Generatoren von P_{II} ansehen. FURUKAWA und HANAWA (*759*) fanden im Gegensatz zu BEUCHELT (*217*), daß Natrium das ERG doch beeinflußt. Es ist zur Bildung der a- und vor allem der b-Welle notwendig. Bei Na-Verlust bleibt nur eine negative Komponente übrig. Wird dann Natrium zugesetzt, so nimmt die Amplitude der übriggebliebenen Phase P_{III} zu. Ammoniumionen dämpfen irreversibel die positiven und negativen ERG-Komponenten. Daß Natrium für die b-Welle erforderlich ist, bedeutet nicht, daß die b-Welle ein Nervenaktionspotential ist, da Lithium Natrium nicht ersetzt und die b-Welle nicht dem Alles-oder-Nichts-Gesetz folgt [FURUKAWA u. HANAWA (*759*)]. Es gibt an der zuständigen Membran also keine Depolarisationsschwelle, die dem Natrium den Einstrom gestattet. Das ist auch nicht zu erwarten, weil schon 1 Lichtquant zur Erregung beiträgt und damit das nach der Energietransformation auftretende Potential jede Energiesteigerung stufenlos mitmacht. Die b-Welle verhält sich darum ähnlich wie die durch Acetylcholin verursachte und durch Natrium nur verstärkbare Depolarisation an den Muskelendplatten. KURIYAMA und JOJIMA (*1300a*) haben festgestellt, daß alle Pharmaka, die die b-Welle vermindern, zugleich den Natriumgehalt der Retina steigern und ihren Kaliumgehalt senken, was schon in einer Ringerlösung stattfindet, aber durch Zusatz von 10 mM Glucose vermieden werden kann. Schließlich verschiebt ein steigender pH-Wert in der Badlösung das ERG zum skotopischen [SICKEL (*1917a*)], wobei die Pufferkapazität und -art eine Rolle spielen, die KÜCHLER und NEUDEL (*1288a*) mit Änderungen der Calciumionenkonzentration im Objekt in Zusammenhang brachten.

ε) Pharmakologische Einflüsse

Während Kalium, Äthernarkose und Asphyxie die positive Phase P_{II} auslöschen [GRANIT (*842*)], greift eine *Alkohol*-Ringerlösung P_{III} an und wirkt auf P_{II} leicht stimulierend und reaktiviert die durch Kalium unterdrückte Phase P_{II}. Dadurch wird die a-Welle verkleinert, die b-Welle erhöht und verschwindet der off-Effekt [BERNHARD u. SKOGLUND (*205*); FORBES, BURLEIGH u. NEYLAND (*704*)].

Veratrin erregt P_{III} [THERMAN (*2028*)] nach vorübergehender Vergrößerung von P_{II}. Dabei wird die a-Welle vertieft und die d-Welle nach vorübergehender Vergrößerung negativ. DANIS (*503*) sah nach Veratrin, wie bei kleinen Kaliumdosen, eine Erhöhung der a- und b-Welle.

Nach MÜLLER-LIMMROTH (*1571*) und CORNU und GONELLA (*459*) werden unter *Strychnin* b- und d-Welle steiler, P_{II} wird erhöht. Hierzu paßt, daß unter Strychnin die Farben leuchtkräftiger erscheinen und die Unterscheidungsempfindlichkeit verbessert wird [FILEHNE (*684*); DRESER (*596*); GENZ (*788*)]. Die P_{II}-Steigerung geht später in eine Dämpfung über [THERMAN (*2028*)]. Strychnin dämpft dabei das Grün-ERG am stärksten, das Blau-ERG weniger und das Rot-ERG am geringsten. Das Strychnin soll an den Amacrinen angreifen [OIKAWA u. KUROSAWA (*1648*)], die eine Bahnungsfunktion erfüllen und eine räumliche Summation durchführen. Diese Ansicht teilt WOHLZOGEN (*2241*) nicht. CORNU und GONELLA (*459*) beobachteten unter Strychnin außerdem eine vorübergehende Aufspaltung der b- und d-Welle. P_{II} sei daher aus 2 Komponenten zusammengesetzt, von denen eine im Lager der Bipolaren entstehen solle.

Nach *Mescalin* oder *Lysergsäure* (LSD 25) haben APTER und PFEIFFER (*43*) spontane b-wellenähnliche Potentiale in der Retina und im Sehnerven gefunden [am Kalt- und Warmblüter nicht bestätigt von MÜLLER-LIMMROTH und HARTMANN (*1594*)], während im optischen Cortex Spikes auftraten. Die entsprechenden Halluzinationen seien daher z. T. retinal bedingt. Eine andere zentralnervös erregende Substanz ist das *γ-Hexachlorcyclohexan* (γ-HCC) [HOFFMANN u. LENDLE (*1057*); DOMENJOZ (*585*); LENDLE u. SCHNEIDER (*1340*); BARKE (*122*); HERKEN (*1014*); COPER, HERKEN u. KLEMPAU (*455*)], dessen Wirksamkeit auf das ERG von KOLDER (*1254*), VOLKMER (*2105*), SCHWARZ, KRAUSE und VOLKMER (*1896*) untersucht worden ist. γ-HCC-vergiftete Tiere bekamen durch Lichtreize Krämpfe [SCHWARZ (*1893*); VOLKMER u. WINTZER (*2107*)]. VOLKMER (*2105*) fand dabei höhere ERG, wobei die steilere b-Welle vom Gipfel an nahezu abszissenparallel verlief (Vergrößerung von P_{II}). Auch die d-Welle wurde steiler. Die Aufsplitterung der b-Welle hat KOLDER (*1254*) mit einer durch γ-HCC verursachten Störung der intraretinalen Synchronisationsvorgänge erklärt. Nach VOLKMER (*2106*) wird unter γ-HCC die Frequenz der Oscillationen und ihre Schwelle herabgesetzt, ihre Latenz und Amplitude vergrößert. Diese auch im normalen ERG vorhandenen Oscillationen im on- und off-Effekt ändern mit Erhöhung der Reizstärke ihre Frequenz nicht, wohl aber ihre Amplitude, die auch durch die Wellenlänge beeinflußt wird. Die Oscillationen sind nach GOURAS (*828a*) in Schwellennähe bei „on" und „off" negativ, bei stärkeren Reizen dagegen positiv und gehen in das gewöhnliche ERG über. Eine Ganglienzellaktivität existiert aber an der inneren Retinaoberfläche nur bei den negativen Oscillationen. SCHWARZ, KRAUSE und VOLKMER (*1896*) sahen bei γ-HCC-vergifteten Tieren, daß das Grün-ERG am empfindlichsten und das Blau-ERG größer als das Gelb-ERG ist.

Auch *Physostigmin* [THERMAN (*2028*)] dämpft nach kurzer Erregung P_{II}. *Atropin* [THERMAN (*2028*)] erhöht in kleinen Dosen bei kurzwelligen Lichtern die b- und auch die d-Welle. Bei höheren Atropindosen nehmen dagegen alle Wellen mit Ausnahme der a-Welle ab [BÜRGI u. BOEHM (*357*)]. *Pilocarpin* verkleinert das b^+-Potential und vertieft das b^--Potential. Außerdem hat die c-Welle eine kürzere Latenzzeit und steigt steiler und höher an [BÜRGI u. BOEHM (*357*)]. Nach DODT (*559*) löscht dagegen Pilocarpin die c-Welle genauso wie Atropin, Homatropin und Physostigmin fast aus und zwar nicht nur in der durch Belichtung des behandelten Auges auftretenden bioelektrischen Reaktion, sondern auch ein konsensuelles, in der c-Welle enthaltenes Irispotential [DODT (*559*); KAWAHATA (*1207a*)] bei Belichtung des unbehandelten Auges (Abb. 9). Die c-Welle enthält noch eine retinale, durch vegetative Pharmaka beeinflußbare Phase P_I. Die Wirksamkeit dieser Pharmaka kann mit der Adrenalinsekretion nach Pilocarpin [DALE u. LAIDLAW (*498*)] zusammenhängen; denn nach Adrenalin wird die b-Welle kleiner bei gleichzeitiger Vergrößerung der c- und d-Welle (Abb. 10) [THERMAN (*2028*); dabei Farbempfindlichkeitsänderung: KRAVKOV (*1276b*)]. Werden bei konstanter

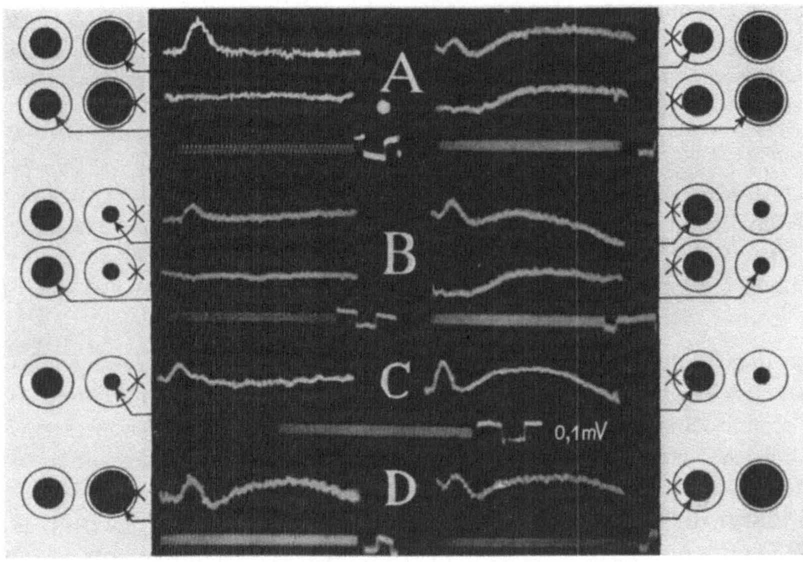

Abb. 9. ERG vom menschlichen Auge nach Eintropfen von Atropin (A), Pilocarpin (B), Physostigmin (C) und Cocain (D.) Die linke Kurvenschar zeigt die Belichtungspotentiale des behandelten Auges, während auf der rechten Seite die Kontrollen vor der Behandlung dargestellt sind. Das jeweils belichtete Auge ist mit einem Pfeil markiert (Eichung: 100 μV, Zeitmarke: 50/sec). Mit Ausnahme des Cocain (D) heben alle Pharmaka den consensuellen extraretinalen Anteil der c-Welle auf [DODT (*559*)]

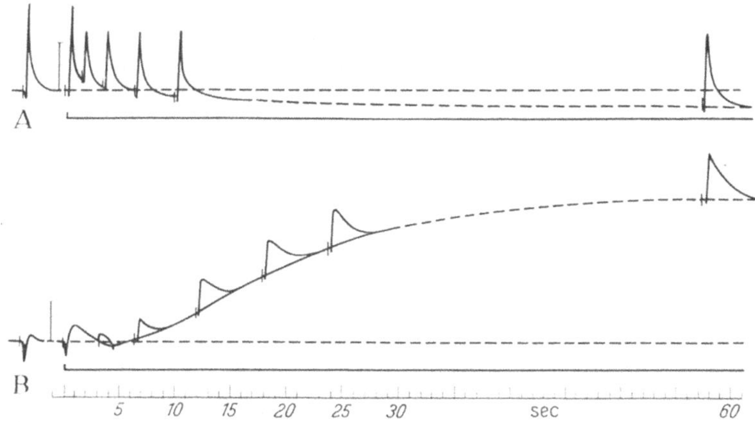

Abb. 10. Die Wirkung des *Adrenalins* auf das ERG des Frosches. Die unter *A* und *B* einzeln ausgelösten Lichtblitze wurden einer kontinuierlichen Belichtung überlagert (s. Reizmarkierung unter beiden Kurven). Vor der unteren Registrierung wurde 1 Tropfen einer 2%igen Adrenalin-Glucoselösung in das Auge gegeben. Es kommt dadurch zu einem enormen Anstieg der c-Welle. Die durch Adrenalin an sich verkleinerte b-Welle des überlagerten Kurzreiz-ERG tritt in der c-Welle wieder deutlicher zutage. P_I muß folglich P_{II} sensibilisieren [THERMAN (*2028*)]

Belichtung zusätzliche Lichtblitze gegeben, so sind die starken Lichtblitz-ERG unter der konstanten schwachen Belichtung kleiner als das Lichtblitz-ERG (A) allein. Nach Adrenalin ist es umgekehrt (B), weil dadurch der P_{II}-erzeugende

Vorgang so stark verlangsamt wird, daß er P_{II} bei sehr kurzen Reizen nicht voll ausbilden kann. Zusätzlich taucht nun eine große c-Welle auf, in der die b-Wellen der Lichtblitze wieder größer werden. *P_I muß folglich P_{II} sensibilisieren*, wofür ihre starke Ausbildung unter Dunkeladaptation spricht [BERNHARD (*198*)]. Auch die unter Adrenalin vergrößerte d-Welle kann aus dem vergrößerten P_I und P_{II} entstanden sein [GRANIT (*870*)].

Da *Amylalkohol* und *Urethan* das Rhodopsin zerstören und das ERG erheblich beeinträchtigen und das Rhodopsin extrahierende, aber nicht zerstörende *Natriumglykocholat* das ERG nicht verändert, glaubt IKEMUNE (*1112*) an einen Rhodopsinanteil im ERG. Dazu würde auch die Angabe von AYRES und KÜHNE (*97*) passen, daß Pilocarpin die Rhodopsinsynthese beschleunigt. Andere Alkohole wurden von OHKI (*1643*) untersucht.

Acetylcholin dämpft P_{II} [THERMAN (*2028*); WOHLZOGEN (*2241*)], was aber nur durch die Blutdrucksenkungen verursacht zu sein scheint [WOHLZOGEN (*2241*); THOMSON (*2037*); HENKES, VON DER KAM u. WESTHOFF (*1006*)]. Acetylcholin kommt deshalb als Erregungs- oder Überträgersubstanz [NACHMANSOHN (*1612*)] in der Retina nicht in Frage.

Das den Phosphatstoffwechsel hemmende *Nicotin* [STEWEN (*1961*)], das ebenso wie *Methylalkohol* und *Chinin* [TAKAMATSU (*2009*)] eine Amblyopie hervorruft, bewirkt eine flüchtige b-Wellensenkung [HIMMELMANN u. ROSEMANN (*1027*)]. Erst höhere Nicotinkonzentrationen unterdrücken die d-Welle, aber nicht die a-Welle. Nicotin wirkt also leicht erregend auf P_{II}. *Pyridin*- und *Piperidin*derivate erhöhen die b-Welle nicht, wohl aber *Arecaidin* und *Pelletierin* bei Beschleunigung der Rhodopsinregeneration [TOIDA, KURIYAMA, SUKAMOTO u. KOMORI (*2045a*)].

Ohne P_{III} auszulöschen, wirken *Cocain* und *Urethan* in schwachen Konzentrationen auf die b-Welle unter Latenzzeitverkürzung (P_{II}) leicht stimulierend [FURUKAWA u. HANAWA (*759*); DODT (*559*)]. Da Cocain die Nerventätigkeit blockiert, hält IKEMUNE (*1112*) eine Nervenbeteiligung am Zustandekommen des ERG für unwahrscheinlich. Der Urethaneffekt auf die b-Welle gilt nur für kurzwellige Reizlichter [MÜLLER-LIMMROTH (*1571*)]; denn bei andersfarbigen Lichtern wird P_{II} gedämpft mit Verlangsamung der Gipfelzeiten. Allerdings scheint das von der Dosierung abzuhängen; denn man kann mit einer 5%igen Urethan-Ringerlösung auch P_{II} darstellen [MÜLLER-LIMMROTH u. ANDRÉE (*1583*)] und eine intracarotideale Urethaninjektion ist unwirksam [DANIS (*503*)]. Wesentlich stärker erregend auf P_{II} wirkt *Santonin* [MÜLLER-LIMMROTH (*1571*)], das dunkle Gegenstände violett, weiße erst blau, dann gelb erscheinen läßt [TRENDELENBURG u. LENDLE (*2064*)]. Im ERG wird die b-Welle bei blauem Licht erheblich höher und steiler. Auch der permeabilitätssteigernde *Harnstoff* [BAUR (*165*); HEIM (*989*)] vergrößert in niedrigen Konzentrationen die b-Welle (P_{II}) vorübergehend erheblich. P_{II} verschwindet bald durch Erschöpfung des zuständigen Energiereservoirs [HIMMELMANN (*1026*); MÜLLER-LIMMROTH u. LEMAITRE (*1595*)].

Bei starken Lichtreizen werden unter *Barbiturat*wirkung a- und b-Welle kurzfristig um einen konstanten Betrag größer [WOHLZOGEN (*2241*); DANIS (*503*)]. Schwache Lichtreize zeigen trotz gleicher Dosierung den gegenteiligen Effekt. Dieser bleibt auch nach Opticusdurchtrennung bestehen, so daß Beeinflussungen durch zentrifugale Fasern aus dem Mittelhirn und dem Corpus geniculatum laterale ausscheiden. WOHLZOGEN (*2241*) meint, daß das intraretinale, durch Barbiturate offenbar hemmbare System [MOTOKAWA u. SUZUKI (*1558*)] den retinalen Erregungsprozeß bei schwachen Lichtreizen bahne und bei starken hemme. Gleichartig reagierende Strukturen finden sich in der Formatio reticularis und der Substantia grisea des Mittelhirns [CASPERS (*389*)]. Es ist auch möglich, daß die Barbiturate die Receptorenpotentiale reduzieren und so den Effekt bei schwachen Lichtreizen hervorrufen, aber gleichzeitig auch die Hemmungsfunktion der Horizontalzellen verlorengeht und darum bei starken Lichtreizen die ERG größer werden. Unter *Methanol* und *Formaldehyd* tritt eine Vertiefung der a-Welle ein, während die b-Welle nach einem transitorischen Verschwinden ihre Amplitude über den Ausgangswert erhöht [PRAGLIN, SPURNEY u. POTTS (*1722*); POTTS, PRAGLIN, FARKAS, ORBISON u. CHICKERING (*1720*)].

Alle Pharmaka, die eine b-Wellenvergrößerung bewirken, sind nach FURUKAWA und HANAWA (*759*) nur in Gegenwart von Natriumionen wirksam. Ebenso ist nur in ihrer Anwesenheit die pharmakologische Auslöschung von P_{II} reversibel. Gegensätzliche Befunde können daher auch durch Verwendung isotonischer, wäßriger natriumionenhaltiger Lösungen der Pharmaka zustande gekommen sein. Natrium und Kalium sind wichtig [KURIYAMA u. JOJIMA (*1300a*)]. So nimmt unter Cocain der Gehalt der Retina an Natrium und Kalium etwas ab, ebenso das ERG; Strychnin vermindert den Natrium- und vermehrt den Kaliumgehalt bei vorübergehender b-Wellenvergrößerung. Kaliumchlorid steigert lediglich unter starker b- und d-Wellenreduktion den Kaliumgehalt. Auch Alkohol erhöht den Kaliumgehalt unter Verminderung der a- und d-Welle. Natriumacid und Eserin, aber nicht Helenien undVitamin A [BERGES, SCHMITT u. MÜLLER-LIMMROTH (*195b*) vermehren den Natrium- und steigern den Kaliumgehalt, wobei sich nach vorübergehender Vergrößerung das ERG vermindert.

Bei einer experimentellen *Hypoglykämie* nimmt die b-Welle nach 2—3 Std. [BABEL u. ZIV (*102*)] bei gleichzeitiger Potentialzunahme im Elektrocorticogramm ab [PABST (*1665*)]. Oft ist auch die a-Welle vertieft und ein deutliches b^--Potential vorhanden. Die b-Wellenhöhe hängt somit von der Größe des Energiereservoirs in der Retina und dem Glucosenachschub aus dem Blut ab, obwohl die b-Wellenerniedrigung länger als die Hypoglykämie bestehen bleibt [PABST (*1665*)]. Zuerst wird durch Belichtung das Energiereservoir bis zu einem Gleichgewicht zwischen Arbeitsumsatz und Glucosenachschub aufgebraucht und die b-Welle fällt langsam ab. In der unbelichteten Retina wird dann ein neues Energiereservoir aufgebaut, was im hypoglykämischen Schock ausbleiben muß. Wenn man bei Anoxie die „Extinktionszeit" des ERG ermittelt, so ist diese je nach den Energiereserven verschieden lang. Eine maximale Hypoglykämie reduziert sie von 16 min auf 16 sec, eine *Hyperglykämie* verlängert sie auf 32 min. Eine Hypoglykämie vermindert also die Reserven, eine Hyperglykämie vergrößert sie. Die nach Beseitigung der Hypoglykämie erforderliche *Erholungszeit* ist für das ERG 2—3mal länger als für das ECG, die Retina reagiert auf Glucosemangel empfindlicher als das Zentralnervensystem [PABST u. HECK (*1666*)]. Die Glykogenreserve garantiert offenbar die retinalen glykolytischen Primärprozesse (s. S. 28ff.).

Versuche mit *Monojodessigsäure*, *Natriumjodat* und *Natriumacid* haben Beiträge zur Frage nach dem Ursprung des ERG geliefert [NOELL (*1627*)]. Mit zunehmender Natriumacidanhäufung im Organismus erhält man eine zunehmend größer werdende c-Welle, auch wenn zuvor durch eine MJE-Injektion die Receptoren zerstört wurden. War dagegen durch vorherige Natriumjodatinjektion das Pigmentepithel zerstört, blieb dieser Natriumacideffekt auf die c-Welle aus. P_I hat somit etwas mit dem Pigmentepithel zu tun und dieses sicherlich mit dem Sehpurpurmechanismus (vgl. S. 76). Da aber auch das Ruhepotential unter Pigmentepithelbeteiligung entsteht, wäre die c-Welle eine Äußerung des Ruhepotentials dieser Struktur. Wurde das das Pigmentepithel und in geringem Maße auch die Receptorenaußenglieder zerstörende Natriumjodat injiziert, so wurde die Acidreaktion (s. S. 30) zunehmend schwächer [NOELL (*1627*)] und ebenso im ERG die positive c-Welle unter Deutlicherwerden des acidunempfindlichen b^--Potentials. a- und b-Welle wurden auch kleiner. Der Anteil des b^--Potentials und der c-Welle ist bei den Tieren verschieden. Beim Meerschweinchen [BOEHM, SIGG u. MONNIER (*262*); MÜLLER-LIMMROTH (*1577*)] und Hund [PARRY, TANSLEY u. THOMSON (*1670*)] ist das b^--Potential im Gegensatz zum Kaninchen-ERG stärker als die c-Welle (vgl. Abb. 7). Es kommt nicht durch P_{III} zustande [PARRY, TANSLEY u. THOMSON (*1670*)], sondern muß eine zusätzliche negative Komponente größerer Latenz sein, deren Gegenspieler P_I ist. Daß P_{III} je eine Unterkomponente mit kurzer und großer Latenz und verschiedenen Zeitkonstanten enthält, zeigen auch die Versuche mit der die Receptoren selektiv zerstörenden Monojodessigsäure [NOELL (*1627*)]. Bei Kombination mit Natriumjodat (Abb. 11) verschwindet mit zunehmender MJE-Vergiftung die b-Welle (P_{II}) (Reihe 3—5 in Abb. 11) und P_{III} kommt (linke Reihe in Abb. 11) vorübergehend zur Darstellung, zu der sich ein großes negatives Potential gesellt (rechte Reihe in Abb. 11) [bestätigt von SCHUBERT u. BORNSCHEIN (*1881*); MATSUSAKA (*1441*)]. Eine MJE-Injektion wirkt wie eine Röntgenbestrahlung, die das ERG oder wenigstens die b-Welle auslöscht, weil sie bei erhaltener Sehnervenfunktion die Receptoren zerstört (Stäbchen leichter als Zapfen) [NOELL, EICHEL u. CIBIS (*1633*)].

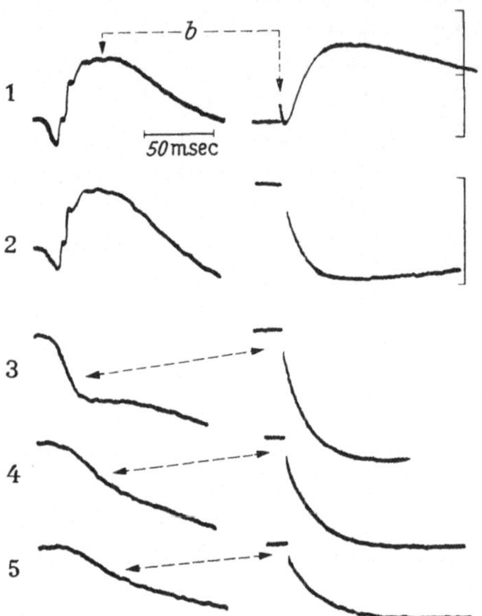

Abb. 11. Die Wirkung der Monojodessigsäure auf den natriumacidunempfindlichen Teil des ERG. In der linken Kurvenschar sind bei (*1*) die a- und b-Welle des normalen ERG mit höherer Kippgeschwindigkeit registriert als die Kurven der rechten Schar, wo unter (*1*) vor allem die c-Welle zu erkennen ist. (Die durch Pfeile gekennzeichneten Kurvenabschnitte sind identisch.) *2* 15 min nach Injektion von 3 cm^3 einer 5% igen Natriumjodatlösung und 3 min vor der Injektion von 20 mg/kg Monojodessigsäure. *3* 5 min, *4* 9 min und *5* 15 min nach der Monojodessigsäureinjektion. Man sieht, wie die b-Welle des ERG verschwindet und ein großes, aus 2 Anteilen bestehendes negatives Potential übrigbleibt. Der erste Anteil bildet die a-Welle und entspricht P_{III} [NOELL (*1627*)]

Die Wirkung dieser Pharmaka auf das Frosch-ERG haben MÜLLER-LIMMROTH und BLÜMER (*1586*) untersucht. Das Eintropfen einer *Natriumacid*-Ringerlösung in den Bulbus vertieft sofort die a-Welle bei gleichzeitiger Zunahme der Amplitude und Steilheit der d-Welle. Dagegen bleibt die b-Welle unverändert, a- und d-Welle werden dann zunehmend tiefer und auch verschwindet jetzt die b-Welle, so daß nur noch P_{III} übrigbleibt (Abb. 12). Wird Natriumacid 1 Std. vor der Dekapitation injiziert, so ergibt sich je nach dem Intoxikationsgrad ein bestimmtes Stadium der in Abb. 12 dargestellten Abläufe, von dem aus sich die beschriebenen Veränderungen weiter entwickelten. Histologisch kommt es zu Kernveränderungen in den großen Ganglienzellen der Retina. Eine *MJE-Vergiftung* führt stets zum Verlust von a-, b- und d-Welle. Es bleibt nur eine flache negative Monophasie übrig. Unter Vitamin B_1 tritt wieder eine Art c-Welle auf [SONOWA (*1943a*)]. Bei einer früheren MJE-Injektion vor der Dekapitation bleibt dagegen das ERG normal, die Retina stirbt nur rascher ab. MJE scheint in erster Linie auf P_I und P_{II} einzuwirken. Nach MJE-Vergiftung fehlen die Zapfen. Injektionen von *Natriumjodat* führen zu keinen ERG-Abweichungen, höchstens verschwindet die d-Welle rascher. Auch zeigten sich nicht die von NOELL (*1627*) am Warmblüterauge beschriebenen histologischen Veränderungen.

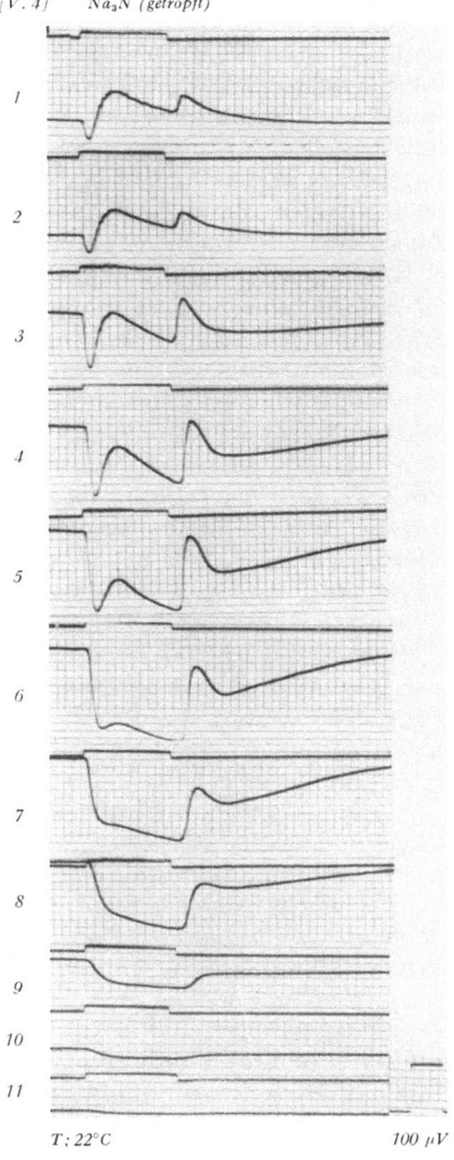

Abb. 12. Die Wirkung eines Tropfens einer 0,1%igen Natriumacidlösung auf das ERG des eröffneten isolierten Froschbulbus. Die Kurven 1—11 wurden im Abstand von 15 sec registriert. Unter der Natriumacidwirkung verschwinden die positiven ERG-Anteile, so daß die flüchtige Phase P_{III} übrigbleibt [MÜLLER-LIMMROTH u. BLÜMER (*1586*)]

Diese Unterschiede zu Warmblüterversuchen liegen an den unterschiedlichen Versuchsbedingungen und auch an der bei Poikilothermen gänzlich anderen Verteilung der anaeroben und aeroben Stoffwechselprozesse. Natriumacid scheint außer auf das Pigmentepithel auch auf andere, das ERG-erzeugende Strukturen einzuwirken. Die ATP-ase-Hemmung durch Natriumacid [MEYERHOF u. WILSON (*1456*)] (Transphosphorylierung) läßt auch nichts anderes erwarten. Die ATP-ase kommt im Pigmentepithel vor und wird dort durch Magnesium aktiviert, um für das Ruhepotential die Permeabilitätsbarriere energetisch zu versorgen. Aber auch die Phosphorsäure für die anaerobe Glykolyse u. a. in Receptoren und Ganglienzellen, stammt aus dem ATP-pool. Infolgedessen wirkt sich das Natriumacid vor allem unter anaeroben Bedingungen aus. Daß eine Injektion lange Zeit vor dem Experiment zum gleichen Ergebnis führt, beweist die Notwendigkeit der ATP-ase auch unter aeroben Verhältnissen zur Phosphorylierung der Kohlenhydrate, die durch die Co-Dehydrase I dehydriert werden. Wird folglich die ATP-ase blockiert, so fehlt die Hydrierung der Co-Dehydrase I und damit die Wasserstoffübertragung im Warburg-Keilin-System. Co-Dehydrase I gibt es in den großen Ganglienzellen, den Körnerschichten und den Receptoren der Retina. Die Ganglienzellen sind am ERG unbeteiligt, eher schon die Schicht der äußeren Körner und der Stäbchen, die beide durch Natriumacid gehemmt werden. Man gelangt somit zu der Annahme, daß in diesen Bereichen P_{II} entsteht und durch die beschriebenen Stoffwechselprozesse unterhalten wird. Darum sind Natriumionen zur Ausbildung der b-Welle erforderlich [FURUKAWA u. HANAWA (*759*)]; denn der Natriumhaushalt wird durch Transphosphorylierungen unterhalten, die bei der Natriumacidvergiftung ausfallen. P_{III} scheint durch Natriumacid, zeitlich vor der Hemmung von P_{II}, tiefer zu werden. Außerdem wird eine P_{III}-Vertiefung vorgetäuscht, wenn der positive Anteil von P_I fehlt [NOELL (*1627*)]. Daß unter MJE-Einwirkung die Zapfen frühzeitig zugrunde gehen, scheint mit ihrer starken Abhängigkeit von glykolytischen Prozessen zusammenzuhängen. Ihr Myoid ist glykogenreich und mit den Stäbchen sind sie weitgehend auf den anaeroben Glykogenabbau angewiesen. Somit stammt der wesentlichste Anteil des ERG aus den basalen Receptorenbezirken und eine Natriumjodatvergiftung, die sich vorwiegend am Pigmentepithel und den Receptorenaußengliedern auswirkt [NOELL (*1627*)], führt daher zu geringen ERG-Veränderungen, abgesehen von der Selektivität auf P_I [NOELL (*1627*)]. Daß die Retinapotentiale metabolisch kontrolliert und induziert werden, beweist die *Trichloräthylen*-Wirkung auf das ERG [NOELL u. PETERSEN (*1634*)]. Diese Substanz wandelt bei Latenzvergrößerung der b-Welle und -verkürzung der a-Welle ein photopisches ERG in ein skotopisches um unter Vergrößerung der der b-Welle überlagerten kleinen Wellen und dem Auftreten einer neuen corneapositiven Welle zwischen a- und b-Welle.

Dithizon (Diphenylthiocarbazon) führt zu einem Diabetes mit einem Katarakt (wie beim Alloxan) und diffusem Netzhautödem, das unter Umständen in eine Pigmentdegeneration der Retina übergeht [GRIGNOLO, BUTTURINI u. BARONCHELLI (*908*, *378*)]. Im ERG haben WIRTH, QUARANTA und CHISTONI (*2238*) dabei eine Abnahme oder Auslöschung der c-Welle beobachtet. Danach kommt es zu einer deutlichen Ausbildung des b^--Potentials mit einer vorgelagerten kleineren, raschen Negativität, die mit der raschen Negativität unter *Alloxan* identisch zu sein scheint [DAVIS u. ARNETT (*521*)]. Da Monojodessigsäure auf die schnelle und Natriumjodat auf die langsame Komponente von P_{III} einwirkt [NOELL (*1627*)], löscht eine Kombination beider Stoffe den Dithizon-Effekt aus [WIRTH, QUARANTA u. CHISTONI (*2238*)]. Beide Negativitäten reagieren auf Natriumacid nur wenig. Eine Verkürzung der Reizzeit verringert die träge Negativität erheblich und ein kleines positives Potential tritt neu auf. BABEL und ZIV (*103*) fanden nach Dithizon nur eine b-Wellenverminderung, die durch die akute Hypoglykämie und eine Fermentblockade zustande gekommen sein soll. Die Veränderungen sind reversibel, sofern keine Chorioretinitis auftritt.

Pharmakologische Untersuchungen an Avertebraten-ERG haben THERMAN (*2029*) und WULFF (*2262*) durchgeführt. THERMAN (*2029*) erhielt vom Loligoauge ein positives Aktionspotential vom basalen Receptorteil zum optischen Ganglion und ein negatives vom freien Receptorende zum optischen Ganglion (s. S. 40). Glucose vergrößert das negative Potential stärker als das positive, während Sauerstoff nur auf das positive wirkt. Adrenalin und Atropin dämpfen hingegen beide Potentiale. THERMAN (*2029*) zeigte, daß beide Potentiale nur durch veränderten Abgriff zustande kommen und in Wirklichkeit nur ein einziges negatives Receptorenaktionspotential existiert. Es handelt sich um ein P_{III} entsprechendes Potential; denn es wird — ebenso wie P_{III} — durch Procain und Kalium wenig beeinflußt, durch Veratrin aber verstärkt [WULFF (*2262*)].

Die pharmakologischen ERG-Untersuchungen stützen die Komponentenanalyse von GRANIT (*842*). Sie haben aber auch wahrscheinlich gemacht, daß P_{II} und P_{III} aus je zwei Komponenten bestehen, die innerhalb der Retina in räumlich und funktionell verschiedenen Strukturen entstehen. Die sog. „selektiv" wirkenden Pharmaka geben aber nur Anhaltspunkte über den Entstehungsort der ERG-Komponenten. Auch sagt eine histologische Kontrolle nicht aus, daß nur der morphologisch veränderte Teil funktionsuntüchtig geworden ist.

ζ) Wirkungen des elektrischen Stromes

Der Form nach sind die ERG-Phasen *lokale* Potentiale, da man sonst für eine Erregungsleitung lange Leitungswege oder geringe Leitungsgeschwindigkeiten annehmen müßte [SCHAEFER (*1833*)]. Darum ist eine *Vektorelektroretinographie* [VÁVRA, VANÝSEK u. AMBROZ, zit. nach VANÝSEK (*2086*)] wenig erfolgversprechend, da nur bei Erregungsleitungen über längere Strecken meßbare Spannungsvektoren auftreten, wenn auch die Leitungsgeschwindigkeit der für das ERG belanglosen Nervenschicht mit 1,7—3,6 m/sec 12—20 mal langsamer ist als in den retrobulbären Sehnervenfasern [DODT (*565*)]. Immerhin haben KRAKAU, ENOKSON und HEDBYS (*1268b*) bei Bulbuspunktion (halbseitige Ischämie) Vektordrehungen gefunden. Eine Leitung von Teilkomponenten ist ausgeschlossen, vielmehr handelt es sich um stationäre Potentiale in bestimmten Retinaschichten. Infolgedessen müssen im Ruhezustand parallel zur Retinaoberfläche polarisierte Grenzflächen vorhanden sein (Ruhepotential), die echte Membranen oder eine dichte Zellpopulation bilden können. Eine *Gleichstromdurchflutung* des Auges müßte dann aber die Ruhepolarität der Schichten und auch das ERG beeinflussen. So werden b- und d-Welle, also P_{II} und P_{III} größer, wenn die Kathode einer angelegten mäßigen Gleichspannung der inneren Retinaoberfläche entspricht [GRANIT u. HELME (*884*)]. Bei umgekehrter Durchströmung oder höheren Stromstärken werden dagegen beide Phasen gedämpft. MÜLLER-LIMMROTH und LEMAITRE (*1595*) erhielten mit schwächeren Strömen den entgegengesetzten Befund. Diese Abhängigkeit von der Stromstärke haben BENOIT und CORNU (*185*) und BENOIT, CORNU und GONELLA (*185, 458, 459*) bestätigt, die bei weniger als 0,1 mA mit der Polarisationskathode an der inneren Retinaoberfläche eine a- und b-Wellenverminderung feststellten. Bei höheren Stromstärken wurde trotz gleicher Polarisationsrichtung der gegenteilige Befund erhoben. Die d-Welle verhielt sich entsprechend (Abb. 13) [CORNU, GONELLA u. BENOIT (*458*)]. Das erinnert an die *depressive Kathodenwirkung* [WERIGO (*2210*); EBBECKE (*609*)], die sich bei höheren Stromstärken als Erregbarkeitssenkung bis

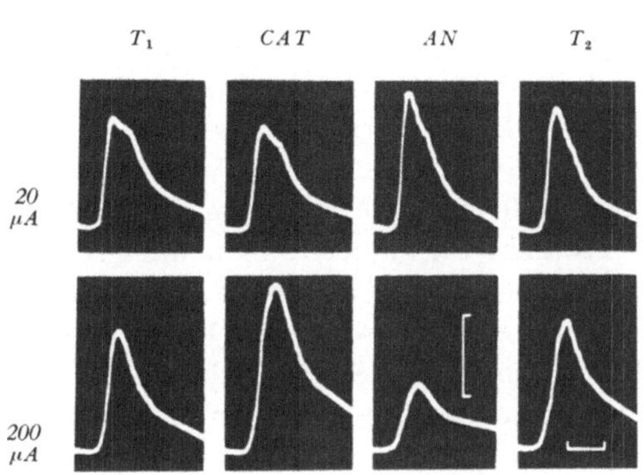

Abb. 13. Veränderungen der d-Wellenamplitude als eine Funktion der Stärke eines polarisierenden Stromes. T_1 und T_2 sind Kontrollaufnahmen vor und nach der Polarisation. Wenn die Polarisationskathode der Innenfläche der Retina anliegt (*CAT*), so wird bei einer Stromstärke von 20 μA die d-Welle kleiner, bei 200 μA größer. Bei einer umgekehrten Polarisation (*AN*) tritt der umgekehrte Effekt ein [CORNU, GONELLA u. BENOIT (*458*)]

zum „Kathodenblock" bemerkbar macht, während bei niedrigen Polarisationsströmen ein Katelektrotonus vorliegt. Nach SCHMITZ und SCHAEFER (*1856*) ist das Aktionspotential im Anelektrotonus vergrößert und verlängert, im Katelektrotonus verkleinert und verkürzt.

Die auf S. 48 beschriebene Aufsplitterung der b- und d-Welle unter Strychnin ist auch durch Polarisation beeinflußbar; denn die b''- und d''-Wellen verschwinden wesentlich langsamer als die b'- und d'-Wellen. Beide Wellengruppen, und zwar die ersteren stärker, sind jedoch mit einem Gleichstrom von 300 μA reproduzierbar, wenn die Kathode der inneren Retinaoberfläche anliegt. *P_{II} und P_{III} bestehen aus je 2 Unterkomponenten, von denen jeweils eine in den Receptoren und die andere in Höhe der Bipolaren entstehen soll* [BENOIT, CORNU u. GONELLA (*185, 458, 459*)].

Überträgt man das auf die Polarisation der Retina, so muß *eine Durchströmung vom Fundus (+) zur Cornea (—) einem Katelektrotonus und die umgekehrte Stromrichtung einem Anelektrotonus* entsprechen. Folglich sind die Receptoren entweder umgekehrt polarisiert als andere erregbare Zellen (innen positiv, außen negativ) oder die für P_{II} und in geringerem Maße auch für P_{III} verantwortlichen Strukturen liegen nicht im Receptorenbereich der Retina, sondern in der Tiefe (Bipolaren?), weil die Polarität der der inneren Retinaoberfläche anliegenden Elektrode für die Erregbarkeitsänderung maßgebend ist. Nach Mikroableitungen aus dem Zapfenmyoid [SVAETICHIN (*1997*)] verhält sich jedoch das Zellinnere negativ zur Oberfläche (40—60 mV). Hinzukommt, daß, wie aus der Richtung des Ruhepotentials hervorgeht, die inneren Schichten *relativ* elektropositiver als die äußeren sein müssen (s. S. 22). Demzufolge sind die Membranpotentiale in den basalen Receptorenbezirken höher. Die nervösen Elemente der Retina werden ein Membranpotential von 90 mV haben, die Photoreceptoren ein wesentlich niedrigeres. Man kann das Potential der Außenglieder in der Höhe des Membranpotentials von Speicheldrüsenzellen ansetzen [LUNDBERG (*1393*); 15—35 mV]. Es ergibt sich somit ein *transretinaler Spannungsgradient* von den Bipolaren bis zu den Basalteilen der Receptoren von 90 → 60—40 → 35 → 15 mV. Eine stärker polarisierte Struktur reagiert nun empfindlicher auf physikalische Polarisationen als eine schwach polarisierte, wo wahrscheinlich keine Erregungsvorgänge mit Ionenverschiebungen, sondern photochemische Umsetzungen stattfinden, die mit *aktivem Ionen- und Stofftransport* vom Pigmentepithel in die Receptorenaußenglieder einhergehen. „Aktiv" bedeutet hier soviel wie „unter Energieaufwand". Die Ionen unterhalten dabei die Aktivität der notwendigen Fermente. Derartige Abläufe folgen naturgemäß anderen Reizgesetzen. Unter diesem Gesichtswinkel darf man die Außenglieder der *Receptoren* als *relativ negativ* zu den Nervenelementen bezeichnen. Möglicherweise beeinflußt die Polarisation eine in tieferen Retinaschichten liegende und nach normalen Erregungsgesetzen funktionierende Phase P_{II} stark und eine auf andere Weise arbeitende Phase P_{III} der Receptorenaußenglieder schwächer. Die verschiedenen Funktionsprinzipien könnten erklären, warum zwei umgekehrt gepolte Komponenten durch Gleichstrom gleichsinnig beeinflußt werden. Schließlich zeigt sich, daß das Ruhepotential in einer Beziehung zum ERG steht, die sich vermutlich direkt nur über P_I auswirkt. Sie wird in der Dunkelheit größer, während dann das Ruhepotential sinkt [WULFF (*2261*); DEMIRCOGLJAN (*531*); MÜLLER-LIMMROTH (*1578*)]. Da aber P_I und P_{II} beeinflußt werden (s. S. 50), kann das Ruhepotential eine Steuerung des retinalen Erregungsniveaus vornehmen. Das mit dem Pigmentepithel in Verbindung stehende Ruhepotential wird dabei metabolisch die Tätigkeit der Receptorenaußenglieder steuern. Hier vermag die Topochemie weitere Aufklärung zu bringen. EICHNER (*628*) hat gesehen, daß ein Strom definiert strukturierter Substrate aus dem Pigmentepithel in die Zapfenaußenglieder hineinfließt. Die Beziehung des Pigmentepithels zu den Stäbchenaußengliedern wurde bereits erwähnt (s. S. 28f).

Eine *Kondensatorenladung* oder ein *Induktionsreiz* führt zu einer ERG-ähnlichen Potentialabweichung. Dieser „Flammstrom“ [WALLER (*2152*)] tritt unabhängig von der Stromrichtung auf. Am Anfang der Reizserien wurde er größer und zeigte bei langer faradischer Reizung eine Amplitudenverminderung. WALLER (*2152*) konnte dieses Phänomen auch durch Massage oder Druck auf den Bulbus auslösen. Belichtungen während faradischer Reizung ergaben höhere ERG. Beim Wechsel von Belichtung und faradischer Reizung erwies sich der Flammstrom als ermüdbarer als das ERG. Die c-Welle (P_I) kann durch faradische Reizung ausgelöscht werden [RENQUIST (*1765*)]. Der Flammstrom entsteht in den Strukturen, die das Ruhepotential produzieren.

e) Die örtliche Verteilung des ERG und der Einfluß der Ableitungsart auf die Form des ERG

Jedes polarisierte Gewebe bildet im Nachbargewebe ein elektrisches Feld aus. Auf jeder Feldlinie findet, ausgehend von der Potentialquelle, ein Potentialabfall statt. Punkte gleichen Potentials bilden eine nur in homogenem Gewebe kugelförmige Äquipotentialschale. Ein daraus abgeleitetes Aktionspotential richtet sich in der Höhe nicht nur nach der tatsächlich entstandenen Potentialdifferenz, sondern auch nach der Spannungsdifferenz zwischen beiden Äquipotentialschalen, auf denen die Ableitungselektroden liegen. So fehlt eine Potentialdifferenz, wenn beide Ableitungselektroden auf gleichen Äquipotentialschalen liegen. Ist die Aktionspotentialentstehung aufgeklärt, so kann man aus den abgriffsbedingten Veränderungen Schlüsse auf Beschaffenheit und Lage der bioelektrischen Spannungsquelle ziehen. Eine solche Kenntnis fehlt jedoch bei der Retina, von der wir nur wissen, daß durch rückläufige Erregung von Ganglienzellen keine ERG-Veränderung auftritt [GRANIT u. HELME (*884*)]. Alle anderen Strukturen müssen aber als Spannungslieferanten in Betracht gezogen werden. Schließlich liegen die erregbaren Zellen der Retina teils radiär, teils oberflächenparallel, so daß die bei Erregung auftretenden Potentialdifferenzen in Größe, Verlauf und Richtung verschieden sein können. Trotzdem ergibt die Resultierende aller Potentiale immer wieder das ERG. Deshalb ist die Kenntnis des Abgriffs von Interesse. Dabei stellt sich die Frage, ob die abgriffsbedingten Veränderungen lediglich die *Größe des ERG* betreffen, oder ob *abgriffsbedingte Formveränderungen* nachzuweisen sind. Die Felder der verschiedenen Potentialquellen (radiäre Ausrichtung der Receptoren und Bipolaren, oberflächenparallel ausgerichtete Horizontalzellen und Amacrinen) können bei uneinheitlicher räumlicher Ausrichtung unter wechselvollen Abgriffen durchaus in verschiedenem Ausmaß zur Geltung gelangen.

Nach orientierenden Versuchen über die Potentialverteilung von DE HAAS (*922*) und WESTERLUND (*2212*) besteht das höchste ERG zwischen Fundus und Cornea und fällt zur Netzhautperipherie ab. Leider fehlen Angaben über die Größe der belichteten Netzhautstelle und der Ableitungsentfernung von dieser Stelle [KOHLRAUSCH (*1251*)]. Brauchbarer sind deshalb die Angaben (Cephalopodenauge) von FRÖHLICH (*745*). Danach ist an der belichteten Stelle das ERG am höchsten, jedoch schon in geringem Abstand davon erheblich abgefallen. Dieser Abfall kann durch Belichtung eines größeren Feldes etwas verkleinert werden. Da die Cephalopodenretina keine Querverbindungen besitzt, ist hier eine elektrophysiologische Reaktion über die belichtete Stelle hinaus nicht zu erwarten.

Nach GRANIT und THERMAN (*896*) gesellen sich zum ERG je eine stark negative Spitze zu Beginn und am Ende der Belichtung, wenn die Elektroden näher an den Sehnerven geführt werden (Abb. 14). Eine Kaliumlösung erzeugt zwischen den Ableitungen I und II eine ERG-Umkehr als Ausdruck dafür, daß P_{III} in der Retina entsteht und nicht durch das depolarisierende Kalium ausgelöscht wird. Die Ableitungen III und IV zeigen außerdem, daß ein elektrotonisches Potential des Sehnerven sich dem ERG unter Umständen beimischt.

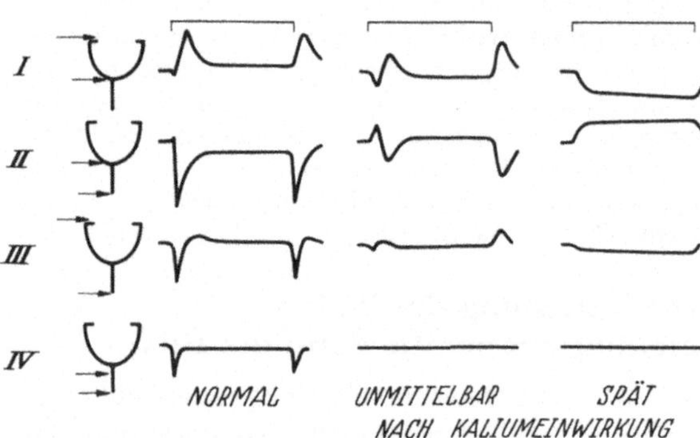

Abb. 14. Die Abhängigkeit des ERG vom Abgriff. Je weiter sich die Elektroden am normalen Präparat (1. Kurvenschar) zum Sehnerven hin bewegen (Ableitung *II* und *IV*), desto stärker treten negative Zacken am Anfang und Ende der Belichtung in Erscheinung. Unter Kaliumeinwirkung (2. Kurvenschar) kommt es zwischen Ableitung *I* und *II* zu einer Potentialumkehr, hervorgerufen durch die Umkehr der in der Retina entstehenden Phase P_{III} (3. Kurvenschar), da sie in der 3. Kurvenschar bei Ableitung *III* nur sehr klein ist [GRANIT u. THERMAN (*896*)]

Am isolierten Froschbulbus hat das vom Zentrum der Retinainnenfläche abgeleitete ERG gegen den hinteren Augenpol die größte Amplitude [MÜLLER-LIMMROTH u. FIEDLER (*1588*)]. Alle Punkte der Innen- und Außenseite der Bulbusschale in gleichem Abstand vom Retinazentrum liefern ERG gleicher Amplitude. Vom Zentrum zur Peripherie nimmt die Amplitude im Gegensatz zum Cephalopodenauge nur wenig ab. Sie fällt erst an der Ora serrata steil ab und wird an der Opticusaustrittsstelle Null. Das gilt für alle Retinasektoren und Wellen des ERG. Liegt die Bezugselektrode auf dem Bulbusrand und die Abgriffselektrode auf der entsprechenden gegenüberliegenden Stelle und rückt von dort von außen nach innen, so wird das bei Bulbusaußenseite gegen den Rand abgeleitete ERG zunehmend kleiner, bis bei Ableitung „Rand — Rand" nur noch eine geringfügige Potentialschwankung übrigbleibt. Geht die Abgriffselektrode auf die Bulbusinnenseite über, so wird das ERG umgekehrt (Abb. 15). Jeder Retinapunkt antwortet also mit einem ERG, dessen Amplitude um so größer ist, je näher die Ableitungsstelle am Zentrum der Retinainnenseite liegt. Aber auch das Potential des Bezugspunktes am hinteren Augenpol unterliegt ähnlichen Schwankungen.

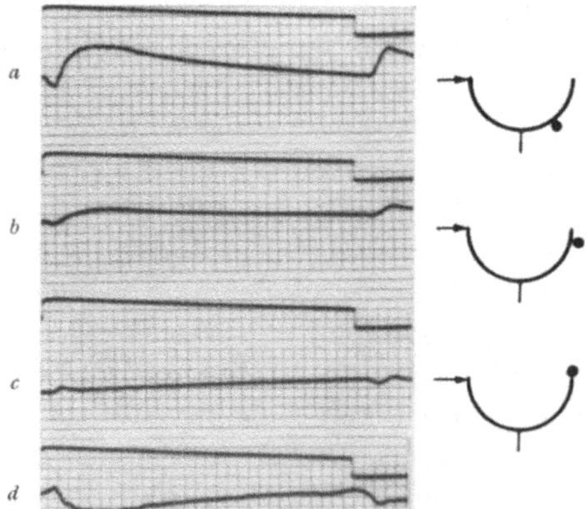

a
b
c
d

Abb. 15. Bei konstanter Lage der Bezugselektrode wurde die Abgriffselektrode in der schematisch dargestellten Weise schrittweise von der Sklera zur Retina versetzt. Liegt auch die Abgriffselektrode dem Präparat am Rande an (*c*), so läßt sich kein ERG registrieren [MÜLLER-LIMMROTH u. FIEDLER (*1588*)]

Folglich ist das ERG in doppelter Hinsicht das Ergebnis einer Differenzkonstruktion: 1. Interferieren unter jeder Ableitungselektrode die Komponenten der dort lokalisierten Strukturen zu einem polyphasischen Potential. 2. Treten diese unter jeder Elektrode ablaufenden Polyphasien miteinander in Interferenz und das Übrigbleibende ist das ERG. Da die lokalen Aktionspotentiale je nach dem Abstand vom Zentrum der Retina verschieden groß sind, bestimmt der übrigbleibende Anteil des größeren Potentials die Richtung des ERG. Da aber das ERG Ausdruck der Erregung in den verschiedenen Etappen der intraretinalen Leitungswege ist, kann man das Fehlen eines zeitlichen Verzuges im ERG damit erklären, daß die Ableitungsachse senkrecht zur Richtung der Potentialausbreitung verläuft und Leitungen nicht stattfinden. Die Retina ist ein Volumleiter mit einer elektrischen Doppelschicht [KRAKAU (*1268a*)]. Die Ganglienzellen werden durch die vom ERG erzeugten, elektrotonischen Felder erregt [GRANIT u. THERMAN (*896*); BERNHARD (*198*)].

Untersuchungen über den *Effekt fleckförmiger Belichtungen* einzelner Netzhautareale [FRÖHLICH (*745*)] sind schwierig, da sich Streulicht niemals ganz ausschließen läßt. Ein 0,5 mm großer Lichtfleck erzeugt ein Streulichtareal von 2—3fach größerem Durchmesser [MÜLLER-LIMMROTH u. FIEDLER (*1588*)]. Dabei ergeben sich keine Veränderungen in der Potentialverteilung im Bulbus. PILZ und SICKEL (*1689*), PILZ, SICKEL u. BIRKE (*1690*) sowie MARG und HEATH (*1432*) glauben dagegen an eine lokale Ausbildung des ERG und bejahen damit die Möglichkeit einer elektroretinographischen Perimetrie.

Formunterschiede im ERG in Abhängigkeit vom Retinaareal sollen nicht bestehen [PILZ, SICKEL u. BIRKE (*1690*)]. Das *temporale Retinaareal* bildet jedoch eine Ausnahme, da man von diesem Bezirk bei zentraler Belichtung ein umgepoltes ERG erhalten kann. Auch das ERG des Menschen zeigt in der temporalen Retina bei zentraler Belichtung eine Abnahme der Gipfelzeit bei konstanter Amplitude der b-Welle [MONNIER u. BOEHM (*1504*)]. Im Vektorretinogramm [VANÝSEK (*2086*)] ist die nasale Schwingungsamplitude größer als die temporale.

Auch für die *Ableitung des menschlichen ERG* und die Konstanz der Amplitude ist der Abgriff wichtig [SUNDMARK (*1989*)]. So hängt die b-Wellenamplitude von der Größe der Haftschalenelektrode ab. Die Verwendung von Haftschalen verschiedener Größe führt daher zu Streuungen. Außerdem bestimmt die Entfernung der Elektrode von der Cornea sowie die Flüssigkeitsschicht zwischen Haftschale und Auge die ERG-Höhe [SUNDMARK (*1990*)]. Bei konstantem Abgriff ist die Amplitude des menschlichen ERG um so kleiner, je weiter sich die belichtete Stelle zur Netzhautperipherie bewegt [COOPER, CREED u. GRANIT (*448*); MONNIER u. AMSLER (*1499*)]. Bei gegebener Belichtung gelten aber die gleichen Beziehungen zum Abgriff wie für diffuse Belichtungen. Aus diesen Abhängigkeiten entwickelten MONNIER und BOEHM (*1504*) die *perimetrische Elektroretinographie*. Bei einem Lichtfleck auf der Retina von 14° war im Retinazentrum die b-Wellenamplitude um 5—86% größer, die Gipfelzeit um 1—16%, gelegentlich auch die Latenz um 1—15% kürzer im Vergleich zur Retinaperipherie (Abb. 16). Bei der Interpretation dieser Befunde muß aber die inkonstante Verteilung der retinalen Spannungsgeneratoren und die Beteiligung der unbelichteten Nachbarschaft berücksichtigt werden [FRÖHLICH (*745*); COOPER, CREED u. GRANIT (*448*); MÜLLER-LIMMROTH u. FIEDLER (*1588*)], wofür 3 Ursachen in Frage kommen: 1. die physikalische Feldausbreitung (*1588*), 2. eine durch neurale Querverbindungen veranlaßte

Vergrößerung der bioelektrisch wirksamen Stelle und 3. die Mitbelichtung der Nachbarschaft durch *Streulicht* [MONNIER u. BOEHM (*1504*); DEMORT u. BOYNTON (*532a*)]. Entgegen der Auffassung, daß das ERG praktisch ein Streulichtphänomen sei [FRY u. BARTLEY (*147, 750*)], gerät trotz starker Streulichtverminderung die Nachbarschaft der belichteten Stelle in Aktion [GRANIT, RUBINSTEIN u. THERMAN (*890*)]. Streulicht ist daran nur beteiligt. FRY und BARTLEY (*147, 750*) kamen zu ihrer Behauptung, weil 2 sich genau ablösende Lichtreize auf 2 verschiedene Stellen bei unverändertem Streulicht ein gleichbleibendes ERG auslösen. Das Streulicht mache die Retina für einen 2. Reiz refraktär. Aber auch nach dessen Ausschaltung führt bei alternierender Belichtung von 2 Netzhautstellen zu dem gleichen Befund. CRAMPTON (*466*) fand dabei keine Hemmung der Netzhautareale, sondern unter Umständen sogar eine Summation. MARG und HEATH (*1432*) sahen dagegen Hemmungs- und Interaktionseffekte der lokalen ERG auf 0,5—1 mm davon entfernte Areale. Der Streulichteinfluß ist also nicht sonderlich groß (maximal 10—15%) [GRANIT, RUBINSTEIN u. THERMAN (*890*)]. Die

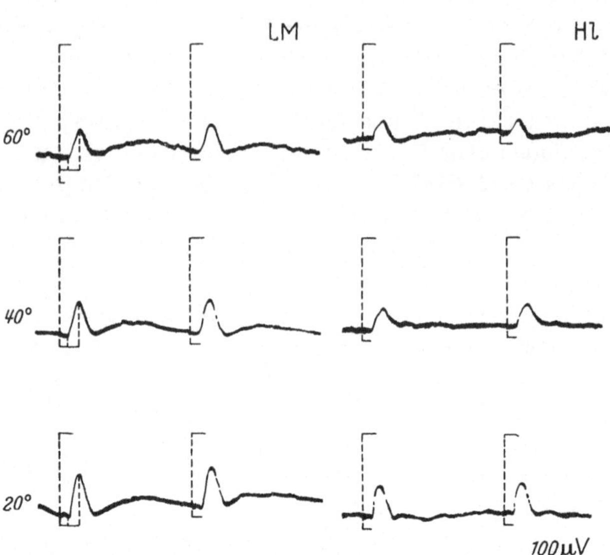

Abb. 16. Der Einfluß des belichteten Retinaareals auf die Größe und Form des menschlichen ERG, dargestellt für die nasale Netzhaut. Die Amplitude des b+-Potentials wird um so größer, je mehr sich die belichtete Stelle dem Retinazentrum nähert (vgl. ERG bei 60° mit denen bei 20°). Latenz und Gipfelzeit der b-Welle verkürzen sich gleichzeitig [MONNIER u. BOEHM (*1504*)]

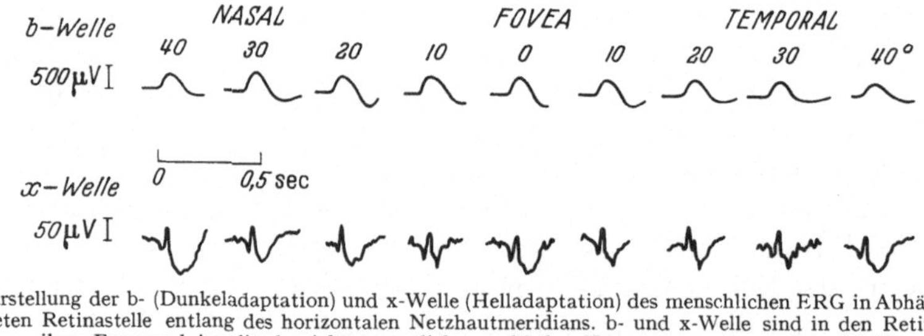

Abb. 17. Darstellung der b- (Dunkeladaptation) und x-Welle (Helladaptation) des menschlichen ERG in Abhängigkeit von der belichteten Retinastelle entlang des horizontalen Netzhautmeridians. b- und x-Welle sind in den Retinaarealen in ihrer Form und Amplitude nicht wesentlich verschieden [CRAMPTON u. ARMINGTON (*468*)]

Befunde von BOYNTON und RIGGS (*301, 303*) stützen demgegenüber die Streulichthypothese, zumal die Belichtung des blinden Flecks ein ERG ergibt [ASHER (*80*); ARMINGTON u. THIEDE (*68*), nicht bestätigt von PILZ, SICKEL u. BIRKE (*1690*)]. Das ERG ist eine „Massenreaktion“ [GRANIT (*877*)], die durch nervöse Interaktion mehrerer Areale zustande kommt. Die Streulichtbeteiligung läßt sich durch Bündelung des schwachen Reizlichtes [Schwellenreize: WIRTH u. ZETTERSTRÖM (*2239*)] und durch Vermeidung pupillenerweiternder Mittel klein halten [MONNIER u. BOEHM (*1504*)]. Auch muß die Abnahme der Lichtmenge zur Peripherie wegen des Lambertschen Cosinusgesetzes beachtet werden [MONNIER u. BOEHM (*1504*)]. Trotz Kompensation dieser Lichtabnahme wird in der Retinaperipherie das ERG verkleinert. CRAMPTON und ARMINGTON (*468*) fanden aber für die b- (Dunkeladaptation) und x-Welle (Helladaptation) in weiten Bereichen eine ziemliche Konstanz (Abb. 17). Bei Helladaptation [ARMINGTON u. THIEDE (*68*)] waren die peripheren Werte sogar höher als bei fovealer Belichtung, weil dann der Streulichteinfluß wirksamer als bei Dunkeladaptation ist.

f) Die Abhängigkeit des ERG von der Größe des belichteten Areals

Wenn das ERG ein Interaktionsphänomen zeitlich verschiedener und räumlich ausgedehnter Prozesse ist, muß es sich bei einer Größenänderung des belichteten Areals ändern. Eine progressive Verkleinerung macht eine Lichtquelle konstanter Helligkeit schließlich unsichtbar (= *Schwellenarealgröße*), was auch von der *Arealform* und dem *Umfeld* abhängt [AUBERT (*84*); HARTRIDGE (*955*)]. Nach ELSBERG und SPOTNITZ (*637*) soll der Ausdruck „Areal der Retinaoberfläche" durch „Volumen des gereizten Nervengewebes" ersetzt werden, weil für die Schwellenarealgröße auch das darunterliegende und benachbarte Nervengewebe wesentlich ist. Beim Avertebraten entspricht die ERG-Amplitude der Größe des gereizten Areals [FRÖHLICH (*747*); GRAHAM (*830*)]. Nach ADRIAN und MATTHEWS (*17*) und GRANIT (*870*) gilt eine solche Beziehung auch für das Vertebraten-ERG. Die b-Wellenamplitude im menschlichen ERG steht zur Arealgröße in parabolischer Relation [MOTOKAWA (*1527*)]. Mit der Verkleinerung der leuchtenden Fläche der Belichtungslampe wird aber auch der Lichtreizstrom kleiner, was zu berücksichtigen ist, wenn man nicht proportional die Lichtstromdichte vergrößert.

g) Die Einflüsse der Lichtintensität auf das ERG

KÜHNE und STEINER (*1294*) beobachteten, daß bei dunkeladaptierten Dämmertieren schon eine „Belichtung" mit einer glimmenden Zigarre im Abstand von 50 cm ein deutliches ERG auslöst. Mit steigender Lichtintensität nimmt im Reizstärkenintervall von 1 : 100 die ERG-Höhe logarithmisch zu [DEWAR u. MCKENDRICK (*546*); WALLER (*2152*); DE HAAS (*922*); HARTLINE (*939*); CHAFFEE, BOVIE u. HAMPSON (*397*); CHAFFEE u. HAMPSON (*398*); GRANIT (*842*); FRÖHLICH (*744*); HARTLINE (*940*)]. Nach DE HAAS (*922*) gilt das nur für mittlere Lichtintensitäten, während bei hohen Intensitäten die log *J*-Kurve in die Abszissenparallele umbiegt. Bei schwachen Lichtreizen hängt die ERG-Amplitude mehr von der Quadratwurzel ab. Nach HARTLINE (*939, 940*) liegt der mittlere Intensitätsbereich wie bei der Sehschärfe [KÖNIG (*1243*); HELMHOLTZ (*996*)] bei 240—24000 lx (Insekten: 200—85000 lx; Mensch: 200—20000 lx). Diese Gesetzmäßigkeiten gelten auch für die einzelnen ERG-Wellen [BROSSA u. KOHLRAUSCH (*345*)]. Mit jeder Senkung der Reizintensität wird das ERG kleiner und einfacher, bis nur noch ein kleines positives Potential übrigbleibt. Die negativen Anteile des ERG (a-Welle und negatives Potential im Hunde-ERG) sind bei höheren Intensitäten stärker ausgeprägt [MONNIER (*1496*); BORNSCHEIN (*272*); MÜLLER-LIMMROTH (*1574*); PARRY,

TANSLEY u. THOMSON (*1670*)]. Die Latenzzeiten werden mit wachsender Reizstärke kürzer (hyperbolisch). Die Gipfelzeit der b-Welle (beim Menschen: 60 bis 140 m/sec) ist bei schwachen Reizen konstant [MÜLLER-LIMMROTH (*1577*)], bei starken verkürzt sie sich in einer Exponentialfunktion unabhängig von der Wellenlänge [BORNSCHEIN, GOODMAN u. GUNKEL (*278*)]. Die Verlängerung von Latenz und Gipfelzeit des ERG und dessen Amplitudenabnahme mit sinkender Reizintensität gilt für das Menschenauge [KARPE (*1185*); MONNIER (*1491*)] und auch für das Avertebratenauge [WULFF, FRY u. LINDE (*2265*)]. Am Seitenauge von Limulus wird jedoch das zwischen Retina- und Nervenaktion liegende Zeitintervall mit sinkender Reizstärke nicht unbedingt länger, sondern kann sich nach anfänglicher Verlängerung sogar verkürzen [WULFF (*2262*)].

Eine Zunahme der Lichtintensität erhöht die Amplitude aller ERG-Wellen und verkürzt ihre Gipfelzeiten und die Gesamtlatenz des ERG. Dabei scheinen die negativen Komponenten erst bei höheren Lichtintensitäten aufzutreten. Die Veränderungen folgen bei schwachen Reizen der Quadratwurzel der Lichtintensität und sind bei höheren Reizintensitäten bis zu einer gewissen Grenze dem Logarithmus der Reizstärke proportional.

Nach dem *Weberschen Gesetz* können 2 Lichtreize nur dann voneinander abgegrenzt werden, wenn ihre Intensitätsverschiedenheit (ΔJ) einen bestimmten Mindestwert erreicht [HELMHOLTZ (*996*)], der von der Reizstärke (J) abhängig ist. Aus diesem Gesetz hat FECHNER (*669*) eine Beziehung zwischen der *Reiz- und Empfindungsgröße* hergestellt. Der Empfindungsunterschied ΔE soll bei allen Schwellenintensitätsunterschieden stets gleich groß sein: $\Delta E = k \cdot (\Delta J/J)$. In der Infinitesimalform ergibt sich daraus durch Integration $E = k \cdot \log J + \text{const}$ (*Weber-Fechnersches Gesetz*), d. h. die Empfindungsstärke nimmt mit dem Logarithmus der Reizstärke zu. Nach AUBERT (*84*), KÖNIG und BRODHUN (*1244*), HELMHOLTZ (*996*) und BLANCHARD (*252*) wird aber ein Intensitätsunterschied von 1% keineswegs immer wahrgenommen. Wäre $\Delta J/J$ für alle Werte von J eine Konstante, so müßte sich statt einer Kurve [HECHT (*972*); AUBERT (*84*); KÖNIG u. BRODHUN (*1244*); BLANCHARD (*252*)] eine Abszissenparallele ergeben. Das Weber-Fechnersche Gesetz gilt daher nur für einen sehr eng begrenzten Intensitätsbereich, was die ERG-Untersuchungen bestätigen [MOTOKAWA (*1526*)]. Die b-Welle steigt mit dem Logarithmus der Reizintensität bis zu einer bestimmten Grenze an, fällt aber nach Überschreitung dieser Grenze wieder ab. Diese Stelle stimmt mit der gut überein, wo die Unterschiedsschwellen nicht mehr dem Logarithmus der Reizstärke folgen [MOTOKAWA (*1526*)]. SCHUBERT (*1875*) gibt den Gültigkeitsbereich des Weber-Fechnerschen Gesetzes für das ERG mit 200—20000 asb an. Oberhalb 20000 asb geht die Kurve in eine Abszissenparallele über [KARPE u. TANSLEY (*1198*)] oder fällt ab [MOTOKAWA (*1526*)]. Unterhalb 200 asb liegt auch fast eine Abszissenparallele vor [GRANIT (*841*)]. Diese S-förmige Kurve ist als eine Summenkurve der einfachen statistischen Verteilung der Schwellenwerte im Sinne der Hillschen Theorie der Erregung und der Akkommodation aufzufassen, die für Stäbchen und Zapfen gilt [SCHUBERT (*1875*)]. Die Einengung des Weber-Fechnerschen Gesetzes kommt also schon im peripheren Sinnesorgan zustande [s. auch BULMER, HOWARTH, CANE, GREGORY u. BARLOW (*357a*)].

MOTOKAWA (*1526*) fand den gleichen Kurvenverlauf bei der *Sehschärfe*, die mit der Reizstärke zunächst steigt und dann durch Blendung abnimmt. Der mit der

Reizstärke wachsende Streulichtanteil veranlaßt Blendungen und Verschlechterung der Sehschärfe [MOTOKAWA (*1526*)]. Streulicht entspricht praktisch einer Reizfeldvergrößerung, d. h. das ERG müßte größer werden. Aber das Gegenteil ist der Fall; denn bei hohen Reizstärken vermindern *Hemmungen* das ERG und auch die Sehschärfe [MOTOKAWA (*1526*)]. Diese Hemmungsfunktion müßte die *negative Phase* P_{III} erfüllen. Sie ist bei schwachen Intensitäten wenig, bei hohen aber deutlich ausgeprägt (erkenntlich an der a-Welle) (Abb. 18). Jedoch sagt das ERG über die Sehschärfe wenig aus [WEGENER (*2203*)], weil es ein Interaktionsphänomen auf begrenztem retinalen Raum darstellt und sich aus zeitlich versetzten Teilprozessen ergibt.

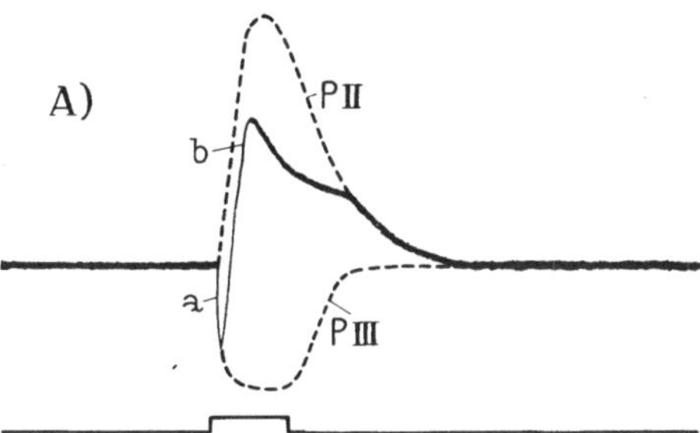

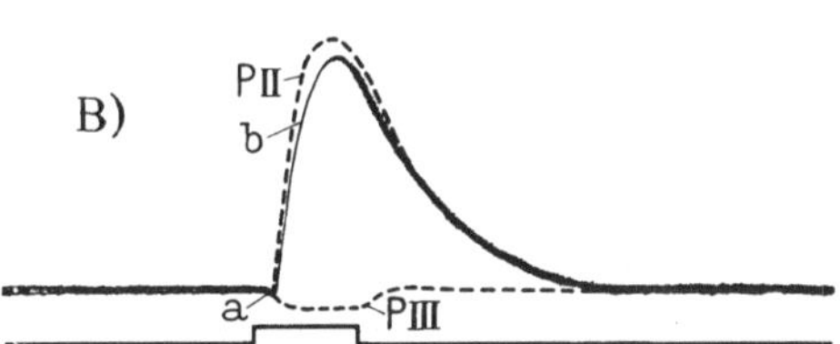

Abb. 18. Der Unterschied im ERG des Menschen bei blendender (*A*) und nicht blendender Beleuchtung (*B*). Die Phasen P_{II} und P_{III} sind mit eingezeichnet (Zeitschreibung: 0,2 sec). Die Phase P_{III} ist erst bei hohen Reizstärken deutlich ausgeprägt vorhanden und bestimmt dadurch die ERG-Form (*A*). Die a-Welle wird vertieft und die b-Welle wird durch P_{III} in typischer Weise konfiguriert. Bei schwacher Reizstärke (*B*) bestimmt P_{II} im wesentlichen die Form des ERG [MOTOKAWA (*1526*)]

Die ERG-Befunde durch verschiedene Reizstärke sind auch durch Änderung des *Anstiegsgradienten des Lichtreizes* erreichbar [BORNSCHEIN u. GUNKEL (*279*)], bei bestimmten Avertebraten durch Schwingungsänderungen des polarisierten Lichts [LÜDTKE (*1390a*)]. Ein verzögerter Reizanstieg eliminiert die a-Welle, verzögert den b-Wellenanstieg und vergrößert die Latenz. Allerdings ändert sich im Gegensatz zur Variation der Reizstärke mit der veränderten Anstiegsgeschwindigkeit des Lichtreizes die b-Wellenamplitude nicht. Die b-Welle der dunkeladaptierten Retina soll von 2 Systemen produziert werden; ein System vermag bei solchen Reizformen die innerhalb der Latenz vorhandene gesamte Energie zu integrieren, während im anderen System eine gegebene Energiemenge um so wirksamer ist, je größer die Variationszeit der Helligkeit innerhalb der Latenz ist. Bei träge ansteigenden Lichtreizen scheinen die trägen Komponenten des ERG die raschen zu hemmen [RONCHI (*1797*)]. Räumliche und vor allem zeitliche Gradienten scheinen eben die Wirksamkeit eines Lichtreizes zu steigern [RONCHI u. BITTINI (*1798*); RONCHI u. STROCCHI (*1800*); GRAZI u. RONCHI (*903*); BITTINI, NICOLETTI u. RONCHI (*245*); MORELAND u. RONCHI (*1516*); FIORENTINI u. RONCHI (*687*)]. Die räumlichen Gradienten müssen durch willkürliche und unwillkürliche Augenbewegungen erst in zeitliche Gradienten umgewandelt werden [RONCHI u. DI FRANCIA (*1799*)]. Der bei hohen Reizstärken im ERG auftretende Knick in der b-Welle als Superpositionseffekt mit der x-Welle scheint bei verzögertem Reizanstieg genau so wie die a-Welle zu verschwinden. x- und a-Welle sind also in ihrer Genese ähnlich. Diese Befunde sind für das Flimmer-ERG wesentlich, weil sich mit der Rotationsgeschwindigkeit der Sektorenscheiben nicht nur die Reizfrequenz, sondern auch die Anstiegsgeschwindigkeit des einzelnen Lichtreizes ändert.

Die Abhängigkeit des ERG von der Lichtintensität wird auch von der *Lichtreflexion und -absorption* der vorgeschalteten Medien bestimmt. Die Lichtabsorption ist wegen des gelblichen Linsengewebes für kurzwelliges Licht größer als für langwelliges [TRENDELENBURG (*2066*); SCHOBER (*1864*)]. Nach CLAMANN (*422*) werden die angrenzenden länger- und kürzerwelligen Strahlen bereits in den vorderen Augenpartien absorbiert. LUDVIGH und McCARTHY (*1390*) geben für das Auge eine Absorption und Reflexion bei blaugrünem Licht von 50% an. Am stärksten absorbiert die Linse mit 10—35%, es folgen die Cornea mit 3,5—13% und das Kammerwasser mit 5%. Eine Reflexion (2,5%) findet vor allem an der Cornea statt [SCHOBER (*1864*); LE GRAND (*837*)]. WEALE (*2191*) fand an der menschlichen Linse entsprechende Werte. Mit Hilfe des ERG konnte MÜLLER-LIMMROTH (*1574*) die stärkere Absorption des kurzwelligen Lichtes bestätigen. Weißes Licht wurde zu 14%, rotes (610 mμ) zu 18%, grünes (505—565 mμ) zu 21% und blaues Licht (485 mμ) zu 37% absorbiert. Daß bei einer Aphakie die Wahrnehmungsgrenze weiter in das ultraviolette Gebiet reicht [TRENDELENBURG (*2066*); GAYDON (*777*); WALD (*2128*); WRIGHT (*2254*)] und sich die spektrale Empfindlichkeit mit dem Alter ändert [TRENDELENBURG (*2066*); HOSOYA (*1075*); BIRCH-HIRSCHFELD (*222*); HALLAUER (*926*)] hat SALOMON (*1826*) mit dem ERG quantitativ geprüft. Die Linse wirkt danach wie ein Grauglas und absorbiert ultraviolettes Licht etwas stärker. Bei Fischen und Tiefseefischen läßt sie Licht oberhalb 310 mμ durch, beim Frosch nur von 400 mμ an mit Unterschieden zwischen Linsenschale und -kern [DENTON (*534*)]. Bei Jugendlichen ist die Retina für UV-Licht bei 313 mμ gleich empfindlich wie für sichtbares Blau [FRIEDRICH u. SCHREIBER (*742*); SCHREIBER (*1871*)]. Im Lebensalter von 13—14 Jahren soll UV photochemisch wirksam sein. Mit dem Alter wird die Linse an wasserlöslichem Eiweiß ärmer und an unlöslichen Substraten, anorganischen Verbindungen, Pigmenten und Lipoiden reicher. Dadurch wird die Fluorescenzfähigkeit der Linse verbessert und so das Formensehen im UV-Licht verschlechtert. Entsprechend steigt die mit dem ERG ermittelte spektrale Empfindlichkeit bei Aphakie im kurzwelligen Bereich an [DODT u. WALTHER (*573*)]. Diese Fluorescenz führt zur Sehermüdung [LE GRAND u. BAUMGARDT (*838*)]. Auch *Röntgenstrahlen* liefern ein ERG [ELENIUS u. SYSIMETSÄ (*636b*)].

h) Beziehungen zwischen Reizfeldgröße und Reizintensität im ERG

Das ERG verhält sich bei einer Reizfeldverkleinerung im Prinzip so, als ob man die Reizintensität herabgesetzt hätte [FRÖHLICH (*747*); GRAHAM (*830*)]. Folglich müßte der Effekt einer Arealverkleinerung durch eine entsprechende Verstärkung der Reizintensität kompensierbar sein. Die Beziehung der x- oder b-Welle des ERG zum Logarithmus der Reizintensität bei Arealgrößenänderungen ist verschieden [CRAMPTON u. ARMINGTON (*468*); ARMINGTON u. THIEDE (*68*)]. Bei Dunkeladaptation wird die S-förmige Intensitätskurve der b-Welle (s. S. 62) mit einer Testfeldverkleinerung kleiner, verliert ihre Form und wird zu den höheren Reizintensitäten hin verschoben [vgl. WIRTH u. ZETTERSTRÖM (*2239*)]. Die kleinere x-Welle und die a-Welle verhalten sich bei Reizstärken- und Arealveränderungen so wie die b-Welle bei schwachen Reizstärken und verschiedenen Arealgrößen [ARMINGTON u. THIEDE (*68*)]. Für eine x- oder b-Welle bestimmter Größe kann man die Intensität und die Arealgröße gegeneinander austauschen, was unter Helladaptation bei der x-Welle nicht vollständig möglich ist; denn dann müßte eine lineare Relation mit einer bei —1 für $\log J$ beginnenden Neigung bestehen (Abb. 19a). Bei der b-Welle (Abb. 19b) ist dagegen die Abhängigkeit zwischen Intensität und Arealgröße linear reziprok. Wegen dieses unterschiedlichen Verhaltens müssen x- und b-Welle in verschiedenen Strukturen entstehen, zumal die b-Welle in allen Retinabezirken mit gleicher Empfindlichkeit, die x-Welle dagegen in der Fovea leichter als peripher hervorzubringen ist (Abb. 20). Darüber hinaus wird das ERG bei Helladaptation durch Streulicht stärker beeinflußt [ARMINGTON u. Mitarb. (*68, 468*)]. Demgegenüber hat nach WIRTH und ZETTER-

STRÖM (*2239*) das Reizareal auch ohne Streulicht einen Einfluß auf das ERG. Das Areal darf zudem für ein normal ausgeprägtes und hohes ERG nicht weniger als 5 mm ⌀ haben. Wird es kleiner als 2 mm (bei maximaler Reizstärke 0,78 mm²), so gibt es auf Belichtung nur ein positives Potential. Eine ERG-Perimetrie sei

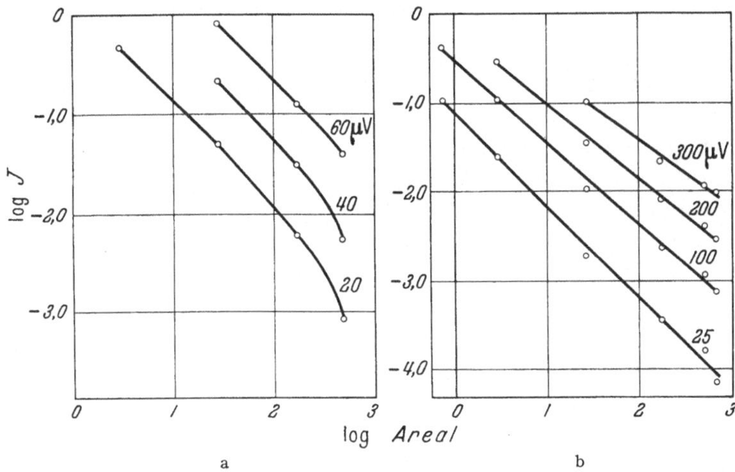

Abb. 19a u. b. Die zur Auslösung einer x-Welle (a: linkes Diagramm) und einer b-Welle (b: rechtes Diagramm) verschiedener Größe im ERG des Menschen erforderliche Reizstärke in Beziehung zum Logarithmus der Arealgröße. Bei der x-Welle existiert keine lineare Abhängigkeit, so daß Arealgröße und Intensität nicht vollständig austauschbar sind (CRAMPTON u. ARMINGTON (*468*))

darum unmöglich, da bei Maximalstärken Streulicht unvermeidbar sei und außerdem die ERG zu klein würden. MONNIER und BOEHM (*1504*) verwandten bei der ERG-Perimetrie jedoch Areale von 2° (< 1 mm²) und erhielten mit 0,1 lm auswertbare ERG. Vermutlich ist die Katzenretina mit der des Menschen nicht vergleichbar; denn gelegentlich fanden WIRTH und ZETTERSTRÖM (*2239*) bei einem Testfeld von 1,5 mm überhaupt kein ERG. Die Steilheit bzw. die Gipfelzeit der b-Welle reagiert übrigens empfindlicher auf Intensitäts- und Arealänderungen als die Höhe. Die b-Wellenhöhe bleibt dagegen entsprechend der S-förmigen Intensitätskurve bei bestimmten Reizstärkenbereichen konstant, während sich die Gipfelzeit und damit die Steilheit der b-Welle schon verändert haben. Bei der klinischen Elektroretinographie sollen daher mehrere Reizstärken verwandt werden [BURIAN (*358*); WIRTH u. ZETTER-

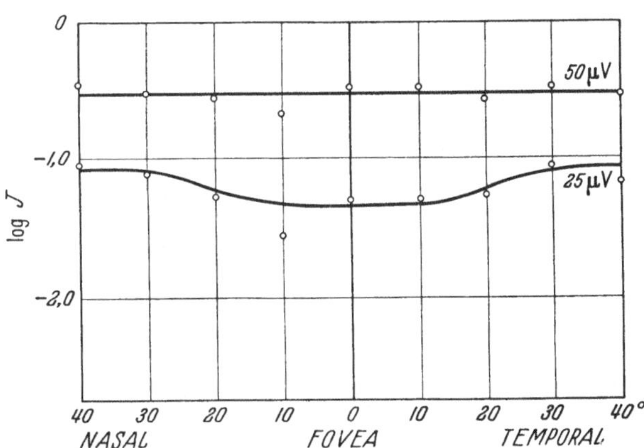

Abb. 20. Die zur Auslösung einer x-Welle des menschlichen ERG konstanter Größe erforderliche Reizintensität in Relation zur belichteten Retinastelle. Wie man sieht, ist zur Auslösung einer x-Welle von 25 μV Höhe im Bereich der Fovea eine geringere Reizstärke erforderlich als in der Retinaperipherie. Die Empfindlichkeit der Retina für die x-Welle ist hier folglich größer [CRAMPTON u. ARMINGTON (*468*)]

STRÖM (*2239*); SCHMÖGER (*1859*)]. Bei Dunkeladaptation verhalten sich Blauviolett und Grün in ihrer Intensität-Testfeldrelation wie weißes Licht, während rotes Licht nur wie ein schwaches weißes Licht wirkt [MOTOKAWA (*1526*)]. Das sind aber nur Reizwertveränderungen der Farben in Abhängigkeit vom Adaptationszustand. Folglich gibt es ein Tages- oder *photopisches ERG* und ein Dämmer- oder *skotopisches ERG*. Im ersteren befindet sich eine x-Welle und eine deutliche a-Welle, während im letzteren die b-Welle vorherrscht.

Wird die Belichtung zur ERG-Auslösung auf eine diffuse Grundbelichtung der Retina gegeben, so wird bei einer 10fach stärkeren Grundbelichtung als die das ERG auslösende Intensität das ERG ausgelöscht, während bei Herabsetzung der Grundintensität bis auf $^1/_{10}$ der Reizintensität der Einfluß auf das ERG gering ist. Im geprüften Bezirk zwischen 2,2—69 lm/m² gilt auch das Webersche Gesetz. Wird bei einer Grundbelichtung von 22 lm/m² von einem kleinen Areal das mit 220 lm/m² ausgelöste ERG abgegriffen, so ist es der Arealvergrößerung proportional. BRINDLEY (*334*) fand, daß die von kleinen Arealen abgegriffenen und bei fehlender Grundbelichtung großen ERG durch Streulicht verursacht sind. Wird ein Areal von mehr als 0,5 mm² Größe belichtet, so entspricht die ERG-Höhe der Summe der Reaktionen aller Felder in diesem Areal ohne Unterschiede zwischen zentraler und peripherer Retina [BRINDLEY (*336*)].

Für kleine, foveal abgebildete Areale gilt der *Riccòsche Satz*, daß das Produkt aus Intensität und Arealgröße konstant ist ($J \cdot F = \text{const}$). Bei größeren, die Fovea überschreitenden Arealen gilt dagegen der *Pipersche Satz*, nach dem das Produkt aus Intensität und der Quadratwurzel der Fläche konstant ist ($J \cdot \sqrt{F} = \text{const}$). Die ERG-Untersuchungen bestätigen das [MOTOKAWA (*1526*); CRAMPTON u. ARMINGTON (*468*); ARMINGTON u. THIEDE (*68*); WIRTH u. ZETTERSTRÖM (*2239*)]. Die Verschiedenheit der Gesetze hängt mit den Bauverschiedenheiten der Netzhautbezirke zusammen. Während in der Fovea jeder Zapfen seine eigene Nervenbahn hat, sind in der Peripherie Zapfen und mehrere Stäbchen zusammengeschaltet und erlauben flächenhafte Erregungen. Darum gilt $J \cdot \sqrt{F} = \text{const}$ für Dunkeladaptation (Peripherie, großes Areal: 2—7°), $J \cdot F = \text{const}$ für Helladaptation (Fovea, kleines Areal: 0,1—10′). Unter diesen Umständen sind beide Gesetze nicht scharf voneinander zu trennen [LÖHLE (*1373*)]. Ob $J \cdot F^1$ oder $J \cdot F^{1/2}$ ($\hat{=} J \cdot \sqrt{F}$) = const ist, bestimmt ein Integrationsvorgang, der den Exponenten von F verändert [ARDEN u. WEALE (*53*)]. Bei einem Exponenten von 1 ist die Integration vollständig, die in der Fovea bei einem Areal von 50′ [PARSONS (*1671*)] und in der Peripherie bei 60′ [GRAHAM u. MARGARIA (*834*)] erreicht wird. Das Pipersche Gesetz gilt extrafoveal für kleinere Areale als 10° [PARSONS (*1671*)]. Ist die Sehschwelle von der Arealgröße unabhängig, so wird der Exponent 0, mit der Dunkeladaptation wächst er [ARDEN u. WEALE (*53*)]. GREGORY und CANE (*904*) betrachten beide Gesetze als verschiedene Annäherungen an die logarithmische Gleichung.

i) Die Abhängigkeit des ERG von der Reizdauer

Bei der Unterscheidung von 2 Lichtintensitäten ist ein bestimmter Lichtmengenunterschied erforderlich, in dem ein *Zeitfaktor* enthalten ist; denn ein Reiz hinreichender Intensität auf genügend großem Areal wird bei Unterschreitung einer Minimalzeit nicht wahrgenommen. Bei einem starken Reiz kann die Dauer kürzer sein als bei einem schwachen.

Sinnesorgane nehmen nur die *Dauer* einer Erregung und keine Zeiten wahr [AUTRUM (*91*)]. Dabei ist die Schwellendauer bei definierter Intensität festgelegt und heißt der für das Zurechtfinden des Individuums zweckmäßige „Moment" [v. BAER (*105*); J. v. UEXKÜLL (*2077*)] und beträgt ~ 120 msec [v. KRIES (*1283*); PIÉRON (*1683*); ILLIG, PFLANZ u. T. v. UEXKÜLL (*1114*)]. Alle längeren Lichtreize sind ihrer Dauer nach unterscheidbar, kürzere dagegen nur nach dem Produkt aus Intensität und Dauer $J \cdot t$ = Lichtmenge) [BLOCH (*256*); CHARPENTIER (*410*); TRENDELENBURG (*2066*); BRECHER (*313*); J. v. UEXKÜLL (*2077*)]. Sie erscheinen gleich lang, sofern die Lichtmenge ($J \cdot t$) konstant bleibt. In diesem Bereich gilt also das *Bunsen-Roscoesche Gesetz* [TRENDELENBURG (*2066*)].

Die Momentdauer hängt nicht nur von der Retina, sondern von der bioelektrischen Rhythmik der Sehbahn und der Sehsphäre ab [ILLIG, PFLANZ u. T. v. UEXKÜLL (*1114*)]. Bei der Beantwortung der Frage nach dem retinalen Zeitbedarf und der Zeitbeziehung zur Reizstärke scheidet somit der „Moment" aus.

Der Zeitbedarf der Retina hängt mit den ursächlichen physikochemischen bzw. chemischen Prozessen eng zusammen, deren Reaktionsgeschwindigkeiten im wesentlichen die *Latenz* und die *Refraktärperiode* bestimmen. Daß sich die Latenz des ERG mit steigender Temperatur und Lichtintensität verkürzt [GOTCH (*823*, *825*); NIKIFOROWSKY (*1622*)] und mit jeder Verschlechterung der Retinafunktion verlängert [BROSSA u. KOHLRAUSCH (*345*)], liegt an der Beschleunigung bzw. Verlangsamung des Retinastoffwechsels und der photochemischen Reaktionen. Eine bestimmte Latenz ist aber immer erforderlich [EINTHOVEN u. JOLLY (*629*); PIPER (*1697*)]. Je nach der Lichtintensität schwankt die Latenz des menschlichen ERG zwischen 120—60 msec [MONNIER (*1491*)].

Daher wird bei 2 gleichzeitigen Lichtreizen gleicher Dauer der hellere etwas eher als der dunklere empfunden. Werden beide Reize dagegen in dem der Latenzzeitdifferenz entsprechenden Abstand voneinander angeboten, so werden sie gleichzeitig empfunden [ALPERN (*31*)]. Dieses Phänomen bringt ALPERN (*31*) mit der sog. Deltabewegung in Zusammenhang, die bei 2 räumlich getrennten Lichtreizen verschiedener Intensität auftritt, wenn der schwächere vor dem helleren liegt. Die Bewegung läuft dann vom letzteren zum ersteren und ist möglicherweise am Pulfrich-Effekt beteiligt. Auch FISCHER und HABERICH (*694*) schließen zur Deutung des Pulfrich-Effekts eine Differenz in den Empfindungszeiten ein.

Die Latenz des Heuschrecken-ERG steht zum Logarithmus der Reizintensität in einer linearen reziproken Proportionalität mit geringem, aber signifikanten Einfluß der Reizdauer. WULFF, FRY und LINDE (*2265*) entwickelten daraus und aus der Abhängigkeit der ERG-Amplitude von der Intensität und der Temperatur eine Theorie des Primärprozesses für das ERG (vgl. S. 8 u. 46). Die Latenz ist auch temperaturabhängig [WULFF, FRY u. BRUST (*2264*)]. Mit zunehmender Erwärmung und steigender Lichtintensität wird sie kürzer. Diesem Verhalten liegt ein physikochemischer Prozeß (Diffusion, Permeation) zugrunde (Q_{10}-Wert: ~ 1,5). Die zur Erregungsauslösung erforderliche kritische Konzentration des Stoffes P (s. S. 8 u. 46) wird mit steigender Temperatur auch kleiner.

Mit der Reizdauer ändert sich das ERG in typischer Weise, was schon bei rascher Folge von Lichtreizen eintritt [v. BRÜCKE u. GARTEN (*353*)]. Neben der Verkleinerung der b-Welle ändert sich mit kürzerer Reizdauer die d-Welle am deutlichsten. Sie und die a-Welle sollten bei Belichtungen unter 1 sec und Dunkeladaptation verschwinden [GOTCH (*823*)]. Dementsprechend treten bei längeren Reizen und Helladaptation die negativen Anteile des ERG deutlicher hervor [EINTHOVEN u. JOLLY (*629*)]. Für ein vollständiges ERG soll die Reizdauer möglichst bis zum Kulminationspunkt der c-Welle andauern. Sie kann bei poikilothermen Tieren jedoch bis zu 45 sec dauern, bei homoiothermen 5 sec. Bei ausreichender Reizstärke genügen aber bei Poikilothermen schon 5—10 sec, bei Homoiothermen 2 sec zur Auslösung eines vollständigen ERG [KOHLRAUSCH (*1251*)]. Nur steigt dann die c-Welle bis zu ihrem Gipfel noch weiter an. Bei Momentbelichtungen wird der c-Wellengipfel eher erreicht und bei 0,1—0,01 sec verschwindet die c-Welle auch beim Menschen [MOTOKAWA u. MITA (*1551*)]. Bei noch kürzeren Reizzeiten sollen d- und b-Welle zu einem höheren und glatten Gipfel verschmelzen [JOLLY (*1161*)]. Demgegenüber fanden CHAFFEE, BOVIE und HAMPSON (*397*) selbst nach Lichtblitzen von 2—4 msec Dauer noch unverschmolzene b-, c- und d-Wellen.

Die b-Welle nimmt bei schwacher Reizstärke mit wachsender Belichtungsdauer zu, erreicht dann aber einen für die gegebene Lichtstärke konstanten Endwert. Das gleiche gilt für die maximale Helligkeitsempfindung einer Lichtintensität [MCDOUGALL (*1444*)]. Sie erreicht aber erst gegen Ende der Belichtungszeit ihr Maximum und nimmt bei weiterer Zunahme der Belichtungsdauer wieder ab. Eine analoge Abnahme der b-Welle bleibt dagegen aus [MOTOKAWA u. MITA (*1551*)], so daß die b-Wellenhöhe nicht so ohne weiteres als Äquivalent der Helligkeitsempfindung anzusprechen ist. Dafür ist die Gipfelzeit der b-Welle bei stärkeren Lichtreizen von der Reizdauer unabhängig, bei schwächeren fällt sie je nach der Belichtungsdauer verschieden aus [MOTOKAWA u. MITA (*1551*)]. Folglich ist die Steilheit der b-Welle maßgebend.

Im *Frosch-ERG* ändert sich mit einer Reizdauerverkürzung von 1,0 auf 0,2 sec die b-Welle nicht [MÜLLER-LIMMROTH (*1573*)]. Dann beginnen die Höhe und vor allem die Gipfelzeit der b-Welle zunächst langsam, später stärker abzunehmen, so daß die Steilheit bei Reizzeiten von 0,2 und 0,1 sec größer wird. Noch kürzere Reizzeiten vermindern dagegen die b-Wellenhöhe stärker als ihre Anstiegsdauer, so daß die Steilheit abnimmt. Bei einer Reizdauer von 1,0 und 0,5 sec ist die d-Welle deutlich vorhanden, bei einer Reizverkürzung auf 0,2 sec ist sie noch im absteigenden Teil der b-Welle erkennbar, rückt dann aber mit weiterer Reizverkürzung immer mehr in die b-Welle hinein und erhöht so scheinbar deren Steilheit. Schließlich nehmen beide Wellen gleichmäßig ab. Folglich muß beim Froschauge der Lichtreiz etwas länger als 0,2 sec dauern, damit sich ein ERG normaler Ausprägung entwickelt [GOTCH (*823*): 1,0 sec, CHAFFEE, BOVIE u. HAMPSON (*397*): 0,02 sec].

Auch beim ERG des *Warmblüters* (Kaninchen) führt eine Reizdauerverkürzung zu deutlichen Veränderungen (Abb. 21). Die c-Welle reagiert hierbei am empfindlichsten, vor allem ihre Gipfelzeit [MOTOKAWA u. MITA (*1551*)], die zunehmend abnimmt. Alle übrigen ERG-Größen bleiben dagegen im Reizdauerbereich von 1,0—0,2 sec konstant. Sobald aber die Reizdauer kleiner als 0,2 sec wird, fällt die Höhe des b^--Potentials und die Anstiegsdauer der b-Welle ab. Die Höhe des b^+-Potentials nimmt dagegen bei einer Reizverkürzung bis zu 0,02 sec zunächst zu und fällt erst dann steil ab. Aus diesem Grunde nimmt die b-Wellensteilheit zwischen 0,2—0,02 sec zu und fällt erst danach ab, weil die sonst als d-Welle imponierenden off-Prozesse in den on-Effekt fallen und die b-Welle vorübergehend vergrößern. Auch im *ERG des Menschen* steigt die b-Wellenhöhe im Reizzeitbereich zwischen 1,0—0,5 sec etwas an, um dann zunächst gering, von 0,04 sec an aber steil abzufallen. Um die off-Prozesse von den on-Vorgängen zu trennen, sind 0,2—0,5 sec notwendig [JOLLY (*1161*)], was mit der optischen Nutzzeit (Chronopsie) übereinstimmt [MONJÉ (*1485*)].

Das Kaninchen-ERG hat gewöhnlich keine d-Welle. Demnach müßten am Reizende P_I und P_{II} gleich P_{III} sein, so daß in der Differenz kein positiver Rest übrigbleibt. Bei kürzeren Reizzeiten müßte jedoch eine Verschiebung zugunsten der positiven Anteile eintreten. Da mit kürzerer Reizdauer P_I schwächer wird, ist entweder P_{II} am Reizende größer als bei langen Reizen oder P_{III} ist bei kurzen Reizen flacher als bei längeren. Vermutlich gilt das letztere; denn P_{III} beginnt mit geringer Amplitude und wird mit der Reizdauer tiefer. Infolgedessen kann bei kurzen Reizen — eine konstante Höhe von P_{II} vorausgesetzt — eine positive d-Welle übrigbleiben, bei langen dagegen nicht.

Beim Menschen führen sehr kurze Reize hoher Intensität nach einer Latenz von nur 4—7 msec zu ERG aus einer negativen Abweichung mit zwei getrennten Gipfeln nach 16 und 22 msec und einer Amplitude von 100 bis 160 μV (a-Welle) [COBB u. MORTON (*434*)]. Darauf folgt eine positive Welle mit zwei Gipfeln bei 39 und 45 msec (b^+-Wellen), nach denen die Kurve rasch bis auf den Tiefpunkt der ersten negativen Abweichung (b^--Welle) von 50 msec Dauer abfällt und dann binnen 300 msec die Grundlinie wieder erreicht. Gelegentlich wird kurz zuvor noch eine kleine positive Schwankung (d-Welle?) beobachtet. Eine Herabsetzung der Intensität beseitigt unter Latenzvergrößerung die Doppelgipfel der positiven und negativen Welle. Bei extremer Intensitätsverminderung verschwindet die initiale negativeWelle ganz. Da sich diese Reaktion auch bei längeren Reizen hoher Intensität ergibt, dürfte für die Bildung der Kurzreiz-ERG die Intensität wichtiger sein als die Reizdauer [COBB u. MORTON (*434*)]. Bei derartigen kurzen Lichtblitzen nimmt die b-Welle in bestimmten hohen Intensitätsbereichen mit der Blitzdauer von 5—20 msec zu, bei Blitzen von 30—100 msec aber wieder auf einen konstanten niedrigeren Wert ab. Bei der a-Welle gibt es ein derartiges Verhalten nicht. a- und b-Welle müssen daher in verschiedenen Strukturen entstehen, wobei die b-Welle etwas mit dem *Metakontrast* (s. S. 79) zu tun haben mag [ALPERN u. FARIS (*33*)].

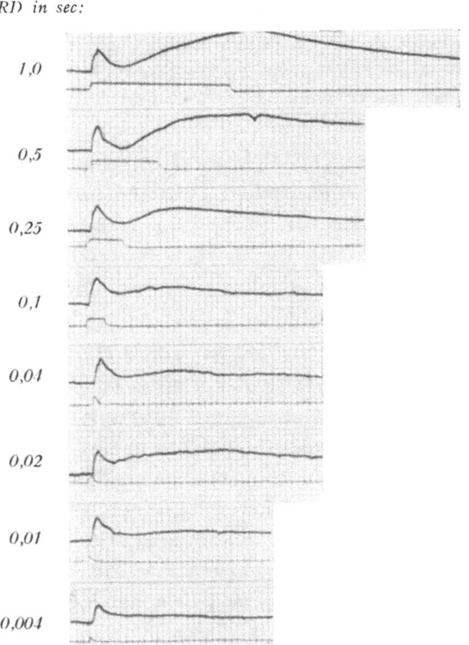

Abb. 21. Der Einfluß der Reizdauer auf das ERG des wachen Kaninchens [MÜLLER-LIMMROTH (*1573*)]

Bei kurzen Reizen spielt P_I keine Rolle. Die Doppelnatur der a- und b-Welle ist aber bemerkenswert [COBB u. MORTON (*434*); GASTAUT (*771*)]. P_{II} und P_{III} müssen in der Retina doppelt vorhanden sein und verschiedene Latenzen haben. Außerdem muß nach den Kurzreiz-ERG P_{III} mit steigender Intensität tiefer werden und sich aus einer raschen und trägeren Komponente zusammensetzen [COBB (*433*)]. Die zweigipflige a-Welle kommt durch eine kleine negative Zacke im aufsteigenden Schenkel zustande, wo also die 2. Komponente von P_{III} beginnt. Die spätere kleine Positivität zeigt, daß bei hohen Reizintensitäten am Ende von P_{II} oder P_{III} oder an beiden Variationen auftreten, die eine positive Welle entstehen lassen. Nach BORNSCHEIN und GOODMAN (*277*) sollen doppelte a-Wellen durch eine positive Welle entstehen, der eine Reihe weiterer positiver Buckel im ansteigenden Schenkel der b-Welle folgen. Die a-Wellen seien vorgetäuscht und nicht mit der phot- und skotopischen a-Welle identisch, zumal bei Totalfarbenblinden und kongenitaler Nachtblindheit die Verkürzung der Gipfelzeiten mit steigender Intensität normal abläuft. Einfache Phasenverläufe von P_{II} und P_{III} können die polyphasischen ERG nach kurzen und hohen Lichtintensitäten nicht erklären. Auffällig ist deren extrem kurze Latenz. Da das ERG mit der a-Welle beginnt und durch P_{III} entsteht, sind deren Latenzen identisch [EINTHOVEN u. JOLLY (*629*)].

KEIDEL (*1213, 1214*) überlagerte einem Blendlicht Lichtblitze. Bei einer Blitzfolge von 50 Hz sah das Frosch-ERG so wie bei einem Dauerreiz aus. Bei niedrigerer Frequenz traten zwischen b- und d-Welle negative Flimmerwellen auf (a-Wellen). JOHNSON und BARTLETT (*1157*) fanden dagegen b-Wellen. ARMINGTON und BIERSDORF (*64*) erhielten vor den b-Wellen auch noch a-Wellen. KEIDEL (*1214*) hat die beschriebenen a-Wellen mit den von WULFF, FRY und LINDE (*2262*) beschriebenen ERG vom völlig anders aufgebauten Heuschreckenauge verglichen. In beiden Fällen nimmt die Latenz mit sinkender Intensität in gleichem Ausmaß zu, die Maximalamplitude pro Zehnerpotenz in gleichen Quotienten ab und bei beiden sind die ERG bei kurzen Lichtblitzen negativ (Depolarisationen), während sie bei längeren b-Wellen (Hyperpolarisationen) enthalten.

KEIDEL (*1214*) kommt in Anlehnung an die theoretischen Vorstellungen über den photochemischen Primärprozeß von RANKE (*1744*) zu einer Weiterführung der von HECHT (*971*) und WULFF, FRY und LINDE (*2265*) entwickelten Vorstellung, daß durch Lichtenergie eine Erregungssubstanz entsteht, die das Generatorpotential liefert und danach autokatalytisch abgebaut wird oder abdiffundiert. Für ihre Rückbildung hält RANKE (*1744*) einen 2. chemischen Vorgang für erforderlich, der in Abhängigkeit von der Bildungsgeschwindigkeit und der Konzentration des Erregungsstoffes zu einem Rückbildungsstoffwechsel mit eigenem Fermentsystem führt. Eine solche Annahme liegt wegen der Existenz zweier Stoffwechselsysteme in der Retina nahe (s. S. 28ff. u. 74ff.). Durch Interferenz des Erregungsstoffwechsels mit dem 2. chemischen Vorgang stellt sich ein von der Reizstärke abhängiger und für alle Sinnesorgane gültiger Endwert ein [KEIDEL (*1212*)]. KEIDEL (*1214*) faßt nun die a-Welle als das Äquivalent der Erregungsstoffkonzentration auf. Sobald dieser sich an Zellgrenzflächen anhäufende Stoff eine kritische Konzentration erreicht, wird eine 2. Substanz gebildet, die die a-Welle in eine b-Welle übergehen läßt. Damit wären beide Wellen zusammen ein Interferenzprodukt aus dem Erregungs- und Rückbildungsstoffwechsel mit der Auslösung eines weiteren energiereicheren Vorgangs mit Verstärkungseigenschaften, der bei Langzeit-ERG die Überhand gewinnt und die b-Welle entwickelt, wobei auch die intraretinalen Aktionspotentiale [TOMITA (*2047*)] beteiligt sein können. Bei kurzen Reizen wird die Schwellenzeit für den letzteren Vorgang nicht erreicht und im ERG erscheint nur eine a-Welle.

Für kurze Reize gilt das *Bunsen-Roscoesche Gesetz* (vgl. S. 6 u. 67) [REENPÄÄ u. NIINI (*1750*); WÄRE, WILSKA u. RENQUIST (*2119*)]. Es ist dann nur eine Wahrnehmung der Lichtmenge ($J \cdot t$) möglich. Jede Variation von J ist durch eine Veränderung von t kompensierbar [BLOCH (*256*); CHARPENTIER (*409*); BLONDEL u. REY (*259*); BRAUNSTEIN (*309*); GRAHAM u. MARGARIA (*834*)]. Auch zur Schwellenwahrnehmung (ΔJ) ist in Abhängigkeit von der Adaptationsleuchtdichte (J) eine kritische Dauer erforderlich [HERRICK (*1017*)]. Beim Menschen liegt die obere Gültigkeitsgrenze bei 0,05 sec, bei fliegenden Insekten ist diese kritische Zeit erheblich niedriger [AUTRUM (*91, 92*)]. Reizt man nämlich Insektenaugen mit konstanten Energien aber variabler Leistung, so müßte man nach dem Bunsen-Roscoeschen Gesetz gleiche Effekte erwarten, sofern die durch die Belichtung entstandenen photochemischen Produkte nicht inzwischen durch regenerative Prozesse eliminiert wurden. Ist das ERG der registrierbare Effekt photochemischer Abläufe, so läßt sich an ihm bei konstantem Produkt aus J und t aber bei Variation der einzelnen Faktoren ablesen, inwieweit Restitutionsvorgänge in die Primärprozesse eingreifen. Entsprechend den kurzen Latenzen im menschlichen ERG [Cobb u. Morton (*434*)] dürfte das Bunsen-Roscoesche Gesetz auch bei noch kürzeren Reizzeiten gelten. Nach Brindley (*326*) gilt das Gesetz für alle Retinabezirke und Reizzeiten zwischen $1{,}54 \cdot 10^{-3}$ bis $4{,}11 \cdot 10^{-7}$ sec, wenn der hellere Lichtreiz etwa $3 \cdot 10^{8}$ Photonen stark ist. Für monophasische Insekten-ERG (Heuschrecke, Libelle) liegt die kritische Zeit bei 30 msec, für diphasische Fliegen-ERG (Calliphora) bei 500 msec. Nach Autrum (*92*) gilt das Bunsen-Roscoesche Gesetz in beiden Fällen für die negative off-Komponente des ERG (Abb. 22). Diese entsteht demnach durch photochemische Prozesse in den Photoreceptoren [Autrum (*92*)], in denen schon frühzeitig, bei Avertebraten mit monophasischem ERG schon nach 30 msec, regenerative Prozesse eingeleitet werden. ERG, die außerdem eine Komponente aus den Ganglienzellen haben, zeigen frühestens nach 0,5 sec einen derartigen Restitutionsprozeß, der, anders als bei den monophasischen ERG, nach Belichtung sehr rasch beendet wird. Bei den Avertebraten kann also die Sehstoffregeneration durch die Ganglienzelltätigkeit gehemmt werden, um mit dem Belichtungsende um so rascher abzulaufen [Autrum (*92*)]. Für das Vertebraten-ERG gilt das Bunsen-Roscoesche Gesetz auch [de Haas (*922*); Hartline (*940*); Adrian u. Matthews (*17*)]. Charpentier (*411*) und v. Kries (*1282*) nannten als Gültigkeitsgrenze eine Reizdauer von 0,125 sec. Vergleicht man jedoch die ERG-Veränderungen bei Abnahme der Lichtintensität mit denen durch Variation der Reizdauer, so findet man ähnliche oder sogar gleiche ERG. Allerdings bleibt bei ausreichender Lichtintensität selbst bei kürzesten Reizzeiten die a-Welle erhalten, während sie bei abnehmender Helligkeit relativ früh verschwindet, weil P_{III} erst bei höheren Reizzeiten deutlich erscheint [Müller-Limmroth (*1576*)]. Für den Reiz gilt $J \cdot t = \text{const}$, aber trotz hoher Lichtintensität ist das ERG unvollständig und besteht nur aus einer a- und einer steilen b-Welle (Abb. 23a). Mit sinkender Reizstärke und entsprechender Reizzeitverlängerung nehmen a- und b-Welle ab. Im Reizzeitbereich zwischen 0,01 und 0,1 sec fehlt außerdem die d-Welle. Sie tritt erst bei Reizzeiten von 0,2 sec und mehr in Erscheinung. In Abb. 23b zeigt das schraffierte Feld $J \cdot t = \text{const}$ für den Reiz.

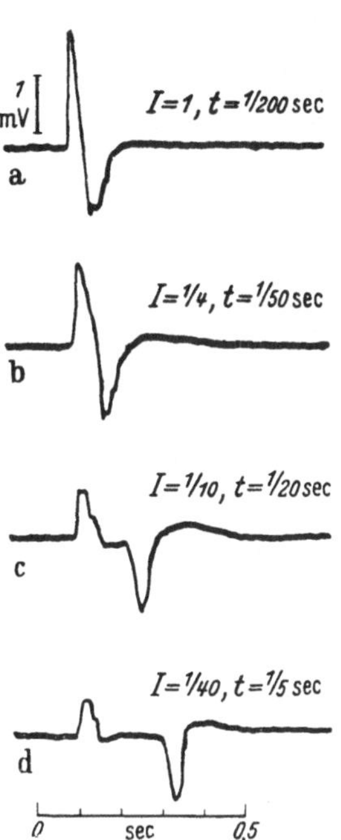

Abb. 22. Die Gültigkeit des Bunsen-Roscoeschen Gesetzes für die negative Komponente des ERG der Fliege Calliphora. In dem dargestellten ERG ist der negative off-Effekt bei konstantem Produkt aus Reizstärke und -dauer gleich groß, während der positive on-Effekt mit sinkender Reizstärke kleiner wird [Autrum (*92*)]

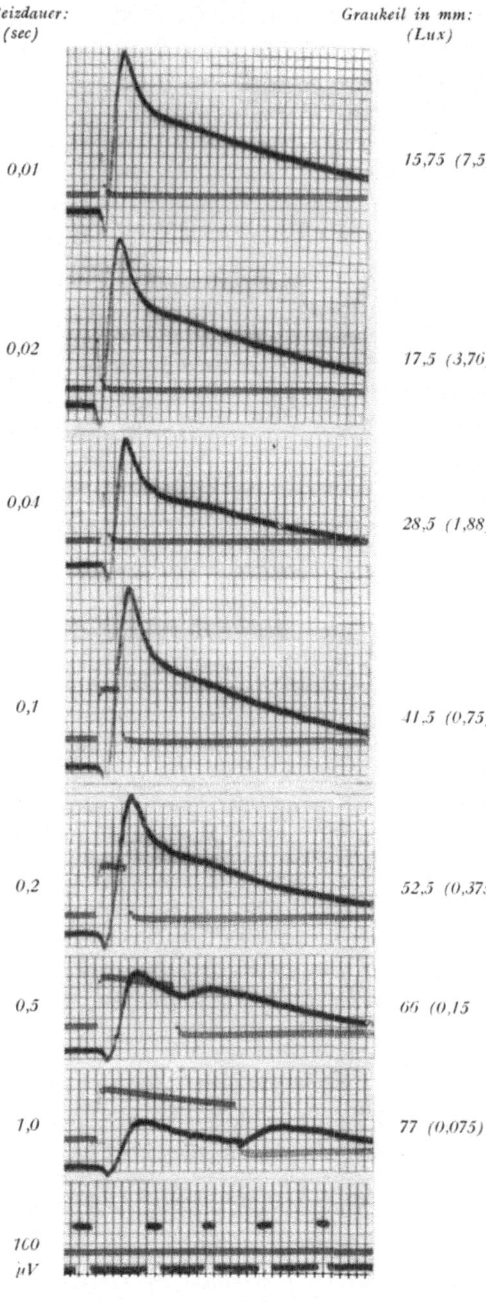

Abb. 23 a. Das ERG der isolierten Froschretina bei konstantem Produkt aus Reizintensität (J) und -dauer (t). Trotz entsprechender Zunahme der Reizdauer wird das ERG mit sinkender Reizstärke kleiner und flacher. Erst bei einer Reizdauer von 0,5 sec ist eine d-Welle zu sehen.

Während die Anstiegsdauer eine parabolische Kurve ergibt, folgen b-Wellenhöhe und -steilheit einer Hyperbel. Der Scheitelpunkt der Hyperbel der b-Wellensteilheit liegt auf einer Geraden, die durch den Nullpunkt des Koordinatensystems geht. Auf ihr liegt auch der Scheitelpunkt der Reizhyperbel: Beide Scheitelpunkte sind proportional. Folglich ist das Produkt aus b-Wellensteilheit und Reizdauer eine Konstante. Die Asymptoten der Hyperbel der b-Wellensteilheit zeigen aber verschiedene Krümmungssinne. Die Konstante k setzt sich daher aus 2 Komponenten (a und b) zusammen, wobei b mit der Reizdauer t wächst: $J \cdot t = a + b \cdot t$. Zur gleichen Formel kamen LASAREFF (*1323*) sowie BLONDEL und REY (*259*) mit subjektiven Experimenten (vgl. Hoorweg-Weißsche Hyperbel). [Demgegenüber entspricht nach PIÉRON (*1685*) $J \cdot t = a \cdot t^{n-1}$.] Bekanntlich ermittelt man beim Nerven die Kennzeit (Chronaxie), wenn $J = 2\,b$ wird. Dann ist $t = a/b$. Die elektroretinographische Kennzeit für die maximale b-Wellensteilheit beträgt 0,23—0,33 sec. In diesem Zeitbereich ist das ERG gerade noch vollständig. Das Bunsen-Roscoesche Gesetz scheint für das Froschauge für Reizzeiten von 0,01 bis 0,02 sec zu gelten, da sich bis dahin die b-Wellenhöhe nicht mehr wesentlich ändert. Diese Zeitgrenze wird bei Belichtung kleiner fovealer Bezirke deutlicher [GRAHAM u. MARGARIA (*834*)]. Das Gesetz gilt für das ERG nur für solche Reizzeiten, die kürzer als die ERG-Latenz sind, also für die primären Sehprozesse, die innerhalb der Latenz zur ERG-Auslösung notwendig sind. Das ERG kann demnach nicht allein Ausdruck photochemischer Reaktionen sein, zumindest ist die Regeneration und bei einer Verlängerung der Reizdauer über den Grenzwert hinaus auch die neurale Organisation der Retina beteiligt [AUTRUM (*92*)]. Nach KÜCHLER, PILZ und

SICKEL (*1287*) ist die Adaptationswirksamkeit (gemessen als b-Wellenabnahme) der Adaptationslichtmenge proportional, und zwar in der $J \cdot t$-Funktion bei 80 lx · sec bis zu 1000 sec. Innerhalb dieses Bereiches kommt also keine Resynthese vor. Die mit der b-Wellenhöhe gemessene Erregung folgt bei schwachen Reizstärken der $J \cdot t$-Funktion bei Dunkeladaptation bis zu einer Reizdauer von 1 sec. Dann verläuft die $J \cdot t$-Kurve abszissenparallel, wird also zeitunabhängig. Der

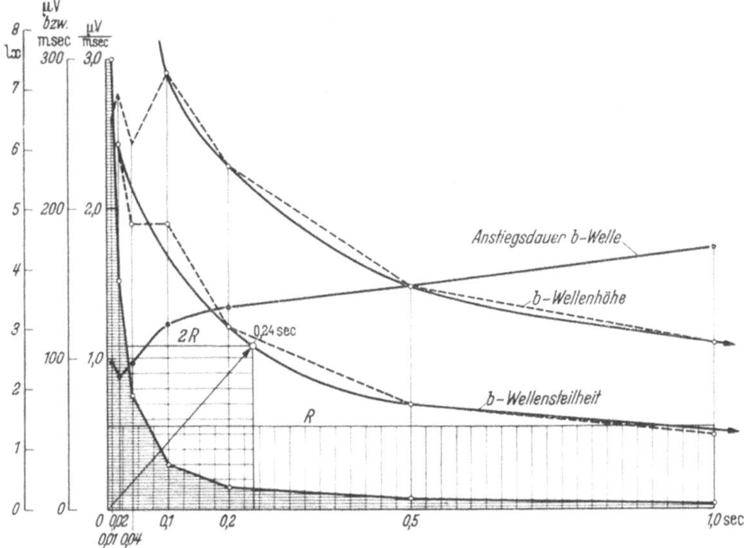

Abb. 23b. Graphische Darstellung der ERG-Größen bei konstantem $J \cdot t$. b-Wellenlänge und -steilheit ergeben eine Hyperbel, die Anstiegsdauer eine parabolische Kurve. Der Scheitelpunkt der Hyperbel für die b-Wellensteilheit liegt zwischen 0,23 und 0,33 sec. Die Asymptoten der Hyperbel haben einen verschiedenen Krümmungssinn [MÜLLER-LIMMROTH (*1576*)]

Kurvenknick scheint daher nicht durch die Resynthese bedingt zu sein, vielmehr sollen die Sehstoffe Lichtquanten über eine gewisse Zeit summieren können. Darum folgt das ERG auch nicht dem Alles-oder-Nichts-Gesetz und ist dem Logarithmus der Lichtmenge proportional, sofern die überschwellige Lichtenergie unterhalb der Blendungsgrenze liegt. Die Summationszeitgrenze soll von der Reizstärke und dem Adaptationszustand abhängen. Die Empfindlichkeitssteigerung in der Retina bei Dunkeladaptation käme somit neben der Zunahme der Rhodopsinkonzentration durch eine Verschiebung der Summationszeitgrenze zu längeren Zeiten zustande.

Setzt man bei der Sehschärfenbestimmung die Darbietungszeit und den Sehwinkel in Beziehung, so ergibt sich eine Hyperbel mit einem *Chronopsiewert* [MONJÉ (*1486*)]. Darüber hinaus fordert MONJÉ (*1485*) bei der Bestimmung der Nutzzeit für die Sehschärfe das Bunsen-Roscoesche Gesetz, fand aber auch, daß $J \cdot t$ (in diesem Fall $S \cdot t$, S = Sehwinkel) allein nicht genügt, sondern daß man — analog dem Schwarzschildschen Exponenten — t mit einem Exponenten p (= 0,7—0,9) versehen muß. Der Exponent p ändert sich mit dem Leuchtdichteunterschied zwischen Sehzeichen und Umfeld und der belichteten Netzhautstelle [BIERSDORF (*219*); COMMICHAU (*446*)]. BIERSDORF (*219*) fand bei niedrigen Leuchtdichten eine kritische Reizdauer von 0,02—0,06 sec und bei hohen 0,2—0,33 sec. Nach COMMICHAU (*446*) ist der Schwarzschildsche Exponent eine Funktion der Darbietungszeit und der Adaptationsleuchtdichte und für kurze Reizzeiten 2, strebt aber mit einer Reizverlängerung dem Wert 0 zu.

j) ERG und Adaptation

Im Rezeptionssystem wird unter der Adaption ein Empfindungsgleichgewicht zum Reiz hergestellt. Die jeweiligen Gleichgewichte werden mit den wenig exakten Ausdrücken *Dunkel- bzw. Helladaptation* bezeichnet. Fehlten sie, so würde die Außenwelt ein wechselhaftes Aussehen erhalten, wie es bei adaptiv gestörten Menschen (Hemeralopie) der Fall ist [SCHOBER (*1864*)]. Zur Anpassung ist um so mehr Zeit erforderlich, je größer die Leuchtdichteunterschiede sind, und zwar beim Übergang auf ein höheres Leuchtdichteniveau weniger als beim Übergang auf ein niedrigeres. Man unterscheidet zwischen dem *Adaptationsvorgang* und dem

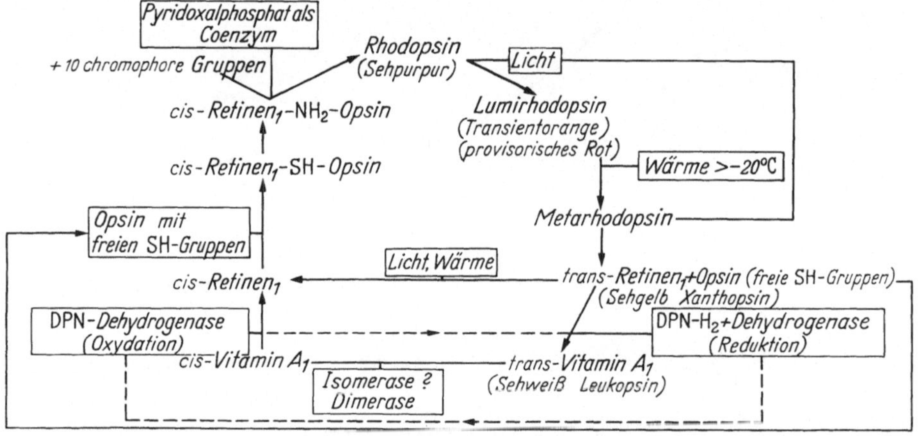

Abb. 24. Schema der photochemischen Umsetzungen in der Retina

Adaptationszustand. Zur Adaptation besitzt das Auge 3 Hilfsmittel: 1. Die Regulierung des Lichtstromes durch die Pupille, 2. den Übergang vom Zapfen- auf Stäbchensehen und 3. eine Empfindlichkeitsänderung der Receptoren. Die Empfindlichkeitsänderung kann sich an der Gesamtretina (*Totaladaptation*) oder auch lokal (*Lokaladaptation*) abspielen.

Die Pupillenweite schwankt je nach dem Lichteinfall, der nervösen Steuerung [YOSHIOKA (2265 c)] und dem Alter zwischen 1,5 und 8 mm. Ihre Variationsbreite wird mit zunehmendem Alter unter fortschreitender Verengerung kleiner [TRENDELENBURG (*2066*)]. Folglich tritt im Alter die Dunkeladaptation schlechter ein [McFARLAND u. FISHER (*1445*)]. Die Beziehung der Pupillenweite zur Beleuchtungsstärke ist formelmäßig erfaßbar [SCHOBER (*1864*)]. Das Pupillenspiel ist kein einfacher Reflex, sondern eine Äußerung eines selbstätigen und durch Rückkopplung selbst erregenden *Reglerkreises* [BLEICHERT u. WAGNER (*253*); DRISCHEL (*598, 599*) u. Mitarb. (*600, 601, 602*); STEGEMANN (*1954*); STARK u. SHERMAN (*1949*)]. Langsame Beleuchtungsstärkenänderungen auf der Retina werden nur zu 50% durch die Pupillenweite ausgeregelt. Oberhalb 2 Hz verhält sich die Pupille starr.

Bei Pupillenverengerungen erscheint im ERG ein träges Potential in der c-Welle. Durch Reizung der cervicalen Ganglien ist mit der Pupillenverengerung das gleiche Potential von der freigelegten Iris [DODT (*559*)] zu erhalten. Es tritt — entsprechend der konsensuellen Pupillenreaktion — auch auf dem unbelichteten Auge auf (s. S. 48). Somit enthält die c-Welle auch einen extraretinalen Anteil.

Die Adaptation spielt sich hauptsächlich in der Retina ab, wobei dem Adaptationszustand eine in jedem Augenblick definierte Menge von Sehstoffen und

Zerfallsprodukten entspricht [v. STUDNITZ (*1981*)]. Die Adaptation wäre danach mehr ein photochemischer Vorgang (Abb. 24) [HECHT (*973, 974*)]. Trotzdem hat nur wenig Sehpurpur mit den bioelektrischen Phänomenen zu tun, wobei die Lichtempfindlichkeit der Retina nicht von der Sehpurpurregeneration, sondern der Bildung physiologisch aktiven Rhodopsins abhängt [GRANIT (*849*)]. Bei ausgebleichtem Sehpurpur nimmt jedoch die Lichtempfindlichkeit der Retina nur verzögert zu. Erst bei 50%iger Rhodopsinregeneration erreicht sie ihren Maximalwert, Rhodopsinkonzentration und Lichtempfindlichkeit sind folglich nicht direkt proportional. Entsprechend ist der Rhodopsingehalt in einer hell- und dunkeladaptierten Retina nur wenig verschieden [BRINDLEY u. WILLMER (*340*)].

Das von KÜHNE (*1289, 1290*) 1878 entdeckte und von SCHENK und ZUCKERKANDL (1846), FUCHS (*752*) sowie von WELPONER (*2209*) in der menschlichen Retina nachgewiesene Rhodopsin geht unter Lichteinwirkung [BOLL (*270*); KÜHNE (*1290*)] in den Säuren-Basen-Indicator Xanthopsin [*Indicatorgelb*: LYTHGOE (*1397*)], eine Schlüsselsubstanz im primären Sehprozeß [COLLINS (*442*)] über [KRAUSE (*1270*); CHASE (*412*)]. Die von dieser Stufe aus erfolgende Regeneration ist die *Anagenese* [KÜHNE (*1289, 1290*)]. LYTHGOE (*1397*) fand in dieser Reaktion das Zwischenprodukt „*Transientorange*", die bei den üblichen Temperaturen jedoch rasch zerfällt. In saurem oder alkalischem Milieu geht das neuerdings mit kationenoberflächenaktiven Substanzen extrahierbare [BRIDGES (*325*)] Rhodopsin direkt in Indicatorgelb über. Xanthopsin enthält eigentlich Transientorange und Indicatorgelb und besteht chemisch aus dem Carotinoid Retinen [WALD (*2124*)]. Das außerdem noch vorhandene Sehweiß *(Leukopsin)* ist das *Vitamin A*. Demgegenüber sinkt nach KRAUSE und SIDWELL (1272) nach Belichtung der Vitamin A-Gehalt in der Retina ab. Durch Oxydation kann aus Vitamin A wieder Retinen entstehen (= *Neogenese*) [MORTON u. GOODWIN (*1521*)]. Indicatorgelb ist ein an Protein (Albumin ?) gekoppeltes Retinen [BALL, GOODWIN u. MORTON (*115*)], wobei sich Farbstoff und Protein verändern können [MIRSKY (*1471*)]. Auf Grund des Molekulargewichtes und wegen der 10 Chromophorengruppen/Molekül ist Rhodopsin ein Polymerisationsprodukt aus Retinen, das in geometrischen Isomeren vorkommt, von denen aber nur die neo-b-Isomeren (cis) die natürlichen Sehstoffvorläufer sind [BROWN u. WALD (*347*); Einzelheiten s. DARTNALL (*511*)]. Daß Rhodopsin in den Eiweißschichten der Stäbchen liegt, deren Eiweißmoleküle senkrecht zur Stäbchenachse ausgerichtet sein sollen, was das Absorptionsvermögen verbessern soll [SCHMIDT (1852)], ist nach STENIUS (*1958*) unwahrscheinlich. Vielmehr ist das Rhodopsin auf der Oberfläche der Stäbchenaußenglieder mit 5—10% des Gesamtvolumens verteilt [LYTHGOE (*1399*); GRANIT (*870*); BRODA, GOODEVE u. LYTHGOE (*343*)]. Mit einem Absorptionsgrad von 0,6425 in einer Tiefe von 52 μ, werden 80% des Lichtes bei 500 mμ (Frosch) [PESKIN (*1677*)] bzw. 50% bei 505 mμ (Ratte) [LEWIS (*1347*)] absorbiert. Das Verhältnis zwischen reflektiertem und transmittiertem Licht beträgt 1,87:1 [LEWIS (*1347*)]. Aus der Veränderung des Anteils an reflektiertem Licht kann man auf die vorhandenen Sehstoffe in der Retina schließen [WEALE (*2196*)], wo 40% Protein vorliegt [BARER u. SIDMAN (*120*)]. Licht und Wärme können die sterische Anordnung des Retinenchromophoren zum Opsin beeinflussen und damit Rhodopsin ausbleichen, weil dessen Stabilität von dieser sterischen Anordnung abhängt [HUBBARD (*1088*)].

Die Rhodopsinumwandlung in Retinen [vgl. DARTNALL (*511*); GRIESEBACH (*905*)], erfolgt rasch, ebenso die spontane, temperaturunabhängige und durch Formaldehyd hemmbare Rückverwandlung in Rhodopsin, allerdings unter Verlust von ~ 15% Rhodopsin. Trotzdem ist die Retinenbildung zu langsam, um am retinalen Primärprozeß entscheidend beteiligt zu sein. Deshalb soll bei Belichtung aus Rhodopsin das mit der Transientorange identische *Lumirhodopsin* entstehen, das noch mit dem Protein Opsin verbunden bei tiefen Temperaturen stabil ist, sonst jedoch in *Metarhodopsin* umgewandelt wird: Beginn der retinalen Erregung [WALD, DURELL u. ST. GEORGE (*2141*)]. Gleichzeitig treten im Sehpurpurprotein SH-Gruppen auf, die für die Retinenbindung an Opsin wesentlich sind [WALD u. BROWN (*2135*)]. Vermutlich ist das Retinen aber über Stickstoff an das Opsin gebunden, während die im Opsin mehrfach vorhandenen SH-Gruppen an mehreren Stellen des Retinens anhaften. Je nach dem Vorhandensein sog. π-Elektronen der C-Atome dieser konjugierten Polyene wird dadurch die Absorptionsfähigkeit für Licht beeinflußt [DARTNALL (*511*)]. Da es mehrere Retinene gibt, gibt es entsprechend viel Sehstoffe [vgl. u. a. WALD, BROWN u. SMITH-BROWN (*2139*); MUNZ (*1604*); DENTON u. WARREN (*540*)]. Nur bei Dunkeladaptationen erhält man durch Belichtung Retinen, bei Helladaptation Vitamin A. Folglich wird ein Teil des Retinens stets in Vitamin A umgewandelt, das bei der raschen Rhodopsinregeneration fehlt. Sowohl die Retinenumwandlung in Vitamin A als auch die Rhodopsinumwandlung aus Vitamin A sind thermolabile Reaktionen. Bei hohen Beleuchtungsstärken überwiegt die photochemische Reaktion. Die temperaturabhängige Neubildung von Rhodopsin aus Vitamin A und Protein erfolgt in Gegenwart des Pigmentepithels, das den höchsten Vitamin A-Gehalt besitzt. Dabei werden die Zerfallsprodukte verwandt, z. T. stammen aber Vitamin A und Protein aus dem Blut.

Es gibt somit bei der Rhodopsinregeneration eine rasche Phase aus Sehgelb und eine langsame aus Vitamin A und Protein. In vitro erreicht man aus einer Retina- und Chorioideasuspension mit Vitamin A, ATP, DPN, Cytochrom C und Nicotinsäureamid eine nahezu vollständige Rhodopsinregeneration [COLLINS, GREEN u. MORTON (*443*)]. An der Regeneration sind damit oxydative Prozesse und Phosphorylierungsvorgänge wie bei der Photosynthese [KANDLER (*1183*)] beteiligt. Deshalb kann man während einer Druckamaurose nicht adaptieren [CRAIK u. VERNON (*464*)]. Die Glutamin- und Asparaginsäure (s. S. 20 u. 30) scheinen als Bestandteile des Opsins beteiligt zu sein [POTTER u. PESKIN (*1719*)]. Aus der reichlich im Pigmentepithel vorhandenen und mit der Pigmentwanderung zu den Außengliedern transportierten Glutaminsäure soll sich unter Belichtung ein Stoff bilden, der die innere Atmung der Außenglieder hemmt [HANAWA (*929*)]. Dieser Ablauf ist durch die beide Komponenten des ERG auslöschenden NH_4-Ionen intensiv und schwächer durch α-Alanin und γ-Aminobuttersäure blockierbar. Außerdem hemmt Asparaginsäure die Atmung der Stäbchenaußenglieder und unterdrückt selektiv die b-Welle [FURUKAWA u. HANAWA (*759*)]. Nach HANAWA (*929*) wird in den Stäbchen durch Lichtenergie eine Substanz (Protein?) aktiviert. Diese beschleunigt die Asparaginsäurebildung aus der Glutaminsäure des Pigmentepithels. Die Asparaginsäure vermindert dann die Atmung der Außenglieder, veranlaßt die Pigmentwanderung und sorgt für die Unterhaltung der Glutamin-Oxalsäure-Transaminierung. Wenn NH_4-Ionen die Asparaginsäurebildung hemmen, können sie photochemische Primärreaktionen beeinflussen. Nach HWANG (*1107*) fördert Methionin die Rhodopsinregeneration, Cystein und Cystin hemmen sie. Somit verstärken Stoffe mit labilen Methylgruppen (Cholin) die Rhodopsinregeneration, während Stoffe ohne diese sie hemmen [BLOCK, SCHOENHEIMER u. RITTENBERG (*257*); BORSOCK u. DUBNOFF (*287*); DU VIGNEAUD, COHN, CHANDLER, SCHENCK u. SIMONDS (*2098*); GRIFFITH u. MULFORD (*907*); HOSOYA (*1077*); HWANG u. HOSOYA (*1109*); HWANG (*1105*); STETTEN (*1960*)]. So ist für die Regeneration auch die Transmethylierung auf ein Zerfallsprodukt des Rhodopsins wesentlich. Acetyliertes Rhodopsin regeneriert nicht, weil dadurch im Opsin Aminogruppen entfernt werden, die zuvor Wasserstoffbindungen garantieren [ALBRECHT (*28*)]. Folglich sind an der Regeneration auch die 17 Aminosäuren des Opsins, vor allem Histidin und Cystin beteiligt [TSUKAMOTO, KOMORI, KINOSHITA, TOIDA u. KURIYAMA (*2072a*)].

Wird eine dunkeladaptierte Retina kurz und intensiv belichtet, so entsteht viel Retinen und wenig Vitamin A. Die sich anschließende Regeneration verläuft daher rasch vom Retinen aus. Befindet sich die Retina dagegen länger in schwachem Adaptationslicht, so wird Retinen in Vitamin A umgewandelt und die Resynthese erfolgt über den langsamen thermolabilen Weg. Darum ist die Dunkeladaptation beim Vitamin A-Mangel gestört [SUGITA (*1987*); BIRNBACHER (*223*); PIES u. WENDT (*1688*); v. DRIGALSKI (*597*); HØYGAARD (*1083a*); ATZLER (*83*); HEINSIUS (*990*); HEINSIUS u. HAMBURGER (*991*); HOLM (*1060*); AYKROYD (*99*); KRAVKOV u. SEMENOVSKAJA (*1278*); FRIDERICIA u. HOLM (*740*); AMENOMIYA (*38*); KUWANA (*1304*); TANSLEY (*2013*); v. EULER (*652*); ISAACS, JUNG u. IVY (*1119*); ROBERTSON u. YUDKIN (*1789*)]. Auch die elektrische Erregbarkeit des Auges ist bei Vitamin A-Mangel herabgesetzt, während sich bei normaler Dunkeladaptation nur die Rheobase bei konstanter Chronaxie erhöht [KITASIMA, (*1229*)]. Die Eskimos haben mit ihrer Vitamin A-reichen Nahrung eine bessere Dunkelanpassung [HØYGAARD (*1083a*)]. Die Hemeralopie ist von der durch Lactoflavinzufuhr besserbaren Zwielichtblindheit abzugrenzen [POCK-STEEN (*1706*)]. Durch Vitamin A werden Hemeralopien nicht ganz beseitigt, durch weitere Lactoflavingaben aber gebessert [BOULANGER u. SWYNGEDOUW (*289*)]. Vitamin A_1 ist für die Sehpurpur- und Vitamin A_2 für die Sehviolettbildung zuständig. Vitamin A_1 ist jedoch durch A_2 ersetzbar [MILLARD u. MCCANN (*1467*)]. Bei gestörtem Kreislauf (Myopie, Chorioitiden, Retinitiden, Netzhautblutungen) ist wegen mangelhafter

Vitamin A- oder β-Carotinzufuhr auch die Adaptation verschlechtert [SCHOBER (*1864*)]. Die verzögerte Dunkeladaptation beim Glaukom [FEIGENBAUM (*671*); MONJÉ (*1487*)] entsteht dagegen durch die Pilocarpin-Miosis. Entgegen ATZLER (*83*), HEINSIUS (*990*) und HEINSIUS und HAMBURGER (*991*) [weitere Literaturhinweise s. MÜLLER-LIMMROTH, BERGES u. LÖHER (*1585*)], ist eine Steigerung des Nachtsehens über die Norm bei Gesunden mit Vitamin A nicht zu erreichen [zit. nach SCHOBER (*1864*)]. Dagegen führt das Oxycarotin Helenien [„Adaptinol": v. STUDNITZ (*1981, 1982*)] zu einer Steigerung der Adaptationsgeschwindigkeit, der Lichtschwelle und der Sehschärfe bei Nacht [MONJÉ (*1484*); v. STUDNITZ (*1981, 1982*); TÖLLE (*2043*); CÜPPERS u. WAGNER (*494*)]. Unter Helenien sahen MÜLLER-LIMMROTH BERGES u. LÖHER (*1585; 195a)* Unterschiede im ERG-Verlauf der Dunkeladaptation (s. S. 80f.). Das ERG erhält unter Helenien mehr photopischen Charakter.

Rhodopsin kann nur aus cis-Vitamin A über aktives cis-Retinen regenerieren [HUBBARD u. WALD (*1092*); HUBBARD, GREGERMAN u. WALD (*1089*); WALD, BROWN u. SMITH (*2137*)]. Das bei der Sehpurpurspaltung entstehende trans-Retinen oder trans-Vitamin A muß mit einer Iso- oder Dimerase [COLLINS, GREEN u. MORTON (*443*)] in die cis-Form umgewandelt oder aus dem Blut aktives cis-Vitamin A entnommen werden. Auch Licht oder Wärme führen trans-Retinen in die cis-Form über. Eine Darstellung des gegenwärtigen Forschungsstandes ist bei SÜLLMANN (*1985*) zu finden.

Durch den Nachweis von SCHENCK (*1843*), daß Chlorophyll oder andere Sensibilatoren bei Licht α-Terpinen durch Anlagerung von Sauerstoff in Ascaridol umwandeln, gewinnt das Vitamin A im Sehprozeß erhöhte Bedeutung. Es handelt sich dabei um phototrop-isomere Diradikale. Beim photochemischen Primärakt geht Chlorophyll in ein solches über. Darum ist bei der *Photosynthese* die 1. Dunkelreaktion eine O_2-Anlagerung an phototrop-isomere Diradikale. Entsprechend gibt es in den Chloroplasten eine Cytochromoxydase zur Photooxydase [NIEMAN u. VENNESLAND (*1621*)], wie umgekehrt Photoreduktionen unter Bildung eines gelb fluorescierenden Pigments durch Wasserstoffübertragungen [BLAIR (*250*)]. Die entstehenden und Lichtenergie enthaltenden Primärprodukte geben ihre gespeicherte Energie z. T. wieder zur Lieferung energiereicher Phosphatverbindungen ab [SIMONIS u. GRUBE (*1920*)]. Diese Phosphatbildung ist in Anwesenheit von Glucose erhöht und bei hoher Lichtintensität die Glucoseaufnahme ebenfalls [SIMONIS u. KATING (*1921*); KANDLER (*1183*)]. Diese Phosphorylierung ist an die Gegenwart von Kaliumionen gebunden [LATZKO u. MECHSNER (*1328*)] und durch Monojodessigsäure hemmbar [SIMONIS u. QUENSELL (*1922*)]. Für die Stoffwechselvorgänge der Retina sind diese Ergebnisse von Interesse, da das Licht auf die Prozesse einwirkt, die sich um die Glucose und die Phosphorylierung drehen.

Bei der photochemischen Primärreaktion im Auge werden aus Vitamin A und β-Carotin bei Belichtung ebenfalls O_2-affine phototrop-isomere Diradikale gebildet. Daher ist in der Retina wegen der großen O_2-Affinität des durch Lichtabsorption entstandenen Diradikals die erste Dunkelreaktion eine Reaktion mit Sauerstoff, der in exothermer Reaktion rasch auf Acceptoren übertragen wird [SCHENCK (*1844*)]. Darum ist die Rhodopsinregeneration an die Aktivität bestimmter Fermentsysteme gebunden (s. S. 28f.). Trotzdem kann der 1 Lichtquant absorbierende Sehstoff keine Kettenreaktion auslösen, weil der Temperaturkoeffizient (Q_{10}) viel zu klein ist [LYTHGOE u. GOODEVE (*1401*)]. Entweder zerfällt der Sehstoff nach der Energieaufnahme wieder oder er gibt $h \cdot v$ an das Sehstoffprotein ab. SCHENCK (*1842*) meint, daß die Zufuhr von Reduktionsäquivalenten an das zu erregende Substrat eine univalente Reduktion eines oxydierten spezifischen Fermentes (Cytochrom) veranlasse und daß das die „Erregung" sei. Der umgekehrte konkurrierende Vorgang wäre die „transversale Erholung", die eine monomolekulare Reaktion sei, was nach FISCHER und JONGBLOED (*692*) unwahrscheinlich ist. Die Carotinoide sind zwar an der Erregung beteiligt, bestimmen sie aber nicht allein.

KÜHNE (*1289, 1290*) fand Rhodopsin nur in den Stäbchenaußengliedern und das Pigmentepithel solle zur Rhodopsinbildung das hypothetische *Rhodophyllin* abgeben. Folglich muß Vitamin A- die Stäbchenschwelle beeinflussen [YUDKIN (*2260*)]. Die Absorptionskurve einer Stäbchenretina stimmt mit der des Sehpurpurs [KÖNIG (*1243*); KÖTTGEN u. ABELSDORFF (*1246*); BARER u. SIDMAN (*120*)] und den Kurven der Dämmerwerte gemischter Retinae überein [TRENDELENBURG (*2066*)]. Rhodopsin hat folglich mit der Dunkeladaptation zu tun, die Zapfen mit dem Tagessehen. Man spricht aber nicht von einem Zapfen- oder Stäbchenapparat, sondern, weil die Stäbchen auch am Tage und die Zapfen beim Dämmersehen aktiv sind, besser von einem *skotopischen* und *photopischen* Apparat [PARSONS (*1671*)]. Bei der Dunkeladaptation erfolgt in der 3. bis 10. min der Übergang vom photopischen auf den skotopischen Apparat bei 0,02—50 asb [SCHOBER (*1864*)]. Man unterscheidet die *Sofortadaptation* von der *Daueradaptation*. Zwischen beiden (3. bis 8. min) tritt zwischen „Zapfenadaptation" und „Stäbchenadaptation" der Kohlrauschsche Knick (*1250*) in der Adaptationskurve auf. In der Fovea centralis gibt es binnen 2—3 min nur eine geringe Zapfenadaptation. In der Retinaperipherie werden die Schwellen niedriger. Erst nach 45 min ist die Dunkeladaptation abgeschlossen. Bei Nachtblindheit fällt der skotopische Apparat aus und die Dunkeladaptationskurve verläuft wie bei einer Zapfenadaptation der Fovea. Die dunkeladaptierende Retina verkürzt außerdem während der Zapfenadaptation ihre Empfindungszeiten [KOVACS (*1267*)], die sich während der Stäbchenadaptation wieder verlängern. Es gibt auch eine Adaptation des Farbensinns und der Sehschärfe. Die *Helladaptation* verläuft ebenfalls in 2 Phasen [SCHOUTEN (*1869*)]. Selbst nach 80 min Helladaptation treten Veränderungen in der Lichtempfindlichkeit auf [LOHMANN (*1377*)]. Nach ACHMATOV (*4*) und SEMEONOFF (*1904*) dauert es sogar länger als 24 Std., ehe die durch Licht hervorgerufenen Veränderungen in der Retina wieder ausgeglichen sind. Tagesrhythmische und jahreszeitliche Schwankungen in der Rhodopsinbleichung fehlen [PESKIN u. MILLER (*1678*)]. Nach einem Aufenthalt im Sonnenlicht sind aber selbst nach einer Nachtruhe noch Schwellenunterschiede nachweisbar [CLARK, JOHNSON u. DREHER (*427*)]. Die vor einer Helladaptation liegende [auch farbige: POLINSKY u. YOUNG (*1707*)] Voradaptation beeinflußt somit den Adaptationsprozeß [THOMSON (*2035*)] auch in der Fovea [JOHANNSEN, MCBRIDE u. WULFECK (*1154*)]. Die Helladaptation ist von der Zeit (t) stärker als von der Lichtintensität (J) abhängig [ELSBERG u. SPOTNITZ (*636*)]. Die Hellanpassung der Fovea benötigt etwa genau so viel Zeit wie die Dunkeladaptation. Nur die erste Phase, die *α-Adaptation*, eine nervöse, die ganze Retina betreffende Veränderung, ist rasch (50 msec). Die *β-Adaptation* benötigt erheblich mehr Zeit. Die α-Adaptation führt auch umgekehrt beim Wechsel vom Hellen ins Dunkle zu einer momentanen Empfindlichkeitserhöhung. Mit der Empfindlichkeitssteigerung während der Dunkeladaptation sollen zusätzliche Leitungsbahnen von einer Sehzelle zur benachbarten ableitenden Nervenfaser auftreten [LYTHGOE (*1400*)]. Dadurch wird die Retina empfindlicher, die Sehschärfe dagegen schlechter. Bei der Fliege Calliphora tritt eine momentane Sehstoffregeneration ein, sofern das 1. Ganglion funktioniert [AUTRUM (*91*)]. Demgegenüber ist die β-Adaptation Ausdruck eines Konzentrationsgleichgewichts zwischen den Sehstoffen und ihren Zerfallsprodukten. Sie tritt im Gegensatz zur α-Adaptation daher nur dort auf, wo Licht auf die Retina fällt [WRIGHT (*2251*)]. α- und β-Adaptation sind reversibel, die erstere rascher als die letztere. Die β-Adaptation läßt sich aus der Hechtschen Theorie der bimolekularen photochemischen Reaktion herleiten, nach der eine lichtempfindliche Substanz in Bleichungsprodukte zerfällt, die, entsprechend dem Massenwirkungsgesetz, wieder zur Sehsubstanz regenerieren (vgl. S. 8 u. 46). Der Gleichgewichtszustand zwischen beiden Reaktionen wird durch Belichtung gestört, d. h. die Reaktionsgeschwindigkeit nimmt in Richtung der weniger lichtempfindlichen Zerfallsprodukte zu, so daß die Helligkeitsempfindung abnehmen und schließlich aufhören müßte. Mit zunehmender Zerfallsstoffkonzentration kommt jedoch die Regeneration in Gang und es tritt der Augenblick ein, wo sich die photosensible Substanz mit den Zerfallsstoffen im Gleichgewicht befindet. Die Empfindung steigt entsprechend der β-Adaptation zu einem Maximum an, sinkt wieder ab und geht in einen von der Lichtstärke abhängigen "steady state" über, dessen Abstand von der Abszisse Ausdruck des aktuellen Gleichgewichts ist. Die α-Adaptation hemmt diesen Kurvenverlauf. Man nennt folglich die β-Adaptation positiv und die α-Adaptation negativ. Der tatsächliche Empfindungsverlauf entspräche dann der Summe (Abb. 25). Die α-Adaptation ähnelt P_{III}, die β-Adaptation P_{II} [WRIGHT u. GRANIT (*2256*)]. Möglicherweise ist P_{II} Ausdruck photochemischer Primärprozesse und P_{III} von Hemmungsvorgängen.

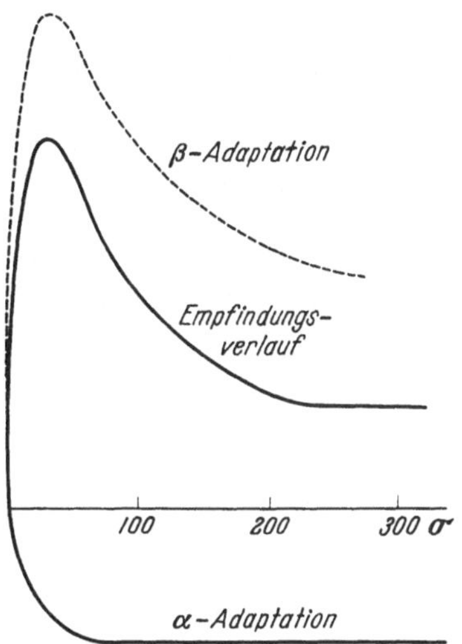

Abb. 25. Der gegenläufige theoretische Verlauf der α- und β-Adaptation (punktierte Kurve), aus deren Interferenz die eigentliche und meßbare Empfindungskurve (mittlere Kurve) entsteht [nach SCHOUTEN (*1869*)]

Die α-Adaptation hat mit dem *Simultankontrast* zu tun. Die helle Umgebung führt zu einer α-Adaptation der gesamten Retina, am stärksten in der unmittelbaren, somit dunkel erscheinenden Nachbarschaft des Reizes. Es gibt also eine *lokale* und eine *generalisierte α-Adaptation*, die aber nicht mit der Ermüdung der Retina identisch sind. Sie macht nicht bei einem von der Reizstärke abhängigen Niveau halt, sondern geht weiter. Eine scharfe Trennung von Ermüdung und *Lokaladaptation* ist aber nicht möglich [SCHOBER (*1864*)]. Die letztere bewirkt, daß sich dunkeladaptierte Retinastellen — foveal weniger als peripher [SCHOBER (*1864*); CIBIS (*419*); HARMS (*934*)] — in ihrer Empfindlichkeit in Richtung zur Helladaptation verändern. Dazu paßt, daß bei kurzen Darbietungszeiten die Sehschärfe in der Peripherie besser ist als bei Dauerdarbietung [MONJÉ (*1488*); MONJÉ u. BERNSDORFF (*1489*)]. Die temporale Retina soll am wenigsten lokal adaptieren [COGAN u. COGAN (*436*); nicht bestätigt von TEN DOESCHATE u. VAN HEUREN (*579*); CIBIS (*419*)]. EBBECKE (*608*) meint, daß die Lokaladaptation wie die reziproke Innervation durch zentralnervöse Hemmung zustande komme. Sicherlich spielen cerebrale Faktoren eine Rolle, da der nervöse und psychische Anteil größer als der photochemische ist, zumal sich die Empfindlichkeit auch an Netzhautstellen ändert, deren Belichtung sich nicht geändert hat [DUNLAP (*605*)].

Der *Successivkontrast* wird mit der β-Adaptation in Zusammenhang gebracht. Fällt ein Lichtreiz nach dem vorangegangenen auf die gleiche Netzhautstelle, so wird ihre Empfindlichkeit durch den ersten Reiz gedämpft [BAUMGARDT u. SÉGAL, (*159*)]. Wird zuerst ein kleines Feld belichtet und dann zusätzlich ein größeres, so erscheint das kleinere wegen der Summation beider Reize heller. Erfolgt der großflächige Reiz nach Ende des kleinflächigen, so erscheint das kleinere Feld als dunkler Fleck in hellerer Umgebung. Offenbar können sich beide Reize gegenseitig hemmen, die in 100 msec Reizabstand bereits getrennt empfunden werden. *Zu jeder Erregung gehört die Hemmung.* Im Stadium der Hemmung führt jeder neue Reiz zu ihrer Verstärkung *(Wedensky-Hemmung)*. Im Erregungsstadium (10 msec Reizintervall) kommt es zur *Bahnung*. Man kann die Hemmung als eine nervös bedingte α-Adaptation ansehen. Die bei kurzen Reizen auftretende Bahnung könnte dagegen sowohl eine α- und eine β-Adaptation sein.

Schließlich spielt die Adaptation beim *Metakontrast* [STIGLER (*1962*)] — Summation des Successiv- und des Simultankontrastes [DAVSON (*522*); KRAVKOV u. SEMENOVSKAJA (*1278a*)] — eine Rolle, bei der Beeinflussung einer durch einen lokalen Lichtreiz ausgelösten Empfindung durch die mit einem vorangegangenen Lichtreiz belichtete Nachbarschaft. Die Helligkeit eines Lichtblitzes wird reduziert, wenn ein 2. die Nachbarschaft erregt. Demgegenüber erscheint der 2. Reiz allein dunkler als dann, wenn er den 1. gehemmt hat (= *Parakontrast*). Die α-Adaptation muß sich somit wechselseitig auswirken [DAVSON (*522*)]. ALPERN (*30*) deutet die Metakontrastphänomene mit neuralen Interaktionen, über die ein lokales bioelektrisches Potential mit einem anderen der Nachbarschaft interferieren könne.

Während HECHT (*974*) und MANDELBAUM (*1427*) jede nervöse Adaptation ablehnen, „weil in der photochemischen Theorie kein Platz dafür sei", dürfte nach neueren Befunden eine solche doch existieren [THOMSON (*2037*)]. Das zeigt schon die Diskrepanz zwischen Sehpurpurkonzentration und Retinaempfindlichkeit [LYTHGOE (*1400*)] [s. Erholungskurven der fovealen Empfindlichkeit nach vorangegangener Helladaptation; CRAWFORD (*469*)]. Eine nervöse α-Adaptation geht vor allem aus der raschen Verminderung der Empfindlichkeit einer Retinastelle durch die Adaptationsänderung einer anderen hervor [WRIGHT (*2253*); SCHOUTEN u. ORNSTEIN (*1870*)]. Sie entsteht wie die Beeinflussung der Empfindlichkeit eines Auges durch eine Adaptationsänderung auf elektrischem Wege [THOMSON (*2037*); ELSBERG u. SPOTNITZ (*639*); DUNLAP (*605*); SCHOUTEN u. ORNSTEIN (*1870*); CRAIK (*462*); GROHMANN (*910*); abgelehnt von HELMHOLTZ (*996*); ADAMS (*5*) u. MANDELBAUM (*1427*); von WRIGHT (*2253*) als sehr gering angenommen]. Auch der Adaptationseinfluß auf die Phosphenschwelle (S. 12f.) deutet auf nervöse Prozesse hin. Schließlich sind es bei der Adaptation nervöse Summationsprozesse, die das Rezeptionsfeld vergrößern [ARDEN u. WEALE (*52, 53*)].

Bei Dunkeladaptation steigt die Sehschärfe mit der Helligkeit der Sehprobe bis zu einer bestimmten Grenze an und fällt dann wieder ab (vgl. S. 62f.). Entspricht die Raumhelligkeit der des Testobjektes, so steigt die Sehschärfe an, nimmt aber wieder ab. Ist sie allgemein größer als die des Testobjektes, so ist die Sehschärfe schlechter. Die α-Adaptation macht sich bei hoher Grundhelligkeit als Hemmung bemerkbar. Unter *skotopischen* und *photopischen* Sehbedingungen herrschen im ersteren Fall nicht nur die Stäbchen und im anderen mehr die Zapfen vor, sondern *skotopisches Sehen gibt es auch bei schwachen und photopisches bei höheren Reizintensitäten*. Dabei wird die skotopische Sehschärfe durch Dunkeladaptation und die photopische durch Helladaptation verschlechtert. Diese Tatsache paßt nicht zur Duplizitätstheorie, da die Steigerung der skotopischen Sehschärfe durch die Empfindlichkeitssteigerung der Stäbchen entsteht, die photopische Sehschärfe aber bei Dunkeladaptation trotz Zapfenadaptation abnimmt.

Zum *Einfluß der Dunkeladaptation auf das ERG* haben schon KÜHNE und STEINER (*1293*) Stellung genommen. Dunkeladaptierte Frösche liefern höhere ERG, vor allem höhere c-Wellen [v. BRÜCKE u. GARTEN (*353*); KOHLRAUSCH (*1249*)], die bei Helladaptation ganz verschwinden [v. BRÜCKE u. GARTEN (*353*); DAY (*525*); KAHN u. LÖWENSTEIN (*1178*)]. Demgegenüber bekam KOHLRAUSCH (*1249*) bei *Tag*vögeln und der Schildkröte nur bei Helladaptation eine c-Welle. Andererseits gibt es im ERG des Steinkauzes (*Nacht*vogel), der Katze und einiger Fische (Schleien, Bleyen) die c-Welle bei Dunkel- und nicht bei Helladaptation. KOHLRAUSCH (*1251*) schloß daraus auf eine „gegensätzliche Reaktion des Tages- und Dämmerapparates".

Nach den Vorversuchen von FRÖHLICH (*744*) zeigte CHARPENTIER (*411*), daß die Dunkeladaptationskurven normaler und Vitamin A-Mangel-Ratten [TANSLEY (*2013*)] sich aus der b-Wellenhöhe ergibt. Sie nimmt mit Dunkeladaptation zu und erreicht schließlich einen konstanten Endwert. B-Wellenzunahme und Endwert sind bei Vitamin A-Mangel geringer. Mit kürzerer Dunkeladaptation wird auch im Meerschweinchen-ERG die b-Welle kleiner und verschwindet bei Helladaptation [BOEHM, SIGG u. MONNIER (*262*)]. Das b^--Potential als photopische

Komponente wird gleichzeitig deutlicher und ist bei Helladaptation am größten. Nach WREDE (*2249*) und RIGGS (*1775*) erreicht die b-Welle (Frosch) (Abb. 26) in den ersten 10 min der Dunkeladaptation eine bestimmte Höhe, von der aus sie weiter bis zur 45. min ansteigt. Bei der d-Welle ist die 2. Phase nicht so ausgeprägt [WREDE (*2249*)], sie vermindert sich sogar meist, wenn die b-Welle ihr Maximum erreicht hat. Die 2. Phase fehlt bei der b-Welle nach starker Helladaptation oder stundenlanger Dunkeladaptation. Die Doppelnatur der Dunkeladaptation spiegelt sich also auch im Vertebraten-ERG wider [nicht gefunden im Limulusauge, HARTLINE (*941*)].

Wer nun für die beiden Teile der elektrophysiologisch ermittelten Dunkeladaptationskurve verantwortlich ist, ist durch Vergleich der jeweils extrahierbaren Sehsubstanzmenge [ZEWI (*2275*); TANSLEY (*2013*)] mit der ERG-Größe beantwortbar [GRANIT (*870*)]. GRANIT, HOLMBERG und ZEWI (*886*) ließen das Rhodopsin mit farbigen Reizlichtern ausbleichen und lösten danach mit 500mμ-Licht das ERG aus. Die zur Rhodopsinbleichung verwandten Lichter hatten dabei nur eine Bleichwirkung von 1 bis 2%, während sich das ERG um 30—70% verringerte. *Folglich hängt die b-Wellenhöhe während der Dunkeladaptation nicht ausschließlich von der Menge des vorhandenen Rhodopsins ab.* Am Erregungsvorgang sind kaum meßbare Sehpurpurmengen beteiligt. GRANIT, HOLMBERG und ZEWI (*886*) folgerten daraus, daß in den Stäbchenaußengliedern inaktives Rhodopsin in so hoher Konzentration vorliegt, daß es zu den erregbaren Außengliedoberflächen diffundieren kann. Dort werden die Rhodopsinmoleküle mit einem „Receptorenmolekül" aktiviert und bilden einen dünnen Oberflächenfilm. Das ist dann der am Erregungsvorgang beteiligte Rhodopsinanteil, der von der Konzentration im Zellinneren abhängt. Er ist bei Helladaptation klein und wird mit Dunkeladaptation größer. Die für den Rhodopsintransport erforderliche Zeit entspräche der der Erregung vorausgehenden "silent period". Nach LYTHGOE (*1400*) trägt aber bereits das einzelne zersetzte Rhodopsinmolekül zum Sehvorgang bei (s. S. 10), und die ERG-Reaktion auf Adaptationsänderungen hängt weitgehend von zusätzlichen nervösen Verbindungen ab. Eine rein chemisch begründete Duplizitätstheorie ist also unhaltbar [LYTHGOE (*1400*)]. Da aber das ERG kein Produkt von Erregungsleitungen ist, kann eine nervöse Adaptation nur über elektrotonische Zustandsänderungen erfolgen. Entsprechend sahen RUSHTON und COHEN (*1821*) trotz intensiver Belichtung eine nur schwache Rhodopsinbleiche und meinten, daß die Empfindlichkeitssteigerung in der Dunkeladaptation auf eine Zunahme der Quantenempfindlichkeit der Retina zurückzuführen sei (Quantenempfindlichkeit = reziproker Wert der zu einer Erregung führenden Quantenzahl).

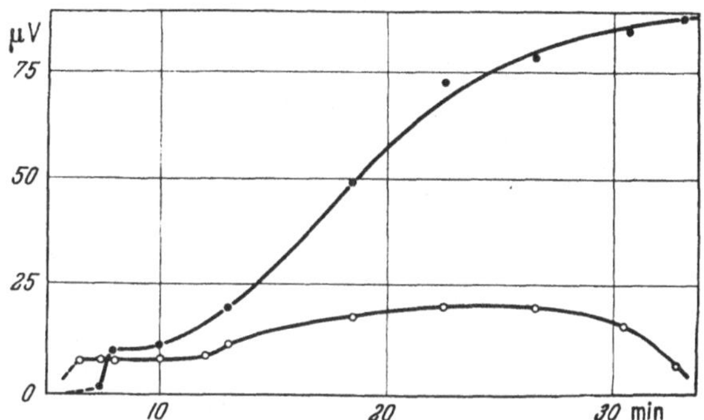

Abb. 26. Die Höhe der b-(Punkte) und d-Welle (Kreise) des Frosch-ERG während der Dunkeladaptation. Die Höhe der b-Welle ändert sich mit der Adaptation in zwei Phasen [WREDE (*2249*)]

GRANIT, MUNSTERHJELM und ZEWI (*888*) haben außerdem Froschaugen für bestimmte Zeiten dunkeladaptiert und danach die b-Wellenhöhe und den Sehpurpurgehalt gemessen (Abb. 27). Mit der Dunkeladaptation setzt danach die Rhodopsinregeneration ein, während die b-Welle zunächst noch praktisch unverändert ist. Sie steigt erst an, wenn die Sehpurpurkonzentration etwa 50% des Maximalwertes erreicht hat. Eine verzögerte Rhodopsinregeneration verzögert auch den b-Wellenanstieg. *Mit der Dunkelheit nimmt die b-Welle erst an Amplitude zu, wenn die Hälfte der maximalen Rhodopsinkonzentration vorliegt,* was durch eine vorangegangene Helladaptationsperiode oder durch Änderung der Reizstärke nicht beeinflußt wird. Dieses Verhalten der b-Wellenhöhe ist nicht durch retinomotorische Erscheinungen zustande gekommen, wie aus der Abhängigkeit der Pigmentverschiebung von der Reizstärke hervorgeht [GARTEN (*766*); AREY (*59*); v. FRISCH (*743*)]. GRANIT, MUNSTERHJELM und ZEWI (*888*) erhielten von der zapfenarmen und retinomotorikfreien Katzenretina das gleiche Ergebnis. Bemerkenswerterweise wurden diese ERG in den ersten 6—8 min der Dunkeladaptation und nach kurzer Helladaptation von der negativen Phase beherrscht, wahrscheinlich durch Blendung bei den noch weiten Pupillen bedingt. *Große b-Wellen stehen somit mit hohen Sehpurpurkonzentrationen in Zusammenhang, andererseits genügen schon geringe Konzentrationsverminderungen, um die b-Welle exzessiv zu verkleinern* [GRANIT (*870*)]. Das Merkwürdige ist nun, daß eine kurze Helladaptation (1 min) die Sehpurpurmenge kaum verringert, aber trotzdem die b-Welle stark verkleinert, die danach dann rasch größer wird. Nach GRANIT (*870*) kommt die verzögerte Zunahme der Rhodopsinkonzentration nach langer Helladaptation durch das Fehlen des intermediären Prozesses des Rhodopsintransports an die Stäbchenoberfläche zustande, der bei hohem Temperaturkoeffizienten lange dauert und erst bei einer Rhodopsinkonzentration von 50% einsetzt. In der 1. Adaptationsphase fehlt er, ebenso der Unterschied in der b-Wellenhöhe bei verschiedenen Reizstärken, weil erst die Rhodopsinspaltprodukte entfernt werden müssen. Darum ist die retinale Empfindlichkeit stark herabgesetzt, die Rhodopsinkonzentration jedoch nicht in dem Maße. Sobald aber der träge bleichbare Sehpurpur durch den Intermediärprozeß an der Stäbchenmembran aktiviert wird, nimmt er am Erregungsvorgang teil. Zu diesem Zwischenprozeß in der Adaptation gehört auch eine „Neuordnung" der nervösen Verbindungen, so daß die Retina aus der Befähigung zur Differenzierung in die der Integration überwechselt [LYTHGOE (*1400*)]. Jedenfalls ist die b-Welle keineswegs Ausdruck der jeweiligen Sehstoffkonzentration [im Gegensatz zu WULFF (*2259*)], sondern P_{II} besitzt auch

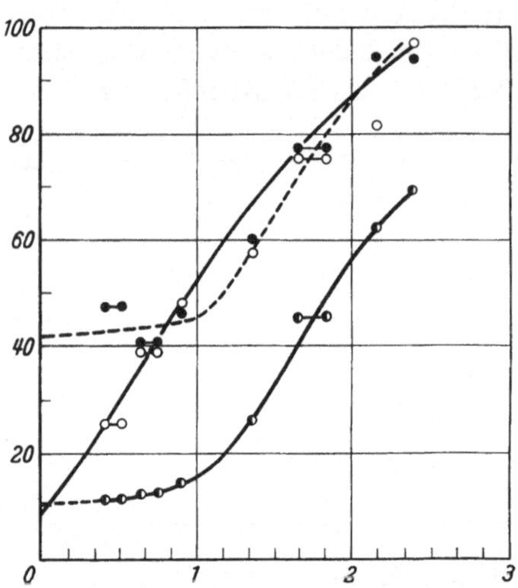

Abb. 27. Das Verhalten der b-Wellenhöhe in Prozent des Maximums im Frosch-ERG während der Dunkeladaptation (Abscisse in Std. bei verschiedenen Reizstärken) (● = hohe und ◐ = schwache Reizintensität). Gleichzeitig ist die Rhodopsinkonzentration (○) eingetragen. Man sieht, daß die b-Welle erst dann an Amplitude zunimmt, wenn die Rhodopsinkonzentration 50% des Maximalwertes beträgt [GRANIT, MUNSTERHJELM u. ZEWI (*888*)]

noch eine Komponente anderer Genese. So erscheint die b-Welle nach starker HA nach 10 min und nach 90 min DA trotz beendeter Rhodopsinregeneration mit 20% der Maximalamplitude [ELENIUS *(631a)*]. Nach 4 Std. DA ist sie maximal. Eine schwache HA reduziert die b-Welle rasch und in DA erholt sie sich schnell (α-Adaptation). Je länger die HA dauert, um so langsamer erholt sich die b-Welle in DA (β-Adaptation). Eine HA garantiert also die photopische Retinafunktion durch langdauernde Hemmung der Stäbchen, deren Funktion die b-Welle also exakter als die Rhodopsinregeneration erfaßt.

Nach FUJISHITA *(755)* hat die Speicherfähigkeit der Kupfferschen Sternzellen in der Leber mit dem Vitamin A-Stoffwechsel und damit mit der Rhodopsinregeneration zu tun. Deshalb wird nach Aktivierung der Kupfferschen Sternzellen durch Injektion einer Kohlepartikelsuspension die b-Welle vergrößert mit einer Zunahme der skotopischen Empfindlichkeit mit je einem Maximum bei 520 (Rhodopsinregeneration) und 610 mμ (Regeneration eines unbekannten Sehpigments).

Die negative c-Welle (s. Abb. 7) im ERG des Hundes ist ebenfalls vom Adaptationszustand abhängig [PARRY, TANSLEY u. THOMSON *(1670)*]. Einen solchen negativen Verlauf gibt es auch im ERG der Albinoratte [CAMPBELL *(384)*], der bei Helladaptation verschwindet, so daß nur eine kleine a-Welle übrigbleibt, kehrt aber bei Dunkeladaptation rascher als die b-Welle wieder. Dieses negative Potential ist nicht durch P_{III} entstanden; denn — obwohl es wie P_{III} mit der Reizstärke wächst — müßte es bei Dunkeladaptation nur kleiner, aber nicht größer werden. Außerdem hat P_{III} eine wesentlich kürzere Latenz und die a-Welle müßte auch deutlicher sein. Man findet das Potential in einer vorwiegend aus Stäbchen bestehenden, dunkeladaptierten Retina, wo P_{III} nur mäßig ausgebildet ist. Auch das durch Iriskontraktion entstehende Potential im menschlichen ERG [KARPE *(1186)*], kommt nicht in Frage, da es nach Atropinisierung und Opticusdurchschneidung erhalten bleibt. Zudem beschreibt DODT *(559)* ein der Iriskontraktion homologes positives Potential als Anteil der c-Welle. Schließlich fehlt das negative Potential bei starken Reizlichtern und Helladaptation sowie nach Zerstörung der Stäbchen, m. a. W. die Zapfen sind unbeteiligt, während die Stäbchentätigkeit notwendig ist [PARRY, TANSLEY u. THOMSON *(1670)*]. Im menschlichen ERG gibt es ein ähnliches Potential [MARG *(1431)*; ALPERN u. FARIS *(32)*]. Bei starken Lichtblitzen und intensiver Helladaptation sieht man nach der b-Welle eine tiefe negative b'-Welle, die mit dem b^--Potential im Meerschweinchen-ERG [MONNIER u. AMSLER *(1499)*] identisch ist. Sie verschwindet nicht mit der Atropinisierung und ändert sich auch nicht mit dem Abgriff, so daß auch hier ein Artefakt durch Irisbewegung [KARPE *(1186)*; ARMINGTON *(62)*] ausscheidet. Vielmehr bestehen Beziehungen zur a-Welle und damit zu der bei starken Reizen tiefen Phase P_{III}. Die b'-Welle des menschlichen ERG ist also von dem Potential im Hunde-ERG verschieden, zumal jenes sich nicht mit der Adaptation ändert.

Im *Adaptationsverlauf des menschlichen ERG* haben COOPER, CREED und GRANIT *(448)* und KARPE *(1186)* festgestellt, daß die a-Welle im ERG des Menschen durch Dunkeladaptation reduziert wird oder sogar verschwindet, während sich die b-Welle vergrößert und die gesamte bioelektrische Reaktion länger wird. Zur elektrophysiologischen Untersuchung der Dunkeladaptation ist ein nicht zu langer und zu schwacher bzw. zu starker Testreiz notwendig. Bei 1,25 lx Reizstärke befindet man sich im „Arbeitspunkt" des ansteigenden Kurvenschenkels der Intensitätskurve, wo weder Blendungserscheinungen noch Schwellenbedingungen vorliegen. Dann zeigt sich nach 10 min Dunkeladaptation ein Knick in der Adaptationskurve, von dem an die retinale Empfindlichkeit stärker zunimmt [GRANIT, HOLMBERG u. ZEWI *(886)*; GRANIT, MUNSTERHJELM u. ZEWI *(888)*]. Da der 2. Teil der subjektiven Adaptationskurve allgemein der Stäbchenempfindlichkeit entspricht, darf man bei der verwandten Reizstärke die b-Welle als den elektrophysiologischen Ausdruck der Stäbchenaktivität ansprechen. Darum ist unter diesen Versuchsbedingungen bei einer Maculadegeneration das ERG normal, aber bei der Retinitis pigmentosa mit normalem fovealen Sehen stark herabgesetzt oder ausgelöscht. Auch die Unwirksamkeit roter Lichtreize dieser Intensität spricht für die vorherrschende Stäbchenbeteiligung am Zustandekommen dieser b-Welle. Eine meßbare b-Welle wird erst nach einer gewissen Dunkeladaptationszeit ableitbar. Offensichtlich müssen dazu auch in der menschlichen Retina erst 50% der Rhodopsinmaximalkonzentration vorhanden sein.

Merkwürdig ist jedoch, daß ohne eine definierte Helladaptation der entsprechende Teil der subjektiven Empfindlichkeitskurve mit der der b-Wellenhöhe nicht übereinstimmt, dagegen mit ihr nahezu identisch wird, wenn man die Reizstärke von 1,25 auf 80 lx erhöht. Wird aber die elektrophysiologische Dunkeladaptationskurve nach intensiver Helladaptation aufgenommen, so geht die Übereinstimmung wieder verloren. Dann ist die b-Welle sofort da und erreicht ihre Maximalhöhe rascher als die Empfindlichkeitskurve. Zur Auslösung eines Schwellen-ERG ist offenbar wesentlich mehr Energie erforderlich als für eine Schwellenempfindung [KARPE u. TANSLEY (*1198*); JOHNSON u. RIGGS (*1159*)]. Bei Dunkeladaptation genügen zur Empfindung wenige erregte Stäbchen, während für das Schwellen-ERG mehr oder bestimmte Receptoren stärker gereizt werden müssen, die außerdem unter Schwellenbedingungen nicht gleich empfindlich sind. Eine vorangehende Helladaptation macht alle Stäbchen weitgehend gleich empfindlich, so daß sich die Unterschiede zwischen subjektiver und ERG-Schwelle ausgleichen. Genau so wirkt ein starker Lichtreiz. Wahrscheinlich würden die Kurvendifferenzen überhaupt ausbleiben, wenn es gelänge, zu jedem Zeitpunkt der Dunkeladaptation das jeweilige Schwellen-ERG auszulösen.

JOHNSON (*1156*) und BEST (*212*) führten mehrere Versuchsreihen mit verschiedenen, aber während des Versuchs konstanten Reizstärken durch, um die zur Auslösung einer b-Welle bestimmter Größe notwendige Reizstärke zu ermitteln. Die daraus resultierende Kurve der Empfindlichkeitszunahme der b-Welle stimmt nicht mit der Kurve der subjektiven Schwellenempfindlichkeit und der der subjektiven Helligkeit überein [JOHNSON u. RIGGS (*1159*)]. Außerdem wird bei hellen Lichtern die b-Welle rascher größer als bei schwachen [JOHNSON (*1156*)]. Die Empfindlichkeitskurve der b-Welle fällt somit, je nach der ausgewählten b-Wellenhöhe, verschieden aus [RIGGS (*1775*)]. Dagegen verlaufen am Limulusauge alle Kurven der b-Wellenzunahme parallel [HARTLINE (*941*)]. BEST (*212*) fand nach definierter Helladaptation mit verschiedenen Reizstärken Kurven der Lichtempfindlichkeit für eine b-Welle bestimmter Größe. Für eine b-Welle von 50 μV (3,2 asb) steigt von der 12. min der Dunkeladaptation an die Lichtempfindlichkeit nicht mehr merklich an. Bis zur 30. min der Dunkeladaptation genügt schon 1 asb, um eine b-Welle von 50 μV zu produzieren. Die Empfindlichkeit der Retina zur Auslösung einer solchen b-Welle ist von der 30. sec bis zur 30. min der Dunkeladaptation auf das mehr als 300fache angestiegen [vgl. auch RIGGS (*1775*)]. Gleichzeitig nimmt die subjektive Schwellenempfindlichkeit um das 5000fache zu. Nur in den ersten 7 min der Dunkeladaptation stimmen die subjektive und die elektroretinographische Kurve überein, danach nimmt die subjektive Lichtempfindlichkeit stärker als die b-Welle zu [BEST (*212*)]. Nach HECHT (*974*) soll dieser erste Teil der Adaptationskurve zapfenbedingt sein. JOHNSON und RIGGS (*1159*) beobachteten vermutlich wegen der verschieden starken vorangegangenen Helladaptation das Gegenteil, was schon KARPE und

Tansley (*1198*) nachgewiesen haben. Die mit der Dunkeladaptationsdauer gefundene und für höhere Reizstärken geltende Latenzvergrößerung der b-Welle [Johnson (*1156*)] ist zu verstehen, weil die „Wege" der Erregung zu Beginn der Dunkeladaptation noch gebahnt sein sollen [Best (*212*)]. Dem steht jedoch entgegen, daß das ERG der Form nach stationär ist und Erregungsleitungen kaum vorhanden sind. Wahrscheinlicher wird mit der Dunkeladaptation ein lokaler, von der Reizintensität abhängiger Hemmungsprozeß wirksam, der zwar den Erregungsablauf unbeeinflußt läßt, so daß sich die b-Welle als Folge der hohen Rhodopsinkonzentration wie eine „initiale Explosion" sogar verkürzt, aber die „Explosion" erst später in Gang setzt. Im Gegensatz dazu haben Bornschein (*272*) sowie Müller-Limmroth und Jünemann (*1593*) analoge Latenzverkürzungen durch Helladaptation nicht gesehen. Best (*212*) schreibt die b-Welle nicht den Stäbchen allein zu; denn dann müßte sie sich bei Dunkeladaptation wie die subjektive Lichtschwellenkurve verhalten und bei reinen „Zapfenreizen" fehlen.

Adrian (*13*) schreibt die schnelle photopische Komponente des ERG den Zapfen und die langsamere skotopische den Stäbchen zu. Allerdings liefert die Meerschweinchenretina mit ihren wenigen Zapfen ein schnell ablaufendes photopisches ERG, weil helladaptierte Stäbchen sich wie Zapfen verhalten können [Adrian (*13*)]. Die photopische Komponente der b-Welle könnte also auch eine Stäbchenkomponente sein. Für die a-Welle mit einer frühen photopischen und späteren skotopischen Komponente gilt das gleiche. Alpern und Faris (*32*) haben sich mit dem elektrophysiologischen Nachweis des Kohlrauschschen Knicks beschäftigt, da die Untersuchung des menschlichen ERG die Physiologie des Sehens besser verständlich macht [Bounds (*296*); Burian (*358*)]. Schon Armington (*62*) hatte in der 7. min der Dunkeladaptation den Kurvenknick bei der b-Welle beobachtet. Die Ausbildung dieses Knicks hängt von der vorangegangenen Helladaptation ab [Alpern u. Faris (*32*)], deren Verringerung den Knick kleiner macht wie bei dem Knick in der subjektiven Sehschwellenkurve [Hecht, Shlaer, Smith, Haig u. Peskin (*979*)]. Bei konstanter Helladaptationsdauer sinkender Intensität und umgekehrt verlagert sich im subjektiven Experiment der Knick der Zapfenkurve, jedoch nicht der Verlauf der Stäbchenkurve [Wolf u. Zigler (*2242*)]. Der Kurvenknick rückt dann weiter zum Beginn der Adaptationskurve. Trotzdem sind Zeit und Intensität nicht einfach reziprok zur Lage des Kurvenknicks. Zum Nachweis, daß der 1. Teil der Kurve der Zapfen- und der 2. der Stäbchentätigkeit entspricht, ließen Alpern und Faris (*32*) auf die Intensität des Lichtreizes verschieden lange adaptieren und lösten dann das ERG aus. Es kam zu der erwarteten progressiven ERG-Verkleinerung bis zur 10. min der Helladaptation. Bis dahin steigt auch die subjektive Zapfenschwelle an [Crawford (*469*)]. Gelegentliche Doppelgipfel im ERG entsprechen der x- (Zapfen) und b-Welle (Stäbchen) [Alpern u. Faris (*32*)]. Die 1. wird bei Dunkeladaptation kleiner und die 2. bis zu einer bestimmten Höhe größer.

Auch die Form des menschlichen ERG ändert sich mit der Dunkeladaptationsdauer quantitativ und qualitativ [Bornschein (*272*); Schubert u. Bornschein (*1883*)]. Bei schwachen Reizen besteht das ERG aus einer einfachen symmetrischen b-Welle [Cooper, Creed u. Granit (*448*); Karpe (*1186*)]. Mit steigender Reizstärke wird die b-Welle steiler und asymmetrisch sowie das ERG durch das Hinzukommen von a- und x-Welle komplex (Abb. 28a), wobei die zunächst muldenförmige a-Welle tief und spitz wird unter Stufenbildung [SCHUBERT (*1875*); ARMINGTON, JOHNSON u. RIGGS (*66*); BEST (*212*)]. Die a-Welle enthält also eine frühe photopische a-Welle, die binnen 5 sec Dunkeladaptation bei rotem Reizlicht die gleiche Amplitude erreicht wie die spätere skotopische a-Welle mit ihrem Maximum nach 45 min Dunkeladaptation. Beide a-Wellen sind bei allen Spektrallichtern und mäßiger Helladaptation gleichzeitig nachweisbar [BEST u. BOHNEN (*214*)]. Die photopische Reaktion enthält die breite a-Welle kurzer Latenz und eine kleine nachfolgende positive Welle, während die skotopische spitze und tiefe a-Welle mit größerer Latenz von einer hohen b-Welle gefolgt ist (Abb. 28b). Daraus ergibt sich eine „Treppe" in der a-Welle und ein Knick im aufsteigenden Schenkel der b-Welle. Die der photopischen a-Welle zugrunde liegende Komponente soll nach dem Reizende rasch wieder zur Nullinie zurückkehren. Eine Helladaptation wirkt auf das ERG fast wie eine Reizstärkenverminderung, allerdings unter anderer Beteiligung der ERG-Wellen [BORNSCHEIN

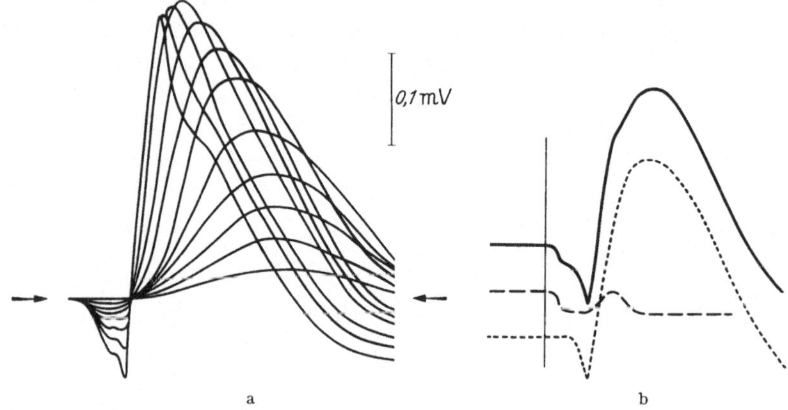

Abb. 28 a u. b. a) Das ERG des Menschen bei konstanter Dunkeladaptation durch 12 verschiedene Reizstärken von 25 msec Dauer ausgelöst (40—140000 asb). Jede Kurve stellt die Mittelwertkurve aus 3 Aufnahmen dar [BORNSCHEIN (*272*)]. b) Analyse des menschlichen ERG in eine photopische (gestrichelt) und eine skotopische (punktiert) Komponente. Bei Dunkeladaptation und hoher Reizstärke kurzer Dauer (weiß oder mittlere Wellenlänge) sind beide Komponenten vorhanden [ARMINGTON, JOHNSON u. RIGGS (*66*)]

(*272*)]. Der wesentliche Unterschied liegt bei Adaptation in der Unbeeinflußbarkeit des zeitlichen Ablaufs des ERG. Bei schwachen Reizstärken und verschiedener Dunkeladaptation verhalten sich Elektrizitätsmenge und Scheitelspannung direkt proportional, gleichgültig ob sich die Reizstärke oder die Adaptation geändert hat. Folglich ist dann der zeitliche Verlauf der ERG konstant, was bei höheren Reizstärken allein schon wegen der hinzutretenden a-Welle nicht mehr gilt. Setzt man die b-Wellenhöhe nach 20 min Dunkeladaptation gleich 1, so ergibt sich mit der Reizstärke eine stärker werdende Unstetigkeit im Kurvenverlauf, die bei der a-Welle zu einem Kurvenknick zwischen der 7.—10. Adaptationsminute führt. Der Knick kennzeichnet den Übergang von photopischer auf skotopische Aktivität, dessen Lage von der vorangegangenen Helladaptation (Dauer, Intensität) abhängt [KOHLRAUSCH (*1250*); MÜLLER (*1569*); KYRIELEIS (*1305*)]. Die photopische Komponente ist mindestens um 2—3 log-Einheiten unempfindlicher als die skotopische b-Welle [ALPERN u. FARIS (*32*): >4 log-Einheiten]. Deshalb ist die x-Welle im Vergleich zur b-Welle so klein. Dieser Empfindlichkeitsabstand zwischen beiden entspricht in etwa auch der Schwellendifferenz zwischen den Stäbchen und Zapfen bei Dunkeladaptation. Man braucht deshalb nicht unbedingt eine Hemmungsfunktion der Stäbchen auf die Zapfen anzunehmen [BORNSCHEIN (*272*)]. Andererseits bestimmen photochemische Prozesse den Adaptationszustand nicht allein [BOYNTON u. KANDEL (*302*)]. Daß das photopische ERG rascher als das skotopische abläuft, kann an einer Zunahme der der b-Welle vorgelagerten rascheren x-Welle oder an einer Beschleunigung der die b-Welle verursachenden photochemischen Primärreaktionen selbst, vermutlich an beiden Faktoren liegen. Eine Adaptation ändert unter photopischen Bedingungen (hohe Reizstärken) den zeitlichen Ablauf unwesentlich. Das photopische ERG besitzt daher ein höheres zeitliches Auflösungsvermögen. Die symmetrische, einer statistischen Verteilungskurve ähnliche skotopische, durch Adaptation und Reizstärke gegensinnig beeinflußbare b-Welle bei schwachen Reizen kann ein Summationsphänomen vieler Elementarprozesse sein [BORNSCHEIN (*272*); GRANIT (*870*)].

Unter Dunkeladaptation führt ein mäßig starker Lichtreiz zu einer tiefen und spitzen a-Welle [BEST (*212*); MÜLLER-LIMMROTH u. JÜNEMANN (*1593*)] und hoher b-Welle [ARMINGTON, JOHNSON u. RIGGS (*66*); SCHUBERT u. BORNSCHEIN (*1883*); BORNSCHEIN (*272*); MÜLLER-LIMMROTH u. JÜNEMANN (*1593*)]. Demgegenüber ist die d-Welle nur ein kleiner Höcker im abfallenden Schenkel der b-Welle oder fehlt. Schon nach 7 sec *Helladaptation* wird nach ARMINGTON, JOHNSON u. RIGGS (*66*) die a-Welle deutlich flacher und träger [BEST (*212*); MÜLLER-LIMMROTH u. JÜNEMANN (*1593*)], während die d-Welle erheblich deutlicher geworden ist. Im ERG des Menschen tritt die d-Welle erst unter Helladaptation auf, die mit Verkürzung der Reizdauer größer wird, um sich schließlich mit der b-Welle zu einer gemeinsamen Welle zu vereinigen [BEST u. BOHNEN (*215*)]. Der Grad der b-Wellenverkleinerung hängt von der Intensität des Adaptationslichtes ab (Abb. 29). Bei jeder Adaptationsstärke erfolgt außerdem nach der b-Wellenverkleinerung zu Beginn der Helladaptation wieder eine Amplitudenzunahme, die nach 2—4 min beendet ist. Die Form der Adaptationskurve des ERG hängt auch von der Reizarealgröße ab, und zwar für die positiven und negativen Komponenten verschieden. Bei großem Reizareal nimmt die positive ERG-Komponente in den ersten 10 min zu, bei kleinen dagegen ab [ARMINGTON u. BIERSDORF (*65*)]. Bei schwacher Helladaptation kann das ERG sogar größer als bei Dunkeladaptation sein [RIGGS u. JOHNSON (*1783*); CRAMPTON (*467*)], was HUGHES (*1095*) mit einer posttetanischen Verstärkung gedeutet hat.

THERMAN (*2028*) beobachtete bei Superposition von Einzelblitzen auf ein kontinuierliches Adaptationslicht, daß die b-Wellen des Einzelblitz-ERG entlang der sich infolge des kontinuierlichen Adaptationslichtes ausbildenden c-Welle immer größer werden (vgl. Abb. 10). THERMAN (*2028*) brachte diesen Effekt mit der c-Welle in Zusammenhang. Bei genauer Betrachtung der zum Vergleich abgebildeten Kontrollkurve fällt aber auch ein ebenso deutliches Anwachsen der b-Wellen nach einer vorangehenden kurzen Hemmphase auf trotz fehlender c-Welle.

Die skotopische b-Welle wird mit der Helladaptation durch die schärfer konturierte photopische ersetzt. Gleichzeitig entsteht in ihrem abfallenden Schenkel ein Knick, indem der skotopischen b-Welle ein spitzes Potential aufgesetzt ist. Beim Menschen wird sie mitunter dreigipflig [HECK (*983*)]. Die Latenz der b-Welle verkürzt sich mit der Helladaptation nicht, dagegen in den ersten 3 min ihre Gipfelzeit [BORNSCHEIN (*272*)]. Die *Steilheit der b-Welle* (μV/msec) fällt

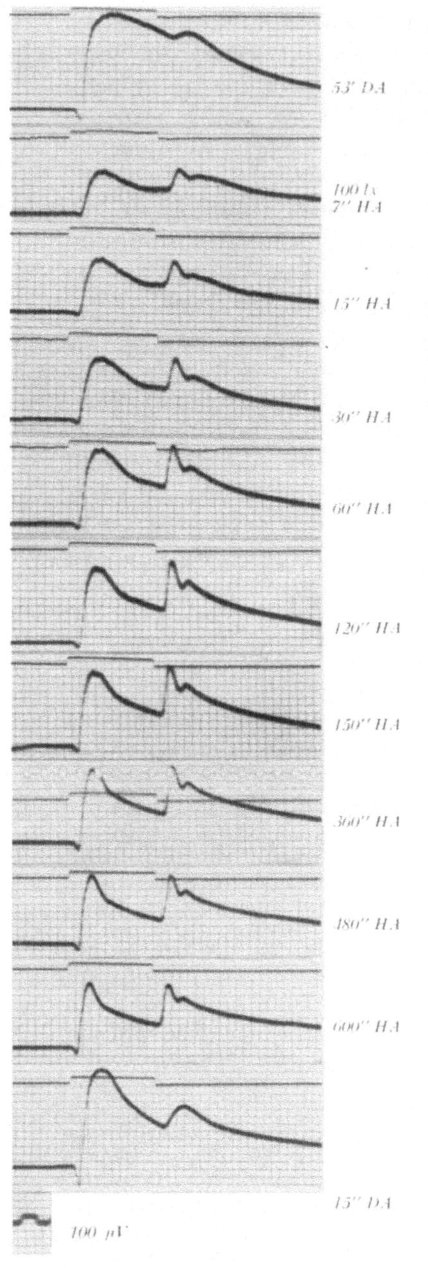

zu Beginn der Helladaptation ab, steigt dann aber wieder an, da die Amplitude schnell größer wird, bis der Zustand nach 3 min der jeweiligen Helligkeit entspricht.

Wird die Helladaptation stufenweise gesteigert, auf jeder Stufe für 30—60 sec belassen und danach mit mittelstarkem Reiz ein ERG ausgelöst, so nimmt mit steigender Helladaptation die b-Welle binnen 2 min steil, dann wesentlich langsamer ab. Die b-Welle erreicht nach **15** sec Dunkeladaptation schon wieder **80**% des Maximalwertes vor Helladaptation, auch die a-Welle ist wieder tief und spitz. Wird nach Erhöhung die Helladaptationsstärke wieder herabgesetzt, so nimmt die b-Welle an Amplitude zu, „hinkt" aber etwas nach.

Die ERG-Veränderungen bei Zunahme des Adaptationslichtes könnten z. T. durch die Veränderungen im Intensitätsverhältnis zwischen Reiz und Grundbeleuchtung zustande gekommen sein. Wegen des ver-

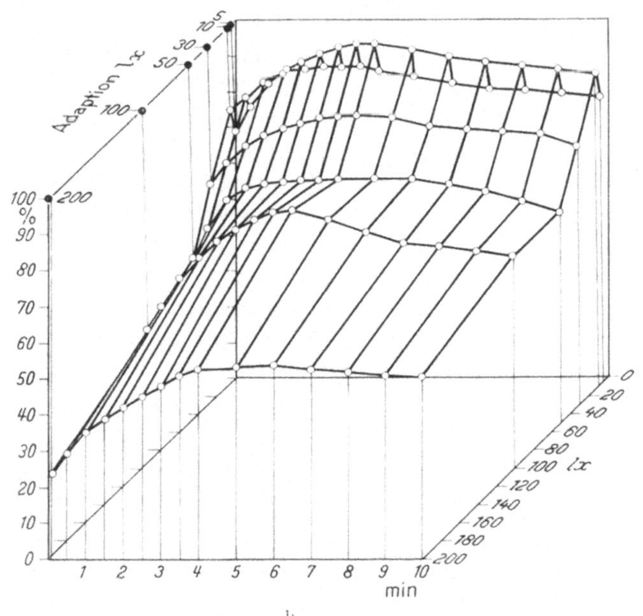

Abb. 29a u. b. a) Ein Versuchsbeispiel zu dem nebenstehenden Diagramm, aus dem die initiale Amplitudenverminderung nach der Dunkeladaptation hervorgeht (vgl. 1. u. 2. Kurve). Nach dieser anfänglichen Verminderung nimmt die b-Wellenamplitude im Verlauf der Helladaptation wieder zu. Parallel dazu entwickelt sich ein off-Effekt mit deutlich abgesetzen d-Wellen. b) Das Verhalten der b-Welle im ERG des Frosches beim Übergang von Dunkel- auf Helladaptation und während der Helladaptation. Es zeigt sich deutlich die Abhängigkeit der initialen Amplitudenverminderung vom Adaptationsbeleuchtungsgrad, die bei höheren Beleuchtungsgraden (vordere linke Ecke) stärker als bei niedrigen (hintere linke Ecke) ist. Die Wiederzunahme der Amplitude bei gleichbleibenden Adaptationsbedingungen ist nach 2—4 min beendet. (Ordinate: Höhe der b-Welle in % des Maximums, Abscisse: Dauer der Helladaptation in min.) [Müller-Limmroth u. Jünemann (*1593*)]

schiedenen Verlaufs der Kurve der Intensitätsrelation bzw. der b-Wellenamplitude kann dieser Faktor zwar beteiligt, aber nicht entscheidend sein.

Bei Erhöhung des Helladaptationslichtes tritt nach 2—3 min wieder ein Knick auf. Zu dem Zeitpunkt erreicht unter konstanter Helladaptation die b-Welle ihre jeweilige Maximalhöhe.

Die *d-Welle* ist bei Dunkeladaptation klein und träge und oft nur als Verzögerung im b-Wellenabfall erkennbar. Aber schon nach Beginn der Helladaptation tritt sie als positive Welle deutlich in Erscheinung und jede weitere Belichtung macht sie auch bei konstanter Helladaptation steiler und höher. Der d-Wellenanstieg ist steiler als ihr Abfall. Nach 3—4 min Helladaptation hat sie ihre Maximalamplitude erreicht. Wird die Helladaptation aber nach 5 min abgebrochen, so zeigt das 1. Dunkeladaptations-ERG eine d-Wellengröße, die bis dahin nicht erreicht wurde. Dieses Phänomen ist flüchtig. Im Gegensatz zur b-Welle ändern sich mit der Adaptation die Latenz und Gipfelzeit der d-Welle auffallend und rasch. Spätestens nach 2 min Helladaptation hat diese sich um rund 60% verkürzt. Hinsichtlich der *Amplitude* verhalten sich a- und d-Welle gegensinnig; denn die a-Welle ist bei Dunkeladaptation tief, die d-Welle dagegen flach und umgekehrt bei Helladaptation. Mit der Helladaptation setzt sich im abfallenden Schenkel der spitzer werdenden d-Welle ein 2. Höcker ab (Abb. 29a). Dagegen wird der 2. Höcker mit Dunkeladaptation höher. Die 1. d-Welle fehlt zwar noch im 1. Helladaptations-ERG, kommt aber schon mit der nächsten Belichtung deutlicher heraus. *Bei Dunkeladaptation und bei geringen Reizintensitäten existiert nur der 2. Höcker als skotopische d-Welle. Bei hohen Reizstärken und Helladaptation besteht die photopische d-Welle aus dem 1. Höcker hoher Amplitude. Bei Helladaptation und mäßigen Reizstärken sowie bei Dunkeladaptation und höheren Reizstärken ergeben die d-Wellen zusammen den doppelten off-Effekt.* Diese Höckerbildung in der d-Welle ist von den multiplen b-Wellen unabhängig. Im doppelten off-Effekt [Smit (*1937*); Granit u. Ridell (*889*); Granit u. Wrede (*898*); Granit u. Munsterhjelm (*887*); Heck (*983*)] ist die schnelle Welle dem Zapfen- und die langsame dem Stäbchensystem zuzuordnen; denn ein Lichtreiz von 430 mμ führt zur Stäbchenreaktion mit einem, dem 2. Höcker entsprechenden langsamen off-Effekt, während ein Lichtreiz von 630 mμ als Zapfenantwort einen, dem 1. Höcker analogen, raschen off-Effekt auslöst. Zwischen 500 und 570 mμ tritt der doppelte off-Effekt auf. Nach Goto und Toida (*826*) soll aber der doppelte off-Effekt wegen der besonderen Versuchsbedingungen (niedrige Temperatur, hohe Lichtintensität) ebenso unbestimmt sein wie die "switchboard"-b-Welle [Granit u. Munsterhjelm (*887*)]. Nach Goto und Toida (*826*), die auch noch eine 3. d-Welle beobachteten, ist die 2. d-Welle die größere, was meines Erachtens aber von der Adaptation abhängt. Sie steht mit der Stäbchentätigkeit in Zusammenhang und ist durch P_{II} entstanden [Goto u. Toida (*826*)].

Beim Frosch fällt die b-Welle zur „*c-Senke*" ab, die durch die d-Welle unterbrochen wird. Zur Auswertung wird nicht der Kurvenabstand von der Linie des kompensierten Ruhepotentials gemessen, weil mit dem Kleinerwerden des Gesamt-ERG unter Helladaptation dieser Kurvenpunkt auch tiefer rückt. Der Quotient aus der b-Wellenhöhe und dem Abszissenabstand dieser Kurvenstelle erlaubt bei konstanter Reizdauer exaktere Aussagen. Mit Helladaptation rückt die c-Senke dann näher an die Nullinie. Der Tiefpunkt ist nach 8—10 min Helladaptation erreicht. Dieses Tieferrücken könnte eine Latenzzunahme von P_I andeuten.

Das komplexe Geschehen am Anfang und Ende des ERG unter den verschiedenen Adaptationsbedingungen liefert weiteres Beweismaterial dafür, daß P_{II} und P_{III}, unter Umständen auch P_I nicht einheitlich sind, und weist auf 2 negative Komponenten P_{III} verschiedener Latenz hin, die, gleichzeitig vorhanden, zu einer Stufenbildung in der a-Welle führen. Das Nebeneinanderbestehen beider Phasen spricht für eine Entstehung in verschiedenen Strukturen. Die raschere photopische Phase setzt flacher ein als die spätere, jedoch steilere skotopische Phase. Die plötzlichen Veränderungen an der a-Welle könnten ein Zeichen dafür sein, daß die spitze und tiefe skotopische a-Welle nervösen Ursprungs ist. Die Bildung der a-Welle aus 2 negativen Komponenten läßt sie als "primus motor"

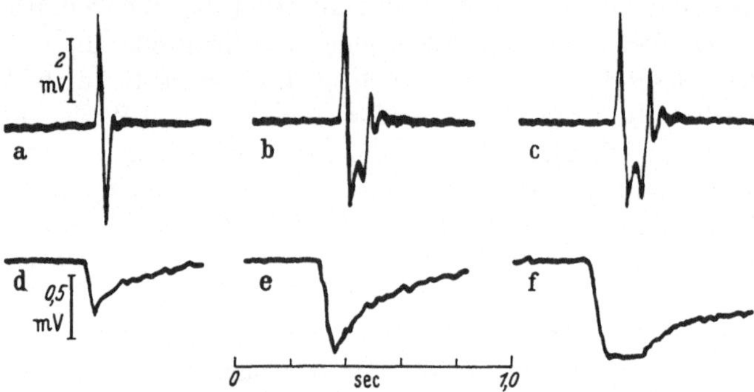

Abb. 30. Der Einfluß der Dunkeladaptation auf das ERG von *Calliphora* (obere Reihe) und *Tachycines* (untere Reihe) (vor der Dunkeladaptation 10 min Helladaptation, Reizdauer: 20 msec, a: 3 sec, b: 30 min, c: 60 min, d: 3 sec, e: 1 min und f: 45 min Dunkeladaptation) [Autrum (*91*)]

der zur Ganglienzellentladung führenden Ereignisse [Granit (*870*)] und als Ausdruck der Bipolarentätigkeit erscheinen [Tomita (*2047*)]. Möglicherweise besteht hier ein Zusammenhang mit der α-Adaptation, die auch die plötzliche Abnahme der b-Welle zu Beginn der Helladaptation bedingen kann. Die spätere langsamere Einstellung mit einem Wiederanstieg der b-Welle könnte das Sicheinspielen eines photochemischen Gleichgewichts und somit den Beginn einer β-Adaptation dokumentieren. Die rasche photopische Komponente im off-Effekt und die trägere skotopische zeigen an, daß mit dem Dunkeladaptationsbeginn auch α- und β-Adaptationen angenommen werden dürfen. Die Adaptation ist jedenfalls keineswegs ein ausschließlich photochemisches Phänomen.

Die Adaptation des *Avertebraten-ERG* haben Jahn und Crescitelli (*1135, 1136*) untersucht. Im ERG der dunkeladaptierten Motte sind stets a-, b- und c-Welle vorhanden; eine d-Welle fehlt auch bei Helladaptation. Unter Helladaptation fehlt die a-Welle und ist die c-Welle erheblich kleiner. Ein Dunkeladaptations-ERG gibt es erst nach 1 Std. Dunkelheit. Dann tritt die a-Welle wieder auf. Ihr ist jedoch eine kleine Welle umgekehrter Polarität vorgelagert. Das Heuschreckenauge liefert eine d-Welle, jedoch keine a-Welle. Bei Dunkeladaptation ruft ein Lichtblitz nur eine b- und eine c-Welle hervor. Nach längeren Belichtungen tritt eine d-Welle hinzu, die mit Helladaptation wächst. Eine Differenzkonstruktion dieser ERG [Granit (*870*)] wird abgelehnt, da die Teilprozesse zu unsicher sind.

Die Adaptationsveränderungen im ERG von Calliphora, Tachycines und Dixippus hat Autrum (*91*) registriert. Bei der Fliege Calliphora hängen Höhe und Steilheit des on- und off-Effekts und die Zwischenstrecke des ERG (vgl. Abb. 8) nicht vom Adaptationszustand ab. Dafür treten bei Dunkeladaptation große *Nachschwankungen* auf (Abb. 30a—c), die eine nachfolgende längere Helladaptation wieder zum Verschwinden bringt. Demgegenüber beeinflußt eine Adaptation Höhe und Form des ERG von Tachycines und Dixippus erheblich

Abb. 30d—f). Die Potentialhöhe nimmt rasch und stark zu. Die Adaptation ist je nach der Voradaptationsbeleuchtungsstärke binnen 20—30 min abgeschlossen. Die Adaptationsbreite erreicht bei Dixippus die auch im menschlichen Auge vorkommende Empfindlichkeitssteigerung von 1:100000. Bei Helladaptation fällt das ERG nach der Maximalhöhe sofort wieder ab, bei Dunkeladaptation bleibt es dagegen einige Zeit auf diesem Maximalwert stehen (Abb. 30f). Die bis zur Wiedererreichung der Ausgangshöhe vergehende Zeit wird mit der Dunkeladaptationsdauer größer. Das dunkeladaptierte Auge wird zwar empfindlicher, aber der Potentialverlauf träger. Dieses gegensätzliche Verhalten zwischen Trägheit und Empfindlichkeit zeigen tierische Strahlungsempfänger allgemein [Autrum (*91*)]. Dämmertiere gebrauchen beim Dämmersehen eine hohe Empfindlichkeit, sind dafür aber längst nicht so wie die Tagtiere auf eine rasche Signalisierung optischer Eindrücke angewiesen.

Die Potentialverkleinerung des ERG von Dytiscus durch Helladaptation, das sich fast so wie das von Tachycines und Dixippus verhält, erklärt Bernhard (*201*) damit, daß sich aufeinanderfolgende Dunkeladaptations-ERG wegen ihres langsamen Potentialabfalls summieren (vgl. Abb. 8).

Aus der *Komponentenanalyse des Avertebraten-ERG* [Bernhard (*201*); Jahn u. Wulff (*1137*); Taylor u. Crescitelli (*2022*); Wulff u. Jahn (*2260*)] entwickelt Autrum (*91*) folgende Vorstellung: In allen Augen ist eine aus gleich gepolten Komponenten R und S bestehende negative photochemische Phase vorhanden. Daneben gibt es bei einigen Insekten noch ein, wahrscheinlich im Ganglion opticum entstehendes, aber durch das negative Potential veranlaßtes positives Potential. Die negative photochemische R-Komponente tritt im off-Effekt des ERG von Calliphora in Erscheinung und folgt wie das negativ monophasische ERG (Dixippus) dem Bunsen-Roscoeschen Gesetz. Nach einem Lichtreiz verschwindet die R-Komponente wieder, während die S-Komponente länger erhalten bleibt. Im dunkeladaptierten Dixippus-Auge entwickelt sich ein maximales R-Potential, weil die S-Komponente fehlt. Bei Helladaptation findet demgegenüber jede neue Belichtung ein S-Potential vor. Da aber für den gleichen Reiz R + S konstant ist und von der Adaptation nicht abhängt, bleibt im helladaptierten Auge für R nur der von S nicht in Anspruch genommene Teilbetrag übrig, R muß kleiner sein. Bei der Fliege Calliphora scheint dagegen eine über längere Zeiträume sich erstreckende Adaptation nicht zu bestehen. Unmittelbar nach der Erregung setzt ein Hemmungsprozeß ein [Autrum (*91*)], so daß es im Sehnerven daher nur kurz nach Belichtungsbeginn Erregungsvorgänge gibt. Durch Hemmungsvorgänge adaptiert das Ommatidium binnen weniger msec, so daß hohe Beleuchtungsstärken dort nicht mehr erregend wirken. Zur Weiterdarstellung wird durch den raschen Flug des Tieres ein anderes Ommatidium verwandt. Ebenso schnell stellt sich nach Verschwinden der Lichtquelle die volle Dunkeladaptation wieder ein. Dieses Geschehen erinnert an die nervöse α-Adaptation, zumal auch die Hemmung in nervösen Strukturen entsteht. Granit (*842*) hat die Adaptation bei den Wirbeltieren auch auf den photochemischen Primärprozeß (β-Adaptation) und einen sekundären Generatormechanismus verlegt, der die nervösen Strukturen der Retina erregt, aber mit den Receptoren noch in Verbindung steht. Dieser Generatormechanismus veranlaßt die nervösen Elemente zu autorhythmischen Depolarisationen, an denen sich die α-Adaptation auswirkt. Der hemmende Adaptationsvorgang soll den sonst lawinenartig ablaufenden photochemischen Zerfallsprozeß aufhalten.

Jahn und Wulff (*1138*) sahen im ERG und in den Aktionsströmen des N. opticus des Gelbrandkäfers (Dytiscus) einen Tag-Nacht-Rhythmus. Die zur Auslösung eines Schwellen-ERG erforderliche Reizstärke war bei Tage etwa 1000fach größer. Möglicherweise wird dieser terrestrische Rhythmus durch extraretinale Strukturen über zentrifugale Nervenfasern oder neurosekretorische Zellen, wie bei der Wirbeltier-Retina [BECHER (*170*)], die humoral die retinale Erregbarkeit steuern, induziert.

Nach GRÖPPEL, HAAS und KOHLRAUSCH (*909*) soll zwischen dem ERG und den *Nachbildern* auch ein Zusammenhang bestehen (Vergleich des Warmblüter-ERG mit den Nachbildphasen des Menschen!). HARTLINE (*939*) meint, daß die c-Welle dem positiven Nachbild entspreche. Derartige Vergleiche sind aber erst erlaubt, wenn man mit dem ERG und der subjektiven Markierung der Nachbildphasen auch das EEG registriert.

Blendung [SCHOBER (*1864*)] ist eine Störung des lokalen Adaptationszustandes und des zeitlichen Ablaufs durch eine plötzliche Erhöhung der allgemeinen Leuchtdichte bei gegebener Adaptation *(Adaptationsblendung)*, bei zu großen Leuchtdichteunterschieden auf umschriebener Netzhautstelle *(Relativblendung)* oder bei zu großer Beleuchtungsstärke auf einer solchen Stelle *(Absolutblendung)*. Alle drei Blendungsarten können isoliert und gemeinsam auftreten, wobei sie *direkt* von der Lichtquelle oder *indirekt* durch Reflexion wirksam werden und dabei eine *Simultanblendung* veranlassen, solange die blendende Lichtquelle vorhanden ist, oder eine *Sukzessivblendung* durch Lokaladaptation und Nachbilder. Bei kurzer Adaptationsblendung kann die α-Adaptation rasch die normalen Verhältnisse wieder herstellen, unterstützt durch die Steuerung der Pupillenweite [SCHOLZ (*1866*)]. Dauert sie länger, so wird der Adaptationszustand herabgesetzt. Bei der Relativblendung bleibt es nicht bei der lokalen Änderung des photochemischen Gleichgewichts (β-Adaptation), sondern gleichzeitig breitet sich über die gesamte Retina die nervöse α-Adaptation aus. Dabei hat aber der Streulichtanteil quantitativ zugenommen [RANKE (*1743*); SCHOLZ (*1866*)]. Die Blendwirkung wächst in der 3. Potenz mit der Annäherung der Blendquelle an die Blickrichtung [SCHOBER (*1864*)]. Die Blendquelle wird zwar immer auf der peripheren Retina abgebildet und stört damit nicht direkt das fixierte Bild, doch wird die Fovea durch die α-Adaptation nervös umgestimmt. Deshalb addieren sich mehrere Blendquellen und das davon ausgehende Streulicht und wächst die Blendwirkung mit der Größe der blendenden Fläche. Ist die blendende Fläche sehr klein, so hängt die Blendwirkung nur von der Leuchtdichte und nicht von der Fläche ab. Der Grenzwinkel schwankt zwischen 0,5 und 3° [SCHOBER (*1864*)]. Eine Absolutblendung entsteht, wenn mehr als 1 lm in das Auge fallen. Sie ist fast immer auch eine Relativblendung. Hierbei versagen α- und β-Adaptation und es treten Ermüdungserscheinungen auf. Obwohl bei einer fovealen oder partiellen Blendung die Intensitätsschwelle steigt, sinkt die Helligkeitsempfindung nur wenig ab, so daß der Blendverlauf der β-Adaptation entspricht. Die Ursache dafür wäre also in Stoffwechselvorgängen zu suchen, die sich wie PD-Regler mit schwach ausgeprägtem D-Anteil verhalten [RANKE (*1744*); KEIDEL (*1213*); s. auch MITTELSTAEDT (*1480*) u. WAGNER (*2122*)]. Zu Blendungsbeginn sollen auch reine D-Receptoren ansprechen. Die in der Nachbarschaft der circumscripten Blendstelle angestiegene Unterschiedsschwelle normalisiert sich nach der Blendung erst nach Sekunden, was oft als nervös bedingt angesehen wird. RANKE (*1744*) hat aber mit seiner Schule [KERN (*1218*); HECKEL (*987*); G. RANKE (*1741*); WANDERER (*2169*); STEGEMANN (*1953*); COMMICHAU (*446*)] nachgewiesen, daß die Trübung der vorgeschalteten Augenmedien echte Tyndalleffekte bewirken. Der Streulicht-Beleuchtungskegel [STEGEMANN (*1953*)] ist eine Funktion des Blendwinkels, den der Blendstrahl mit dem Meßort bildet [RANKE (*1743*)]. Somit wäre bei der Blendung die α-Adaptation nicht so wesentlich wie die Störung des photochemischen Gleichgewichts durch das bei hohen Leuchtdichten verstärkt vorhandene Streulicht.

Die *Rankesche Streulichttheorie der Blendung* hat KEIDEL (*1213*) elektroretinographisch bestätigt. Während des hohen Blend-ERG gibt es keine Testblitz-ERG. Sie treten erst im absteigenden Schenkel der b-Welle verkleinert auf. Diese Periode überdauert die Dauer der Blendeinwirkung bis zu einigen sec. Die Rückkehr der b-Welle des Blend-ERG hängt von der Intensität und Dauer des Blendlichtes ab, was auch für die Unterschiedsschwelle gilt. 90° vom Blendort entfernt ist die b-Welle des Blend-ERG um den Faktor 4—8 verkleinert und zeigt bei langen Blendzeiten auch eine im Blend-ERG fehlende d-Welle. Blendortfern fehlt die a-Welle, das b^--Potential ist deutlicher. Die unter Blendung nur aus a-Wellen bestehenden Test-ERG sind blendortfern viel rascher als am Blendort. Daß die

Test-ERG unter Blendung zusammenbrechen, deutet KEIDEL (*1213*) damit, daß der Grundmechanismus, der nach der Hechtschen Theorie in S-förmiger Abhängigkeit von der Beleuchtungsstärke eine Erregungssubstanz liefert und dessen Konzentration bei Blendung den oberen, horizontalen Kurventeil erreicht (vgl. S. 62), verdeckt wird. Das Auge ist übersteuert. Die blendortfernen ERG werden nicht durch Stromschleifen vom Blendort beeinflußt, da das dort entstehende Potential bis auf 1% abgefallen ist [MÜLLER-LIMMROTH u. FIEDLER (*1588*)]. KEIDEL (*1213*) hält darum die blendortferne Wirkung für einen Streulichteffekt des Blendlichtes, da bei nervöser Irradiation [v. TSCHERMAK-SEYSENEGG (*2069*)] die Testreiz-ERG blendortfern genau so beeinflußt werden müßten wie am Blendort selbst. Trotzdem ist eine nervöse Beeinflussung über die intraretinalen, in der gesamten Retina vorhandenen Potentiale möglich [TOMITA (*2047*)]. Außerdem ist das receptive Feld [BARLOW (*125, 126*)] beträchtlich größer als man auf Grund des Streulichtkegels erwarten sollte. CRAMPTON (*465*) hat den Streulichteffekt bei der Blendung nicht bestätigt, da eine große, aber schwache Lichtquelle das Test-ERG stärker reduzierte als ein kleiner, heller Lichtfleck. Infolgedessen muß der direkte Adaptationsreiz wirksamer sein als das von ihm ausgehende Streulicht.

k) Die Duplizitätstheorie und das ERG bei Reizlichtern verschiedener Wellenlängen

Die *funktionelle Doppelnatur* der Retina wird bei Verwendung farbiger Lichter und verschiedener Adaptation deutlich. Zapfen herrschen bei Tag- und die Stäbchen bei Nacht- bzw. Dämmertieren vor [SCHULTZE (*1886*)]. Außerdem sind bei Nachtblinden Pigmentepithel und Stäbchenapparat verändert [PARINAUD (*1668*)], bei Totalfarbenblinden die Zapfen [GALEZOWSKI (*762*)]. Folglich sind nach der *Duplizitätstheorie* [v. KRIES (*1282*)] in einer gemischten Retina beim Tagessehen die farbentüchtigen Zapfen in Aktion und beim Dämmersehen geht allmählich die Funktion auf die empfindlicheren farbenblinden Stäbchen über. Die Stäbchentätigkeit hört bei höheren Reizstärken auf. Der größeren Empfindlichkeit steht jedoch der Nachteil ihrer stärkeren nervösen Konvergenz gegenüber, so daß mit den Zapfen schärfer gesehen wird. Zudem sollen die Stäbchen stärker adaptieren.

Da nur die Stäbchenaußenglieder Rhodopsin enthalten, ist sein Verhalten beim Tages- und Dämmersehen gegenüber verschiedenen Spektrallichtern für die Duplizitätstheorie bedeutungsvoll. Die fast symmetrische *spektrale Absorptionskurve des Rhodopsins* [KÖNIG (*1243*)] hat bei 503 mμ ihr Maximum [KÖTTGEN u. ABELSDORFF (*1246*); TRENDELENBURG (*2066*); DARTNALL, GOODEVE u. LYTHGOE (*513*)]. Diese *skotopische Helligkeitskurve* ist häufig nachgeprüft worden [EBERT (*614*); PFLÜGER (*1682*); HECHT u. WILLIAMS (*980*); LAURENS (*1331*); MONROE (*1512*); SLOAN (*1936*); HECHT (*973*); CHASE u. HAIG (*413*); CRESCITELLI u. DARTNALL (*474*); CRAWFORD (*470*); LYTHGOE (*1399*); SAITO (*1824*); WEAVER (*2198*); WALTERS u. WRIGHT (*2166*)]. Einige Korrekturen [LUDVIGH u. MCCARTHY (*1390*)], z. B. die Absorption durch vorgelagerte Medien [ROGGENBAU u. WETTHAUER (*1792*)], müssen beachtet werden. Das Maximum schwankt je nach der Tierart zwischen 490 und 502 mμ [MORTON u. GOODWIN (*1521*); BLISS (*255*); WALD (*2132*); CRESCITELLI u. DARTNALL (*474*); KRAUSE u. SIDWELL (*1272*); COLLINS u. MORTON

(*444*)]. Weitere Sehpigmente haben Absorptionsmaxima bei 467, 510 und 519 mμ [DARTNALL (*506*); DOBROWOLSKI, JOHNSON u. TANSLEY (*558*)]. Das Isorhodopsin (487 mμ) [LYTHGOE (*1397*); COLLINS u. MORTON (*444*); HUBBARD u. WALD (*1091*)] ist eine isomere Verbindung, die bei der Rhodopsinregeneration vorübergehend entsteht. Es ist wesentlich, ob die Absorptionsmessungen am in vitro gelösten Sehstoff oder im einzelnen, isolierten [Isolationsmethode nach SAITO (*1824*)] Stäbchen durchgeführt werden [DOBROWOLSKI, JOHNSON u. TANSLEY (*558*); ARDEN (*46*)]. Auch in vivo ist die Rhodopsinabsorption feststellbar [RUSHTON (*1816*); RUSHTON u. CAMPBELL (*1819*); RUSHTON, CAMPBELL, HAGINS u. BRINDLEY (*1820*); CAMPBELL u. RUSHTON (*385*); STILES u. SMITH (*1964*)]. Dabei tritt eine Verschiebung des Maximums um 5—10 mμ zum langwelligen Spektralende im Vergleich zum Rhodopsinextrakt ein. Die 1,7fach größere Lichtempfindlichkeit erklärt RUSHTON (*1817*) damit, daß die Stäbcheninnenglieder das Licht in die kleineren, rhodopsinhaltigen Außenglieder „hineintrichtern". Spektrale Empfindlichkeitskurven sind auch mit Verhaltensexperimenten zu bekommen [GUNTER (*919*); MILLOTT u. YOSHIDA (*1469*)].

Neben Tieren (auch Avertebraten) mit rhodopsinhaltigen Retinae [WALD u. HUBBARD (*2143*)], gibt es bei Fischen das *Sehviolett* [*Porphyropsin:* KÖTTGEN u. ABELSDORFF (*1246*); KÜHNE u. SEWALL (*1291*); WALD (*2125*); KAMPA (*1181*)]. Es zerfällt durch Licht in Retinen$_2$, das sich aus Vitamin A_2 und Protein entwickelt [WALD (*2124, 2125*); MORTON, SALAH u. STUBBS (*1522*)]. Sein Absorptionsmaximum liegt bei 522 mμ. Auch Retinen$_2$ und Vitamin A_2 unterscheiden sich in ihren Absorptionskurven von den Rhodopsinspaltprodukten (Retinen$_1$, Vitamin A_1) [WALD (*2124, 2125*)]. Die Ermittlung der Absorptionsmaxima hat außerdem ergeben, daß Indicatorgelb 2 Mol Retinen und 1 Mol Base (basische Gruppe im Protein), saures Indicatorgelb eine durchgehende und alkalisches eine unterbrochene Konjugation von Doppelbindungen enthalten [COLLINS u. MORTON (*445*)], was mit SCHENCK (*1842, 1843*) in Einklang steht (s. S. 8 u. 77). ARDEN (*46*) fand das Absorptionsmaximum des freien Retinens$_1$ bei 390 mμ und meint, daß bei der Rhodopsinbleichung freies Retinen$_1$ und daraus Vitamin A_1 entsteht. Porphyropsin absorbiert im kurzwelligen Spektralbereich stärker als Rhodopsin. Das kann am Flavingehalt der Fischretina (Fluorescenz), am Porphyropsin selbst oder einer weiteren photochemischen Substanz liegen. „Cephalopsin" und „Euphausiopsin" [KAMPA (*1182*)] als Avertebratensehstoffe sind mit Rhodopsin identisch. Das Retinapigment der Schlammsaugerfische hat sein Absorptionsmaximum zwischen denen von Rhodopsin und Porphyropsin. Es handelt sich dabei aber um keine Mischung aus den beiden Photopigmenten [MUNZ (*1602*)]. Demgegenüber bestehen in der Retina der Regenbogenforelle zwei getrennte Pigmente, eines mit einem Absorptionsmaximum bei 533 mμ wie bei anderen Süßwasserfischen und ein anderes bei 507 mμ. In Dunkelheit und Kälte zerfällt das erstere [BRIDGES (*324*)]. Das Sehgold (*Crysopsin*) mit einem Absorptionsmaximum bei 478 mμ ist in Retinae von Tiefseefischen gefunden worden, das auch Retinen$_1$ enthält [DENTON u. WARREN (*540*); MUNZ (*1603*)]. Das Vitamin A_1 braucht nicht in der gleichen Konfiguration vorzuliegen; denn aus den Retinae von Tiefseegarnelen sind 5 Vitamin A_1-Isomere isolierbar [BARNHOLDT u. HJARDE (*135*)].

Die *photopische Helligkeitsverteilung* der Farben (Helladaptation, hohe Reizenergie) ergibt eine größere Streubreite [COBLENTZ u. EMERSON (*435*)], die durch Mitverwertung anomaler Versuchspersonen zustande kommt [HARTRIDGE (*964*)]. Der skotopische Apparat ist durch hohe Reizintensitäten abgeschaltet. Das Maximum der *spektralen skotopischen Helligkeitskurve* liegt bei 510 mμ, der *photopischen* bei 554 mμ mit Buckeln bei 440 und 470 mμ [GIBSON u. TYNDALL (*807*); BENDER (*178*); COBLENTZ u. EMERSON (*435*); THOMSON (*2036*)], die eine Störung der photopischen Zapfenreaktion durch die blauempfindlichen Stäbchen darstellen könnte. Da bei niedrigen Leuchtdichten die Stäbchen und bei höheren (>3 cd/m^2) ausschließlich die Zapfen aktiv sind, entspricht die photopische

Helligkeitskurve den farbentüchtigen fovealen Zapfen, die skotopische Helligkeitskurve den farbenblinden Stäbchen der Retinaperipherie. Das ist die objektivierbare Grundlage für das *Purkinjesche Phänomen*. Die photopische Substanz ist instabiler als Rhodopsin, so daß allein schon ihr thermisch bedingter Abbau das Purkinjesche Phänomen bewirken kann [Barlow (*128*)].

Daß bei dem Purkinjeschen Phänomen eine Umschaltung von einem Receptortyp auf den anderen stattfindet, zeigen die elektrischen Erregbarkeitsbestimmungen von Stäbchen und Zapfen [Oikawa u. Kurosawa (*1647*); Motokawa (*1528*)].

Ob die photopische Helligkeitskurve durch eine andere Sehsubstanz oder auch durch Rhodopsin zustande kommt, ist noch unsicher. Die Verschiebung des Absorptionsmaximums führt Dartnall (*505*) auf die Anhäufung von Indicatorgelb zurück. Dann kann aber der Farbunterscheidungsmechanismus nicht an der Empfindlichkeit des helladaptierten Auges beteiligt sein [Thomson (*2033*)]. Sicherlich verändern Indicatorgelb und das Maculapigment in den nervösen Retinaschichten [Polyak (*1713*)] die Absorptionskurve, aber entwickeln daraus kein neues Funktionsprinzip. Immerhin erhält man beim Übergang von Skotopie auf Photopie einen Buckel bei 575 mμ in der fovealen Helligkeitskurve [Sloan (*1936*); Walters u. Wright (*2166*)]. Bei kleinen Gesichtswinkeln ist er nicht so ausgeprägt, wird aber mit sinkender Reizstärke markanter [Wright (*2252*)]. Er könnte etwas mit dem *Gelbreceptor* zu tun haben [Granit (*861*); Hartridge (*957*)]. Schließlich könnten der Buckel und die größere Streubreite eine Zusammensetzung der Kurve aus Teilkomponenten anzeigen.

Es wurden für photopisches Sehen ein oder mehrere Sehstoffe gefunden [v. Studnitz (*1978*)]. Sie sollen bei 560 mμ rascher zerfallen und lichtempfindlicher sein als alle Abarten des Rhodopsins. v. Studnitz (*1981*) stellte darüber hinaus noch ein Nebenmaximum bei 470 mμ durch die Ölkugelabsorption und ein Ansteigen der Absorptionskurve bei 670 mμ fest. Die Substanz soll unter Beteiligung des Pigmentepithels regenerieren und die bei Belichtung auftretende Phosphorsäure sei ein Zerfallsprodukt, da Phosphorsäure in Stäbchenretinae fehle. Die bei verschiedenen Wellenlängen anfallende Phosphorsäuremenge verteile sich daher wie die Absorptionskurve der Zapfensubstanz [Nover (*1635*); v. Studnitz (*1979*); Oguchi (*1640*)]. Die Ölkugeln der Zapfen sollen der Regeneration dienen so wie das Pigmentepithel bei den Stäbchen [v. Studnitz (*1981*)].

Wald, Brown und Smith (*2138*) haben den Zapfensehstoff *Cyanopsin* synthetisiert, der in seiner Absorption (Maximum bei 620 mμ) mit der photopischen Helligkeitskurve der Schildkröte übereinstimmt. Die Absorptionskurve des flüchtigen Zapfensehstoffs *Jodopsin* (Maximum bei 560 mμ) [Wald (*2125*); Bliss (*255*); Wald, Brown u. Smith (*2137*)] ist mit der photopischen Helligkeitskurve des Menschen, der Säugetiere und des Frosches identisch. Jodopsin als Zapfen- und Rhodopsin als Stäbchensubstanz enthalten als Farbstoffträger Vitamin A_1-Aldehyd (Retinen$_1$), während Cyanopsin und Porphyropsin bei der Bleichung Vitamin A_2-Aldehyd (Retinen$_2$) liefern. Diese chemische Verwandtschaft ist wegen der Receptorengenese (vgl. S. 2) verständlich.

Das ERG ergibt spezifische Antworten auf Wellenlängenunterschiede. Nur sichtbare Strahlen des Wellenspektrums sind bioelektrisch wirksam (bei Insekten auch ultraviolettes Licht) [Himstedt u. Nagel (*1028*, *1029*); Waller (*2152*)]. Kurzwelligere Lichter können durch Fluorescenz ein ERG hervorrufen. „Heller“ erscheinende Farblichter liefern höhere ERG als die dunkleren, lang- und kurzwelligen Lichter [Holmgren (*1065*); Dewar u. McKendrick (*546*); Chatin (*414*)].

Kohlrausch (*1251*) hat die bei Helladaptation erhaltenen ERG-Höhen mit einer Konstanten multipliziert, um ein gleich hohes Maximum wie bei Dunkeladaptation zu erhalten. Bei Dunkeladaptation lagen die höchsten Spannungen im Wellenlängenbereich zwischen 540—560 mμ, unter Helladaptation bei 590 mμ: Purkinjesches Phänomen. Bei Tagvögeln zeigte sich das Spannungsmaximum bei 600 mμ, bei Nachtvögeln, Hunden, Katzen und Kaninchen bei 535 mμ, unabhängig vom Adaptationszustand [Piper (*1694*, *1695*)]. Die Reizwertkurve der Nachtvögel und der Säugetiere stimmte mit der spektralen Absorptionskurve des Rhodopsins überein. Cephalopoden haben ein Maximum bei 500 mμ und sind für kurzwelliges Licht empfindlicher [Fröhlich (*745*)]. Da sich im ERG vieler Tiere das Purkinjesche Phänomen widerspiegelt, was auf eine Beteiligung der Stäbchen und Zapfen hinweist, so ist der Befund von Keeler, Sutcliffe und Chaffee (*1210*) unverständlich, nach dem die stäbchenlosen Retinae albinotischer Mäuse kein ERG, die stäbchenhaltigen pigmentierten Mäuse dagegen ein typisches Standard-ERG haben sollen.

In der stärkeren Blauempfindlichkeit der Augen von Meerestieren sah Piper (*1694*, *1695*) eine Anpassung an das bläuliche Licht in größeren Meerestiefen [s. Engelmann (*638*)]. Schrödinger (*1872*) glaubte an einen Zusammenhang mit der phylogenetischen Entwicklung. Der Zapfenapparat sei phylogenetisch jünger und stelle eine Adaptation an die Festlandbedingungen dar.

Die Ermittlung spektraler Unterschiede mit der mittleren Spannungsproduktion ist jedoch unzureichend [Garten (*766*); Brossa u. Kohlrausch (*345*); Kohlrausch (*1249*)]. Brossa und Kohlrausch (*345*) stellten fest, daß b- und c-Welle bei Dunkeladaptation und Wellenlängen zwischen 535—546 mμ ihre größte Amplitude und kürzeste Latenz aufweisen. Kohlrausch (*1249*) bestimmte darum die Wellenlängenabhängigkeit des ERG mit der zur Auslösung eines ERG konstanter Größe erforderlichen spektralen Lichtenergie. Solche *bioelektrischen Reizgleichungen* zeigen im ERG bei Hell-und Dunkeladaptation sowie bei Tag- und Nachttieren die dem Purkinjeschen Phänomen eigene Reizwertverschiebung.

Die von Fröhlich (*745*) aufgenommene Reizwertkurve ist durch Adaptation stets beim Durchmessen zu der Spektralseite verschoben, von der aus mit der Messung begonnen wurde. Darum soll man das Spektrum in beiden Richtungen durchlaufen [Kohlrausch (*1251*)].

Das Purkinjesche Phänomen ist nicht bei allen Tieren nachweisbar; denn die b-Welle wird oft zu klein, wenn man durch Helladaptation die Stäbchenaktivität unterdrücken muß. Die relative Reizstärke ist bei Helladaptation so klein, daß das photopische und das skotopische System erregt werden [Granit (*870*)]. Es müssen bei Verwendung energiegleicher Spektren [Chaffee u. Hampson (*398*)] unter Berücksichtigung der Adaptation die b-Wellen systematisch ausgewertet werden [Smit (*1937*)]. Wird das Froschauge bei Dunkeladaptation mit schwachen und bei Helladaptation mit hohen Intensitäten bei physikalischer Lichtenergiegleichheit gereizt [Granit (*847*); Granit u. Wrede (*898*); Granit u. Munsterhjelm (*887*)], so ergibt sich unter skotopischen Bedingungen eine Bande mit einem Maximum bei 507 mμ und unter photopischen Bedingungen eine Kurve mit geringerer Streuung und einem Maximum bei 560 mμ (Abb. 31). Die skotopische Kurve ist symmetrisch, die asymmetrische photopische Kurve reicht stärker in den kurzwelligen Spektralbereich. Das Purkinjesche Phänomen im ERG zeigt, daß man mit ausgewählten Wellenlängen hinreichender Energie und verschiedenen Adaptationszuständen die Stäbchen- von den Zapfenprozessen trennen kann. *Andererseits weist die Überschneidung beider Kurven darauf hin, daß es praktisch zwischen 400 und 600 mμ Adaptationszustände und Reizintensitäten gibt, bei denen beide Receptorentypen aktiv sind.* Für die Frage nach dem Entstehungsort des ERG und seiner Phasen ist wesentlich, daß das *Purkinjesche Phänomen auch an der isolierten Phase* P_{III} nachweisbar ist [THERMAN (*2028*)]. Obwohl diese ein Merkmal des Zapfenauges darstellt, wird sie also auch durch Stäbchensysteme hervorgebracht. MOTOKAWA und MITA (*1551*, *1553*) wiesen das Purkinjesche Phänomen im ERG des Menschen nach. Sie erhielten bei vollkommener Dunkeladaptation eine spektrale Verteilungskurve des ERG, die sich genau mit der der Dämmerwerte deckt.

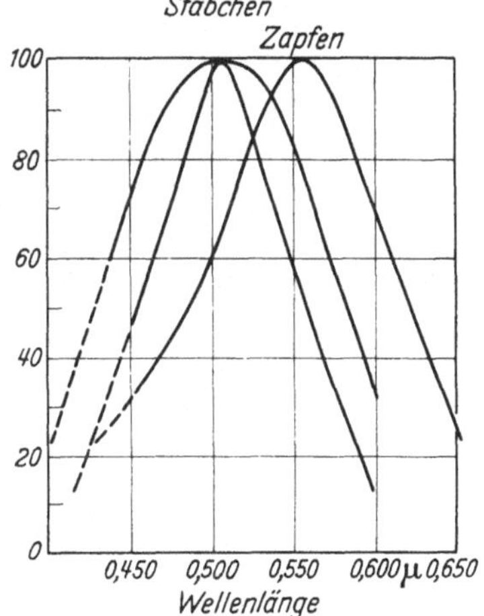

Abb. 31. Das Verhalten der b-Wellenhöhe bei energiegleichen Lichtern verschiedener Wellenlängen unter skotopischen und photopischen Bedingungen. Unter skotopischen Verhältnissen erhält man eine größere Streubreite und damit keine spektrale Empfindlichkeits„kurve", sondern eine -bande mit einem Maximum bei 507 mμ, während die photopische spektrale Empfindlichkeitskurve ihr Maximum bei 556 mμ aufweist [GRANIT u. WREDE (*898*)]

MOTOKAWA und MITA (*1552*) prüften auch den Einfluß der Reizintensität auf das ERG bei den verschiedenen Wellenlängen (Abb. 32). Ordnet man die Farben nach fallenden Richtungskoeffizienten, so ergibt sich für die Dunkeladaptation (Abb. 32a): Cyanblau, Grünblau, Grün, Gelb, Orange und Rot. Die Konvergenz der Kurvenscharen besagt, daß irgendwo links auf der Abszisse mehrere, dicht nebeneinanderliegende Schnittpunkte vorhanden sein müssen: Die spektralen ERG-Schwellenwerte sind also nicht sehr voneinander verschieden. Darum werden farbige Lichter schwellennaher Reizstärke farblos empfunden. Die ERG-

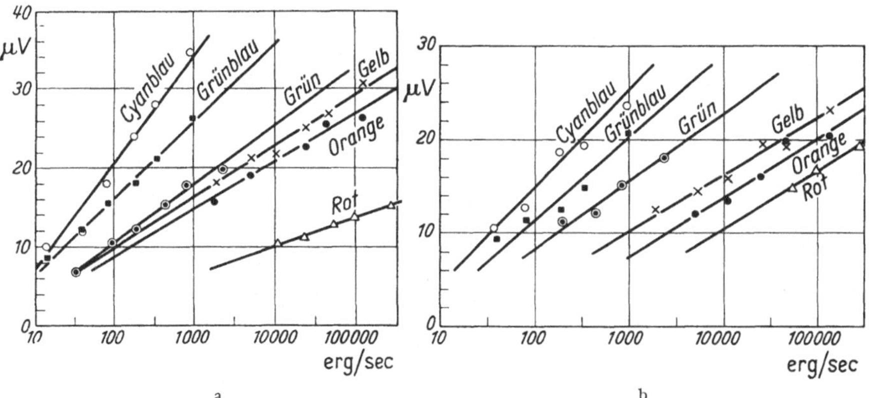

Abb. 32. Die Abhängigkeit des menschlichen ERG von der Intensität und Farbe der Reizlichter bei Dunkel- (a) und Helladaptation (b) (Abszisse: log Reizintensität in erg/sec pro π 2,5² cm² Reizfeld, Ordinate: ERG-Höhe in μV) [MOTOKAWA u. MITA (*1552*)]

Differenzen müssen hingegen bei den jeweiligen Wellenlängen mit steigender Reizstärke deutlicher hervortreten. Bei mäßiger *Helladaptation* (Abb. 32b) besteht zwar eine lineare Abhängigkeit zwischen der produzierten ERG-Spannung und dem Logarithmus der Reizenergie, es gibt aber erhebliche quantitative Unterschiede im Vergleich zur Abb. 32a. So ist der Richtungskoeffizient für cyanblaues Licht wesentlich kleiner, für rotes dagegen erheblich größer geworden. Bei den übrigen Farben ist der Unterschied unerheblich. Die Konvergenz der Geraden ist schwächer als bei Dunkeladaptation. Unter Helladaptation werden daher ERG-Differenzen bei farbigen Reizlichtern schon mit schwachen Reizstärken sichtbar. In der Reihenfolge der relativen Unterschiedsschwellen des ERG besteht bei den Farben Rot, Orange, Gelb, Grün, Grünblau und Cyanblau eine umgekehrte Proportionalität zum Richtungskoeffizienten [Motokawa u. Mita (*1552*)]. Diese führt zu der Annahme, daß die Unterscheidung von Helligkeiten mit der produzierten Elektrizitätsmenge zusammenhängt und unter Schwellenbedingungen die Intensität konstant ist. Es gilt auch hier das Webersche Gesetz.

Außer den quantitativen gibt es auch *qualitative ERG-Veränderungen* bei farbigen Reizlichtern:

Daß sich möglicherweise mit dem ERG die qualitativ und subjektiv verschiedene Farbwirkung objektivieren lassen könne, vermutete schon Holmgren (*1065*). Waller (*2152*), de Haas (*922*) sowie Kahn und Löwenstein (*1178*) suchten mit dem ERG nach Anhaltspunkten für die Heringsche Gegenfarbentheorie, jedoch ohne Erfolg. Sheard und McPeek (*1910*) beobachteten bei rotem und gelbem Licht einen Anstieg des Ruhepotentials, einen Abfall bei grünem und blauem Licht. Diese Ergebnisse sind wertlos, da die Autoren mit unzureichender Methodik 1—2 Std. alte exstirpierte Bulbi junger Hunde untersuchten. Eine farbige Umstimmung soll nach Kohlrausch (*1251*) im ERG nicht nachweisbar sein und es wie bei Tierdressuren qualitative Wirkungsunterschiede nur dann geben, wenn auch die Intensität der farbigen Reize in Rechnung gestellt wird. Die physikalischen Intensitätsunterschiede im Spektrum müssen eliminiert werden. Einen brauchbaren Weg zeigten Brossa und Kohlrausch (*345*) mit ihren *Aktionsstromgleichungen*. Absolute Gleichungen sind dabei nicht zu bekommen, sondern *trotz gleicher Höhe bleiben im ERG Formunterschiede bestehen* [Kohlrausch (*1249*)]. Die b-Wellen im ERG des Frosches werden vom lang- zum kurzwelligen Ende des Spektrums zunehmend steiler, besitzen eine kürzere Gipfelzeit und sinken auch wieder rasch ab. Demnach werden also zum Blau hin die b-Wellen und P_{III} steiler. Außerdem werden die negativen ERG-Anteile mit kürzerer Wellenlänge tiefer und die c-Welle höher [Brossa u. Kohlrausch (*345, 1252*); Gotch (*825*); Smit (*1937*)]. Bei der Taube sei bei einer Adaptation ohne c-Welle das Rot-ERG positiv, das Blau-ERG negativ monophasisch, das Grün-ERG aber durch Mischung der Komponenten polyphasisch. Weiterhin konnten die *bei Helladaptation bleibenden Formunterschiede im ERG durch eine Dunkeladaptation erheblich verkleinert werden*. Fröhlich (*746*) hat das Unvermögen, eine Aktionsstromgleichheit bei verschieden farbigen Reizlichtern zu erreichen, auf eine wechselnde Streulichtbeteiligung zurückgeführt. Kohlrausch (*1251*) hat jedoch diese weitgehend ausgeschlossen, überdies waren Gleichungen unter den Bedingungen der Dunkeladaptation sehr wohl, unter Helladaptation dagegen trotz gleicher Versuchsbedingungen nicht möglich. Im ERG des Menschen fehlt bei Dunkeladaptation und rotem Reizlicht (635—760 mμ) die c-Welle, nicht dagegen bei Helladaptation [Sachs (*1823*)], ebenso bei Tagvögeln, und Kohlrausch (*1251*) folgert daraus, daß der Tagesapparat nur bei Helladaptation mit einem vollständigen ERG einschließlich c-Welle reagiere. Umgekehrt soll ein schwacher Blau-Reiz vorwiegend den Dämmersehapparat erregen und eine kleine c-Welle veranlassen [Sachs (*1823*)]. Auch sollen beim Menschen die negativen ERG-Anteile mit kürzerer Wellenlänge deutlicher werden. Auf rotes Licht erhalte man demgegenüber ein fast positiv monophasisches ERG. Kohlrausch (*1251*) meint hierzu, daß vorwiegend skotopische Bedingungen vorgelegen haben. Darum seien bei den Rot-, Weiß- und Blau-ERG die Formveränderungen so gering. Demgegenüber haben Gröppel, Haass und Kohlrausch (*909*) bei Dunkeladaptation, extensiver Gesichtsfeldausleuchtung unter Verwendung farbiger Lichtreize mit photopischen Intensitäten Formunterschiede im menschlichen ERG gesehen. Bei langwelligem Licht ist die c-Welle schwächer ausgeprägt als bei kurzwelligem. Diese Befunde sind aber nur bedingt verwertbar, weil die farbigen Reize nicht intensitätsgleich gegeben wurden.

Adaptation *und* Reizintensität der Spektrallichter sind zuerst von GRANIT und MUNSTERHJELM (*887*) sowie GRANIT und WREDE (*898*) berücksichtigt worden. Danach gibt es in der b-Wellenhöhe nur bei Dunkeladaptation (Stäbchen) Wellenlängenunterschiede. GRAHAM, KEMP und RIGGS (*833*) sowie GRAHAM und RIGGS (*835*) lehnen sogar jegliche Wellenlängenwirkung auf das ERG der Taube

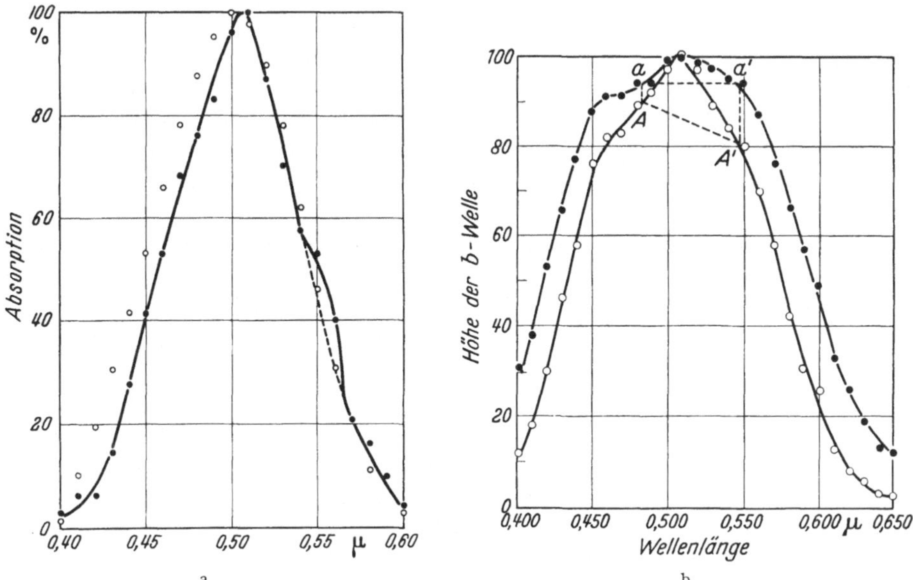

Abb. 33a u. b. a) Der Vergleich der spektralen Absorptionskurve des Rhodopsins mit der spektralen Empfindlichkeitskurve der b-Welle des ERG vom dunkeladaptierten Froschauge. [Kreise: Rhodopsinabsorption in % des Maximums, Punkte: reziproke Energiewerte zur Auslösung einer konstanten b-Wellenhöhe, korrigiert auf ein physikalisch energiegleiches Spektrum GRANIT (*847*)]. b) Höhe (Punkte) und Steilheit (Kreise) der b-Welle des Frosch-ERG in % des Maximums bei 510 mμ in Abhängigkeit von der Wellenlänge des Reizlichtes bei hoher Reizintensität. Die Kurven sind asymmetrisch, bedingt durch eine Beteiligung der Zapfenaktivität, da eine reine Stäbchenkurve symmetrisch ist [GRANIT u. MUNSTERHJELM (*887*)]

ab, die von KOHLRAUSCH (*1249*) gefundenen Unterschiede seien Intensitätseffekte. GRANIT (*847*) trug die reziproken, zur Auslösung einer konstanten b-Welle erforderlichen Energiewerte gegen die Wellenlänge auf und verglich sie mit der Absorptionskurve des Rhodopsins [LYTHGOE (*1397*)]. Der bei 560 mμ sichtbare Buckel der Kurve (Abb. 33a) deutet noch eine gewisse Zapfenaktivität an. Außerdem reicht die Absorptionskurve des Rhodopsins in den kurzen Wellenlängenbereich weiter hinein als die ERG-Empfindlichkeitskurve, vermutlich wegen der stärkeren Absorption der kürzeren Wellenlängen durch die brechenden Medien [LUDVIGH u. McCARTHY (*1390*)]. DODT und WALTHER (*574*) fanden auch bei der dunkeladaptierten Katze eine Übereinstimmung der spektralen ERG-Empfindlichkeit mit der Absorptionskurve des Rhodopsins, sofern die nur bei großem Reizareal sichtbare Absorption durch die Linse berücksichtigt wird. Bei kleineren Reizarealen ist das linsenlose Auge für kürzere Wellenlängen weniger empfindlich als für längere im Vergleich zum intakten Auge (Arealvergrößerung durch Streulichtvermehrung). Bei Kaninchen deckt sich dagegen die skotopische spektrale

Empfindlichkeitskurve des ERG mit der Absorptionskurve des Rhodopsins, während sie bei albinotischen Tieren erheblich enger ist und vor allem im langwelligen Bereich ansteigt [DODT (*566a*)]. DODT und WALTHER (*576*) wiesen nach, daß die Blutreflexion für diese Abweichung verantwortlich ist. Es gibt aber auch echte asymmetrische Kurven der b-Wellenhöhe gegen die Wellenlänge. Bei niedrigen Reizstärken und Dunkeladaptation sind sie mit einem Maximum bei 507 mμ stets symmetrisch. Bei hohen Reizstärken entsteht bei 460 mμ ein zusätzlicher Buckel (Abb. 33b) [GRANIT u. MUNSTERHJELM (*887*)]. Die *b-Wellensteilheit* ist also *von der Wellenlänge abhängig*; denn 2 gleich große b-Wellen links und rechts des Kurvenmaximums (*a* und *a'* in Abb. 33b) haben nicht die gleichen Anstiegssteilheiten (*A* und *A'*). Die Steilheit ist bei kurzwelligen Lichtern größer als bei langwelligen, sofern Zapfen beteiligt sind. Dieser Wellenlängeneffekt ist nur scheinbar spezifisch, da Stäbchen und Zapfen in Tätigkeit und infolgedessen auch 2 verschieden absorbierende Sehstoffe beteiligt sind [GRANIT u. WREDE (*898*)]. Das Spektrum der Stäbchen fällt im kurzwelligen Bereich steiler als das der Zapfen ab. Zudem sind beide Kurvenmaxima gegeneinander verschoben (Purkinjesches Phänomen). Im kurzwelligen Spektrum tragen beide Receptorentypen zur b-Welle bei, sie wird schneller, während *im langwelligen Bereich hauptsächlich die Zapfen* reagieren. Somit wird der farbspezifische Effekt nur durch 2 in sich symmetrische, jedoch verschieden steil verlaufende Absorptionskurven vorgetäuscht [GRANIT u. WREDE (*898*)]. Demnach absorbiert der Stäbchenstoff mit einem Maximum mehr im Blaubereich und der Zapfenstoff mehr im Gelbbereich des Spektrums. Folglich dürfte die photopische x-Welle die der skotopischen Stäbchen-b-Welle analoge Zapfenreaktion darstellen. Überdies wird die c-Welle (P_I) durch blaues Licht im dunkeladaptierten Froschauge leichter ausgelöst und die b-Welle eines Rot-ERG durch eine starke Vorbelichtung weniger stark herabgesetzt. Aus allem muß *ein Rot- und ein Grün-Receptorsystem* angenommen werden.

Welche Beziehungen bestehen zwischen der photopischen Helligkeitskurve, dem ERG und der Photochemie? Handelt es sich nur um Jodopsin oder sind entsprechend der Young-Helmholtzschen Farbentheorie wenigstens 3 Zapfensysteme anzunehmen? Grundsätzlich wäre die Entstehung dieser 3 Grundsubstanzen aus Retinen denkbar, weil dazu allein eine Änderung des angekoppelten Opsinmoleküls ausreichen würde [KRAUSS u. GRUND (*1273*)]. Es bleibt aber auch dann noch ungeklärt, wie die Zapfenkurve zustande kommt. Auf diese Frage kann das ERG als Massenreaktion keine Antwort geben, weil in ihm nicht nur skotopische und photopische Komponenten, sondern auch spektral unterschiedlich empfindliche Strukturen miteinander interferieren. Dementsprechend sind unter Umständen bei hohen Reizstärken im Spektralbereich von 365—580 mμ die ERG sogar größer als bei weißem Reizlicht [HENKES u. ROTTIER (*1007*)]. Bei herabgesetzter Reizstärke ergibt sich eine viel engere spektrale Empfindlichkeitskurve für die b-Welle mit einem Maximum bei 500 mμ. Da in der Zapfenkurve zwischen 400—480 mμ ein Knick oder sogar ein Kurvenanstieg auftritt, muß es im Froschauge auch eine *Blausubstanz* geben [GRANIT u. WREDE (*898*)]. Diese zusätzliche Absorption kann durch das Rhodopsinspaltprodukt Indicatorgelb, das allerdings auch in den Zapfen vorkommen müßte, verursacht sein. GRANIT und WREDE (*898*) dachten an 4 Receptorentypen: *Rhodopsinstäbchen, Indicatorgelbreceptoren, Rot- und Grünzapfen*. Der Verlauf der Zapfenkurve wurde durch ERG-Registrierungen bei *selektiver Adaptation* auf ein bestimmtes Farblicht ergänzt. Rotlichtadaptation setzt die retinale Empfindlichkeit für langwelliges Licht, eine Grünadaptation setzt sie dagegen an beiden Spektralenden herab [WRIGHT u. GRANIT (*2256*)]. Farbsysteme müssen vorliegen, da es mit wechselnder Wellenlänge des Reizlichtes ERG-Veränderungen gibt, die von der Zapfen- und Stäbchentätigkeit unabhängig sind und auch nichts mit dem Purkinjeschen Phänomen zu tun haben [GRANIT u. WREDE (*898*); WRIGHT u. GRANIT (*2256*)]. Außerdem gibt es nach FORBES und BURLEIGH (*703*) sowie FORBES, BURLEIGH und NEYLAND (*704*) keine ERG-Veränderungen in Stäbchenretinae, wenn die Wellenlänge des Spektrums kontinuierlich verändert wird, was bei einer reinen Zapfen- oder helladaptierten

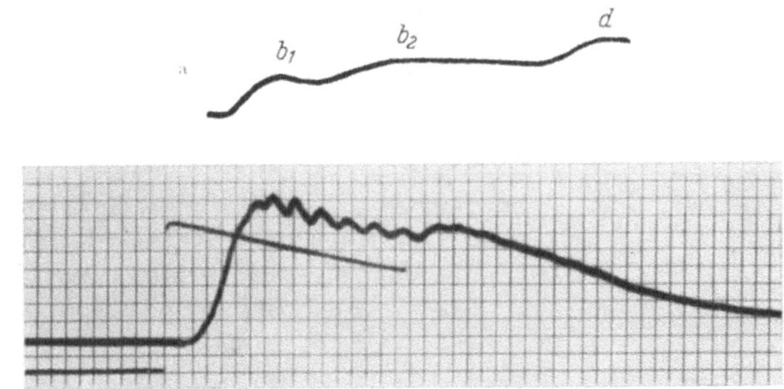

Abb. 34a u. b. a) Mehrfache b-Wellen, zu erhalten bei zapfenüberschwelligen Reizintensitäten [GRANIT u. MUNSTERHJELM (*887*)]. b) Oscillationen auf dem Gipfel der b-Welle, abgeleitet vom isolierten Froschbulbus, besonders gut auslösbar mit schwachen kurzwelligen Lichtreizen [MÜLLER-LIMMROTH (*1574*)]

Retina wohl möglich ist. Die Zapfenretina der Schildkröte besitzt dem ERG nach 3 Zapfentypen (575, 620, 645mμ), wobei die jeweiligen Farben denen der Ölkugeln entsprechen [FORBES u. DEANE (*705a*)]. Nach dem Verhalten des menschlichen ERG bei plötzlichen Wellenlängenänderungen gibt es wenigstens 2 Farbprozesse mit Maxima zwischen 500 und 620 mμ, ein Grün-Blau-Prozeß soll nicht sicher definierbar sein [BIERSDORF u. ARMINGTON (*220*)]. Dazu paßt, daß in der Stäbchenretina der Albinoratte das ERG verschwindet, wenn das Rhodopsin ausgebleicht ist [CHARPENTIER (*411*)]. Diese Ergebnisse würden dem Rhodopsin eine besondere Rolle zuschreiben, zumal die b-Welle an Höhe zunimmt, wenn Rhodopsin regeneriert [TANSLEY (*2013*)].

Beim Nachgehen der Frage, ob sich Stäbchen- und Zapfen-b-Wellen addieren, stießen GRANIT und MUNSTERHJELM (*887*) auf die Beobachtung, daß die b-Welle manchmal Buckel besitzt [GOTCH (*823*); EINTHOVEN u. JOLLY (*629*); KÜHNE u. STEINER (*1292*); CHAFFEE, BOVIE u. HAMPSON (*397*); MESERVEY u. CHAFFEE (*1451*); SMITH (*1937*); GRANIT u. RIDDELL (*889*)]. Diese *multiplen*, meist biphasischen *b-Wellen* (Abb. 34a) werden nach Überschreitung der Zapfenschwelle und bei 510 mμ sichtbar, verschmelzen aber mit steigender Reizstärke. Die Unsicherheit im Auftreten des Phänomens führte GRANIT und MUNSTERHJELM (*887*) zur Annahme eines Schaltvorgangs ("switchboard effect"), der unter bestimmten Versuchsbedingungen in Gang gesetzt wird und nicht durch eine synchronisierte Aktivität nervöser Retinaelemente [FRY u. BARTLEY (*749*)] zustande kommt. Es gibt noch andere, der b-Welle superponierte kleine Wellen höherer Frequenz (Abb. 34b). Sie entstehen bei einer Schädigung des N. opticus [vgl. EURA (*656*)]. Ihre Frequenz ändert sich mit der Wellenlänge nicht.

Die beim Kaninchen-ERG kaum mit negativen Komponenten interferierende c-Welle ergibt bei Dunkeladaptation dieselbe spektrale Empfindlichkeitskurve mit einem Maximum bei 497 mμ [DODT (*566*)] wie die b-Welle des gleichen dunkeladaptierten Tieres [WIRTH (*2236*)]. Mit der Helladaptation zeigt sie ein gewisses Purkinjesches Phänomen und entwickelt sich eine gesteigerte Empfindlichkeit im kurzwelligen Spektralbereich bei 460 mμ. Die c-Welle ist also keineswegs Ausdruck ausschließlicher Stäbchenaktivität, vielmehr gibt sie die Gesamtheit der photochemischen Prozesse wieder. Die Kurvenbuckel bei Dunkeladaptation deutet DODT (*566*) damit, daß die für den Empfindlichkeitsanstieg im kurzwelligen Spektralbereich verantwortlichen Prozesse nur bei geringer Rhodopsinkonzentration ablaufen.

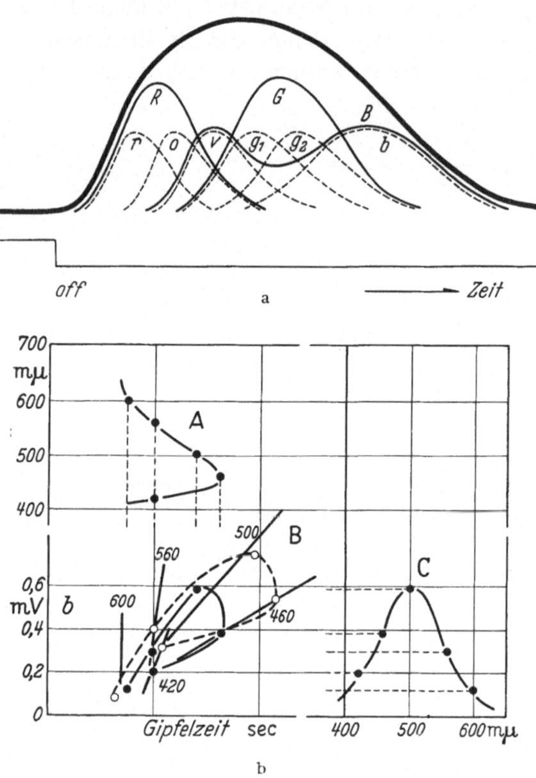

Abb. 35a u. b. a) Schematische Darstellung der Analyse der d-Welle im Frosch-ERG (dick ausgezogene Kurve). Die Hauptkomponenten *R* (Rot), *G* (Grün) und *B* (Blau) enthalten noch kleinere Unterkomponenten (gestrichelte Kurven, und zwar für rot (*r*), orange (*o*), zwei verschiedene grün (g_1 langwelliger als g_2), blau (*b*) und violett (*v*). b) Graphische Darstellung der Relation zwischen der Gipfelzeit (*A*), der Höhe (*C*) der d-Welle zur Wellenlänge des Reizlichtes sowie die Beziehung zwischen Höhe und Steilheit (*B*) der b- (gestrichelte Kurve) und d-Welle (ausgezogene Kurve). Die in das Diagramm *B* noch zusätzlich eingetragenen Geraden sollen das Verhalten der d-Wellengipfelzeit bei den angegebenen Wellenlängen mit steigender Intensität demonstrieren [TOIDA u. GOTO (*2045*)]

Auch die d-Welle ist wellenlängenabhängig. Sie ist bei 510 mμ am höchsten und asymmetrischer als die b-Welle [GRANIT u. MUNSTERHJELM (*887*)]. Bei kurzwelligen Reizlichtern ist sie häufig größer als bei langwelligen. Auch der off-Effekt ist wie die b-Welle uneinheitlich [SMIT (*1937*)] und besteht aus einer 1. steileren (Zapfensystem) und einer 2. trägeren Welle (Stäbchen) [GRANIT u. WREDE (*898*); MÜLLER-LIMMROTH u. JÜNEMANN (*1593*)]. Bei längeren Belichtungen, vor allem mit rotem Licht, tritt auch im menschlichen ERG ein aus 2—3 Gipfeln bestehender positiver off-Effekt zutage [BEST u. BOHNEN (*214*)]. Selbst in der b-Welle eines Kurzreiz-ERG sind solche off-Prozesse enthalten [MÜLLER- LIMMROTH u. WIRTH (*1596*)]. GOTO und TOIDA (*826*) fanden an Frosch- und Kaninchenaugen bei kurzen schwachen Lichtreizen und niedrigen Versuchstemperaturen diese multiplen, meist dreigipfligen d-Wellen auch. Der 2. Gipfel soll mit der Reizstärke größer und mit der Dunkeladaptation kleiner werden. Diese Aufsplitterung hat mit den hochfrequenten rhythmischen Oscillationen nichts zu tun, die man auf der b- und d-Welle findet und Ausdruck der Synchronisation von Nervenimpulsen der Retina sind. Sie sollen ein Phänomen von P_{II} sein [GRANIT (870); GOTO u. TOIDA (*826*)], das mit dem retinalen Adaptationsprozeß in Beziehung steht [LEBEDINSKY (*1332*)]. Allerdings ist die aufgesplitterte d-Welle im Küken-ERG auch dann vorhanden, wenn es in der Entwicklung sichtbar nur aus P_{III} besteht. Nach GOTO und TOIDA (*826, 2045*) enthält die aufgesplitterte d-Welle spezifische Farbreaktionen, und zwar in der Reihenfolge Rot, Violett, Grün und Blau, wobei der Blaugipfel durch das Stäbchensystem, alle anderen aber durch das Zapfensystem ausgelöst werden (Abb. 35a). Entsprechend hemmt die selektive Adaptation stets den der Adaptationslichtfarbe zugeordneten Gipfel, der danach deutlich vergrößert wird: *post inhibitory acceleration*. Jeder Farbgipfel kann noch in kleinere Gipfel unterteilt sein, mit anderen Worten, in der Froschretina gibt es mehrere Receptorentypen: polychromatische Farbentheorie. Die Gipfelzeiten der multiplen d-Wellen sind eine Funktion der Wellenlänge (Abb. 35b (A)]. Mit kürzerer Wellenlänge nimmt die Gipfelzeit der d-Welle mit Ausnahme der Wellenlängen unter 440 mμ zu. C zeigt die d-Wellenhöhe mit dem zu erwartenden Gipfel um 500 mμ, in B ist die Höhe zur Gipfelzeit der b- und d-Welle in Beziehung gesetzt. Die eingezeichneten Geraden geben das Verhalten der d-Wellengipfelzeit bei definierter Wellenlänge mit steigender Reizstärke wieder und verbinden Punkte gleicher Wellenlänge. Nach der Lage der Buckel in der d-Welle bei Belichtung mit weißem und farbigem Licht muß man *Farbreceptoren für die Wellenlängen 600 mμ, 580 mμ, 540—530 mμ und 430 mμ* fordern [s. GRANIT (*870*): Modulatoren auf S. 206ff. und Polarisationsmethode: GERNANDT (*794*); GRANIT (*872*)]. TOIDA und GOTO (*2045*) nehmen für das Froschauge noch einen weiteren Receptor bei 420 mμ an, den GRANIT (*870*) in der Katzenretina auch isolierte. Die Prüfung der elektrischen Erregbarkeit der Retina nach kurzer Belichtung ergibt dasselbe Ergebnis [MOTOKAWA (*1528*); MOTOKAWA, IWAMA u. EBE (*1545*); MOTOKAWA, IWAMA u. TUKUHARA (*1549*)], ebenso die Lage der spektralen Frequenzmaxima der Opticusentladungen (S. 211) [DONNER (*589*)]. DONNER (*589*) sah allerdings die Impulsmusterveränderungen 0,5 sec, MOTOKAWA (*1528*) die Erregbarkeitsänderungen 1—5 min und TOIDA und GOTO (*2045*) einige Sekunden nach dem Ende der Belichtung. Jedenfalls ist auch in der d-Welle eine skotopische und eine photopische farbspezifische Komponente enthalten [GOTO u. TOIDA (*826*)].

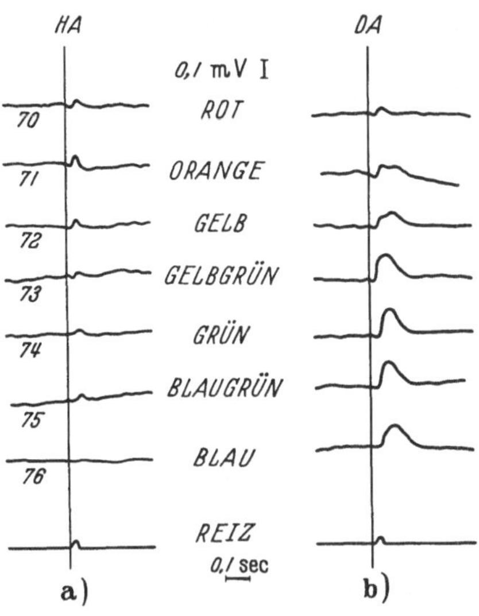

Abb. 36. Das ERG bei verschiedenen Wellenlängen des hell- (a) und dunkeladaptierten (b) Menschenauges. Auf blaues Licht reagiert unter Dunkeladaptation nur die skotopische ERG-Komponente [ADRIAN (*13*)]

Daß die b-Welle neben der skotopischen Stäbchenkomponente noch einen Zapfenanteil besitzt [GRANIT u. MUNSTERHJELM (*887*); GRANIT u. WREDE (*898*)], zeigt das menschliche ERG [ADRIAN (*13*)]. Dunkelrotes Licht löst nur die photopische, blaues die skotopische Komponente und orangerotes bringt bei Dunkeladaptation beide Komponenten hervor (Abb. 36). Eine Zapfenretina (Taube) ist für Blau gering, für Rot sehr empfindlich [WATERS (*2178*)]. [Trotzdem enthält die Taubenretina Rhodopsin, da die Dunkeladaptationskurve des ERG im Vitamin A-Mangel stark herabgesetzt ist: WATERS (*2178*).] Entsprechend erscheint ein farbiges Testfeld mit jeder Intensitätserhöhung weniger blauhaltig [HUNT (*1097*)]. Die photopische Komponente ist ein kleines diphasisches Potential, das bei Helladaptation mit Ausnahme von Blau alle Farben auslösen [ADRIAN (*13*)]. Mit der Dunkeladaptation nimmt es ebenso wie die geringe Zapfendunkeladaptation nur wenig zu. Demgegenüber ist die skotopische Komponente träge positiv monophasisch und bei Dunkeladaptation mit Ausnahme von Rot mit allen Farben hervorzubringen. Sie nimmt mit der Stäbchendunkeladaptation binnen 30 min erheblich an Größe zu. Das photopische Potential ändert mit der Reizstärke im Verhältnis 1:100 und das skotopische von 1:1000 nur die Höhe, aber nicht die Form. Weißes Licht und zwischen dem roten und blauen Licht liegende Wellenlängen liefern eine Reaktion aus beiden Komponenten, deren Höhe vom Adaptationszustand abhängt. ARMINGTON und THIEDE (*70*) haben im Küken-ERG das Purkinjesche Phänomen mit den skotopischen und photopischen Komponenten nachgewiesen (Abb. 37). Dabei deckt sich die photopische spektrale Empfindlichkeitskurve mit der Absorptionskurve des Jodopsins, nicht dagegen die skotopische Empfindlichkeitskurve mit der des Rhodopsins. Die deutliche Kurvenverschiebung zum langwelligen Spektralbereich mit anderem Verlauf des langwelligen Kurvenschenkels zeigt, daß in der skotopischen Empfindlichkeitskurve neben dem Rhodopsin auch noch ein Jodopsinanteil vorhanden sein muß. Das ist der Grund für eine gemischte Reaktion in diesem Wellenlängenbereich. *Die Duplizitätstheorie berücksichtigt folglich nur einen Sonderfall; denn je nach der Adaptation sind Stäbchen- und Zapfensystem gemeinsam an der Mitteilung von Farbe beteiligt.* Die photopische Komponente hängt mehr von der Beleuchtungsstärke der Fovea und die skotopische von der der Retinaperipherie ab. Diese fehlt bei ~ 21 lx, tritt aber von ~ 3 lx an abwärts auf. Andererseits besitzt die ausgesprochen zapfenarme Katzenretina auch photopische ERG-Reaktionen mit einer spektralen Empfindlichkeitskurve, die der des Photopigments 556 mμ [DARTNALL (*511*)] ähnlich ist [DODT u. WALTHER (*572*)]. Wegen der Tapetumreflexion, durch die die Lichtempfindlichkeit um 0,45—0,75 log-Einheiten erhöht wird, ist die Kurve nur etwas enger. In der ebenfalls zapfenarmen Kaninchenretina werden die vorhandenen photopischen Zapfenreaktionen von der Rhodopsinabsorption bestimmt [DODT u. WALTHER (*575*)]. Aus der Receptorform und der Sehpigmentbesiedlung lassen sich also keine Schlußfolgerungen auf das

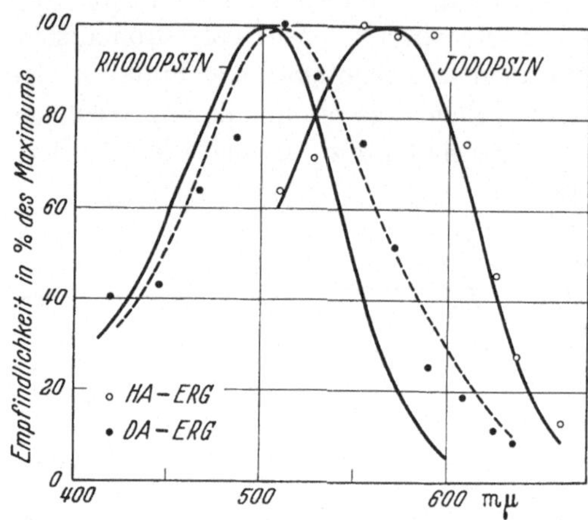

Abb. 37. Ein Vergleich der spektralen ERG-Empfindlichkeit bei Hell- (Kreise) und Dunkeladaptation (Punkte). Die photopische ERG-Kurve stimmt mit der Absorptionskurve des Jodopsins gut überein, nicht dagegen die skotopische ERG-Kurve mit der Absorptionskurve des Rhodopsins. Sie ist zum langwelligen Ende des Spektrums verschoben, weil bei Dunkeladaptation neben dem Rhodopsin noch ein Jodopsinanteil wirksam ist [ARMINGTON u. THIEDE (*70*)]

Funktionsprinzip ziehen. Das ist erst aus den elektrophysiologischen Befunden möglich.

Merkwürdigerweise wird das Photosynthesepigment durch kurzwelliges Licht (maximal bei 460 mμ) katalysiert [WARBURG, KRIPPAHL u. SCHRÖDER (*2172*)]. Sollte dem blauempfindlichen Apparat eine ähnliche Funktion zukommen? Die Stäbchen könnten auch die Blaureceptoren der Retina sein [KÖNIG (*1241*); SIVÉN (*1933*); ROAF (*1786*); WILLMER (*2221*); abgelehnt von BRINDLEY (*337*)], jedoch müßte dann die stäbchenfreie Fovea centralis blaublind sein. OIKAWA und KUROSAWA (*1648*) halten den Blauprozeß unter photopischen Bedingungen nicht für einen Stäbchenvorgang.

Die positive Halbwelle der biphasischen photopischen Komponente entspricht der x-Welle, die negative der photopischen a-Welle, die sich der skotopischen a-Welle überlagern kann [ARMINGTON, JOHNSON u. RIGGS (*66*)]. Diese rasche, der skotopischen b-Welle bei mäßiger Helladaptation vorgelagerte Schwankung steigt während Dunkeladaptation nicht wesentlich an. Die x-Welle ist als photopische Komponente auch am leichtesten mit Rot hervorzurufen [MOTOKAWA u. MITA (*1551*); ADRIAN (*13*)] und geht in eine steile b-Welle über [BEST u. BOHNEN (*214*); AUERBACH u. BURIAN (*87*)]. Im menschlichen ERG hat die x-Welle bei Verwendung von Elektronenblitzen [RENDAHL (*1760, 1761*)] eine Latenz von 20 msec. Die Gipfelzeit ist von der Reizstärke und der Adaptation unabhängig. Bei Rotlicht ist neben der b-Welle auch bei Dunkeladaptation eine kleine x-Welle vorhanden. Die b-Welle verschwindet aber bei Helladaptation, ebenso ist bei sehr starken Reizen in den ersten 5—7 min Dunkeladaptation die x-Welle allein im ERG. a- und x-Welle verhalten sich gleichsinnig. Daß aber die Kurve der x-Wellenvergrößerung während Dunkeladaptation einen Knick erfährt, spricht dafür, daß die x-Welle photopischer *und* skotopischer Natur ist. Die Existenz der x-Welle wurde zwar angezweifelt [GRANIT (*877*); MÜLLER-LIMMROTH (*1573*)], ihre physiologische Genese dürfte aber gesichert sein, zumal sie nur im Spektralgebiet jenseits von 600 mμ mit der photopischen Helligkeitskurve übereinstimmt [ARMINGTON (*62*)]. Unter skotopischen Bedingungen weicht dort die Empfindlichkeitskurve der x-Welle erheblich von der skotopischen Helligkeitskurve ab. Die x-Welle steht somit mit einem *spezifischen Rotreceptorsystem* in engem Zusammenhang. Sie fehlt bei Protanopen, nicht dagegen bei Deuter- oder Tritanopen und Hemeralopen [SCHUBERT u. BORNSCHEIN (*1883*)]. Entsprechend stimmt die skotopische ERG-Empfindlichkeitskurve der Katze [WIRTH (*2236*)] weitgehend mit der skotopischen spektralen Empfindlichkeitskurve der Katze [DONNER u. GRANIT (*591*); GUNTER (*919*)] und auch des Menschen überein [STILES u. SMITH (*1964*)]. Demgegenüber ist die Kurve bei Albinoratten viel enger und zeigte im roten Spektralbereich einen Buckel, weil bei der geringen Rhodopsinkonzentration die rotempfindlichen Zapfen die Meßergebnisse dort beeinflussen können [WIRTH (*2236*)] oder eine verstärkte Blutreflexion eintritt (s. S. 100), die bei Menschenalbinos eine Verschiebung der verbreiterten spektralen Empfindlichkeitskurve von 560 auf 615 mμ bewirkt, während bei Protanomalen das Gegenteil eintritt [DODT, COPENHAVER u. GUNKEL (566b)].

Das Weber-Fechnersche Gesetz hat auch bei Farblichtern einen eng begrenzten Gültigkeitsbereich. $\Delta J/J$ schwankt vor allem bei Grün und Blau, während sie für Rot angenähert konstant ist [RAUTION (*1747*)].

Bei Helladaptation stimmt das menschliche ERG im lang- und mittelwelligen Spektrum mit der IBK-photopischen Helligkeitskurve überein, das ERG ist aber im kurzwelligen Bereich empfindlicher [ARMINGTON (*62*)]. Entweder enthält es bei mäßiger Helladaptation neben der photopischen Komponente noch einen skotopischen Rest oder das durch den Tyndall-Effekt bläulich und großflächig einwirkende Streulicht reizt die zu Interaktionen neigenden Stäbchen zusätzlich, die über weite Intensitätsbereiche noch aktiv sein können [WALTERS u. WRIGHT (*2166*)]. Die Befunde von ARMINGTON (*62*) sind daher nicht ausnahmslos den Zapfen zuzuschreiben. Wegen der ungleichmäßigen Zapfenverteilung und der direkten Reizung der meisten Zapfen könnte man der Streulichttheorie den Vorzug geben, zumal die Richtwirkung der Zapfen eine indirekte Lichtreizung praktisch ausschließt. Demgegenüber hält ADRIAN (*13*) auch ein photopisches ERG durch indirektes Licht für möglich, weil Streulicht bei Belichtung des blinden Flecks ein der x-Welle ähnliches Potential auslöst [ARMINGTON (*62*)]. Die höhere Blauempfindlichkeit spricht allenfalls für eine skotopische Beteiligung [ARMINGTON (*62*)]; die Retina ist peripher blauempfindlicher als foveal [WEALE (*2184*)]. Dafür spricht auch die geringere Blauempfindlichkeit des Hemeralopen-ERG. ARMINGTON (*62*) registrierte somit bei mäßiger Helladaptation, d. h. unter „*mesopischen Bedingungen*" ein Misch-ERG mit x- und b-Welle. Es enthält aber nur eine Welle, weil dann die b-Welle vor allem mit kürzerer Wellenlänge ihre Latenz verkürzt und dadurch in die x-Welle rückt.

ARMINGTON und THIEDE (*69*) versuchten diese beiden Komponenten durch *selektive Adaptation* zu trennen. Bei einer weißen Umfeldbeleuchtung, bei der x- und b-Welle auftreten, läßt sich mit zentraler Rotadaptation die b-Welle reduzieren. Bei intensiverer Umfeldbeleuchtung tritt nur eine Welle auf, deren Empfindlichkeit durch farbige Adaptation herabgesetzt werden kann. Entsprechend sollen neben der skotopischen b-Welle für die Blauvermittlung noch 2 andere Farbmechanismen vorhanden sein, erkenntlich als x-Welle für den Rot- und Grünanteil des Spektrums, zumal die Empfindlichkeitsherabsetzung bei 540 mμ auf eine andere Stelle verschoben werden kann. Der Rotmechanismus tritt wegen der geringeren photopischen Empfindlichkeit bei starken Reizen deutlicher hervor [ARMINGTON (*63*)]. Da sich das ERG bei Rotadaptation eines kleinen Feldes von dem bei gleichzeitiger Weißbelichtung des Umfeldes nicht wesentlich unterscheidet, dürften Streulichtfaktoren im Zentralfeld eine geringe Rolle spielen.

Die durch rasch aufeinanderfolgende farbige Lichter mit skotopischen Reizstärken produzierten ERG beeinflussen sich gegenseitig [MITARAI u. YAGASAKI (*1478*)]. Dabei fördern die ERG langwelliger Lichter diejenigen kürzerer, während im umgekehrten Falle eine länger wirksame Hemmung auftritt. Da kurzwelliges Licht mit den Stäbchen und langwelliges mit den Zapfen zu tun hat, können die Stäbchen die Zapfen hemmen (s. S. 87).

Nach der elektrischen Erregbarkeitsbestimmung [MOTOKAWA (*1528*)] hemmen die Zapfen auch die Stäbchen [OIKAWA u. KUROSAWA (*1648*)], und zwar in Foveanähe intensiver als in der Retinaperipherie. Sind die Zapfen inaktiv (Achromasie), so fällt auch die Hemmung der Stäbchen fort (Lichtscheu). Demgegenüber hält EDRIDGE-GREEN (*624*) die Stäbchen nicht für perzipierende, sondern drüsenähnliche Strukturen, die das Rhodopsin sezernieren. Die Zapfen würden nur indirekt über die Zerfallsprodukte des Rhodopsins gereizt. Nach WEALE (*2183*) reagieren bei photopischen Bedingungen die Zapfen rascher als die Stäbchen, so daß die Stäbchenzerfallsprodukte die Zapfen nicht reizen können.

Daß man mit *elektrischer Reizung* Zapfen- und Stäbchenprozesse trennen kann, zeigen die Experimente über die „*retinale Induktion*" [MOTOKAWA (*1528*); KATAYAMA u. AIZAWA (*1205*); MOTOKAWA (*1534*)] ein Korrelat zum Kontrast, da die retinale Induktion 10° parafoveal am größten ist, wo man am leichtesten Kontraste erhält [KUROSAWA u. KATAYAMA (*1192*)]. Die Zapfenprozesse der Fovea [OOBA (*1654*)] sind von denen der Retinaperipherie verschieden [SUZUKI (*1993*)]. Die skotopischen Prozesse der Retinaperipherie verhalten sich bei niedrigen Reizstärken wie die photopischen Gelb- und Blauprozesse. Bei rotem und grünem Licht ist die retinale Induktion wirksamer als bei gelbem und blauem [KUROSAWA u. KATAYAMA (*1192*)]. Es zeigt sich also die Doppelnatur der Retina und ein Anhaltspunkt für die Heringsche Gegenfarbentheorie. Merkwürdigerweise erhält man mit der elektrischen Reizung der Fovea zwei Schwellenkurven, je nachdem ob man für die Belichtung ein helligkeitsgleiches oder ein physikalisch energiegleiches Spektrum zugrunde legt [SUZUKI u. OOBA (*1994*)]. Während MICHAELS (*1460*) die Befunde bestätigen konnte, haben in jüngster Zeit RIGGS, CORNSWEET und LEWIS (*1781*) sowie HOWARTH und TREISMAN (*1083*) die Ergebnisse als methodisch bedingte Artefakte hingestellt.

Es gibt in der Retina ein photopisches (x-Welle) und ein skotopisches (b-Welle) System. Das skotopische funktioniert als Stäbchenaggregat mit wesentlicher Sehpurpurbeteiligung und vermittelt die kürzeren Wellenlängen. Der photopische Apparat ist uneinheitlich und vermittelt langwelliges Licht. Wahrscheinlich greift er aber auch bei der Signalisierung der mittleren Wellenlängen ein. Das Verhalten der d-Welle spricht für ein trichromatisches System mit Unterkomponenten.

Für die Unterscheidung des photopischen ERG vom skotopischen ist *das ERG von Retinae mit nur einem Receptortyp* grundsätzlich wichtig. Die *ERG reiner Zapfenretinae* (Schildkröte) sind von denen reiner Stäbchennetzhäute sehr verschieden. Sie zeigen a- und b-Wellen und bei langer Reizzeit oder niedriger Reizstärke auch eine d-Welle, während die c-Welle fehlt [CHAFFEE u. SUTCLIFFE (*399*); BERNHARD (*199*)]. Bei rotem Licht besteht die b-Welle aus zwei Komponenten, bei kurzwelligem Licht nur aus einer. Da in der spektralen ERG-Empfindlichkeitskurve ein Maximum bei **645** mμ (Rot) und ein weiteres niedriges im Grün-Blaubereich auftritt, spricht das für Zapfen und Stäbchenaktivität [FORBES, ENROTH, NEYLAND, GONGAWARE u. DEANE (*707*); DEANE, ENROTH-CUGELL, GONGAWARE, NEYLAND u. FORBES (*527*)]. Die wenigen Stäbchen sind blaugrün-empfindlich, drei Zapfentypen rot-, orange- und gelbgrün-empfindlich [FORBES u. DEANE (*705*); FORBES, DEANE, NEYLAND u. GONGAWARE (*706*)]. ARDEN und TANSLEY (*50*) und TANSLEY (*2016*) untersuchten reine Zapfenretinae (Grauhörnchen).

Die innere Körnerschicht dieser Retinae ist ungewöhnlich dick. Auf jede Ganglienzelle kommen 2—4 Receptoren. Das spricht für eine reine Zapfenretina mit geringer Konvergenz. Die Receptoren liegen zweischichtig und sind weder für Stäbchen noch für Zapfen typisch. Der äußere Teil der Receptoren ragt in das Pigmentepithel.

Das ERG des *Grauhörnchens* hat eine a-, b- und eine deutliche d-Welle. Die c-Welle fehlt. Die spektrale Empfindlichkeitskurve (maximal 530 mμ) wird durch Hell- bzw. Dunkeladaptation nicht verändert (Abb. 38). Das ERG dieses Tieres wird nicht durch Rhodopsin oder Jodopsin verursacht, da deren Absorptionskurven breiter sind. Demgegenüber stimmt die spektrale ERG-Empfindlichkeitskurve gut mit der engeren Kurve des *Grünmodulators* [GRANIT (*870*) s. S. 206] überein. Bleichungsversuche in vivo ergeben die gleiche enge Absorptionskurve [WEALE (*2193*)]. Die hohe ERG- und Zapfenschwelle kommt durch die wesentlich geringere Sehstoffdichte der Zapfen zustande [WALD (*2133*)]. Auch der *Ziesel* hat eine reine Zapfenretina. BORNSCHEIN (*273*) bestätigte die erwähnten ERG-Befunde und auch die hohe ERG-Schwelle.

Histologisch enthält die Zieselretina in der Doppelschicht der Receptoren nur wenig innere Zapfen mit längsgestreiften Außengliedern. Die Außenglieder der äußeren Zapfenreihe sind kürzer und treten mit dem Pigmentepithel in Kontakt.

Die spektrale Empfindlichkeitskurve des Ziesel-ERG ist mit der des Grauhörnchens identisch außer einer höheren spektralen Empfindlichkeit bei 470 bis 520 mμ bei breiterem Kurvenverlauf für die b-Welle (nicht d-Welle). Die Retina dieses Tieres besitzt demnach einen besonderen Blaumechanismus bei 470 mμ [ARDEN u. TANSLEY (*51*)] und übt nach der kontinuierlichen FVF-Intensitätskurve rein photopische Funktionen aus [BORNSCHEIN u. SZEGVÁRI (*283b*)]. In der hohen ERG-Schwelle bei Zapfenretinae erblickt VILTER (*2104*) eine geringere Lichtempfindlichkeit, jedoch ist diese Schlußfolgerung unzulässig, zumal die b-Wellenhöhe der Empfindungsgröße nicht unbedingt proportional ist [BAUMGARDT (*157*)].

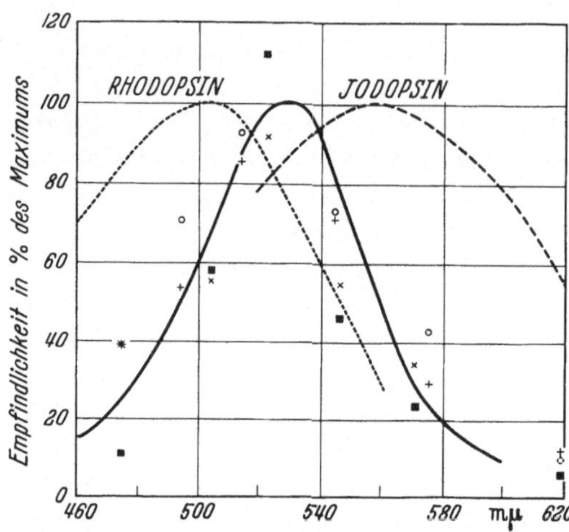

Abb. 38. Die spektrale Empfindlichkeitskurve des Grauhörnchens (○, : ■ Dunkeladaptation, ×, +: Helladaptation). Es ergibt sich kein Purkinjesches Phänomen; denn aus allen Meßpunkten ergibt sich eine Kurve mit einem Maximum bei 530 mμ, die dem Grünmodulator (ausgezogene Kurve) entspricht. Die punktierte Kurve stellt die Absorptionskurve des Rhodopsins und die gestrichelte Kurve die des Jodopsins dar [ARDEN u. TANSLEY (*50*)]

Eine zapfenfreie Retina haben u. a. der Gecko [DETWILER (*543*); ROCHON-DUVIGNEAUD (*1790*); WALLS (*2155*)] und der Siebenschläfer. Dagegen hat die Meerschweinchenretina Zapfen [DODT u. WIRTH (*577*); WEALE (*2192*)]. Die Geckoretina zeigt trotz fehlender Zapfen photopische Reaktionen, so daß man aus der Potentialform bei Retinae mit nur einem Receptortyp keine Rückschlüsse auf die Art der Receptoren, sondern nur auf deren Funktion ziehen darf [DODT u. HECK (*570*); WALTHER u. DODT (*2168a*)]. Diese Retina ist auch bei hohen Beleuchtungsstärken voll funktionstüchtig. Wegen der Zuordnung von P_{III} zu den Zapfen sollten in einer Stäbchenretina a- und d-Welle fehlen. Sowohl beim Gecko als auch Siebenschläfer [BORNSCHEIN u. VILTER (*284*)] sind sie jedoch vorhanden [DODT u. HECK (*570*)]. Die a-Welle besitzt ausgesprochen photopische Eigenschaften; sie wächst mit der Reizstärke und der Helladaptation. P_{III} wird also entweder nicht nur von den Zapfen hervorgebracht oder entsteht in den Amacrinen [BORNSCHEIN u. VILTER (*284*)] in der Nachbarschaft der Ganglienzellen [VILTER (*2103*); GRAHAM u. GRANIT (*832*)] oder in den Horizontalzellen [PIÉRON (*1686*)]. Beim Siebenschläfer ist die Zahl der Amacrinen wesentlich höher als die der Bipolaren, Horizontal- und Ganglienzellen zusammen.

Der Schmetterling (Cecropia) zeigt im ERG keine spektrale Formverschiedenheiten [JAHN u. CRESCITELLI (*1136*)], dagegen doch das *Avertebraten-ERG* der Fliege Calliphora [AUTRUM u. STUMPF (*98*)]. So zeigt der on-Effekt eine spektrale Empfindlichkeitskurve mit Maximis bei 540 und 630 mμ. Sie reicht bis 730 mμ und bei 400 mμ beträgt die Empfindlichkeit immerhin noch 30% der Empfindlichkeit bei 540 mμ (bei Vertebraten nur 5%). Weiß und Gelb (580 mμ) sind beim heterochromatischen Flimmern austauschbar, Gelb entspricht somit einem Grau. Von 630 mμ bis zur Graustelle sind Wellenlängenunterschiede gut differenzierbar. Von 580 mμ bis 480 mμ nimmt die Farbunterscheidung wieder zu, jedoch können Wellenlängen dies- und jenseits davon verwechselt werden. Dieses Farbensehen ähnelt dem des Tritanopen. Auf Grund des ERG müßten 2 farbspezifische Receptorsysteme (630 und 540 mμ) vorliegen [WALTHER u. DODT (*2168*)]. DONNER und KRISZAT (*593*) fanden zwischen 500—660 mμ einen Empfindlichkeitsanstieg und zwischen 500 und 420 mμ stärkere Streuungen in der Spektralempfindlichkeit des ERG als Zeichen selektiven Farbunterscheidungsvermögens. Eine Mutante (white-apricot) dieser Fliege hat eine 100—10000fach höhere spektrale Empfindlichkeitskurve mit einem Maximum, was aber nur bei geringeren Reizstärken vorkommt, weil dann der Rotreceptor seine Tätigkeit einstellt. Vermutlich fehlt der Mutante ein Augenpigment [AUTRUM (*95*)]. Die Fliege Calliphora und die Schabe Periplaneta haben noch eine Empfindlichkeit für ultraviolettes Licht (um 340 mμ) [WALTHER u. DODT (*2168*)]. Diese kommt nicht durch Fluorescenz, sondern durch ein spezifisch sensibles Pigment zustande. Im Gegensatz zu vielen rotblinden Insekten scheint die Fliege Calliphora wie der Tagfalter Melanoplus [JAHN (*1134*)] rotsichtig zu sein. Beim Heuschreckenauge ordnen sich die Farben nach ihrer ERG-Wirksamkeit [CRESCITELLI u. JAHN (*475*)]: Grün, Blau, Violett, Orangerot und Rot. Bei der Schabe Periplaneta sind die spektralen Empfindlichkeitskurven vom getesteten Areal abhängig. Lateral unten liegt das Maximum bei 507 mμ unabhängig von der Adaptation, ebenso oben, jedoch gibt es hier ein 2. Maximum bei 440 mμ. Im letzteren Bezirk verschiebt sich bei selektiver Adaptation aber die Empfindlichkeitskurve. Gleichzeitig ändert sich hier wie bei einer Änderung der Reizfarbe die ERG-Form, so daß hier wohl die Teilpotentiale der Blau-Grün- und der UV-Receptoren sich dem ERG überlagern [WALTHFR (*2167*)]. Also auch im Avertebraten-ERG erfolgt die Signalisierung der Wellenlänge über eine begrenzte Anzahl farbspezifischer Farbreceptionssysteme.

l) Das ERG bei Flimmerbelichtung

Intermittierende Lichtreize führen bis zu einer *kritischen Flimmerverschmelzungsfrequenz* (FVF) zum Flimmereindruck. Nach dem *Talbot-Plateauschen Gesetz* rufen rasch aufeinanderfolgende Lichtreize oberhalb der FVF die gleiche Empfindung hervor wie ein Dauerreiz entsprechender Energie. Die FVF liegt bei *Helladaptation* beim Menschen um 60/sec, bei *Dunkeladaptation* bei 20/sec [TRENDELENBURG (*2066*)]. Im Verlauf der Dunkeladaptation ist die FVF jedoch nicht konstant [LYTHGOE u. TANSLEY (*1402*)], sondern nimmt bei photopischen — foveal nicht so sehr wie peripher — Reizstärken ab, während sie bei skotopischen Intensitäten ansteigt, sofern die Retinastelle Stäbchen und Zapfen enthält. Die Stäbchen könnten die Flimmertätigkeit der Zapfen gehemmt haben. Die FVF steigt mit dem Leuchtdichteunterschied der Wechselreize: *Ferry-Portersche Regel.*

Deshalb ist beim Hell-Dunkelwechsel die FVF am höchsten. Dann ist $f = a \cdot \log Q + b$, also von der Lichtmenge abhängig [KUGELMASS u. LANDIS (*1297*)]. Wechseln 2 Lichtmengen Q und Q' ab, so wäre $f = a \cdot \log(Q - Q') + b$. Für die Zapfen betragen $a = 12{,}11$ und $b = 26{,}21$ und für die Stäbchen $a = 12{,}46$ und $b = 19{,}25$. Q ergibt sich aus $Q = J \cdot A^p$ (J = Intensität, A = Reizareal, p = Summationsindex). Dann ist $f = a \cdot \log J + a \cdot p \cdot \log A + b$. Diese Gleichung entspricht auch der Relation von GRANIT und HARPER (*883*), sofern A und J konstant sind. Bei einer Konstanz von J folgt f der Granit-Harperschen Relation. Wird dagegen Q konstant gehalten, so wird f von A unabhängig [WEALE (*2197*)].

Die Verschmelzung hängt mit Reiznachwirkungen zusammen. Die ersten Lichtreize wirken anhaltender nach als die folgenden, weil zu Flimmerbeginn eine größere Substratmenge zum Zerfall bereit liegt. Darum müßte die zwischen den ersten beiden Lichtreizen verstreichende Minimalzeit mit der Reizstärke wachsen.

Jedoch ist das Gegenteil der Fall, so daß die Photochemie die Ferry-Portersche Regel nicht erklärt [DAVSON (*522*); SCHOBER (*1864*)]. Nervöse Faktoren sollen beteiligt sein. So stimmt die Wechselstrom-Phosphen-FVF mit der optischen in der Retina überein, im N. opticus ist sie dagegen höher [BOUMAN (*291*)]. Bei abwechselnder Belichtung auf korrespondierende Netzhautstellen beider Augen verschwindet das Flimmern nicht, wenn die Dunkelphase eines Auges mit der Hellphase des anderen zusammenfällt [SHERRINGTON (*1912*); CROZIER u. WOLF (*488*); VERNON (*2095*)]. Außerdem liefert binoculares Flimmern eine höhere FVF als monoculares. Dieser *Sherrington-Effekt* ist bei 2° großem Feld mit variabler Helligkeit und dunklem Umfeld für beide Augen der mittleren FVF proportional, wird aber bei konstanter Intensität mit der Feldverkleinerung kleiner und bleibt unterhalb 2° Feldgröße konstant [PERRIN (*1676*)]. Außerdem sinkt die FVF bei einer Phasenverschiebung der binocularen Flimmerbelichtung bis zur Gegenläufigkeit [BAKER u. BOTT (*109*)]. Wird nur ein Auge dem Flimmerlicht und das andere kontinuierlichem Licht ausgesetzt, so beherrscht das Flimmern das gesamte Gesichtsfeld [SMITH (*1938*)]. Wird ein Auge niederfrequentem Flimmerlicht ausgesetzt, so sinkt konsensuell die FVF auf dem anderen, aber auf dem ausgesetzten Auge stärker [ARNOLD (*72*)]. Das erinnert an Bahnung und Hemmung, zumal eine Anpassung erfolgt, wenn jedem Auge eine getrennte Flimmerfrequenz angeboten wird [ATTNEAVE u. MCREYNOLDS (*82*)]. Bei geringen Unterschieden der binocularen Testfelder soll eine Verschmelzung eintreten [CHARNWOOD (*408*)]. Beleuchtet ein 2. Lichtblitz eine größere Fläche mit einem 1. darin liegenden Lichtpunkt, so empfindet man bei 10 msec Reizabstand einen hellen Punkt in dunklerer, bei 50 msec Reizabstand einen dunklen Punkt in heller Umgebung und bei 100 msec Reizabstand erscheint wieder ein heller Punkt im dunkleren Umfeld [BAUMGARDT u. SÉGAL (*160*)]. Es gibt also Hemmungsvorgänge und eine Bahnung unterschwelliger Reize [KECK (*1208*); SCHWARZ (*1890*)]. Diese deuten die *Ebbeckesche Regel,* daß dicht unterhalb der FVF die Lichtempfindung stärker wird [BARTLEY (*145*)]. Bei kurzen Hell-Dunkelphasen ist ferner die FVF in der Retinaperipherie höher als foveal, bei längeren Hell-Dunkelphasen kleiner (*Woog-Hardysche Regel*). Die höhere periphere FVF ist auf nervöse Faktoren zurückzuführen, da Flimmerlicht die lokale α-Adaptation nicht vollständig unterdrückt [MONJÉ (*1488*)]. Die FVF ist bei gleich langen sägezahnartigen Hell-Dunkelphasen am niedrigsten. Durch überlagertes Dauerlicht ändert sie sich über die Konstante a der Ferry-Porterschen Regel [SCHOBER (*1864*)]. Setzt man die jeweilige Leuchtdichtendifferenz der zu verschmelzenden Einzelreize zur FVF in Beziehung, so erhält man 2 sich bei 0,25 asb schneidende Geraden. Die 1. gibt die FVF der Stäbchen, die 2. die der Zapfen an. Diese Doppelnatur wird bei der spektralen FVF besonders bei Blaulicht deutlich, bei rotem Licht (670 mμ) fehlt der Kurvenknick (rotunempfindliche Stäbchen) [HECHT, SHLAER u. SMITH (*978*)].

Bei schwachen Reizstärken ist die objektive Flimmerfrequenz niedriger als die subjektive, bei hohen Reizstärken umgekehrt [BARTLEY (*143, 144, 147*)], was SCHWARZ (*1895*) zu einer neuen Methode heterochromer Photometrie ausgebaut hat. BARTLEY (*143, 147*) macht dafür die 10 Hz-α-Wellen des EEG und den nervösen Einfluß der optischen Bahn verantwortlich. So wird die Latenz der corticalen Aktionspotentiale mit kürzerer Blitzdauer geringer, aber unterhalb 9—10 msec wieder länger. Diese Blitzdauer ist außerdem zur Reizstärke umgekehrt proportional. Also muß die kritische Blitzdauer bei Konstanz von Reizstärke und Dunkelintervall die Zeit für das geringste Flimmerintervall, d. h. die für photochemische Prozesse erforderliche Minimalzeit sein [BARTLEY (*143*)]. Durch kürzere Blitze als die kritische Blitzdauer werden nun über längere Zeit Rindenpotentiale ausgelöst, die nichts mit dem retinalen off-Effekt zu tun haben, aber doch die FVF beeinflussen. Die elektrische Erregbarkeit des Auges ist dicht unterhalb der FVF, besonders bei 10 und 20/sec höher. Am wirksamsten ist Rot, weniger wirksam Grün und am schwächsten Blau [MOTOKAWA, SUZUKI u. OOBA (*1560*)]. Diese Erregbarkeitszunahme ist beim Stäbchenprozeß nicht so ausgesprochen wie bei den Zapfen.

Von welchen Faktoren die FVF abhängt, geht aus der Übersicht von SIMONSON und BROŽEK (*1923*) hervor:

Die FVF nimmt mit der *Reizintensität* zu und nach einem Maximum wieder etwas ab. Bei kleinen zentralen Testfeldern ist die Abhängigkeit linear, bei großen zentralen oder peripheren tritt bei Retinae mit beiden Receptorentypen ein Kurvenknick auf [CROZIER u. WOLF (*486*); CROZIER, WOLF u. ZERRAHN-WOLF (*491*)]. Wegen zentralnervöser Beteiligung [CROZIER u. WOLF (*485, 487*)] kann die Kurve der Stäbchenretina mit der einer Zapfenretina identisch sein, ebenso bei verschiedenen Arthropoden trotz verschiedener Tier-Klassifizierung [CROZIER, WOLF u. ZERRAHN-WOLF (*492*)]. Die FVF ist am größten bei gleicher Helligkeit von *Um- und Prüffeld* [COBB (*431*); FRY u. BARTLEY (*751*); GELDARD (*780*)]. Der Umfeldeffekt ist bei schwachen Helligkeiten stärker als bei hohen [RYAN u. BITTERMAN (*1822*)]. Diese Verhältnisse werden durch den Einfluß der *Arealgröße* [s. LANDAHL (*1310a*)] kompliziert [BERGER u. MAHNEKE (*190*)], und zwar nimmt sie mit dem Logarithmus der Arealgröße zu [BERGER (*187*)]. Bei gleicher Arealgröße nimmt die FVF bis zu 10° parafoveal zu und fällt peripher ab [CREED u. RUCH (*473*); GRANIT u. HARPER (*883*); HYLKEMA (*1111*)] mit Unterschieden nasal und temporal [WEEKERS u. RUSSEL (*2202*)]. Eine Verkleinerung des Dunkelintervalls entspricht einer Arealverkleinerung [CROZIER, WOLF u. ZERRAHN-WOLF (*490*)]. Es gibt also mannigfache Interaktionsfaktoren [FRY u. BARTLEY (*751*); GRANIT u. HARPER (*883*)]. Darum sind FVF-Bestimmungen bei großen und kleinen Testfeldern ungenau. *Die Testfeldgröße soll zwischen 0,5—2° liegen.* BERGER (*188*) fand, daß eine Dauerbelichtung die FVF auf schwarzem Untergrund bei kleinen Arealen stärker herabsetzt. Streulicht spielt eine untergeordnete Rolle. Die Umfeldbeleuchtung beeinflußt nach BERGER (*187*) bei sehr großen oder kleinen Testfeldern die FVF nicht, dagegen nimmt sie bei Feldern von 1′ zu, sobald das Umfeld so hell wie das Testfeld ist, und wieder ab, wenn die Umfeldhelligkeit größer ist. Bahnungen und Hemmungen sind daran beteiligt. Das Umfeld wirkt auf die Interaktionen im receptiven Feld, den Einzelreceptor in ihm und auf die Kontrastempfindlichkeit ein. Der Einfluß des Schwarz-Weiß-Flimmerns auf den Einzelreceptor der Retina beweist das *Benhamsche Phänomen* (Beeinflussung der Farbempfindung während des Flimmerns), weshalb die braun-grünen und blaugelben Ishihara-Tafeln dann nicht richtig erkannt werden und mit 5—10/sec Flimmerfrequenzen künstliche Prot- und Deuteranopien erzeugbar sind [WALTER (*2164*)]. Die *Akkomodation* beeinflußt die FVF nicht [BERGER u. MAHNEKE (*190*)]. Beim photopischen Sehen hat auch die *Farbe* keinen Einfluß [HECHT u. SHALER (*976*)]. Unter skotopischen Bedingungen nimmt die FVF mit sinkender Reizstärke bei Rot am stärksten, am geringsten bei Blau ab. Es besteht eine Linearität zwischen der FVF und dem Logarithmus der Hell-Dunkel-Relation [WINCHELL u. SIMONSON (*2231*)]. CROZIER, WOLF und ZERRAHN-WOLF (*489*) führen die Zunahme der FVF mit der Zunahme des Dunkelintervalls auf eine vermehrte Beteiligung von flimmerlichtunterscheidenden Netzhautelementen zurück. Die höhere FVF in der temporalen Retina [WEEKERS u. ROUSSELL (*2202*)] wird auf bessere *Durchblutung* zurückgeführt, jedoch ist bei Arteriosklerose die FVF kaum verändert. Die Nitroglycerineffekte sind daher nicht mit retinalen Durchblutungsänderungen erklärbar [KRASNO u. IVY (*1269*); HENSCHEL u. SIMONSON (*1011*)]. Die Durchblutung ist kein wesentlicher Faktor [SIMONSON u. BROŽEK (*1923*)]. Um so mehr sind zentralnervöse Faktoren zu berücksichtigen. Auch wird die foveale FVF durch Schallreize erhöht, die periphere herabgesetzt [KRAVKOV (*1274*); BOGOSLOVSKY (*265*); ALLEN u. SCHWARTZ (*29*); KNOX (*1236*); SIMONSON, FOX u. ENZER (*1929*)]. Weiterhin wirken sich die psychische

Aufmerksamkeit, Vestibularis- [SIMONSON, FOX u. ENZER (*1929*), Geruchs-, Tast- oder Temperaturreizungen [DOBRIAKOVA (*557*); KRAVKOV (*1276*)] auf die FVF aus. Das Zentralnervensystem ist beteiligt, da die von der kontralateralen Area striata nach rhythmischer Belichtung eines Auges ableitbaren Potentiale nach Exstirpation des Rindengraues ausbleiben [POPOV (*1717*)]. Die FVF-Unterschiede zwischen links und rechts stehen aber nicht mit der Dominanz einer Hemisphäre in Zusammenhang [CERNÁCEK (*396*)]. Die FVF nimmt mit dem *Alter* ab [SIMONSON, ENZER u. BLANKSTEIN (*1927*); BROŽEK u. KEYS (*350*); MISIAK (*1472*); WEEKERS u. ROUSSELL (*2202*)], weil die Altersveränderungen an Pupille und Linse die Lichtmenge herabsetzen. Beim männlichen *Geschlecht* soll die FVF höher als beim weiblichen sein [HARTMANN (*954*); MILLER (*1468*)], nicht bestätigt von MISIAK (*1472*). Bei Leptosomen ist sie höher als bei Pyknikern [SCHMIDTKE (*1853*)]. WASHBURN, HUGHES, STEWARD und SLIGH (*2177*) fanden bei Introvertierten eine höhere FVF. JANZEN (*1143*) lehnt das hingegen ab. Schließlich sollen Beziehungen zu den Intelligenztesten bestehen [HALSTEAD (*928*)]. Unter *Sauerstoffmangel* sinkt die FVF reversibel ab [SEITZ (*1901*); BIRREN, FISHER, VOLLMER u. KING (*224*); LILIENTHAL u. FUGITT (*1356*); SIMONSON u. WINCHELL (*1931*)]. Parallel dazu ändert sich auch das EEG [GELLHORN u. HAILMAN (*784*)]. Auch *Kohlenoxyd* senkt die FVF [VOLLMER, KING, BIRREN u. FISHER (*2108*); LILIENTHAL u. FUGITT (*1356*); SJÖSTRAND (*1935*); FORSSMAN (*708*); Simonson u. WINCHELL (*1931*)]. Nach Hyperventilation steigt sie an [RUBINSTEIN u. THERMAN (*1811*)]. *Beschleunigungen* senken [KEIGHLEY, CLARK u. DRURY (*1215*)], kalte Bäder erhöhen sie [STEINHAUS u. KELSO (*1956*)]. Bei hohen Temperaturen (*Sauna*) fällt die FVF anfänglich ab, steigt nach 15 min wieder auf den Ausgangswert an [KARRONEN, KINNUNEN u. KÄÄRIÄINEN (*1202*)]. Erst bei —29° C Kälte ist eine leichte Abnahme der FVF festzustellen, bei kohlenhydratreicher Nahrung weniger als bei eiweißreicher [GLICKMAN, KEETON, MITCHELL u. FAHNESTOCK (*809*); KEETON, LAMBERT, GLICKMAN, MITCHELL, LAST u. FAHNESTOCK (*1211*); MITCHELL, GLICKMAN, LAMBERT, KEETON u. FAHNESTOCK (*1479*)]. *Hypovitaminosen* im B-Komplex und *Hungern* senken die FVF [KEYS, HENSCHEL, TAYLOR, MICHELSEN u. BROŽEK (*1224*); BROŽEK, SIMONSON u. TAYLOR (*352*); HORWITT, HILLS HARVEY, LIEBERT u. STEIN-, BERG (*1074*).

Bei *visueller Ermüdung* [SNELL (*1940*); ARNOLD (*72*); SIMONSON u. BROŽEK (*1923*); BROŽEK, SIMONSON u. KEYS (*351*); BERGER u. MAHNEKE (*191*)] sinkt die FVF, bei *geistiger Ermüdung* nicht oder nur schwach [GRAYBIEL, LILIENTHAL u. HORWITZ (*902*); LEE (*1334*); STEINHAUS u. KELSO (*1956*); BROŽEK, SIMONSON u. TAYLOR (*352*); ARNOLD (*72*); BUSCH u. WACHHOLDER (*369*)]. Steigernde Faktoren sind geistige Anregung, Konzentration und Aufregung [BUSCH u. WACHHOLDER (*369*)]. BUSCH und WACHHOLDER (*369*) sowie ARNOLD und WACHHOLDER (*73*) lehnen die FVF als Ermüdungstest ab, zumal auch die *Aufmerksamkeit* von Bedeutung ist [SCHWARZ u. WINTZER (*1897*)]. Von anderen Autoren wird sie jedoch als *Ermüdungsmaß bei körperlicher Arbeit* bezeichnet [BROŽEK u. KEYS (*349*); SCHMIDTKE (*1853*); SIMONSON u. ENZER (*1924*); SIMONSON, ENZER u. BENTON (*1926*); ARNOLD (*72*)]. Nach GRANDJEAN u. BÄTTIG (*839*) sinkt die FVF aber bei monocularer Augenarbeit im Gegensatz zum binocularen Lesen, bestätigt von BERGER und MAHNEKE (*191*) mit Hilfe eines von BERGER, MAHNEKE und MORTENSEN (*192*) konstruierten elektronischen Flimmergerätes mit automatischer Frequenzvariation sowie von SNELL (*1940*), MAHNEKE (*1418*) und BERGER (*189*). Die FVF soll nach schlafloser Nacht absinken [RIDDELL (*1772*); SCHMIDTKE (*1853*)]. TYLER (*2075*), BROŽEK, SIMONSON und TAYLOR (*352*) stellten demgegenüber keine Veränderungen im Schlaf fest. Zentralnervös erregende *Pharmaka* erhöhen, senkende vermindern die FVF. *Benzedrin* und *Pervitin* verhindern die mit Ablauf eines Tages einsetzende Abnahme der FVF [SIMONSON u. ENZER (*1925*); SIMONSON, ENZER u. BLANKSTEIN (*1928*)]. Ähnlich wirkt auch *Coffein* [MÜCHER u. WENDT (*1566*)], das allerdings erst nach einer von der vegetativen Ausgangslage abhängigen Senkung die FVF steigert [WACHHOLDER u. SCHNEIDER (*2116*)]. *Barbiturate* senken sie [SIMONSON u. BROŽEK (*1923*)], aber zwischen der subjektiven Ermüdung und der FVF besteht keine sichere Korrelation [BRACKEN (*304*); SCHMIDTKE (*1853*)], ebenso ist es beim *Alkohol* [ENZER, SIMONSON u. BALLARD (*643*)] und den *Antihistaminica* [ROBACK, KRASNO u. IVY (*1787*)], GOLDBERG (*812*) hat eine Steigerung nach Alkoholzufuhr gefunden. Nach der FVF potenziert Reserpin die Barbituratwirkung [KLEINSORGE u. GOSSMANN (*1232*)]. Das *Rauchen* setzt die FVF nach LARSON, FINNEGAN und HAAG (*1321*) wegen Spasmen in den Netzhautgefäßen herab. Es gibt auch eine vegetative Steuerung des Lichtsinnes [DONDERO, HOFSTAETTER u. O'CONNOR (*586*)]: *Sympathicomimetica* steigern und *Parasympathicomimetica* senken die FVF [WACHHOLDER u. ARNOLD (*2115*)]. Entsprechend sinkt sie nach Sympathicolyse und steigt nach Atropin [FLEMMING (*701*)].

Bei vielen *Krankheiten* ist die FVF erniedrigt [Herz- und Kreislaufkranken: ENZER, SIMONSON u. BLANKSTEIN (*645*); KEYS u. SIMONSON (*1225*); KRASNO u. IVY (*1269*); Anämien, Emphysem, Silikose: ENZER, SIMONSON u. EVANS (*647*); Hypothyreosen, hormonelle Insuffizienzen: ENZER, SIMONSON u. BLANKSTEIN, (*644*); SIMONSON, KEARNS u. ENZER (*1930*); Präeklampsie: KRASNO u. IVY (*1269*); Hirnschäden, Hirntumoren: ENZER, SIMONSON u. BLANKSTEIN (*646*); SIMONSON, FOX u. ENZER (*1929*); TEUBER u. BENDER (*2027*); WERNER u. THUMA (*2211*); Lobotomien: HALSTEAD, (*928, 969*); LANDIS (*1312*); Parkinsonismus, Hemiplegien, multiple Sklerose: ENZER, SIMONSON u. BLANKSTEIN (*646*); Ablatio retinae, die Opticusneuritis und -atrophie, Arteriosklerose der Netzhautgefäße, Netzhautblutungen, Glaukom: BRAUNSTEIN (*308*); HYLKEMA (*1111*); RIDDELL (*1772*); WEEKERS u. ROUSSELL (*2201*); MILES (*1462*)]. Bei einigen Amblyopien soll die FVF foveal erhöht [LOHMANN (*1378*); TERÄSKELI (*2025*)], bei anderen erniedrigt sein [MILES (*1461*)]. Die starken Veränderungen der FVF beim Glaukom sollen durch Schädigung nervöser Strukturen zustande kommen [LÖWENSTEIN u. SCHOENBERG (*1375*)]. Schließlich gibt es im Verlauf der Dunkeladaptation bei Hemeralopie, Retinitis congenita, Myopie usw. signifikante Unterschiede in der FVF [ENROTH u. WERNER (*642*)]. DE LANGE (*1314*) spricht dem System Retina-Lichtempfindung Eigenschaften eines *Tiefpaßfilters* zu, bei dem mit Steigerung der in das Filter eintretenden (Flimmer-)frequenz sich der glättende Einfluß stärker bemerkbar macht. Darum muß die Amplitude der Flimmerfrequenz am Filterausgang unter die Empfindungsschwelle sinken (= Verschmelzung). Für jede FVF läßt sich die Frequenzcharakteristik des linearen Tiefpasses angeben.

Durch das ERG sind viele dieser Befunde deutbar geworden. Schon PIPER (*1697*) fand u. a., daß die FVF im „Zapfenauge“ der Taube höher war als in den „Stäbchenaugen“ der Katze oder Eule [ARDUINI (*54*)], und daß erst nach der b-Welle Flimmerwellen auftraten. Jedoch nur bei hohen Reizstärken kann die b-Welle als initiale „Explosion“ durch keinen Flimmerreiz gestört werden [CREED u. GRANIT (*471*); KEIDEL (*1213*)]. Sie kann daher bei nicht zu hoher Flimmerfrequenz höher sein, als man nach dem Talbot-Plateauschen Gesetz erwartet, weil sie das Ergebnis der vollen Lichtintensität ist, die Flimmerwellenhöhe dagegen der entsprechend abgeschwächten Flimmerlichtstärke. Retinae mit großen d-Wellen reagieren auf Flimmerlicht anders als die ohne oder mit kleiner d-Welle. So ist die erste Flimmerreaktion beim Frosch eine *negative* und bei der Katze eine *positive* Welle [PIPER (*1697*)]. Nach CREED und GRANIT (*471*) haben aber positive Flimmerwellen (Katze) eine größere Latenz als die initiale b-Welle. P_{III} bildet gegen P_{II} keine sichtbare Negativität aus. Bei hohen Reizstärken würde P_{III} stärker hemmen, und es müßten negative Flimmerwellen auftreten. GRANIT (*843*) teilt die Retinae in *E-Retinae* ein, die mit positiven Flimmerwellen reagieren, und in *I-Retinae*, die negative "notches" im Flimmer-ERG aufweisen, weil negative Wellen mit einer Hemmung der Opticusentladungen einhergehen (I = inhibition = Hemmung), während rasche positive Wellen den Sehnerven erregen (E = excitation = Erregung) [GRANIT u. THERMAN (*894*); GRANIT (*845, 875*); CREED u. GRANIT (*472*); BYSOW (*380a*)]. E-Retinae reagieren also mit Erregungssalven, I-Retinae mit Erregungsunterbrechungen. Für das Flimmer-ERG sind P_{II} und P_{III} entscheidend, zumal es nach Entfernung von P_I erhalten bleibt. Deshalb bestehen folgende Unterschiede [GRANIT (*845*)] (siehe S. 114).

Die komplexe Natur der Flimmerwelle einer I-Retina (Zapfen) hat BORNSCHEIN (*273*) bestätigt. Je nach der Besiedlung der Retinae mit Stäbchen und Zapfen können im ERG aber auch I- und E-Komponenten auftreten und miteinander interferieren [GRANIT u. THERMAN (*894*)]. Auch im Frosch-ERG sind

E-Retina	*I-Retina*
1. kleine, träge d-Welle	1. relativ große und rasche d-Welle.
2. Ein Lichtreiz löst in der d-Welle subnormale, positive b-Wellen aus.	2. Ein Lichtreiz löst in der d-Welle supernormale, negative a-Wellen aus.
3. Flimmerwellen sind subnormale b-Wellen	3. Flimmerwellen sind d-Wellen in der Dunkelphase und a-Wellen in der Hellphase.
4. Unter Helladaptation sind die ERG-Veränderungen bei "on" stärker als bei "off".	4. Unter Helladaptation sind die ERG-Veränderungen bei "off" deutlicher als bei "on".
5. Niedrige photopische FVF	5. Hohe photopische FVF.

P_{II} und P_{III} an den Flimmerwellen beteiligt [MÜLLER-LIMMROTH u. ANDRÉE (*1582*)]. Zur Einordnung dieser Befunde in die Duplizitätstheorie nahm GRANIT (*845*) als Arbeitshypothese an, daß E-Retinae (Katze, Ratte) nur Stäbchen enthalten, zu denen auch die Meerschweinchenretina rechnet, obwohl sie auch Zapfen besitzt [GRANIT (*864*); BOEHM, SIGG u. MONNIER (*262*)]. Die Abnahme der niedrigen FVF bei der Ratte unter Helladaptation [CHARPENTIER (*411*)] wäre auf eine Verminderung von P_{II} zurückzuführen [CREED u. GRANIT (*472*)]. Eine I-Retina (Taube) wäre eine reine Zapfennetzhaut mit hoher, durch Adaptation wenig beeinflußbarer FVF. Eine gemischte E-I-Retina (Eule) würde sich bei Dunkeladaptation wie eine E- (niedrige FVF) und bei Helladaptation wie eine I-Retina (hohe FVF) verhalten. Den hypothetischen Charakter dieser Konzeptionen hat GRANIT (*845*) ausdrücklich betont, weil am ERG neben den Receptoren nervöse Strukturen beteiligt sind. Darum machen sich in E-I-Retinae die I-Komponenten bei Dunkeladaptation nicht bemerkbar. Unter photopischen Bedingungen sollte man ein Durchsetzen der rascheren und aktiveren P_{III}-Komponente in der I-Reaktion erwarten. Da das nicht zutrifft, hemmen die *unter Dunkeladaptation mit Rhodopsin beladenen Stäbchen über synaptische Verbindungen die Zapfenreaktionen* [GRANIT (*845, 840*); G. E. MÜLLER (*1568*); CREED u. GRANIT (*472*); GRANIT, HOHENTHAL u. UOTI (*885*)]. Ist der hemmende Einfluß von P_{III} für die hohe FVF einer I-Retina verantwortlich, so muß nach Dämpfung von P_{III} (Alkohol) in einer gemischten I-E-Retina die FVF sinken [BERNHARD u. SKOGLUND (*205*)]. *Ein Retinareceptor ist ein Element aus mehreren nervösen und photochemischen Einheiten.* Nur so ist die Duplizitätstheorie brauchbar [v. KRIES(*1284*)]. Diese I- und E-Systeme der Retina können selektiv oder auch gemeinsam geschädigt werden bzw. ausfallen [GRANIT (*845*)]. Das E-System scheint leichter auszufallen. Eine pathologisch hohe FVF foveal und peripher ohne Änderung bei Dunkeladaptation zeigt eine Störung des E-Systems an. Sinkt aber die FVF generell, so sind beide Systeme geschädigt.

Daß die FVF bei kurzen Expositionszeiten wächst und der Lichteindruck am Anfang des Flimmerns stärker ist, kann mit der „explosionsartigen" b-Welle erklärt werden, die erst im abfallenden Schenkel durchbrochen werden kann [PIPER (*1697*); CREED u. GRANIT (*472*)]. Da bei höher frequentem Flimmern P_{III} mit der Expositionszeit wächst, steigt die FVF [GRANIT u. RIDDELL (*889*)], und zwar wenig bei fovealer Fixation, extrafoveal sinkt sie nach einem Maximum wieder ab (Lokaladaptation) [GRANIT u. AMMON (*881*)]. Nach RIDDELL (*1771*) fehlt beim Frosch die Lokaladaptation. Wohl sei mit einer Helladaptation eine bessere Markierung der ERG-Wellen möglich. Diese ist aber in der Lokaladaptation enthalten, weil sie vom belichteten Auge auf das unbelichtete übergehen kann [DUNLAP (*605*; CROOK (*480*)].

Daß im Kaninchen-ERG die initiale Antwort auf eine Lichtblitzserie stets größer als die folgenden ist und bei hoher Reizfrequenz die 2. Flimmerwelle ausbleibt, hat zu der Auffassung einer Mitbeteiligung nervöser Vorgänge geführt [BARTLEY (*142*)]. Außerdem wird die Zeit vom Reizbeginn bis zum b-Wellengipfel mit steigender Frequenz größer, sinkt dann aber wieder ab. Bei hohen Reizfrequenzen wird die Latenz der Potentiale größer als die Intervalle zwischen den einzelnen Lichtreizen. Das ERG kann darum nur ein nervös bedingtes Summenphänomen aus vielen Einheiten mit verschiedener Erregbarkeit sein, deren alternierende Tätigkeit die Dauerlichtempfindung bei Flimmerreizung bedingt.

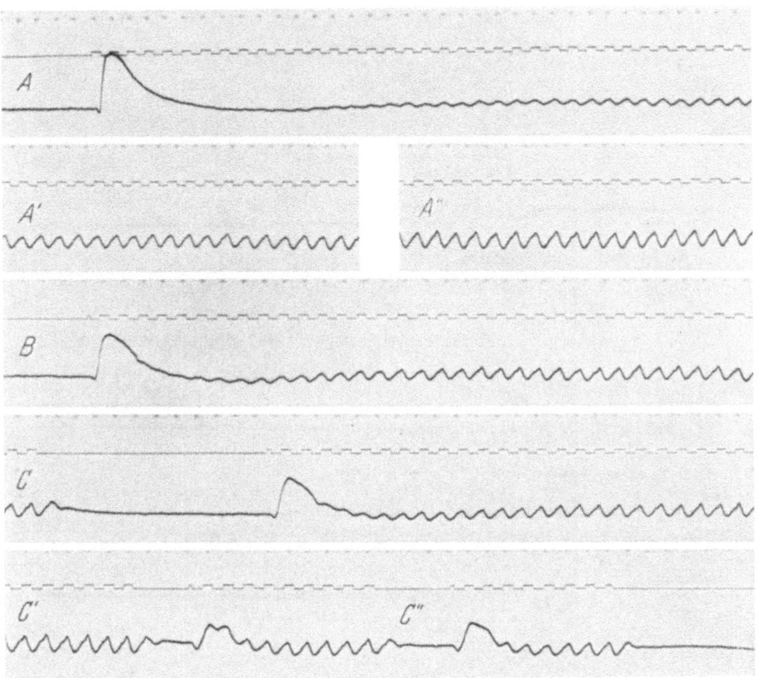

Abb. 39. Das Flimmer-ERG des Froschauges bei konstanter Flimmerfrequenz von 4/sec und einer Reizstärke von 1200 lx. (*A* nach 10 min Dunkeladaptation, *A'* 6 sec später, *A''* nach weiteren 20 sec; *B* nach 30 sec, *C* nach 2 sec Dunkeladaptation, *C'* und *C''*: noch kürzere Dunkelintervalle, Zeitschreibung: 0,2 sec) Die Dauer des "non-flickering-part" hängt von der Dauer der Dunkeladaptation ab [DODT u. HECK (*569*)]

DODT und HECK (*569*) suchten wie GRANIT und RIDDELL (*889*) nach der Abhängigkeit des Flimmer-ERG vom *Adaptationszustand*. Die FVF ist bei Dunkeladaptation (4/sec) wesentlich geringer als nach Helladaptation (23/sec). Während der Flimmerbelichtung ändert sich aber der Adaptationszustand, so daß schon nach 12 sec Flimmerreizung trotz Dunkeladaptation Flimmerpotentiale bei einer Lichtreizfrequenz von 11/sec erkennbar sind: *Die Flimmerreizung hat einen helladaptierenden Effekt.* Darum benutzten DODT und HECK (*569*) eine konstante Flimmerfrequenz und fanden bei zapfenüberschwelligen Reizstärken ein nichtflimmerndes Intervall im ERG ("non-flickering-part"), das wahrscheinlich auch die Ursache für die ERG-Befunde bei Blendung ist [KEIDEL (*1213*)]. Erst nach dem, je nach der Adaptation verschieden langen "non-flickering-part" setzen die Flimmerwellen ein (Abb. 39). Nach DODT und HECK (*569*) soll daher die extreme Abnahme der ERG-FVF bei Dunkeladaptation [GRANIT u. RIDDELL (*889*)], die sonst mit einer Hemmung der Zapfen durch die Stäbchen erklärt wird

[Granit (*844, 870*)], mit dem "non-flickering-part" zusammenhängen. Ehe dieser beendet ist, ist bei den Versuchen von Granit und Riddell (*889*) die FVF bereits überschritten. Nach dem "non-flickering-part" sind bei Helladaptation die Flimmerwellen polyphasisch (Abb. 39C), nach Dunkeladaptation zunächst Sinuswellen, die langsam an Amplitude zunehmen und erst nach 30 sec Helladaptation

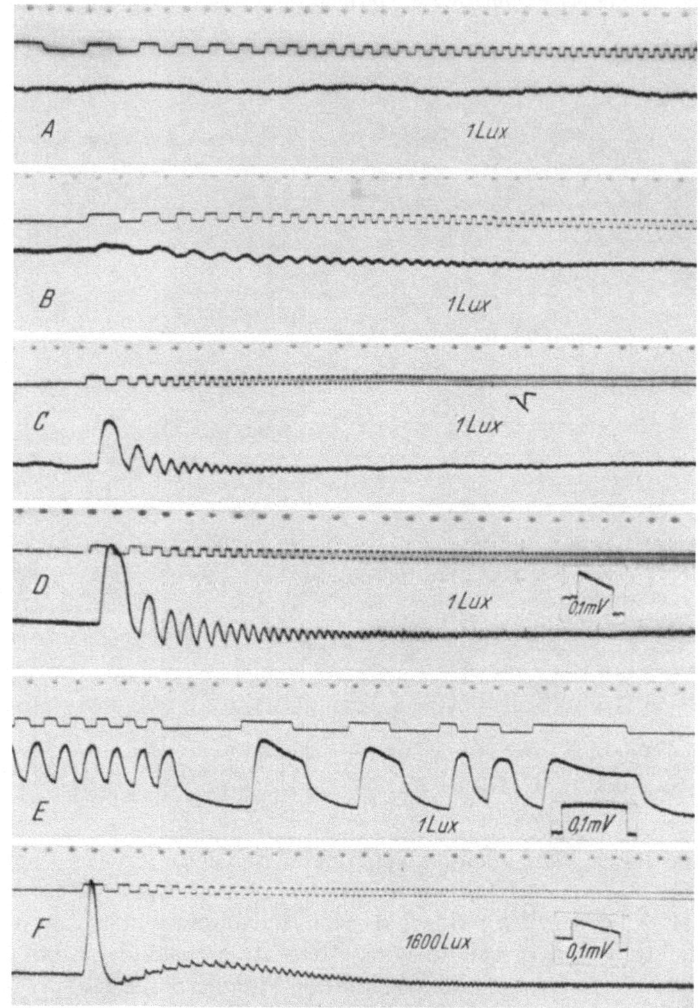

Abb. 40. Das Flimmer-ERG der decerebrierten Katze bei Reizintensitäten von 1 lx (*A-E*) und 1600 lx (F). Bei *A*: Flimmer-ERG unmittelbar nach einer Helladaptation, bei *B-D* handelt es sich um das Flimmer-ERG nach 10, 30 bzw. 130 min Dunkeladaptation. Die Registrierung in *E* soll die Beteiligung des off-Effektes an der Flimmerwelle demonstrieren. Dazu wurden nach 150 min Dunkeladaptation sowohl Flimmer- als auch Einzel-ERG ausgelöst. In *F* handelt es sich um ein Flimmer-ERG, das mit 1600 lx Reizstärke nach 150 min Dunkeladaptation ausgelöst wurde (Zeitmarkierung: 0,2 sec) [Dodt u. Heck (*569*)]

polyphasisch werden (Abb. 39A). Der "non-flickering-part" dauert beim Frosch mehrere Sekunden, bei der Katze nur einige Zehntelsekunden [Dodt u. Heck (*569*)]. Je besser außerdem die Sauerstoffversorgung ist, um so kürzer wird der "non-flickering-part". Der helladaptierende Effekt der Flimmerreizung klingt im übrigen rasch ab. So tritt nach Wiederbelichtung während der 1. Sekunde, entsprechend dem "non-flickering-part", eine kontinuierliche Zunahme der FVF besonders in der peripheren Retina ein [GRANIT u. HAMMOND (*882*); DODT u. HECK (*569*)].

Wegen der Veränderungen in der FVF bei schwellennahen Reizstärken [SCHATERNIKOFF (*1839*); LYTHGOE u. TANSLEY (*1402*)] prüften DODT und HECK (*569*) diese Reizstärken an der Katzenretina (Abb. 40). Flimmerpotentiale traten erst nach einigen Sekunden Helladaptation auf (FVF: 8/sec, Kurve A). Bereits nach 10 min Dunkeladaptation waren sie erheblich größer (FVF: 18/sec, Kurve B). Nach 30 min (Kurve C) und 130 min (Kurve D) Dunkeladaptation ergaben sich FVF-Werte von 24 bzw. 27/sec mit gleichzeitiger Amplitudenvergrößerung. An der einzelnen skotopischen Flimmerwelle sind auch d-Wellen (negative off-Effekte) beteiligt (Kurve E). Unter photopischen Bedingungen (Kurve F) kommt es nach der großen und steilen initialen b-Welle zu Flimmerpotentialen, die gegenüber den skotopischen (Kurve D) erheblich kleiner und von anderer Form sind. Außerdem verschmelzen die kleinen photopischen Flimmerwellen erst bei höheren Flimmerfrequenzen. Für sie gilt also der Parallelismus zwischen FVF und Amplitudenzunahme nicht. *Eine Erhöhung der FVF kann folglich durch eine Amplitudenvergrößerung oder eine Steilheitszunahme zustande kommen.* Erreichen die Flimmerlichtreize die Zapfenschwelle, so ist bei der Katze erwartungsgemäß die FVF zu Beginn der Dunkeladaptation mit 30/sec höher als bei stäbchenschwellennahen Lichtstärken und steigt in den ersten 10 min der Dunkeladaptation auf 46/sec an, sinkt danach aber wieder auf den Ausgangswert von 30/sec ab (Abb. 41). Dabei wird mit jeder Flimmerserie bei Dunkeladaptation die initiale b-Welle größer, das nachfolgende Potential kleiner und außerdem treten photopische Potentialformen auf. Somit summieren sich das photopische und skotopische System bei Dunkeladaptation, erkennbar an der Amplitudenvergrößerung der initialen b-Welle [DODT u. HECK (*569*)]. Während Dunkeladaptation wird aber der photopische Apparat gehemmt ("non-flickering-part"). Die Zu- und nachfolgende Abnahme der FVF hängen dabei mit der anfänglichen Zapfenadaptation zusammen. Die Zapfen werden jedoch im weiteren Verlauf der Dunkeladaptation durch ein Überwiegen der Stäbchenadaptation aktiv gehemmt, zumal der Tagesapparat von sich aus seine Tätigkeit nicht einstellt [GRANIT (*870*)].

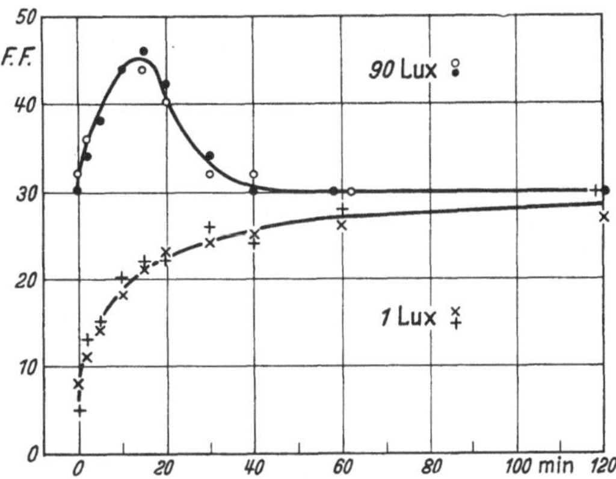

Abb. 41. Die Beziehung der FVF im Flimmer-ERG der Katze zur Dauer einer vorausgehenden Dunkeladaptation, eingetragen für die Reizstärken 1 und 90 lx. Bei zapfenüberschwelligen Reizstärken (90 lx) nimmt die FVF zu Beginn der Dunkeladaptation zu, sinkt aber später wieder auf die Ausgangs-FVF von 30/sec ab, während bei schwachen Reizstärken (1 lx) eine zunehmende Steigerung der FVF festzustellen ist [DODT u. HECK (*569*)]

Mit dem Flimmer-ERG kann man also skotopische von photopischen Reaktionsformen unterscheiden. Bekanntlich folgt beim Menschen bei schwachen Intensitäten die ERG-FVF (maximal 20/sec, b-Welle) linear dem Logarithmus der

Reizstärke. Unter den Bedingungen der Zapfenaktivität erreicht die FVF demgegenüber 50—60/sec. Die einzelne Flimmerwelle ist eine unter photopischen Bedingungen besonders große a-Welle [ADRIAN (*13*); DODT (*560*)]. Wird die Flimmerlichtstärke kontinuierlich erhöht, bis jeder Flimmerwelle eine a-Welle vorangeht, so nehmen mit jeder Steigerung der Reizstärke die b-Wellenhöhen ab und die a-Wellentiefen zu. Die b-Wellen verschwinden bei 20/sec, während die a-Wellen erst ihre maximale Tiefe bei 25—35/sec erreichen. Die einzelnen Flimmerwellen erreichen ihre Ausgangshöhe rasch, weil off-Prozesse beteiligt sind. Das Kleinerwerden der b-Wellen mit steigender Reizfrequenz beweist, daß ein Hemmungsmechanismus wirksam ist: *präexzitatorische Hemmung* [GRANIT (*870*)]. Sie wird vielleicht bei Flimmerbelichtung akkumuliert. Die menschliche Retina gehört daher bei niedrigen Reizstärken zum E-Typ, bei höheren Reizstärken zum I-Typ. Beim Zapfenflimmern tritt die ERG-FVF nach DODT (*560*) immer dann ein, wenn der Unterschied zwischen der Latenz der off-Effekte und der postexzitatorischen Hemmung so groß wird wie die Hälfte der Flimmerperiode [s. ENROTH (*640*)].

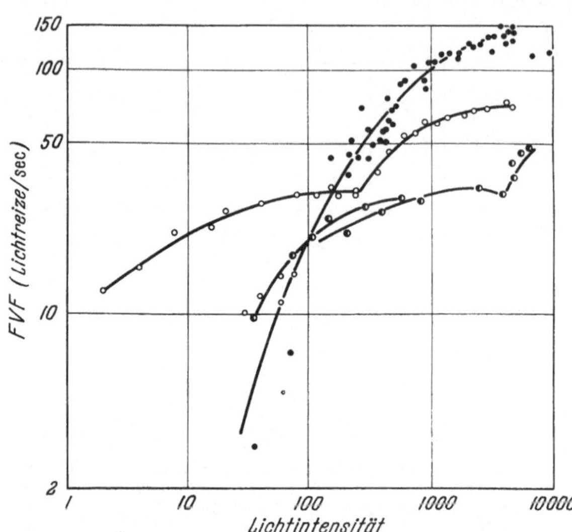

Abb. 42. Das Verhalten der FVF des ERG in logarithmischen Einheiten (Ordinate) bei verschiedener Reizstärke, ebenfalls in logarithmischem Maßstab (Abscisse in log lx) [aus GRANIT (*877*), umgezeichnet nach DODT u. WIRTH (*577*), und DODT u. ENROTH (*568*)]

Die zapfenfreie Geckoretina [DODT u. HECK (*570*)] müßte an sich vom E-Typ sein, was auch einer FVF von 20/sec entspricht mit skotopischem b-Wellenflimmern. Statt dessen ergibt sich eine zu einer I-Retina eher passende hohe d-Welle, die bei Dunkeladaptation sogar noch wächst. Die photopischen Flimmerwellen enthalten aber a-, b- und d-Wellen. Auch zeigt sich nach Dunkeladaptation ein deutlicher "non-flickering-part", so daß *auch bei der reinen Stäbchenretina ein hemmender Einfluß der Dunkeladaptation auf die Aktivität des Tagesapparates besteht*. Somit sind die Stäbchen einmal von der Adaptation abhängig (b-Wellenzunahme mit Dunkeladaptation) und besitzen andererseits auch eine gewisse Resistenz ihr gegenüber, da nach Helladaptation die Flimmerreaktion erhalten bleibt. DODT und HECK (*570*) denken an 2 Receptorsysteme mit unterschiedlichem Rhodopsingehalt, weil u. a. die rhodopsinarme, aber stäbchenreiche Meerschweinchenretina [v. STUDNITZ (*1981*)] gegenüber Helladaptation auch resistenter ist als die rhodopsinreicheren Retinae von Mensch und Katze [DODT u. WIRTH (*577*)]. Die E-Retina des Meerschweinchens liefert nur b-Wellen als Flimmerwellen, die mit der Steigerung der Flimmerfrequenz an Amplitude abnehmen, während bei der I-Retina der Taube jede Flimmerwelle aus on- und off-Effekt besteht. Außerdem sind der b-Welle kleine Wellen überlagert (~ 100/sec). Mit steigernder Flimmerfrequenz und hohen Reizintensitäten kommt es zwischen 12—15/sec zur Summation von on- und off-Effekt. Die FVF, gegen den Logarithmus der Reizstärke aufgetragen, steigt beim Meerschweinchen zwischen 20—5000 lx konkav von 10 auf 25/sec an. Bei 5000 lx sinkt sie etwas wieder und steigt dann steil auf 40 bis 50/sec an (Abb. 42). Die entsprechende einfache Kurve bei der Taube steigt zwischen 20—8000 lx sehr steil auf eine 140/sec FVF an, was JAHN (*1133*) in der Zapfenretina von Pseudemys auch gefunden hat. Die Ursache dafür soll in der geringeren nervalen Konvergenz [CHIEWITZ (*416*)] in der Retinaperipherie der Taube liegen [DODT u. WIRTH (*577*)]. Das Receptorfeld ist daher klein, wenn die FVF hoch ist. In Übereinstimmung dazu steht die 2—5fach bessere Sehschärfe bei Tagvögeln als beim Menschen [FRANZ (*736*)]. Das Meerschweinchen besitzt einen Zapfenanteil [O'DAY (*1637*)], der oberhalb 5000 lx anspricht. Aus Abb. 42 wird wieder der Kohlrauschsche Knick deutlich, der den Übergang von skotopischer auf photopische Aktivität anzeigt. Zur ordinatenparallelen Verschiedenheit der Kurven und der unterschiedlichen Länge ihrer Abschnitte sind zum Zapfenflimmern bei den einzelnen Species offenbar verschiedene Reizstärken erforderlich. Dafür ist neben der Stäbchen-Zapfen-Relation und der Rhodopsindichte der nervöse Aufbau der Retina verantwortlich. Übereinstimmend flimmert die I-Retina des Frosches mit P_{II} und P_{III}, was von den Reizbedingungen abhängt [MÜLLER-LIMMROTH u. ANDRÉE (*1582*)]. Dabei scheint die „Auflösungskapazität" für P_{III} höher als für P_{II} zu sein, was für eine Zapfengenese von P_{III} spricht. Die Schildkrötenretina, die P_{III} stärker ausbildet und keine Adaptationsveränderungen im ERG liefert [BERNHARD (*199*)], ist eine I-Retina mit hoher FVF und fehlender c-Welle. Die der c-Welle zukommende Phase ist aber sonst im Flimmer-ERG vorhanden, ohne an den Flimmerwellen beteiligt zu sein, P_I wirkt jedoch erregend auf P_{II} ein [THERMAN (*2028*)]; denn mit P_I werden auch die Flimmerwellen größer.

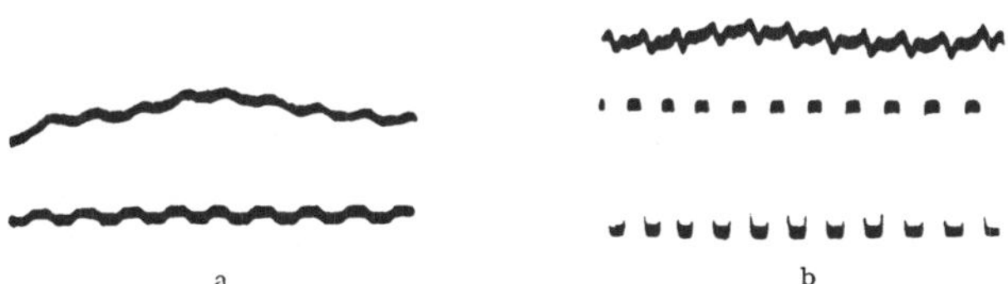

Abb. 43a u. b. Skotopische (a) und photopische (b) Flimmerpotentiale im menschlichen ERG. Bei den skotopischen Flimmerwellen fehlt die a-Welle, und die b-Welle besitzt eine große Latenz. Die photopischen Flimmerwellen bestehen demgegenüber aus einer tiefen a-Welle, einer steilen b-Welle und einer steilen d-Welle [DODT u. WADENSTEN (*571*)]

Nach SACHS (*1823*) stimmt die *FVF des menschlichen ERG* ungefähr mit der subjektiven überein. Demgegenüber ist nach COOPER, CREED und GRANIT (*448*), BERNHARD (*198*), MONNIER (*1491*), BECK (*175*) sowie BABEL und MONNIER (*101*) die ERG-FVF niedriger als die vielfältig beeinflußte subjektive. Nur die objektive ERG-FVF ist ein ausschließlich retinales Phänomen. Die niedrigere ERG-FVF hängt vom Ort des belichteten Areals ab [MONNIER u. BABEL (*1500*)]. Sie ist wie die subjektive und objektive Unterscheidungsschwelle in der Retinaperipherie geringer. Allerdings sind die Unterschiede zwischen einer intermediären Netzhautstelle (40—45°) und der Fovea (0—5°) foveal größer als peripher, weil beim menschlichen ERG eine stärkere Stäbchenbeteiligung vorliegt.

Kontaktglasableitungen sind wegen Lichtzerstreuung hierbei zu ungenau [MONNIER u. BABEL (*1500*)]. Darüber hinaus ist bei evtl. Schmerzen und langer Untersuchungsdauer die Streubreite der ERG-FVF kleiner als bei der subjektiven FVF [BECK (*175*)].

In der Form der Flimmerwellen besteht beim Menschen die gleiche Abhängigkeit von der Reizstärke wie im Tierexperiment [DODT u. WADENSTEN (*571*)]. Bei 0,2—4 lx gibt es nur skotopische b-Wellen (Abb. 43a) mit einer FVF von 13—21/sec. Dabei ist nach der ersten b-Welle die skotopische Flimmerwelle wegen des helladaptierenden Effekts der Flimmerbelichtung bei Blau am stärksten reduziert [ADRIAN (*13*)]. Danach nimmt die Amplitude allmählich wieder zu. Auch das ist wohl der "non-flickering-part" [DODT u. HECK (*569*)], der sich skotopisch stärker als photopisch auswirkt und photochemisch und nervös bedingt ist [ADRIAN (*13*); DODT u. HECK (*569*)]. Bei 20—200 lx besteht demgegenüber die Flimmerwelle aus tiefer a-Welle, steiler photopischer b-Welle und einer kleinen, aber steilen d-Welle (Abb. 43b) [BORNSCHEIN u. SCHUBERT (*282*)]. Die komplexere photopische Flimmerwelle nimmt bei einer weiteren Intensitätssteigerung zu, ohne die maximale FVF von etwa 70/sec zu überschreiten [EUZIÈRE, PASSOUANT u. CAZABAN (*657*); BORNSCHEIN u. SCHUBERT (*282*)]. Außerdem rückt mit steigender Reizfrequenz die nach a- und x-Welle auftretende positive Welle (d-Welle) immer näher an die x-Welle heran und verschmilzt oberhalb 10/sec mit ihr. Gleichzeitig tritt bei niedriger Flimmerfrequenz ein träger positiver Anstieg hinzu, der durch die a-Welle des folgenden Flimmerkomplexes beendet wird und die Flimmerreaktion dreigipflig macht. Darin ist die letzte positive Zacke eine d-Welle, und der träge Anstieg entspricht der Rückkehr zur Basislinie [BORNSCHEIN u. SCHUBERT (*282*)]. Die a-Welle ist am Zustandekommen der Gesamtamplitude der Flimmerwelle *additiv* beteiligt, allerdings nicht mehr bei einer Reizfrequenz von 50/sec. Dann ist die letzte positive Schwankung größer als alle vorangegangenen. Ihr Anstieg fällt bei Flimmerunterbrechung mit dem fälligen, aber ausbleibenden nächsten Lichtreiz zusammen, und die jetzt *subtraktiv* wirkende a-Welle bleibt aus. Daß im skotopischen ERG nur skotopische Wellen vorkommen, ist nach BORNSCHEIN und SCHUBERT (*282*) kein Hemmungseffekt, sondern lediglich ein Verdeckungseffekt durch die größeren und trägeren skotopischen Flimmerwellen. Auch HECK (*982*) fand im photopischen ERG eine Amplitudenverminderung mit steigender Flimmerfrequenz infolge Interferenzen zwischen der negativen a-Welle und dem 2. positiven off-Effekt. Diese Flimmerwelle zeigt dann besonders bei langwelligem Licht einen Alternans, bei dem jede 2. Antwort größer ist [BEST u. BOHNEN (*214*)]. Auch die Amplitudenvergrößerung bei weiterer Frequenzsteigerung wurde bestätigt, entstanden durch Verlängerung von off-Effekt und b-Welle. Dann aber nimmt bis zur FVF die Amplitude ab. Auch für das menschliche ERG gilt die Ferry-Portersche Regel bis 90—95/sec [HECK (*982*)]. Oberhalb 2500 lx nimmt die ERG-FVF wieder ab. Nach BEST und BOHNEN (*214*) soll sie höher als die subjektive sein. In der aufgesplitterten b- und d-Welle sind möglicherweise Farbkomponenten unterschiedlicher Latenz enthalten [HECK (*982*)] (s. Abb. 35). Bei Helladaptation und niederfrequentem Flimmern (4/sec) sind in der Flimmerwelle photopische und skotopische Anteile abgrenzbar, bei höherfrequentem Flimmern (20/sec) herrschen die photopischen vor [ARMINGTON u. BIERSDORF (*64*)]. Eine selektive Adaptation vermindert nur eine der beiden Komponenten, jedoch sind die farbspezifischen Effekte gering. Nur im kurzwelligen Spektrum besteht die schon erwähnte, den Stäbchen der Retinaperipherie zuzuschreibende hohe Empfindlichkeit [s. JOHNSON u. CORNSWEET (*1158*); WEALE (*2188*)].

Die FVF ändert sich mit der Pupillenweite wie mit der Reizstärke mit einem Einfluß auf die Verschmelzungsfrequenz-Intensitätskurven (Abb. 42). Unter *Homatropin* tritt der Kurvenknick bei niedrigeren Reizstärken auf, unter *Physostigmin* dagegen bei höheren, weil mit der Änderung der Pupillenweite mehr bzw. weniger Licht auf die Retina fällt. Daß es sich um einen Reizstärkeneffekt handelt, geht auch aus der gleichen hohen Lage des Maximums der photopischen Komponente hervor. Die photopische Maximal-FVF wird nicht beeinflußt. Dagegen ist die ERG-FVF unter *Pervitin*, *Coffein* und bei einer Thyreotoxikose gesteigert [BECK (*174, 175*)], unter thyreostatischer Behandlung sinkt sie.

Im Flimmer-ERG gilt die *Dunkeladaptation* nur für den 1. Reiz [BORNSCHEIN u. SCHUBERT (*282*)]. DODT und WADENSTEN (*571*) sahen daher bei photopischen Intensitäten nach vorangegangener Dunkel- oder Helladaptation Unterschiede nur in der 1. Flimmerreaktion. Sie ist nach Dunkeladaptation eine hohe b-Welle, nach Helladaptation eine komplexe photopische Flimmerwelle, die aber mit geringerer a-Welle auch nach Dunkeladaptation erkennbar ist. Ob ein photopisches oder skotopisches Flimmer-ERG vorliegt, ist also eine Frage der Adaptation *und* der Reizstärke.

Nach dem Verfahren zur Ermittlung der FVF von GRANIT und WIRTH (*897*) wird das ERG mit einem RC-Verstärker verstärkt und auf einen Frequenzanalysator mit einstellbarer enger Bandbreite gegeben, der mit der Flimmerfrequenz auf Resonanz eingestellt ist. Am Ausgang dieses Analysators liegt ein Röhrenvoltmeter, das die Amplitude des Flimmer-ERG in relativen Einheiten anzeigt. GRANIT und WIRTH (*897*) fanden damit bei schwacher Beleuchtung und niedriger Flimmerfrequenz eine Verschiebung der spektralen Empfindlichkeitskurve um 15—20 mμ zum kurzwelligen Spektrum als Ausdruck für die Blauempfindlichkeit der skotopischen Stäbchen. Das Verfahren hat HENKES (*1004*) übernommen.

Das *zeitliche Auflösungsvermögen der Avertebratenaugen* wurde von AUTRUM (*91*, *92*) analysiert [Zusammenfassung s. WULFF (*2263*)]. Im Flimmer-ERG der Fliege Calliphora entsteht bei genügend langer Lichtperiode (~ 57 msec = 8,7/sec) außer dem on-Effekt wie beim Einzelreiz noch ein off-Effekt (Abb. 44b). Bei der dem on-Effekt folgenden Flimmerwelle entwickelt sich in zunehmendem Maße ein positives Nachpotential, der negative off-Effekt jeder Flimmerwelle schwingt über die Basislinie (Abb. 44a). Unabhängig davon werden die on-Effekte größer bereits vom 2. on-Effekt an, bei dem das Nachpotential noch nicht ausgebildet ist. Der 1. kleine on-Effekt entspricht dem eines Dauerreizes. Somit sind *die on-Effekte bei niederfrequenter Flimmerreizung größer als bei Dauerbelichtung.* Wird dagegen die Flimmerfrequenz erhöht, so ist der 2. on-Effekt kleiner als der 1., aber die folgenden nehmen über Minuten zunächst rasch immer mehr an Höhe zu, bis sie den 1. überragen. Auch die *off-Effekte* werden größer, nur ist hier stets der 1. der kleinste. Da dieser aber bei konstanter Reizmenge von der Reizdauer abhängt (s. S. 70f.), scheinen die für ihn maßgebenden photochemischen Prozesse so langsam abzulaufen, daß trotz rhythmischer Lichtunterbrechung eine Summation möglich ist. Mit steigender Flimmerfrequenz sinkt die Flimmerkurve als Ganzes in sich zusammen. Nur der letzte off-Effekt einer Flimmerserie nimmt dann an Höhe zu und erreicht mit der FVF die halbe Dauerreizhöhe. Vom vorangegangenen off-Effekt muß noch ein Rest übriggeblieben sein, der mit Verkürzung des Einzelreizes und damit der Pause zwischen 2 off-Effekten größer wird [AUTRUM (*91*)]. Die Höhe der Flimmerwellen nimmt übrigens mit der Zahl der gereizten Ommatidien logarithmisch zu.

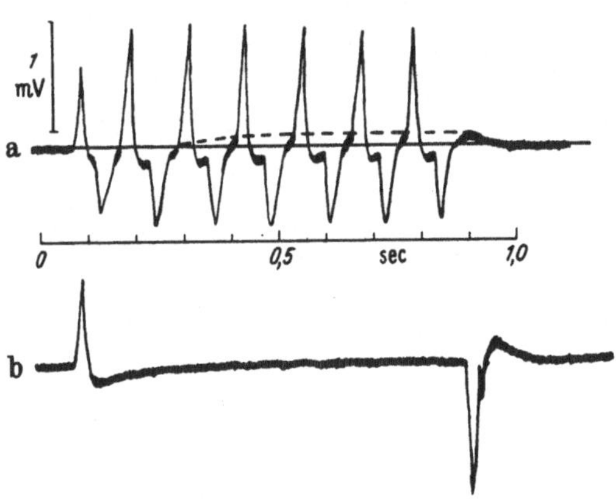

Abb. 44. Das Flimmer-ERG der Fliege Calliphora (*a*) im Vergleich zum ERG nach konstanter Belichtung. Die gestrichelte Linie in a verbindet die Fußpunkte der off-Effekt-Enden. Die off-Effekte schwingen somit über die Basislinie hinaus [AUTRUM (*91*)]

Die *spontan rhythmischen Potentialschwankungen* im ERG von Calliphora [AUTRUM (*91*)], des Gelbrandkäfers Dytiscus [ADRIAN (*10*)] und der Heuschrecke Melanoplus [ROEDER (*1791*)] sind Produkte der optischen Ganglien [AUTRUM (*92*)]. Ihre Frequenz ist bei Tieren mit niedriger FVF niedrig, bei Tieren mit hoher FVF entsprechend höher.

Das Flimmer-ERG von Dixippus und Tachycines ist anders als das von Calliphora. Das negativ monophasische Flimmer-ERG (Abb. 8) enthält nur kleine Schwankungen, die die Nullinie nicht erreichen. Bei höheren Flimmerfrequenzen ist die der 1. Flimmerwelle folgende 2. wiederum am kleinsten, und die folgenden vergrößern sich dann bis zu einer bestimmten Höhe.

Auch bei den Insekten hängt die FVF von Intensität und Arealgröße ab. Bei der Fliege Calliphora liegt die niedrigste FVF bei 60/sec für einen Sehwinkel von 0° 24′ (Öffnungswinkel eines Ommatidiums: 1° 18′). Mit Arealvergrößerung erhöht sie sich auf 250/sec, eine durchaus noch nicht maximal mögliche FVF. Demgegenüber ist die FVF bei Dixippus erheblich niedriger (7—40/sec) und nimmt nach Intensitäts- oder Arealvergrößerung wesentlich geringer zu. Das gleiche gilt für die Augen von Tachycines und der Aeschna-Larve.

Daß nach Flimmerbelichtung der 1. on-Effekt stets so groß wie bei Dauerbelichtung ist und die folgenden kleiner werden, läßt bei der positiven on-Komponente auf eine relative Refraktärphase schließen [Autrum (*91*)]. Diese macht die folgenden on-Effekte kleiner und ist mit 100 msec Dauer um so ausgeprägter, je früher die on-Effekte dem 1. folgen, d. h. mit höherer FVF. Sie dauert ungefähr 100 msec. Vermutlich sind dafür die negativen off-Effekte verantwortlich, die während einer Flimmerserie größer werden und wie eine restitutive Anodenwirkung die Refraktärphase aufheben. Die Fliege Calliphora besitzt wegen der positiven Komponente eine hohe FVF, die im Dixippusauge fehlt. Es besteht eine gewisse Analogie zu den I- und E-Retinae [Granit (*843*)]. Die hohe FVF bei bestimmten Insekten ist eine biologische Notwendigkeit und kommt trotz großer Trägheit der Retinazellen auf folgende Weise zustande [Autrum (*91*, *92*)]: Dem positiven on-Effekt geht stets ein negatives Potential der Retinazellen (a-Welle im Vertebraten-ERG) voran. Ihm folgen aber nach kurzer Latenz viele höhere und rascher ablaufende Potentiale, die in nervösen Elementen entstehen. Sie wirken vermutlich über die dendritisch verzweigten, synaptischen Lokalzellen auf die Retinazellen zurück (Rückkopplung). So wird das Receptorpotential der Retinazellen kompensiert, die Erregungsleitung gehemmt und eine rasche Wiederherstellung der Ausgangsempfindlichkeit garantiert. Wahrscheinlich breitet sich bei Insekten mit niedriger FVF das Lokalzellenpotential elektrotonisch mit Dekrement aus, da sein Einfluß auf die Sehzellen um so kleiner ist, je länger die Verbindung zu den Retinazellen ist [Autrum (*92*)]. Der große Abstand bei der Aeschna-Larve bedingt daher nur ein monophasisches ERG mit niedriger FVF. Mit der ontogenetischen Entwicklung nähert sich das I. optische Ganglion der Retina, das ERG wird diphasisch und die FVF steigt. Auch Zwischenformen gibt es [Autrum u. Gallwitz (*97*)].

Werden beim Avertebratenauge (Calliphora) 2 Farblichter gegeneinander geflimmert, so gibt es bei fast allen Wellenlängenkombinationen Flimmerpotentiale [Stumpf (*1983*)]. Der minimale Wellenlängenunterschied beträgt im langwelligen Spektrum (610—690 mμ) 30—60 mμ, im Gelbbereich (570—600 mμ) aber nur 8 mμ. Demgegenüber ist für jedes blaue Licht (400—470 mμ) ein grünes (510—550 mμ) zu finden, bei dem Flimmerwellen im ERG fehlen, obwohl jedes der beiden mit Blaugrün Flimmerpotentiale liefert. Das gleiche tritt bei unbunten und gelben Reizlichtern (575—590 mμ) ein. Infolgedessen hat die Fliege im Spektrum eine Graustelle im Gelb und beiderseits des Blaugrün farbgleich erscheinende Gebiete. Die Flimmerpotentialhöhe ändert sich mit dem Abstand der beiden Wellenlängen, und die Steilheit der Kurven der Potentialhöhe gegen die Wellenlänge ist ein Maß für die Unterscheidungsempfindlichkeit. Sie ist bei

Gelb am größten, geringer bei Blauviolett und am geringsten bei Rot und Blaugrün. Somit ähnelt die spektrale Empfindlichkeitskurve der des Tritanopen. Wahrscheinlich arbeitet das Fliegenauge mit einem dichromatischen Receptorensystem.

m) Das ERG bei Doppellichtreizen

Schon EINTHOVEN und JOLLY (*629*) und PIPER (*1697*) sahen, daß mit der 2. Belichtung die d-Welle des 1. ERG jederzeit abgebrochen wird. Dieser schnelle Abfall zur Nullinie ging dann in die sehr tiefe a-Welle des 2. ERG über, von der aus sich die 2. b-Welle erhob. Wird einer b-Welle ein 2. Blitz überlagert [GRANIT u. THERMAN (*895*)], so kann sich nicht immer eine eigene b-Welle durchsetzen, weil jeder b-Welle eine Refraktärphase folgt. Die normale Erregbarkeit stellt sich langsam wieder her, so daß die 2. b-Welle mit der Intervallvergrößerung wächst. Diese unter Dunkeladaptation größer werdende Refraktärphase entspricht dem non-flickering-part bei Flimmerbelichtung. Da der off-Effekt durch eine Abnahme von P_{III} und eine Reaktivierung von P_{II} zustande kommt (s. S. 41), muß dieser innerhalb der Refraktärperiode auch kleiner werden [GRANIT u. THERMAN (*895*)]. Somit ist ein Teil des off-Effekts durch eine vorangehende b-Welle refraktär, was vermutlich P_{II} des 2. Lichtreizes verursacht. Also kann auch die b-Welle im off-Effekt refraktär sein. GRANIT und RIDDELL (*889*) überlagerten einen Blitz in den off-Effekt eines längeren Reizes. Die dadurch ausgelöste negative Zacke ("Dip", "negative notch") ist bei kurzem Reizabstand klein, wird bei größerem zunehmend tiefer und erreicht auf dem off-Effektgipfel ihre größte Tiefe [MÜLLER-LIMMROTH u. WIRTH (*1596*)]. Auf sie folgt ein spitzer positiver Gipfel, der die Höhe des ursprünglichen off-Effekts überragt. Schließlich ist bei kürzeren Reizintervallen die Latenz bis zum Auftreten des "Dip" größer als bei längeren. Weil im superponierten ERG die a-Welle fehlt, gibt es vor dem off-Effekt eine *absolute Refraktärphase* [GRANIT u. RIDDELL (*889*)]. Auf diese soll eine *relative Refraktärphase* mit anschließender *supernormaler Phase* mit extrem tiefen a-Wellen folgen und schließlich eine Periode mit normaler a-Wellentiefe. Mit dem Wiederkleinerwerden der supernormal tiefen a-Welle tritt die b-Welle deutlicher hervor, da sich die Retina von den off-Prozessen wieder erholt hat. Bei Helladaptation tritt das "Dip"-Phänomen früher auf. Auch im ERG von Ligia folgt auf eine subnormale eine supernormale Phase [RUCK u. JAHN (*1812*)]. Die x-Welle im menschlichen ERG macht die gleichen Veränderungen mit [ARMINGTON (*62*)].

Ähnlich verhält sich die elektrische Erregbarkeit des Auges nach kurzer Belichtung [MITA, HIRONAKA u. KOIKE (*1476*)]. Auch hier gibt es eine allerdings länger als der off-Effekt dauernde Refraktärphase, gefolgt von einer supernormalen Phase.

Der off-Effekt (Abb. 45) besteht also aus P_{III} und einem P_{II}-Anteil [GRANIT u. THERMAN (*895*)]. Dieser wird durch eine vor den off-Effekt gesetzte Belichtung refraktär gemacht, ist aber nicht an der "negative notch" beteiligt (= "non inhitable off-effect"). Der P_{III} zugehörige Teil liefert bei Zweitbelichtung die "negative notch", ist also hemmbar (= "inhitable off-effect"). Wirkt P_{II} (b-Welle) erregend, P_{III} dagegen hemmend, so muß nach einem ERG noch für einige Zeit eine Hemmung folgen (= "*postexcitatory inhibition*"), die von Reizdauer und -intensität abhängig ist. Übt aber die "negative notch" die Hemmung aus, so kommt der gewöhnlichen a-Welle als Äquivalent auch eine solche zu (= "*praeexcitatory inhibition*"), die vor der erregenden b-Welle liegt. Wird durch *Alkohol*

P_{III} vermindert (s. S. 47), so wird die "negative notch" (a-Welle) kleiner [BERNHARD u. SKOGLUND (*205*)]. Dämpft man andererseits durch Kalium P_{II} stark und prüft die zunächst unverminderte oder vergrößerte negative Phase P_{III} (vergrößerter off-Effekt) mit einem dem off-Effekt überlagerten Lichtblitz, so wird die superponierte a-Welle unter Latenzverkürzung ungewöhnlich tief [THERMAN (*2028*)]. Verlegt man den Lichtblitz vor den off-Effekt, so ändert sich dieser nicht mehr, weil sein P_{II}-Anteil für die durch den 2. Lichtblitz ausgelöste b-Welle refraktär ist [THERMAN (*2028*)]. P_{III} ist nach der Differenzkonstruktion auf dem d-Wellengipfel schon zur Nulllinie zurückgekehrt, so daß die "negative notch" durch eine Reaktivierung von P_{III} zustande kommt. Da sich erst spät nach ihr die b-Welle des 2. Reizes hervorhebt (Abb. 45), ist für P_{II} eine größere Erholungsperiode zu fordern als für P_{III} [GRANIT (*870*)]. Nach GRANIT und RIDDELL (*889*) soll P_{II} erst 150 msec nach Belichtungsende eine neue b-Welle bilden. Darum muß eine Retina, die auf einen 2. Reiz einen negativen Einbruch im off-Effekt liefert, vorwiegend mit negativen Wellen flimmern (I-Retina). Eine E-Retina reagiert demgegenüber höchstens mit kleinem off-Effekt. Hier scheint also P_{III} nicht wesentlich steiler und auch nicht früher zur Nullinie zurückzukehren als P_{II}. Dementsprechend flimmert diese Retina nicht mit positiven Wellen. Es interessiert daher das Verhalten der isolierten Phasen P_{II} und P_{III} selbst auf Doppelreize [MÜLLER-LIMMROTH u. ANDRÉE (*1583*)]. Danach setzt P_{II} (Isolierung mit Urethan) erst ~ 50 msec nach dem Belichtungsende mit dem Abfall zur Nullinie ein, und ihr Anstieg beginnt erst 50—100 msec nach Reizbeginn. Ein 2. nach dem Verlöschen des 1. gegebener Lichtreiz bildet erst dann eine neue Monophasie aus, wenn P_{II} des 1. Reizes etwa nach 180 msec ganz zur Nullinie zurückgekehrt ist. *P_{II} scheint also während ihres Anstiegs und Plateaus durch einen 2. Lichtreiz in ihrer Amplitude zwar vergrößert, aber im abfallenden Teil nicht neuerlich erregt zu werden.* Bei P_{III} (durch Kalium dargestellt) sind zu Beginn und am Ende der Belichtung die Latenzen sehr klein [MÜLLER-LIMMROTH u. ANDRÉE (*1583*)]. Durch einen 2. Reiz kann P_{III} zu jedem Zeitpunkt vertieft werden und kehrt beim sukzessiven Verlöschen beider Reize nicht wie bei P_{II} in 2 Etappen zur Nullinie zurück, sondern bleibt auf dem durch den zusätzlichen 2. Reiz geschaffenen tieferen Niveau stehen, bis auch dieser beendet ist. Außerdem wird ein 2. Reiz auch dann noch mit einer Superposition auf dem Plateau von P_{III} des 1. Reizes beantwortet, wenn dieser schon seit 100 msec beendet ist. Dadurch kann P_{III} jederzeit einen neuen Reiz beantworten. Durch den 2. Reiz wird P_{III} unmittelbar vertieft. Der off-Effekt wird folglich abgebrochen, kehrt zur Nullinie

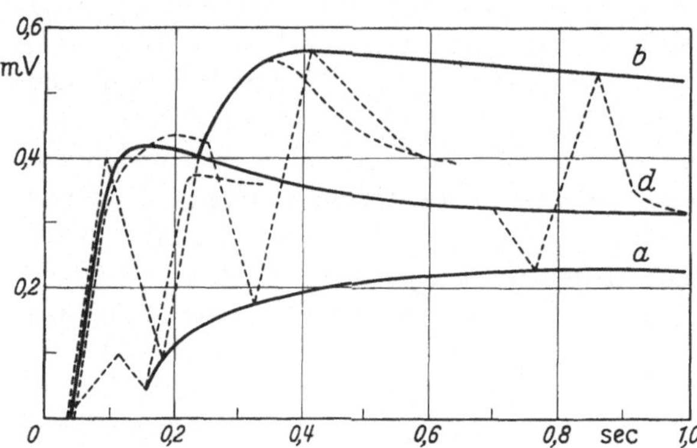

Abb. 45. Das Verhalten des Frosch-ERG, wenn in den off-Effekt zu verschiedenen Zeitpunkten ein 2. kurzer Lichtreiz superponiert wird. Die Kurve *a* entspricht dem tiefsten Punkt der jeweiligen a-Wellen, die Kurve *b* den Gipfelpunkten der b-Wellen, während die mittlere Kurve *d* den normalen unbeeinflußbaren off-Effekt darstellt [GRANIT u. RIDDELL (*889*)]

zurück und steigt dann mit dem erneuten Anstieg von P_{II} des 2. Lichtreizes noch einmal an. Ist auch die 2. Belichtung beendet, so kehrt P_{III} infolge der soeben erfolgten Superposition von einem tieferen Niveau zur Nullinie zurück. Dem steht dann eine normale P_{II}-Höhe gegenüber, die bisher P_{III} kompensierte. Da aber zum Ende der Belichtung P_{III} wegen des rascheren Abklingens als P_{II} fortfällt, müßte sich die Überkompensation durch P_{II} in einem größeren off-Effekt äußern; die durch den 2. Lichtreiz unterbrochenen off-Prozesse des 1. ERG werden im off-Effekt des 2. ERG nachgeholt (vgl. 2. Kurve mit den Kurven 3—8 in Abb. 46). So sieht man in der 3. Kurve der Abb. 46 nur an dem vergrößerten off-Effekt im Vergleich zur 2. Kurve, daß eine Doppelbelichtung stattgefunden hat. Man sieht in Abb. 46 aber auch, daß im Gegensatz zu GRANIT und RIDDELL (*889*) im Anstieg des off-Effekts des 1. ERG doch eine b-Welle ausgelöst werden kann. Dabei scheint sich unter dem 2. Lichtreiz der 1. off-Effekt gar nicht auszubilden, und die 2. b-Welle ist sogar höher als die 1. d-Welle. Später ist es jedoch umgekehrt. Erst 0,4 sec nach dem 1. Reiz wird die 2. b-Welle wieder größer als die d-Welle des 1. ERG.

Die d-Welle wird durch *Polarisation* beeinflußt. Bei schwachen Gleichströmen (20—50 μA) (Kathode auf der Retinainnenseite) wird die d-Welle kleiner, bei stärkerer Durchströmung (200 μA) größer, während bei innenliegender Anode die Verhältnisse umgekehrt sind (vgl. S. 55). CORNU, GONELLA und BENOIT (*458*) fanden, daß durch die Polarisation die Ausbildung einer neuen b-Welle durch einen 2. Lichtreiz unterdrückt wird. Dagegen macht aber die "negative notch" die gleichen Veränderungen wie die d-Welle mit (s. Abb. 13).

Ein Lichtreiz im on-Effekt eines 1. ERG muß — entsprechend den Superpositionen in P_{II} und P_{III} und dem steileren Anstieg von P_{II} — eine einfache b-Wellenvergrößerung veranlassen, solange er in den Anstieg des 1. on-Effekts trifft. Erst nach dem Abfall der b-Welle kann ein 2. Lichtreiz eine eigene b-Welle produzieren [MÜLLER-LIMMROTH u. ANDRÉE (*1583*)]. Bei größerem Reizabstand wird der b-Welle des 2. Reizes auch eine a-Welle zugesellt. Daß diese vorher nicht zu sehen ist, liegt in der Eigenart der Phasen selbst begründet. Setzt man nämlich in den P_{II}-Anstieg einen 2. Reiz, so gibt es *keinen* Kurvenknick, sehr wohl dagegen bei P_{III}. P_{II} ist im Anstieg für a-Wellen absolut

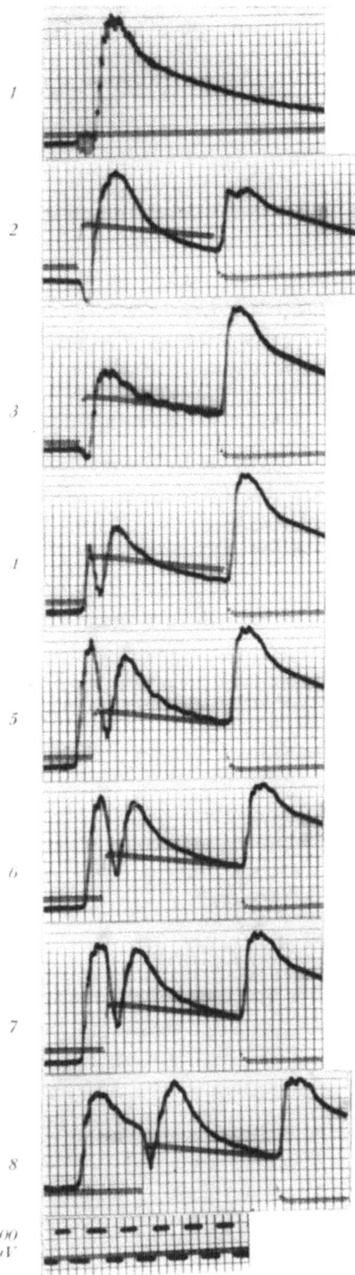

Abb. 46. Die Beziehungen zwischen off-Effekt des Frosch-ERG und einem 2. Lichtreiz. In der 1. Kurve ist ein off-Effekt und in der 2. Kurve das ERG eines längeren Lichtreizes dargestellt, das in den off-Effekt gegeben wurde (Kurven 3—8) [MÜLLER-LIMMROTH u. ANDRÉE (*1583*)]

refraktär. Diese Versuche mit *aufeinanderfolgenden Lichtreizen* haben ANDRÉE und MÜLLER-LIMMROTH (*41*) durch Analysen mit *nebeneinanderlaufenden Lichtreizen* erweitert. GRANIT, RUBINSTEIN und THERMAN (*890*) belichteten dicht nebeneinanderliegende Areale gleichzeitig, erhielten aber nur ein ERG doppelter Amplitude. Auch wenn beide Reize unmittelbar aufeinander folgen, ist das ERG nicht irgendwie abgesetzt [FRY u. BARTLEY (*750*)]. Diese Befunde beweisen wohl die räumliche Summation in der Retina und die Interaktionsmöglichkeit im ERG. Der damit noch ungeklärte Begriff „Refraktärphase" darf allerdings wohl kaum für das gesamte Auge verwandt werden, da es nicht dem Alles-oder-Nichts-Gesetz folgt, so daß der Reizstärke eines 1. Reizes die wesentlichere Rolle zukommt und die *Reizstärke in möglichst weiten Grenzen variiert* werden muß.

Bei 0,5/sec Reizfrequenz zeigt sich bei schwachen Intensitäten ein von Reiz zu Reiz deutliches Größerwerden des ERG, während es bei hohen Reizstärken von Reiz zu Reiz kleiner wird [bestätigt von CRAMPTON (*465*) im menschlichen ERG: bei geringer Adaptationsbeleuchtung wächst die retinale Empfindlichkeit].

Wird ein *dunkeladaptiertes Auge* (Frosch) mit einer Intensität von 120 lx (= 100%) für 1 sec belichtet, und setzt man in das ERG einen 2. Reiz gleicher Dauer und einer Intensität von 0,5% der des 1. Reizes, so ist frühestens 350 msec nach Ende von Reiz 1 eine eigene 2. b-Welle zu erhalten. Mit steigender Intensität setzt sich der 2. Reiz früher gegenüber dem 1. durch. Bei einem Reizverhältnis von 100:30 erscheint dann erstmalig eine eigene b-Welle *im* Ablauf des ERG. Wird schließlich das Intensitätsverhältnis 100:100 und anschließend der 1. Reiz kleiner als der 2. nunmehr konstant gehaltene, so tritt die 2. b-Welle immer früher im 1. ERG auf, bis sie bei einer Intensität des 1. Reizes von 0,5% der des 2. etwa 100 msec nach Beginn des 1. dessen ERG durchbricht. Bei mäßiger *Helladaptation* kann der 2. Reiz fast 6mal kleiner sein als unter Dunkeladaptation. Sind beide Reize gleich stark, so wird der 2. Reiz um 600 msec früher beantwortet als unter Dunkeladaptation. *Offensichtlich reagiert die Retina unter Helladaptation erheblich empfindlicher und schneller auf Helligkeitsunterschiede als unter Dunkeladaptation.* Hierzu scheint jedoch im Widerspruch zu stehen, daß der viel schwächere 2. Reiz bei Helladaptation später eine b-Welle auslöst als unter Dunkeladaptation. Allerdings ist dabei das Adaptationslicht schon 50mal stärker als der 2. Lichtreiz. Wird unter Helladaptation der 1. Reiz der schwächere und seine Intensität zunehmend vermindert, so tritt ebenfalls die 2. b-Welle früher auf, bis bei einer Intensitätsrelation 0,5:100 die b-Welle des 2. Reizes schon 100 msec nach Beginn des 1. Reizes erkennbar ist.

Bei Dunkeladaptation tritt die a-Welle später als die b-Welle auf (bei einem Intensitätsverhältnis von 100:0,5 zuerst 400 msec nach dem Ende des 1. Reizes). Wird der 2. Reiz stärker, so tritt auch die a-Welle des 2. ERG früher auf, gelangt aber nicht in die 1. Belichtung, selbst wenn beide Reize gleich stark sind. Ist der 1. Reiz der schwächere, so erscheint auch die a-Welle früher. Jedoch muß der 2. Reiz 5mal stärker als der 1. sein, um im 1. ERG zu erscheinen. Ist der 1. Reiz auf 0,5% abgesunken, so ist die 2. a-Welle frühestens 350 msec nach Beginn des 1. Reizes zu sehen. Unter *Helladaptation* ist bei sehr schwachem 2. Reiz die Reaktion scheinbar langsamer und setzt später als unter Dunkeladaptation ein, hervorgerufen durch die relative Kleinheit des Lichtreizes. Sonst gilt das gleiche wie für die b-Welle. Die Retina ist unter Helladaptation reaktionsfähiger und unterscheidungsempfindlicher für Helligkeiten als unter Dunkeladaptation. Bei einer Intensitätsrelation 0,5:100 zeigt sich schließlich das früheste Auftreten einer 2. a-Welle etwa 150 msec nach Beginn des 1. Reizes.

Es ist unwahrscheinlich, daß ein 200fach stärkerer Reiz zu jedem Zeitpunkt ein ERG mit a- und b-Welle durchbricht. Für die a-Welle ist das der Fall, aber nicht für die b-Welle. Hier ist bei Hell- und Dunkeladaptation frühestens 100 msec nach Reizbeginn eine b-Welle auslösbar. Zwar kann auch 50 msec nach Beginn des 1. Reizes ein 2. beantwortet werden, nur gibt es dann eine vor allem dem stärkeren 2. Reiz entsprechende b-Welle. Die ihr vorgelagerte kleinere a-Welle stammt demgegenüber vom schwächeren 1. Folglich sind an diesem on-Effekt 2 Lichtreize beteiligt. Eine solche b-Wellensuperposition in einem bestimmten Reizintervall demonstrieren *Amplitude, Gipfelzeit und die Steilheit der 1. b-Wellen in Abhängigkeit vom Reizintervall.* Würden sich beide Wellen nicht beeinflussen, so gäbe es Abszissenparallelen. Statt dessen sieht man um die vertikale Nullinie des Reizabstandes für Amplitude, Gipfelzeit und Steilheit ein Maximum. Daneben tritt auch ein muldenförmiges Minimum bei dem Reizintervall von 350—250 msec auf (= präexzitatorische Hemmung). So vermindern die a-Welle des 2. Reizes und deren präexzitatorische Hemmung die 1. b-Welle, wobei es gleichgültig ist, ob eine a-Welle zu sehen ist oder nicht. Außerhalb des Hemmungsbereichs steigt die 1. b-Welle wieder an. Auch diese präexzitatorische Hemmung ist bei Helladaptation ausgeprägter als bei Dunkeladaptation. Daß sich Kurvenminima nicht rechts von der Nullinie vorfinden, liegt daran, daß in diesem Bereich der 1. Reiz stärker als der 2. ist und der letztere keine solchen starken Hemmungserscheinungen auszulösen vermag. Auch WAGMAN, WALDMAN, NAIDOFF, FEINSCHILL und CAHAN (*2120*) zeigten, daß ein nach kurzem Lichtreiz gegebener 2. Prüfreiz ein ERG auslöst, dessen b-Wellenhöhe von der Intensität des 2. und des 1. Lichtreizes abhängt (Abb. 47).

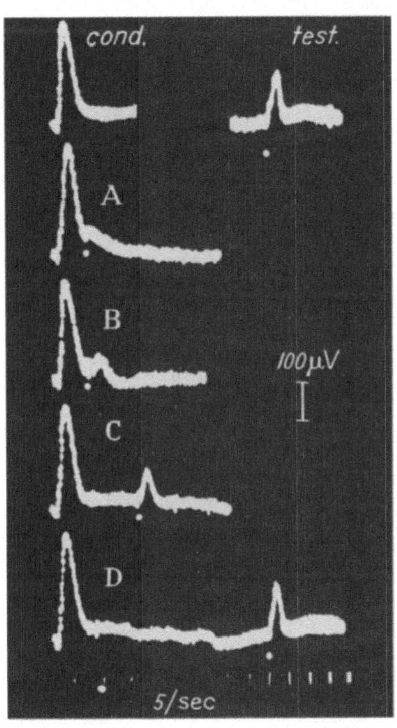

Abb. 47. Die Höhe eines Testreiz-ERG nach einem vorangegangenen Lichtblitz (cond.). Man sieht, wie bei engem Reizintervall das Test-ERG kleiner wird und erst mit der Vergrößerung des Reizintervalls an Höhe gewinnt. Erst bei einem Reizabstand von 2 sec und mehr hat das Test-ERG seine volle Höhe erreicht (*D*) [WAGMAN, WALDMAN, NAIDOFF, FEINSCHILL u. CAHAN (*2120*)]

Legt man die b-Welle als das Erregungsäquivalent zugrunde, so müßte ein früher 2. Reiz unabhängig von seiner absoluten Intensität keine Erregung der Retina veranlassen, da er keine eigene b-Welle produziert. Sein Verlöschen dürfte zu einem Zeitpunkt, da der 1. Lichtreiz beendet ist, als Empfindung wahrnehmbar sein. Dagegen würde das Verlöschen des 1. Lichtreizes nur dann eine „Aus-Empfindung" ergeben, wenn dieses im ablaufenden 2. ERG eine eigene d-Welle produziert. Schließlich zeigt der flache Kurvenverlauf des frühest möglichen Auftretens von b- und d-Welle, daß kleinste Intensitätsunterschiede genügen, um den Zeitpunkt ihres Auftretens in einem ERG um mehrere 100 msec nach vorne zu verlegen. *Die zwischen b- und d-Welle liegende Strecke scheint die größte Erregbarkeit für einen 2. Lichtreiz zu besitzen.*

Zweitbelichtungen mit Lichtreizen verschiedener Dauer liefern weitere Informationen über die Ausbildung von Hemmungen [Müller-Limmroth u. Wirth (*1596*)]. Dabei bestätigt sich die Beobachtung, daß die "negative notch" ihre größte Tiefe erreicht, wenn der 2. Reiz 200 msec nach dem Ende des 1. Reizes liegt [Granit u. Riddell (*889*)]. Bis zum Reizabstand 0 nimmt die negative Kerbe

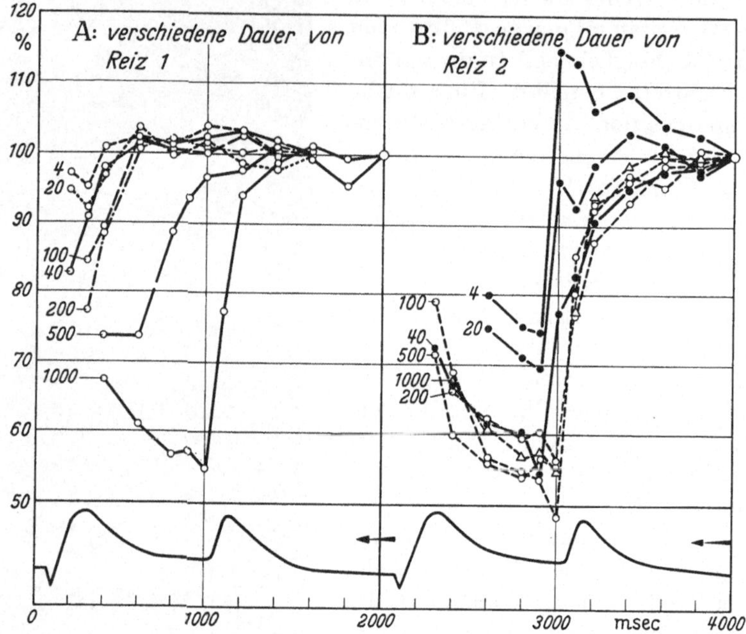

Abb. 48. Das Verhalten der b-Welle eines 2. ERG innerhalb des off-Effektes eines 1. ERG, bzw. der positiven Welle eines Kurzreiz-ERG. *A* Die Dauer des 2. einwandernden Reizes beträgt konstant 1 sec, während die Dauer des 1. Reizes zwischen 1 und $^1/_{250}$ sec variiert wurde. Die Höhe der b-Welle ist in Prozent der b-Wellenhöhe bei größtem Reizabstand (= 100%, Ordinate) angegeben. Die Abszisse zeigt die Dauer des Reizverlaufs in msec an. *B* Die Dauer des einwandernden Reizes wurde variiert, während die Dauer des 1. Reizes konstant 1 sec betrug [Müller-Limmroth u. Wirth (*1596*)]

auf 0 ab. Das gilt für alle Reizzeiten des 2. Reizes. Wenn aber der 1. Reiz in seiner Dauer variabel ist und der längere 2. Reiz konstant bleibt, tritt die "negative notch" im off-Effekt auch dann auf, wenn im ERG die d-Welle fehlt. Zwar ist die "negative notch" bei längeren Reizen deutlicher, aber *selbst ein Reiz von 4 msec Dauer ruft noch eine Vertiefung der a-Welle des 2. ERG um 10% hervor.* So wie die d-Welle mit Reizzeitverkürzung in die zugehörige b-Welle hineinrückt, wandert auch die "negative notch" mit und erreicht immer an der Stelle ihre größte Amplitude, an der ein off-Effekt zu erwarten wäre. *Die b-Welle im on-Effekt der ERG kurzer Lichtreize muß noch off-Prozesse enthalten.* Wandern Lichter konstanter Dauer in den off-Effekt eines 1. ERG verschiedener Dauer von hinten her ein (Abb. 48A), so verändert sich die 2. *b-Welle* zunächst nicht. Erst im off-Effekt des 1. ERG beginnt die 2. b-Welle abzunehmen, wobei etwa 200 msec nach dem 1. Reiz ein steiler Abfall einsetzt, dessen Minimum mit dem Ende des 1. Reizes zusammenfällt. Innerhalb des 1. ERG nimmt dann die b-Welle des 2. ERG wieder an Höhe zu, bis sie mit der 1. b-Welle verschmilzt. Dieses Verhalten ändert sich jedoch mit der Dauer des 2. Reizes (Abb. 48B). Bei einer Reizdauer von 40 msec tritt der Abfall in der b-Welle verzögert auf, so daß das Kurvenminimum 100 msec vor das Ende des 1. Reizes vorverlegt wird. Mit weiterer Verkürzung des 2. Reizes wird der b-Wellenabfall zunehmend geringer, bis bei einer Reizdauer von 4 msec sogar erst nach einem b-Wellenanstieg der Abfall innerhalb des 1. ERG auftritt. Wegen des Anstiegs liegt auch das Kurvenminimum höher als bei längeren Reizen. Wenn demgegenüber die Dauer des 1. Reizes verändert wird und der 2. konstant bleibt, setzt die b-Wellenverminderung im 2. ERG immer im off-Effekt oder in der abklingenden Erregung des 1. ERG ein (Abb. 48A). Dabei ist auffällig, daß die b-Welle des 2. Reizes mit Verkürzung der Dauer des 1. nicht nur später abfällt, sondern die Unterdrückung auch geringer wird. Bei einer Reizzeit von 4 msec liegt das Maximum der Unterdrückung 300 msec nach Beginn des 1. Reizes und beträgt in etwa 96% des Bezugswertes.

Für die *off-Prozesse* bei kurzen Reizzeiten gilt im Prinzip das gleiche wie für Doppelreiz-ERG konstanter und gleicher Dauer, d. h. der off-Effekt kann zu jedem Zeitpunkt durch eine "negative notch" unterbrochen werden. Diese Veränderungen im off-Effekt des 1. ERG sind aber stets mit off-Effekt-Änderungen im 2. ERG gekoppelt, vor allem dann, wenn beide Reize kurz aufeinander folgen. *Je weiter das 2. ERG in den off-Effekt des 1. ERG hineinrückt, desto größer wird die Amplitude des 2. off-Effekts.* Das Maximum dieser off-Effekt-Vergrößerung ist immer dann gegeben, wenn beide Lichtreize unmittelbar aufeinander folgen. Selbst kurze Reize, die allein keinen off-Effekt aufweisen, bekommen unter diesen Umständen einen off-Effekt. Bei Umstellung der Versuchsbedingungen mit variablem 1. und konstantem 2. Reiz findet sich der Zusammenhang zwischen beiden off-Effekten auch.

Doppelreizversuche an P_{II} und P_{III} gliedern sich in diese Befunde ein [Müller-Limmroth u. Wirth (*1596*)]. P_{III} fällt nach kurzer Latenz bei langen Reizen steil ab und geht in ein leicht weiter abfallendes Plateau über. Am Ende der Belichtung kehrt P_{III} gegen die Nullinie zurück, ohne sie zu erreichen. Bei Reizzeitverkürzungen wird das Plateau kürzer und verschwindet bei einer Reizzeit von 100 msec, so daß nur eine muldenförmige Kurvensenkung registriert wird. Ihr tiefster Punkt liegt bei allen kurzen Reizen 150—200 msec nach Reizbeginn, selbst wenn der Reiz nur 4 msec dauert. Das Maximum von P_{II} liegt etwa 200—300 msec nach Reizbeginn. Beiden Phasen ist die Amplitudenverminderung bei Reizzeitverkürzung gemeinsam. — Bei *Doppelreizen* wird P_{III} durch einen langen 2. Reiz reaktiviert. Liegen beide Reize hintereinander, so wird P_{III} nur um die Dauer des 2. Reizes verlängert, ebenso wenn der 2. Reiz mit seinem Beginn noch in den 1. hineinragt. Natürlich bleibt die Verlängerung aus, wenn der 2. Reiz mit seiner Dauer ganz in dem 1. aufgeht. Sind demgegenüber die kurzen variablen Reize die ersten, so reagiert P_{III} auf einen 2. Reiz mit einer weiteren Vertiefung, was sich mit der Plateauverminderung erklären läßt. Diese zusätzliche Vertiefung kann bei kurzen Reizzeiten des 1. Reizes 200 msec und bei längeren 400 msec nach Reizbeginn festgestellt werden, was nach dem Verhalten der "negative notch" zu erwarten ist. P_{II} ist 100 msec nach dem 1. Reiz durch einen 2. neuerlich erregbar und kann sich mit größerem Reizabstand deutlicher bei allen Reizzeiten durchsetzen. Bei Aufeinanderfolge beider Reize verhält sich P_{II} wie P_{III}. Bei Reizzeiten, die im ERG bei Doppelreizen einen neuen off-Effekt ausbilden, erreicht P_{II} bei Einzelreizung 400 msec nach Reizbeginn ihr Maximum, bei Doppelreizen schon nach 200 msec. Außerdem bleibt dann für 200 msec ein Plateau bestehen. Stehen die kürzeren Reize zuerst, so kann sich der längere 2. Reiz 300 msec nach Beginn eines Reizes von 4 msec, bzw. 600 msec nach Reizbeginn eines Reizes von 200 msec durchsetzen. Das Verhalten von P_{III} läßt sich gut mit den entsprechenden ERG-Befunden in Einklang bringen, während P_{II} zu träge erscheint.

Ein durch präexzitatorische Hemmung unterdrückter off-Effekt wird also im folgenden ERG nachgeholt. Entsprechend erhielt FURUKAWA (*758*) am leichtesten bei Grün und Blau mit einem vor Auslösung des ERG gesetzten Lichtblitz auch eine zweigipflige Kurve aus b- und d-Welle, während der kurze Testreiz allein nur eine b-Welle auslöst. Die Wirkung postexzitatorischer Hemmung ist an der b-Wellenverkleinerung erkennbar. Sie unterdrückt aber die b-Welle eines 2. ERG niemals völlig und die b-Wellendämpfung wird bei kürzerer Dauer des 2. Reizes von der off-Effekt-Erhöhung verdeckt. Das Ausmaß der postexzitatorischen Hemmung hängt von der Dauer des sie bewirkenden Reizes ab, die "negative notch" als präexzitatorische Hemmung hängt dagegen nicht von der Dauer des 2. Reizes, aber vom Ausmaß der off-Prozesse des vorangegangenen ERG ab.

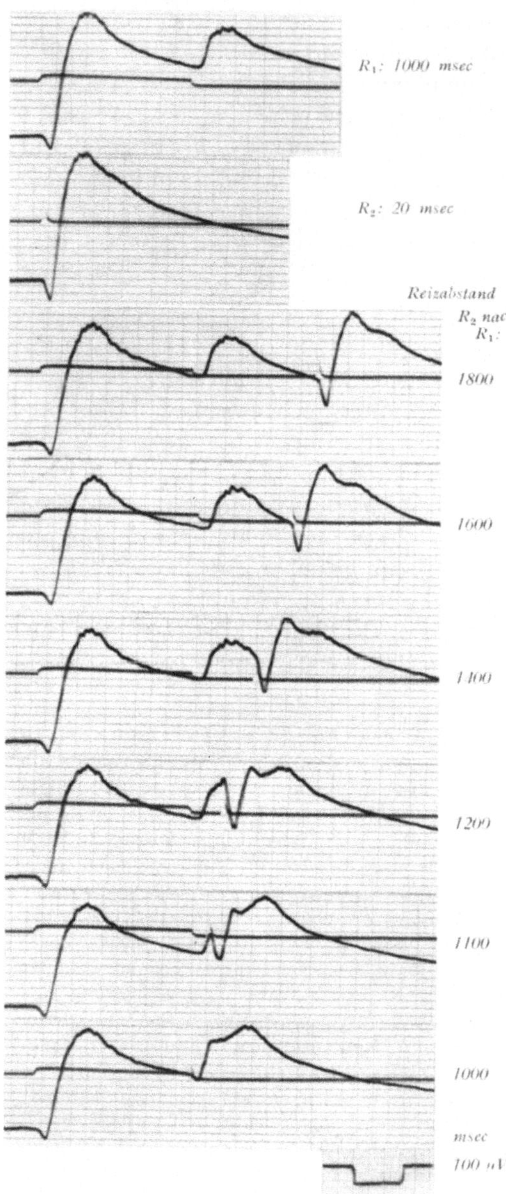

Abb. 49. Das Auftauchen eines off-Effekts in einem Kurzreiz-ERG (Frosch) von 20 msec Dauer und 80 lx Intensität, wenn dieses ERG in den off-Effekt eines vorangehenden ERG (Dauer: 1 sec; Intensität: 1,6 lx) von hinten her einwandert. Die positive Welle dieses Kurzreiz-ERG spaltet sich in eine b-Welle und einen off-Effekt [WIRTH u. MÜLLER-LIMMROTH (*2240*)

Bei *konstantem Produkt aus Reizintensität und -dauer* [WIRTH u. MÜLLER-LIMMROTH (*2240*)] ändert sich das Verhalten der "negative notch", der a- und b-Welle nicht. Jedoch tritt nur dann eine a-Welle im Ablauf des 1. ERG auf, wenn der 2. Reiz 5fach stärker als der 1. ist. Sonst verschieben sich lediglich bei gleichem Verlauf die Werte in den Kurven. Hinsichtlich des off-Effekts können bei günstiger Intensitätsrelation selbst ERG von Lichtreizen von 20 und 40 msec Dauer off-Effekte erhalten (Abb. 49). Bei langen Reizen ist die postexzitatorische Hemmung unmittelbar nach dem Reizende am stärksten, nimmt dann schnell, später langsam ab, ungeachtet der Reizstärke, von der sie nur in ihrer absoluten Stärke abhängt [WIRTH u. MÜLLER-LIMMROTH (*2240*)]. *Bei kurzen Reizen setzt die postexzitato-*

rische Hemmung erst spät nach dem Belichtungsende ein. Läge die Hemmung immer am Reizende, so würde sie eine derartige späte Erregung (b-Welle) nicht zulassen. Die b-Welle wird zwar mit einer Reizzeitverkürzung kleiner, aber eher durch die zu kurze Erregungsdauer. Auch mit einer Intensitätszunahme müßte die b-Welle kleiner und nicht größer werden, da dadurch die Hemmung prominenter wird [DODT (*561*)]. Die Hemmung ist folglich eine Aktivitätsunterdrückung. Sie tritt erst *nach einer Aktivierung* auf und hängt damit auch von der Reizdauer ab. Doppelreizversuche unterstreichen somit auch für das ERG die Gültigkeit der Regeln über Erregung und Hemmung von retinalen Elementen [GRANIT (*870*)].

Hier seien die Befunde nach elektrischer Reizung der Retina erwähnt. KUROSAWA und KATAYAMA (*1302*) prüften die elektrischen Reaktionen der Zapfen- und Stäbchenprozesse auf Doppellichtreize. Dabei waren die Zapfen- und Stäbchenreaktionen meist identisch, aber größer als bei einem Einzelreiz (= Summation), wobei die Intensität des 1. Reizes wesentlicher war. War die Intensität des 1. Reizes geringer als die des 2., so fehlte die Summation. Bei kürzerem Reizintervall als 1,5 sec trat Hemmung statt Summation auf, während bei einem Intervall von mehr als 2 sec die Summation konstant blieb. Sie blieb bis zu einem Reizabstand von 20 sec für Stäbchen ausgesprochener als für Zapfen erhalten.

n) Die ontogenetische Entwicklung des ERG

In der ontogenetischen Entwicklung findet man bei Froschlarven zunächst noch keine elektrische Reaktion [MÜLLER-LIMMROTH u. ANDRÉE (*1584*)]. Erst am 6.—10. Lebenstage ist eine flache, positive Monophasie erkennbar, die aber nur mit weißen Reizlichtern auszulösen ist. Eine höhere Monophasie ist durch Intensitätssteigerung nicht erreichbar. Ihre Latenz ist noch groß und ihr Anstieg erfolgt allmählich. Der Potentialabfall am Belichtungsende setzt etwas rascher ein. Am 9. Tage ist die Latenz nur wenig länger als beim erwachsenen Tier und dann ist zu Belichtungsbeginn auch schon eine kleine a-Welle vorhanden. Am 15. Tag wird dann das ERG rasch polyphasisch mit allen typischen Wellen. Nur die Amplitude nimmt jetzt noch weiter zu. Demgegenüber ist aber das spektrale ERG noch nicht ausdifferenziert und rein monophasisch. Rot löst zwar schon das größte und Grün ein geringeres Potential aus. Blau ist noch unwirksam. Im Vergleich zum Weiß-ERG des 15. Tages ist bei den Farb-ERG die a-Welle gewöhnlich deutlicher. Am 20.—22. Lebenstag setzt aber auch bei den Farb-ERG eine sprunghafte Entwicklung zur Polyphasie ein. Somit reagiert die Froschlarve zunächst auf weißes und später auf farbiges Licht. BIRUKOW (*225*) beobachtete an Froschlarven ebenfalls zuerst eine Hell-Dunkel-Reaktion, während unspezifische Farbreaktionen erst später auftraten. Nach dem ERG dürfte die Farbdifferenzierung etwas eher auftreten als BIRUKOW (*225*) angenommen hat, und zwar für Rot früher als für Blau. Daß das Hell-Dunkel-Unterscheidungsvermögen *vor* dem Farbensehen auftritt, scheint die Ansicht von v. KRIES (*1284*) zu bestätigen, nach der das Stäbchensehen das primäre ist, steht aber im Gegensatz zu den histologischen Befunden [DETWILER u. LAURENS (*545*); BIRUKOW (*225*); WALLS (*2154*); SAXÉN (*1831*)]. Danach treten Zapfenformen früher auf. Nach VERRIEST (*2096*) gibt es zwischen Zapfen und Stäbchen fließende Übergänge: Bei Dämmertieren zeigen die Stäbchen, bei Tagestieren die Zapfen jeweils Eigenschaften des anderen Receptortyps.

Das erste positive Potential ist beim Frosch P_{II}, die eine Stäbchenkomponente und eine photopische Komponente enthalten muß. Darum ist nicht sicher zu entscheiden, ob Stäbchen- oder Zapfenreaktionen primär auftreten. Trotzdem dürfte die positive Monophasie eine Aktion hell-dunkel perzipierender Zapfen sein [s. DIGESER-KNOLL (*552*)], die sich später farbspezifisch ausdifferenzieren. Würde die spektrale Empfindlichkeitskurve des ERG photopisch sein, so müßten die primären Photoreceptoren Zapfenaggregate sein. Leider steht dieser Nachweis aus. Zwar soll Rhodopsin am 12. Lebenstag auftreten [DETWILER (*544*); TANSLEY (*2014*)], dessen Absorptionsmaximum sich mit der weiteren Entwicklung in das kurzwellige Spektrum verschiebt [WALD (*2129*)]. Endgültiges Rhodopsin liegt erst später vor. Bei der Froschmetamorphose werden die Sehstoffe des Vitamins A_2 durch die des Vitamins A_1 ersetzt, dabei führt bei der Kaulquappe eine Rhodopsin-Jodopsin-Mischung im ERG zu einer skotopischen und stärkeren photopischen Maximumverschiebung [KENNEDY (*1217a*)]. *Alle* Sehstoffe sind aber „Variationen ein und desselben Themas" [GRANIT (*874*)]. Die träge und unempfindliche Ursubstanz muß zuerst mit einer entsprechenden Monophasie (P_{II}) auftreten. Sie ermöglicht die Lichtperzeption überhaupt. Erst mit dem Hinzutreten von P_{III} ist die Sehstoffdifferenzierung so weit gediehen, daß farbspezifische, photopische und skotopische Reaktionen möglich sind, die wegen der Hemmungsfunktion von P_{III} rascher ablaufen und häufiger auslösbar sind. *Somit ist eine wenig differenzierte, zapfenähnliche Zapfen-Stäbchen-Urform mit einer Sehursubstanz anzunehmen, die bereits funktionstüchtig, aber nicht so lichtempfindlich wie die endgültigen Sehstoffe ist.* Zur Transformation der Ursubstanz in die endgültigen Sehstoffe scheint Licht notwendig zu sein, weil Dunkelaufenthalt die Retinadifferenzierung verzögert [BIRUKOW u. KNOLL (*226*)].

Über die ERG-Entwicklung bei *Warmblütern* stellten KEELER, SUTCLIFFE und CHAFFEE (*1210*) Versuche an der Hausmaus an. Während im ERG der erwachsenen Maus a-, b-, c- und eine kleine d-Welle vorhanden sind, sei am 13. Tag nach der Geburt nur eine a-Welle mit flacher und breiter b-Welle erkennbar. Vom 21. Lebenstag sei besonders bei höheren Reizstärken das ERG dem der erwachsenen Maus ähnlich. Bei schwachen Intensitäten fehlte die a-Welle. Gleichzeitig waren dann auch Adaptationseinflüsse vorhanden (bei Dunkeladaptation höhere ERG). HASAMA (*966*) verglich die ERG-Entwicklung mit der Retina beim Hühnerembryo [GARCIA-AUSTT u. PATETTA-QEIKOLO (*764a*)]. Bei diesem Tier wird die Retina schon früh in der Embryonalentwicklung angelegt. Bis zum 19. Bebrütungstag fehlt aber jede bioelektrische Reaktion. Dagegen liefert eine Sonnenbelichtung des Embryoauges am 20.—21. Bebrütungstag eine kleine negative Monophasie. Bei sehr kurzer Belichtung erreicht das Potential erst nach dem Belichtungsende sein Maximum; dauert sie länger, so soll das Potential trotzdem wieder zur Nulllinie zurückkehren. Gelegentlich folgte auf die b-Welle eine kleine c-Welle. Mit der weiteren Entwicklung wird dann das ERG größer. Somit dürften schon in der Embryonalzeit photochemische Reaktionen stattfinden, die nach dem Ausschlüpfen von Tag zu Tag ausgedehnter werden. Auch infrarote und ultraviolette Belichtungen seien wirksam. Die bioelektrische Primärreaktion ist schon vor der Pigmentwanderung vorhanden. HASAMA (*966*) meint, daß in der Retina Histamin oder eine histaminähnliche Substanz vorhanden sei, deren Konzentration durch Belichtung zunehme und einen Teil der bioelektrischen Reaktion veranlasse.

Versuche an neugeborenen Katzen führte ZETTERSTRÖM (*2270*) durch. Katzen öffnen ihre Augenspalten am 6.—10. Lebenstag. Im Tageslicht geborene Kätzchen liefern erst zwischen dem 6.—10. Tag ein kleines ERG. Dann wird die b-Welle größer und steiler (3.—4. Woche: 100—250 μV). Wie bei der Froschlarve und dem Hühnerembryo fehlt zunächst die a-Welle. Allerdings liefern narkotisierte oder sterbende Kätzchen ein rein negatives Potential, so daß trotz fehlender a-Welle im Interferenz-ERG P_{III} doch vorhanden sein muß. Demgegenüber beobachtete NOELL (*1630*) am Kaninchen, daß die a-Wellenentwicklung vor der der b-Welle eintritt und dementsprechend photopische Reaktionen früher auslösbar sind. Die b-Welle erreicht ihre endgültige Höhe in der 8. Lebenswoche. Oft ist in den ersten 4 Lebenswochen kein ERG vorhanden. Ist es vorhanden, so ist die Latenz verlängert. Nach der *3. Lebenswoche* ist aber die Latenz normal, ungeachtet ob die Katzen dem Tageslicht oder der Dunkelheit ausgesetzt wurden. Nur bei großflächiger Reizung ist bei neugeborenen Katzen ein ERG ableitbar [WIRTH u. ZETTERSTRÖM (*2239*)]. Offenbar spielt die Zahl der in den ersten Lebenstagen funktionstüchtigen Receptoren eine Rolle. Licht fördert auch hier die Entwicklung, allerdings nur in den ersten 4 Lebenswochen. Es beeinflußt also die enzymatischen Vorgänge, die Licht in elektrische Energie überführen. SIDMAN und WISLOCKI (*1918*) zeigten, daß in der Retina eines neugeborenen Kätzchens, in der die Entwicklung jenseits der Membrana limitans externa gerade eingesetzt hat, nur wenige Sulfhydrilgruppen vorhanden sind. Auch am 6. Lebenstage sind sie in den neugebildeten Stäbchenaußengliedern noch spärlich, in der Chorioidea, der Membrana limitans externa und der äußeren plexiformen Schicht dagegen wesentlich mehr. Die Receptorenaußenglieder ausgewachsener Retinae haben aber den höchsten Gehalt anSH-Gruppen, die für die intracelluläre Energieübertragung unerläßlich sind [LÜNEN (*1391*); JONES, BLACK, FLYNN u. LIPMAN (*1163*)]. Nun wird in den Chloroplasten Lichtenergie in der energiereichen Adenosintriphosphorsäure (ATP) verankert, wozu solche SH-Gruppen erforderlich sind [ARNON, WHATLEY u. ALLEN (*74*)]. Möglicherweise hat der fördernde Einfluß des Lichtes auf die ERG-Entwicklung mit der Energieumwandlung im Rahmen der Phosphorylierung unter Beteiligung der SH-Gruppen zu tun (s. S. 75) [WALD u. BROWN (*2135*)]. Bei in Dunkelheit gehaltenen Katzen bleibt die Dicke der Retina, vor allem der inneren plexiformen Schicht und der inneren Körnerschicht und die Dichte der Müllerschen Stützfasern wesentlich geringer [WEISKRANTZ (*2208*)]. Auch bei Affen atrophieren bei Aufzucht in Dunkelheit nervöse Strukturen, vor allem die Ganglienzellen und der Fasciculus opticus [CHOW, RIESEN u. NEWELL (*416a*)]. Die SH-Gruppen setzen wohl den elektrischen Spannungsgenerator in der Retina in Betrieb, was mit der ERG-Abnahme durch die die SH-Gruppen inaktivierende Monojodessigsäure in Einklang steht [NOELL (*1627*)]. Nach HELLSTRÖM und ZETTERSTRÖM (*994*) färben sich bei im Hellen gehaltenen Kätzchen die äußere Körnerschicht am stärksten, schwächer die innere und am schwächsten die Ganglienzellen SH-gruppenspezifisch. Die plexiforme Schicht und die Stäbchen färben sich erst eine Woche nach der Geburt schwach. Bei den im Dunklen gehaltenen Kätzchen entwickeln sich die Unterschiede erst nach der 1. Lebenswoche, vor allem scheint der SH-Gruppengehalt in der äußeren Körnerschicht deutlich abzunehmen, in den Stäbchen dagegen nicht. Ferner nimmt der bei der Geburt hohe Gehalt an SH-Gruppen in den Körnerschichten während der ersten Lebenswochen ab.

Auch beim *Säugling* [ZETTERSTRÖM (*2269*)] gibt es in den ersten 3 Lebenstagen kein ERG oder nur ein kleines, träges positives Potential. In der 1. Hälfte des 1. Lebensjahres nimmt dann die b-Welle an Höhe deutlich zu. Die Zunahme der b-Wellenhöhe entspricht der der Katze, nur in anderer Zeitdimension. Auch im ERG des Kleinkindes fehlt P_{III} (fehlende a-Welle, breite b-Welle). Die b-Welle wird zudem bei höheren Reizstärken breiter. Die geringe b-Wellenhöhe [DHANDA (*546a*)] weist auf eine spärliche Entwicklung von P_{II} hin. Die größere Latenz des kindlichen ERG spricht auch dafür, daß das ERG im wesentlichen von P_{II} bestimmt wird. P_I scheint unbeteiligt zu sein. Das Fehlen eines ERG in den ersten Lebenstagen erklärt ZETTERSTRÖM (*2269*) damit, daß noch kein wirksames Rhodopsin vorhanden ist. Erst durch Lichteinwirkung liefern photochemische Reaktionssysteme aktives Rhodopsin. Solange es oder andere lichtempfindliche Stoffe fehlen, ist eine Lichttransformation in elektrische Energie nicht möglich. Die Carbonanhydrase könnte in den ersten Lebenstagen noch inaktiv sein oder fehlen. Vielleicht existiert eine ähnliche Parallelität zwischen Carbonanhydrase und dem ERG wie im Gehirn zwischen ihr und der Elektroencephalogrammentwicklung [ASHBY u. SCHUSTER (*79*)].

Bei *Frühgeborenen* [ZETTERSTRÖM (*2270*)] mit einem Geburtsgewicht von 2000—2500 g tritt das 1. ERG meist in der 1. Lebenswoche auf, in der Gewichtsgruppe von 1500—2000 g nur bei 2 von 12 Kindern, bei den übrigen erst in der 2.—4. Lebenswoche. In der Gewichtsgruppe 1000—1500 g tritt es dagegen erst in der 8.—9. Lebenswoche auf. Die ERG von Frühgeborenen erscheinen also später und haben eine größere Latenz. Verschiedene Enzymsysteme müssen offenbar für ein ERG aktiviert werden, die in den Retinae Frühgeborener noch nicht voll entwickelt sind [ZETTERSTRÖM (*2270*)].

Die normale ERG-Höhe nimmt mit dem *Alter*, und zwar oberhalb des 50. Lebensjahres um rund 60 μV ab [KARPE, RICKENBACH u. THOMASSON (*1197*)]. Außerdem gibt es *geschlechtliche Unterschiede* in der ERG-Höhe [VAINIO-MATTILA (*2082*)]. Beim weiblichen Geschlecht beträgt sie 390 μV, beim männlichen nur 340 μV, weil Bulbi weiblicher Individuen kleiner sind, so daß dadurch ein günstigerer Potentialabgriff gegeben sein soll. Ob in größeren Augen auch eine größere polarisierte Retinaoberfläche vorliegt, ist ungewiß [VAINIO-MATTILA (*2082*)]. Bei farbtüchtigen Männern beträgt die b-Wellenhöhe 350 μV, so daß für den geschlechtlichen Unterschied ein defekter Farbensinn nicht verantwortlich ist.

Wie tiefgreifend sich mit der Retinaentwicklung die bioelektrischen Phänomene verändern, zeigen *Flimmerlicht*-Versuche an neugeborenen Kindern [ZETTERSTRÖM (*2271*)]. 24 Std. nach der Geburt fehlt die Flimmerreaktion oder ist nur bei hohen Reizstärken niederfrequent auslösbar. In der 1. Lebenswoche steigt die Flimmerverschmelzungsfrequenz (FVF) rasch an und erreicht mit der 8. Lebenswoche die Werte des Erwachsenen. Wird die FVF zur Reizstärke in Beziehung gesetzt (Abb. 50), so zeigt sich bei Kindern im Vergleich zum Erwachsenen ein Zurückbleiben des ersten skotopischen Anteils in der Kurve. Bei 3—4 Wochen alten Kindern fehlt er. Erst dann bildet sich dieser Teil stärker aus und beginnt im Koordinatensystem weiter links. Der Übergang vom skotopischen auf photopisches Flimmern vollzieht sich jedoch stets an gleicher Stelle. Zusammen mit dem Befund, daß die FVF zwischen dem 5.—10. Lebenstag bei hohen Reizstärken eine enorme Steigerung erfährt, während bei schwachen Reizstärken eine lineare Proportionalität mit niedriger FVF nur in höherem Alter (10.—100. Lebenstag) vorhanden ist, zeigt sich die Bedeutung der Retinadifferenzierung. Dieser Befund stützt die Ansicht, daß der photopische (Zapfen-) Anteil der primäre ist und erst danach der skotopische Apparat ausdifferenziert wird, obwohl zu diesem Zeitpunkt

ERG und Flimmerreaktion rein skotopisch (kleine b-Welle ohne a-Wellen) erscheinen [MÜLLER-LIMMROTH u. ANDRÉE (*1584*)]. Aus der ERG-Form darf man jedoch keine Rückschlüsse auf die Receptorenbesiedlung der Retina ziehen. Die Retina des Neugeborenen ist keine reine Stäbchenretina, zumal die positiven off-Effekte in den Flimmerwellen als photopische Zeichen bereits 14 Std. nach der Geburt vorhanden, aber erst nach dem 2. Lebensmonat ausentwickelt sind [HECK u. ZETTERSTRÖM (*986*)]. Demgegenüber ist die skotopische b-Welle erst

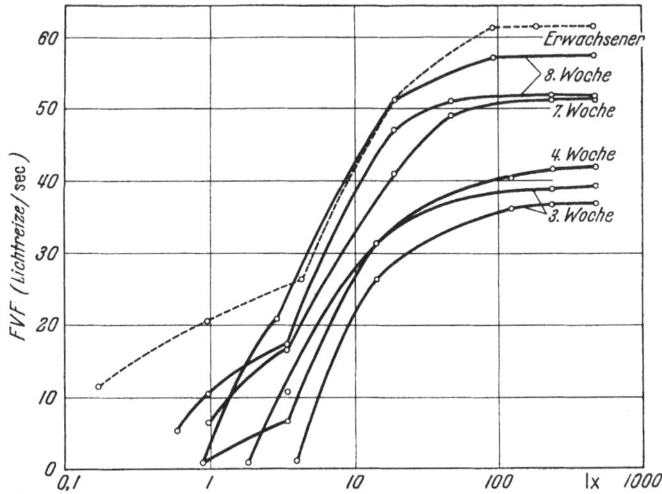

Abb. 50. Die FVF des ERG vom Kind während der ersten Lebenswochen (3.—8. Woche: ausgezogene Kurven) und vom Erwachsenen (gestrichelte Kurve) in Abhängigkeit von der Reizstärke (logarithmischer Maßstab). Man sieht, daß der skotopische Teil der FVF-Kurve in den ersten Lebenswochen fehlt und sich nach und nach stärker entwickelt [ZETTERSTRÖM (*2271*)]

am Ende des 1. Lebensjahres ausdifferenziert. Wäre das der Fall, so dürfte in Abb. 50 nur der linke Kurventeil vorhanden sein und der rechte fehlen und nicht umgekehrt.

Bei der Entwicklung der FVF kann auch die *Ausreifung der Macula* eine Rolle spielen [ZETTERSTRÖM (*2271*)]. So wird die Fixationsfähigkeit der Augen in der 6.—10. Lebenswoche stabilisiert, also zur Zeit der Maculareifung [CHIEVITZ (*415*); MANN (*1428*)]. Beim Neugeborenen ist hingegen die Macula wegen der Chievitzschen Schicht und einer Ganglienzellschicht viel dicker, die später beide verschwinden. Andererseits ist die innere Körnerschicht dünner, während die äußere Körnerschicht als einzellige Reihe im Maculazentrum, in der -peripherie als 2—3reihige Schicht bestehen bleibt. Es gibt nur wenig kurze Zapfen. In der 12.—16. Lebenswoche verschwindet die Chievitzsche Schicht, sobald Ganglien- und bipolare Zellen vorliegen. Dadurch sinkt die Macula zur Fovea ein. Gleichzeitig vermehren sich die Zapfenkerne in 3 verschiedenen Tiefen und die Zapfen werden länger. Die Maculadifferenzierung ist schon nach dem 2. Lebensmonat abgeschlossen, zu dem Zeitpunkt, wo die FVF stärker ansteigt und bei hohen Intensitäten der Übergang auf photopisches Flimmern mit steileren b-Wellen sichtbar wird.

Versuche mit dem *Peiperschen Augenreflex* [TRINCKER (*2067*)] führen ebenso wie die histologischen Befunde [SAXÉN (*1831*)] zu der Annahme, daß der Stäbchenapparat erst später angelegt wird. So wird bei Neugeborenen der Stäbchenapparat erst nach 10 Wochen (!) voll funktionstüchtig [TRINCKER (*2067*)]. Deshalb stimmen während dieser Zeit die Kurven der Dämmerwerte mit denen der Zapfenwerte überein, mit anderen Worten, die Receptoren für die spektrale Mitte sind zuerst vorhanden. Dann differenziert sich der für langwellige und zuletzt der für kurzwellige Lichter zuständige Receptor [vgl. MÜLLER-LIMMROTH u. ANDRÉE

(*1584*)]. Der nervöse Analysator für Farbunterscheidung wird erst nach der 2. Lebenswoche ausgebildet [TRINCKER (2067)]. Das Differenzierungsvermögen besteht zuerst für Blau, dann für Rot, Gelb und erst nach dem 2. Lebensmonat für Grün.

In der menschlichen Retina liegt also eine ähnliche Entwicklungstendenz vor wie in der Froschretina. Die Differenzierung beginnt mit einer träge reagierenden zapfenähnlichen Receptorurform mit Hell-Dunkelreaktionen. Sie reagiert träge wie eine skotopische Komponente, hinsichtlich Reizstärke und Lichtabsorption aber wie eine photopische. Eine echte skotopische Komponente und die Differenzierung des farbperzipierenden Systems folgt später. Schließlich werden mit der Retinaentwicklung Stoffwechselprozesse funktionsfähig, die wesentlichen Einfluß auf die bioelektrischen Spannungsgeneratoren haben.

o) Der Ursprung des ERG und Mikroelektrodenuntersuchungen zur Frage nach dem Entstehungsort seiner Komponenten

Die Wirbeltierretina setzt sich aus 3 Ganglien zusammen. Ein Vergleich mit den Facettenaugen und den den Wirbeltieraugen ähnlichen Tintenfischaugen liegt nahe. Die Cephalopodenretina ist einschichtig. Hier entspricht die Erregungsausbreitung dem belichteten Areal. Auch die Insektenretina besteht nur aus Receptoren, jedoch existiert bei ihnen ein enger Zusammenhang zu den mehr oder weniger entfernt liegenden Ganglien. Darum sind hierbei die Beziehungen zwischen Reiz und Erregung komplizierter. AUTRUM (*92*) zeigte, daß die Bewegung des Auges oder des Gegenstandes vor allem bei Insekten für die Wahrnehmung wichtig ist. Entsprechend besteht ihr ERG nur aus einem on- und off-Effekt. Die Facettenzahl ist also kein Maß für das Auflösungsvermögen. Es müssen enge Beziehungen zu einem weiteren Ganglion bestehen, das mit der Ontogenese des Auges näher an das Auge heranrückt und dadurch dessen Aktionsstrom kompliziert [AUTRUM (*91*)]. Die Form des ERG braucht dabei nicht allein durch Interferenz entstanden zu sein. Die räumliche Anordnung von Receptoren und Ganglien in der Insektenretina fordert zum Vergleich mit der Wirbeltierretina heraus, bei der durch flächenhafte Anlage der Ganglien eine maximale Annäherung der zusammengehörigen Zellen erreicht ist. In der Fovea der Primaten liegen demgegenüber die Neurone weiter auseinander als in der weniger differenzierten Retinaperipherie. Der Sinneseindruck muß wie bei bestimmten Insekten durch Bulbusbewegungen mit einer Bildverschiebung um 3 Receptoren 50 mal/sec neu aufgefrischt werden. Dazu müssen 2 Mechanismen vorhanden sein, möglicherweise in der senkrechten Kette Receptor-Bipolaren-Ganglienzellen und waagerecht über die Dendritenbäume von Bipolaren, Ganglien- und Horizontalzellen. Diese Vorgänge könnten durch Zusammenarbeit eine räumliche und zeitliche Kontrastwirkung vermitteln. Entsprechend der Regel, daß im Zentralnervensystem gewöhnlich cholinergische und nicht cholinergische Synapsen abwechseln, ist in der schichtigen Retina nur zwischen Bipolaren und Ganglienzellen Acetylcholinesterase nachweisbar. Außerdem haben die Bipolaren neben ihrer Receptorensynapse noch einen Zellfortsatz (*Landoltsche Keule*), der für die im Receptorenlager sich abspielenden Prozesse eine Rolle spielen mag. Die Retina in ihrer Gesamtheit zeigt eine Zunahme der Funktion von der Retinaperipherie zur Fovea. In der Froschretina liegt ein funktioneller wesentlicher Anteil am temporalen Retinarand [BARLOW (*125*); MÜLLER-LIMMROTH u. FIEDLER (*1588*)]. Den funktionellen Unterschieden zwischen Retinaperipherie und -zentrum scheint die Stäbchen- und Zapfenverteilung zu entsprechen. Beide Receptoren sind phylogenetisch verwandt und in ihrer Reaktion — allerdings im Gegensatz zu der Ansicht von SVAETICHIN (*1997*) — nicht grundsätzlich verschieden [GRANIT (*877*)]. Sie ergänzen sich sogar als Hemmung der Zapfen durch die Stäbchen. Nur darum kann die Retina mit 2 lichtempfindlichen Systemen einen Intensitätsunterschied von 1 : 100000 bewältigen.

Bei der Frage nach dem *Ursprung des ERG* stehen verschiedene Potentialquellen zur Verfügung. Die Potentiale entstehen gewöhnlich durch physikalisch-chemische Vorgänge an der Zellmembran. In den Receptoren finden lichtelektrische Prozesse statt, die photochemisch elektrische Energie hervorbringen, welche im Erregungsablauf eine andere Rolle spielt als die sonst bei Erregungsvorgängen auftretenden Potentiale. Dabei kann im Insektenauge das erwähnte hinter der Retina gelegene Ganglion die Receptorenpotentiale durch Umordnung der lichtempfindlichen Moleküle beeinflussen. Nach AUTRUM (*91*) setzt der photochemische Primärprozeß mit der Lichtabsorption im Sehstoff ein, ist aber so beschaffen, daß durch elektrische Kräfte ein sofortiger Wiederaufbau der belichteten Sehstoffe verhindert wird, andererseits aber am Belichtungsende der Wiederaufbau der Sehstoffe in kurzer Zeit durchgeführt wird. Damit entspräche dem Primärvorgang nur eine geringfügige elektrische Ladungsverschiebung. Dazu paßt, daß mit der Lichtabsorption Rhodopsin nicht unbedingt zerfallen muß, sondern sich zunächst nur die α-Absorptionsbande um 5 mμ zum kurzwelligen Spektralende verschiebt (Lumirhodopsin s. S. 75) [WALD (*2131*)]. Alle nachfolgenden Prozesse sind rein chemischer Natur und vollziehen sich bei Temperaturen oberhalb —20° C auch in Dunkelheit. Der Erregungsvorgang schließt sich somit unmittelbar an die Lumirhodopsinbildung an [WALD (*2131*); AUTRUM (*91*)]. Die Ladungsverschiebung soll durch Lokalzellen (*ik*, Abb. 51) stabilisiert und der weitere Sehstoffzerfall verhindert werden. Deshalb kann am Belichtungsende nach Fortfall des Lokalzellenpotentials die Ladungsverschiebung rasch rückgängig gemacht werden, bevor in Dunkelheit nennenswerte chemische Prozesse angelaufen sind. Die Sehstoffbleichung ist folglich nicht für den Erregungsprozeß, sondern mehr für das Ausmaß der Adaptation wesentlich. Die Geschwindigkeit,

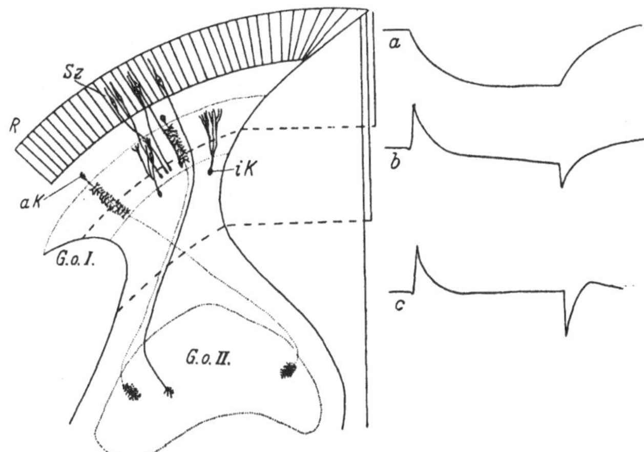

Abb. 51. Schematische Darstellung der Ganglienzellen im optischen Ganglion (*G. o. I.*) bei Calliphora und der ERG-Veränderungen nach partieller Entfernung der Ganglien. (*aK*: äußere Körnerzellen; *G. o. II*: II optisches Ganglion: *iK* Lokalzellen = innere Körnerzellen des I. optischen Ganglion, die nur peripherwärts Fortsätze abgeben, *R* = Retina mit *Sz* = den Sehzellen, von denen einige unmittelbar Fasern bis zum II. optischen Ganglion abgeben.) Das bei a dargestellte Potential wird nur von den Sehzellen gebildet, das unter b von den Sehzellen und dem I. optischen Ganglion und bei c das vom gesamten Auge ableitbare ERG [AUTRUM (*91*)]

mit der sich die Maximalempfindlichkeit der Retina wiederherstellt, hängt von der Zahl der abgebauten Sehstoffmoleküle und dem Ausmaß des Zerfalls ab. Der Restitution der primären Ladungsverschiebung im Sehstoffmolekül entspricht die rasche α-Adaptation, der chemischen Restitution des zerfallenen Sehstoffs die langsame β-Adaptation. Die Ordnung der Sehstoffmoleküle könnte in der Querstreifung der Receptorenaußenglieder zum Ausdruck kommen, wo möglicherweise bioelektrische Vorgänge ablaufen und sich biologisch aktive Substanzen vorfinden [EICHNER (*626*, *627*)]. Die Querstreifung erinnert außerdem an den Zenkerschen Versuch [s. WESTPHAL (*2214*)], d. h. an die Resonanz von Lichtwellen, was für die Farbunterscheidung Bedeutung haben könnte. Jedenfalls könnte dann eine Verkürzung der Receptoren (Retinomotorik) eine erhebliche Veränderung der Farbempfindlichkeit bewirken. Ist ein photoelektrischer Vorgang als Primärvorgang für das ERG verantwortlich, so müßte die freiwerdende elektrische Energie der eingestrahlten Lichtenergie proportional sein, was jedoch nur für schwache Reizintensitäten gilt. Außerdem dürfte — abgesehen von intramolekularen Resonanzvorgängen — die Lichtempfindlichkeit nach der kurzwelligen Seite hin nicht eingeschränkt sein [RÄHLMANN (*1739*); ZENKER (*2268*); SCHULTZE (*1886*)] (vgl. S. 8).

Mit diesen Auffassungen ist die *Oscillatorenhypothese* von VONEŠ (*2111*) verwandt. Danach beginnt P_{III} mit einem lichtelektrischen Effekt im fluorescierenden Zapfenkern und entspräche dessen Ermüdungskurve. P_{II} beginne mit der Ladung eines „Zapfenkondensators", erreiche ihren Höhepunkt mit Beginn der Zapfenoscillationen und sei mit deren Aufhören beendet. P_I entspräche den zuletzt einsetzenden Stäbchenoscillationen. Unter Narkose werde die Rhodopsinfunktion beeinträchtigt und deshalb könnten die Stäbchen nicht mehr die UKW-Wellen der Zapfenoscillatoren aufnehmen. Den Stäbchen stünden folglich nur wenige Photonen zur Verfügung, die auf die Stäbchenellipsoidmembran trafen und über das Haarkranzbeugungsgitter der Zapfen in die Stäbcheninnenglieder gelangen sollten. Fehle also P_I, so bedeute das eine Beeinträchtigung der Stäbchenfunktion. Längere Narkose veranlasse das Zapfenmyoid zur Kontraktion mit nachfolgender Lähmung. Dadurch würden die Zapfenoscillatoren verstimmt bei Beeinträchtigung der Zapfenkernfunktion. Infolgedessen müßten sich die Photonen einen Weg zu den Stäbchen suchen. Eine Außerbetriebsetzung des Zapfenoscillators müsse deshalb einen Ausfall von P_{II} zur Folge haben. Die lichtempfindliche Zapfensubstanz sei das leuchtfähige Kernmaterial [VONEŠ (*2111*)]. Es verliere in tiefer Narkose seine Leuchtfähigkeit. Nach PUFF (*1728*) sowie ROHEN und MRODZINSKY (*1793*) kommt es, entsprechend der Reizstärke, zu Schwellungen der Stäbchen- und Zapfenkerne. Die Kerne der nervösen Retinazellen schwellen später und nicht proportional zur Reizstärke. Kernschwellungen kommen jedoch kaum als Begleitphänomen irgendwelcher Phosphorescenzerscheinungen in Betracht, vielmehr sind sie eine sichtbare Äußerung der angeregten Eiweiß- und Nucleotidumsetzungen [BRÅTTGARD (*307*)]. VONEŠ (*2111*) hält P_{III} für die grundlegende Phase. Aus ihr sollten sich alle übrigen Komponenten ableiten. Darum sei die d-Welle ein Interferenzphänomen aus P_I, P_{II} und P_{III}, die b-Welle nur ein Teil von P_{II} und die c-Welle ein Produkt aus P_{II} und P_I. Infolgedessen bedeute ein Ausfall von P_{III} eine Außerbetriebsetzung des gesamten Transformators. Die Oscillatortheorie deutet manches, so z. B. die elektroretinographischen Eigenschaften der I- und E-Retina, die photopischen und skotopischen Verschiedenheiten, das Purkinjesche Phänomen, die Hemmungsfunktion der Stäbchen auf die Zapfen und die inverse Natur der Vertebratenretina, jedoch bleiben viele biologische, aber auch formal physikalische Diskrepanzen offen. Sie hat mit der von AUTRUM (*91*) nur die Forderung gemeinsam, daß der geringfügige retinale Primärprozeß die elektrischen Potentiale allein veranlassen kann.

Bei der Deutung des ERG kann man auch an echte *Membranpotentiale* denken (s. S. 16ff.). Nach MAIJZEL (*1422*) sollen die Photomoleküle bei Belichtung dissoziieren und negative und positive Ionen produzieren, die sich voneinander fortbewegen und zwischen Sinnesepithel und innerer Retinaoberfläche Potentiale entwickeln. Die negativen Ionen würden durch die Zellmembran in die Epithelien eindringen und dort die positiven neutralisieren. So müßte sich im Zellinnern die Zahl der positiven Ionen verringern. Andererseits soll die Zahl der negativen Ionen größer werden.

Schon HOLMGREN (*1066*) sowie DEWAR und MCKENDRICK (*546*) stellten fest, daß das ERG eine Äußerung der Retina und nicht der Iris- oder Akkommodationsmuskulatur ist. Auch Sclera, Chorioidea und Pigmentepithel seien für das ERG belanglos. Vom N. opticus erhielten KÜHNE und STEINER (*1294*) aber ein negatives Potential. Dieser *Phototonus* verschwand bei erhaltenem ERG nach Bulbusenucleation wegen der Anoxie. Demnach entsteht das ERG im Receptorenlager [KÜHNE u. STEINER (*1294*)]. FUCHS (*753*), BECK (*173*), MAGITOT (*1416*), PIPER (*1694*), ENGELMANN (*639*) und GOTCH (*823*) glaubten auch an eine Beteiligung anderer Netzhautstrukturen. Für die Entstehung des ERG im Receptorenlager spricht der Befund, daß in Narkose die nervösen Retinaelemente bei erhaltenem ERG ihre Tätigkeit einstellen [TIRALA (*2042*)]. Zwischen den Impulsen des N. opticus und dem ERG liegt außerdem ein ziemlich konstantes Zeitintervall für synaptische Übertragungen. Deshalb muß „der Sitz des retinalen Effekts in den Stäbchen und Zapfen und nicht im synaptischen Netzwerk liegen" [ADRIAN u. MATTHEWS (*17*)]. Nach GRANIT (*877*) entsteht aber nur ein Teil des ERG in den Receptoren, während ein anderer aus dem Lager der Bipolaren kommen soll. Nach BROWN und WIESEL (*348a*) entstehen die c-Welle im Pigmentepithel, die a-Welle an der Bruchschen Membran, die b-Welle und das Ruhepotential in der äußeren plexiformen Schicht. Auch die Befunde am Avertebratenauge sprechen für eine Beteiligung nervöser Strukturen am ERG [AUTRUM (*91*)]. Darüber hinaus ist nach NOELL (*1627*) — im Gegensatz zu KÜHNE und STEINER (*1292*) — sogar das Pigmentepithel für das ERG bedeutungsvoll (P_I). Außerdem zeigt die Doppelnatur von P_{II} und P_{III}, daß die Entstehung des ERG keineswegs klar ist.

Die aufschlußreichere *Mikroelektrodentechnik* gestattet die Ableitung der Aktivität einzelner Fasern des letzten retinalen Ganglions und der bioelektrischen Spannungsproduktion in verschiedenen Tiefen der Retina [OTTOSON u. SVAETICHIN (*1661, 1662, 1997, 1998*); TOMITA u. Mitarb. (*2047, 2051, 2052, 2053, 2054, 2055*); MÜLLER-LIMMROTH u. GÜTH (*1589, 1590*); BRINDLEY (*335*)]. OTTOSON und SVAETICHIN (*1661, 1662*) setzten die Mikroelektrode von der Glaskörper- und der Scleralseite her in die Retina ein. Dabei war ein extracelluläres Ruhepotential von 6—10 mV meßbar, wenn eine Mikroelektrode auf der Bruchschen Membran liegt und die andere die Membrana limitans externa noch nicht durchsetzt hat. Dieses Ruhepotential verschwindet, wenn die Membrana limitans externa durchstoßen wird. Es entsteht zwischen Bruchscher Membran und Membrana limitans externa. Wenn Cocain nach Entfernung des Pigmentepithels direkt auf die Receptorenschicht gebracht wird, ist die Dämpfung des ERG gering, obwohl die Opticusaktivität sofort aufhört. Da auch die übrigen nervösen Strukturen der Retina durch Cocain blockiert werden, dürften sie nach OTTOSON und SVAETICHIN (*1662*) für die ERG-Bildung kaum in Frage kommen. Wird die Mikroelektrode von der Glaskörperseite der Retina vorgeschoben (indifferente Elektrode den Receptoren anliegend), so bleibt das ERG bis zu 150—175 μ Tiefe konstant, nimmt dann jedoch nach Passage der Receptorenschicht (200—225 μ) auf Null ab (I in Abb. 52). Beim Vordringen der Mikroelektrode von der Receptorenseite nach Entfernung des Pigmentepithels und der Bruchschen Membran (3fach höherer Widerstand)

(II in Abb. 52) steigt das ERG bei 175 μ Tiefe (von der Glaskörperseite gerechnet) abrupt an und erreicht bei 100 μ sein Maximum. Bei lokaler Belichtung mit einem Mikroilluminator kommt es zu lokal verschiedenen Potentialformen, sofern das Pigmentepithel fehlt. Zentrale Netzhautpartien liefern dann vorwiegend negative, periphere stärker positive ERG-Anteile. OTTOSON und SVAETICHIN (*1661*) nahmen daher wenigstens 4 verschiedene Receptoren an. Einer antworte bei "on" mit einem positiven Potential mit exponentiellem Abfall, der 2. entsprechend bei "off", je ein 3. und 4. sollten analoge negative Potentiale liefern. Es könnte auch bei "on" und "off" reagierende Receptoren geben. Hinzu käme noch der träge Ruhepotentialanstieg P_I. Somit verursachen die Potentiale der ersten beiden Receptorentypen eine Zunahme, die der letzten beiden eine Abnahme des Ruhepotentials. Da die zentraleRetina negative, die Peripherie mehr positive Misch-ERG lieferte, hielten OTTOSON und SVAETICHIN (*1661*) die negativen Anteile zunächst für Zapfen-, die positiven für Stäbchenreaktionen. Entsprechend sei P_{III} in der Zapfenretina der Schildkröte stark negativ [BERNHARD (*199*)], und deshalb werde nach Abtragung des Pigmentepithels das ERG kleiner, weil dieses für die Rhodopsinaktion unerläßlich sei. Nach Ausbleichung des Rhodopsins soll das mit Mikroelektroden abgeleitete ERG sogar negativ werden [OTTOSON u. SVAETICHIN (*1662*)]. *Eine photopische ERG-Komponente ist folglich negativ*, die OTTOSON und SVAETICHIN (*1661, 1662*) für eine Äußerung einiger synchron tätiger Receptoren halten. Um Anhaltspunkte für die umgekehrt gepolten Potentiale der Stäbchen und Zapfen zu gewinnen, leiteten OTTOSON und SVAETICHIN (*1661*) *intracellulär* die Membran- und Aktionspotentiale der einzelnen Receptoren ab. Stäbchen und Zapfen haben ein Membranpotential von 70 mV wie die Muskeln, Nerven und Ganglienzellen, d. h. das Zellinnere ist negativ zur -oberfläche. Das Potential findet sich an den Innengliedern und im Ellipsoid. Demgegenüber ist das Zellinnere in der inneren Körnerschicht positiv.

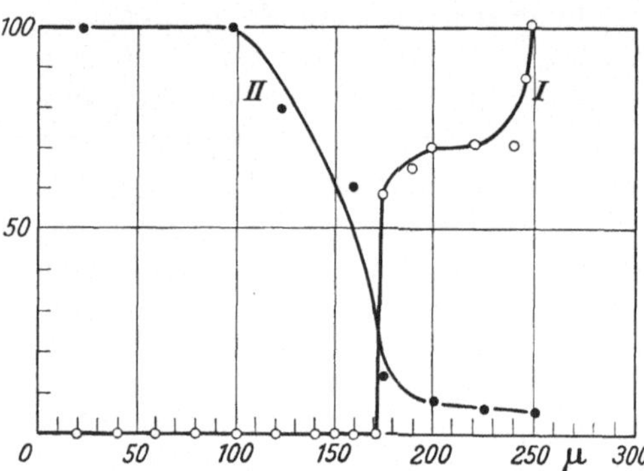

Abb. 52. Die Beziehung zwischen der Amplitude der mit Mikroelektroden abgeleiteten intraretinalen elektrischen Reaktionen in % der Maximalantwort und dem Abstand in μ von der Membrana limitans interna. (Bei der I. Kurve lag die indifferente Elektrode an der Membrana limitans interna und bei der II. auf der freien Oberfläche der Receptorenschicht [OTTOSON u. SVAETICHIN (*1662*)])

SVAETICHIN (*1997*) untersuchte die Beziehungen dieses Membranpotentials zum *Aktionspotential der Zapfen* nach Entfernung der Stäbchenaußenglieder und des Pigmentepithels. Dabei fand sich in Höhe des Zapfenmyoids ein um +20 mV gegen die indifferente Elektrode positives Potential, das beim weiteren Vordringen der Elektrode in ein negatives von etwa —50 mV umschlug. Die Mikroelektrode muß dann in das Myoid eines Zapfens eingedrungen sein, zwischen dessen Zellmembran eine Potentialdifferenz von 60—70 mV besteht wie an der Ommatidiumzelle des Limulusauges [HARTLINE, WAGNER u. MCNICHOL (*952*)]. Sie entsteht in nächster Nähe des Spikegenerators [TOMITA (*2048*)] und wird *auf Belichtung um 20—30 mV größer* (Abb. 53). Das positive Kontaktpotential von +20 mV entsteht, wenn die Mikroelektrode gegen den Zellwall der Zapfeninnenglieder stößt. Demgegenüber liefern die Stäbcheninnenglieder ein negatives und deren Außenglieder ein positives Kontaktpotential. Nach SVAETICHIN (*1997*) ist das Kontaktpotential ein Oberflächenphänomen als Ausdruck der Materialeigenschaften des Zellwalls. Die unterschiedliche Kontaktpolarität der Stäbchenaußen- und -innenglieder erweist sich im elektrischen Feld, die Innenglieder richten sich zur Anode aus. Dementsprechend besitzen die Stäbchenaußenglieder eine Membran eigener Art [SJÖSTRAND (*1934*)]. Der Zapfen verhält sich demgegenüber bioelektrisch wie sein Myoid [SVAETICHIN (*1997*)]. Daß es sich bei der durch Belichtung entstandenen Membranpotentialzunahme (Hyperpolarisation) um das Zapfenaktionspotential handelt, zeigen die unwesentliche Zapfenadaptation und die gleiche Beziehung

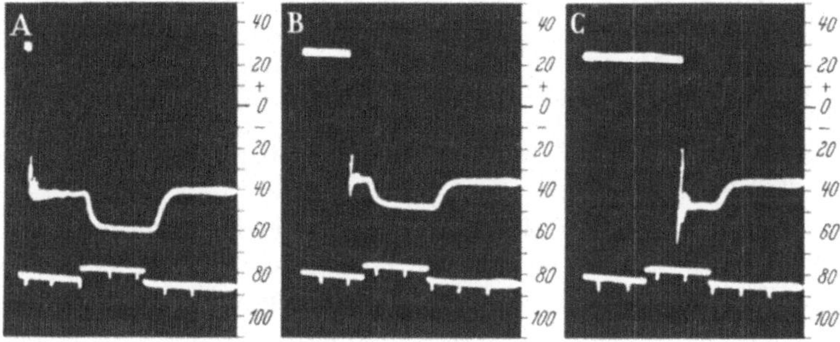

Abb. 53. Kurvenbeispiele, die das negative Aktionspotential eines Zapfen auf Belichtung zeigen. Man beachte, daß die Oberfläche des Walls des Zapfenmyoids um +20 mV positiv ist. Mit dem Einstich in den Zapfen wird das Potential um 60—70 mV negativer (= —40—50 mV). Diese Negativität wird auf Belichtung noch stärker (*A*, *B*). Bei *C* wurde die Mikroelektrode während einer Belichtung eingestochen [SVAETICHIN (*1997*)]

zwischen der Zapfenaktionspotentialamplitude und dem Logarithmus der Reizstärke wie bei der Helligkeitsempfindung und der Sehschärfe [SVAETICHIN (*1997*)]. Das Zapfenaktionspotential folgt dem Alles-oder-Nichts-Gesetz nicht und liefert bei schwächeren Reizen kleinere, bei stärkeren höhere Hyperpolarisationen. Die Zapfenaktionspotentialamplitude wird bis zu einer Reizdauer von 50 msec größer. Die *Latenz* ist von Intensität und Dauer des Reizes unabhängig und beträgt ~ 15 msec. Das mag daran liegen, daß durch die Entfernung der Bruchschen Membran eine gute Sauerstoffversorgung garantiert ist. Die Latenz wird von einer thermischen Reaktion konstanter Geschwindigkeit bestimmt, dem aber ein photochemischer Prozeß vorangeht, der die Amplitude des Zapfenaktionspotentials (A) festlegt. Meist sind die Kurven $A/\log I$ und $A/\log t$ identisch, so daß bis zu einer Reizdauer von 0,4—12 msec Intensität und Dauer den gleichen Einfluß auf die Amplitude des Zapfenaktionspotentials nehmen, was im Hinblick auf das Bunsen-Roscoesche Gesetz (s. S. 70f.) von Interesse ist. Die Amplituden sind somit trotz konstantem $J \cdot t$ keineswegs konstant. Selbst bei längeren Reizzeiten nimmt die Amplitude ab. Bei Reizen, die länger als die Latenz des Zapfenaktionspotentials dauern, scheint die Amplitude mehr von der Reizstärke, bei Reizzeiten von 100 msec an aufwärts ausschließlich von der Reizstärke abzuhängen.

Bei Doppelreizen tritt bei einem Reizabstand von 33 msec Verschmelzung unter gleichzeitiger Amplitudenvergrößerung ein. In den Flimmerreaktionen sind bei hohen Reizfrequenzen die Rückkehrphasen unvollständig bis schließlich unter Amplitudenvergrößerung Verschmelzung eintritt. Ist die bei 33—50/sec einsetzende

Verschmelzung vollständig, so stimmt die Potentialhöhe wieder mit der eines kontinuierlichen Lichtreizes gleicher Gesamtdauer überein. Die Höhe der Flimmerwelle hängt von der Intensität ab, bis die $A/\log J$-Kurve abszissenparallel verläuft. Dann nimmt die Amplitude wegen Überladung des Receptors wieder ab [Überlastungshemmung: GRÜSSER (*911*)]. Jedenfalls folgt das Zapfenaktionspotential dem Ferry-Porterschen und dem Talbot-Plateauschen Gesetz, die also wie die kritische FVF in den Receptoren begründet sind [SVAETICHIN (*1997, 2000*)]. Im Gegensatz dazu sind nach GRANIT (*877*) u. a. die nervösen Schichten mit Hemmungsphänomenen für die FVF verantwortlich.

In der Rückkehrphase des Zapfenaktionspotentials sah SVAETICHIN (*1997*) bei kurzen Reizzeiten und bestimmten -stärken gelegentlich zusätzliche Oscillationen. Außerdem kommt bei bestimmten Reizstärken am Anfang ein vorübergehender Anstieg des Aktionspotentials vor. Unabhängig von der Reizstärke gibt es in der Rückkehrphase des Aktionspotentials auch eine positive Schwingung. Nach GRÜSSER (*911*) hat dieser "overshoot" eine Anstiegsdauer von 10—20 msec, sinkt aber rasch um 10—30% zu einem Plateau ab. Diese *H-Welle* soll die hochfrequente Primärentladung der nachgeschalteten Neuronen veranlassen und die α-Adaptation der Zapfen anzeigen. Die Rückkehr des Zapfenaktionspotentials am Belichtungsende verläuft träger als der on-Effekt.

SVAETICHIN (*1997*) isolierte 4 spektral unterschiedlich empfindliche Zapfentypen mit Amplitudenmaxima bei 450, 550, 600 und 650 mμ, die sich in der Mittelwertkurve als Buckel hervorheben unter Verwischung der Maxima bei 600 und 650 mμ. Möglicherweise liegt das wahre Maximum des *Rotreceptors* bei 625 mμ wie bei der photopischen b-Welle des Fisch-ERG. Der *Grünreceptor* (550 mμ) stimmt mit dem Kurvenmaximum der skotopischen b-Welle überein und der *Blaureceptor* hat sein Maximum bei 450 mμ (trichromatische Farbentheorie). Nach SVAETICHIN (*1998*) ist die a-Welle ein Teil des Zapfenaktionspotentials, weil sie bei Dunkeladaptation fehlt und die Latenz des Zapfenaktionspotentials aufweist. Weiterhin gibt es bei schwachen Reizstärken und Dunkeladaptation einen positiven on-Effekt größerer Latenz und einen negativen off-Effekt [OTTOSON u. SVAETICHIN (*1661*)], die den Stäbchen zuzuschreiben sind. Demgegenüber erzeugen die Zapfen einen negativen on- und einen positiven off-Effekt, die in der Tiefe der Krötenretina bei intensiver Reizung umkehren [GOURAS (*628a*)]. Die b-Welle wäre also eine reine Stäbchenreaktion, die bei Dunkeladaptation skotopisch und bei Helladaptation photopisch ist.

Es gäbe somit photopische und skotopische Stäbchen, die wegen verschiedener spektraler Empfindlichkeitskurven das Purkinjesche Phänomen veranlassen. Sicherlich ist die skotopische Helligkeitskurve Ausdruck der Rhodopsinaktivität. Soll auch die photopische spektrale Helligkeitskurve von den Stäbchen herrühren, so müßte die Verschiebung der spektralen Empfindlichkeitskurve im Purkinjeschen Phänomen auch mit Rhodopsin zu tun haben. DARTNALL (*505*) hat hierfür das beim Bleichungsvorgang gebildete Indicatorgelb verantwortlich gemacht, das sich entweder als optisches Farbfilter vor das Rhodopsin lagert oder mit dem Sehpurpur homogen mischt.

Die 3 verschiedenen Maxima aus fovealen Zapfenregionen [SVAETICHIN (*1998*)], die mit den spektralen Empfindlichkeitskurven der menschlichen Fovea übereinstimmen [SLOAN (*1936*); WRIGHT (*2253*); WALD (*2128, 2130*); BOUMAN (*292*); WEALE (*2186*)], scheinen sich in der photopischen Helligkeitskurve der Retinaperipherie durch die photopischen Stäbchen zu einer eingipfeligen Kurve auszuglätten. Hier bestehen Schwierigkeiten bei der Deutung der x-Welle und der skotopischen a-Welle, zumal man bei den Hemmungsmechanismen immer wieder auf eine nervöse Beteiligung am ERG stößt. Auf diese Schwierigkeiten bei der Einordnung der Befunde von SVAETICHIN (*1998*) hat GRANIT (*877*) hingewiesen.

Die Ähnlichkeit des Elektrogramms aus dem Riechepithel mit dem ERG ist auffallend [OTTOSON (*1660*)]. Das *Elektroolfactogramm* bleibt auch nach Blockade der Riechnervenfasern durch Cocain erhalten. Außerdem wird es kleiner, wenn die Mikroelektrode das Riechepithel zunehmend durchsetzt. Es verschwindet, wenn das Epithel mit Äther, Chloroform und Wasser in Berührung kommt. Wie das ERG ist das Elektroolfactogramm in Grenzen dem Logarithmus der Reizstärke proportional. Schließlich treten bei hohen Reizstärken auf dem Gipfel des Elektroolfactogramms wie im ERG Oscillationen auf. Das Potential ist negativ, dem oft eine positive Welle (a-Welle im ERG) vorangeht. Sie ist von der Luftfeuchtigkeit abhängig. Damit haben beide Wellen im Elektroolfactogramm eine verschiedene Genese. Bei beiden Sinnesorganen wären also Epithelien die Generatoren und nicht nervöse Elemente. Im Elektroolfactogramm gibt es sogar eine Art postexzitatorische Hemmung. Dieser Vergleich spricht für die Auffassung von SVAETICHIN (*1898*), daß das ERG nur in den Receptoren entsteht.

Inzwischen haben SVAETICHIN und JONASSON (*2004*), MACNICHOL und SVAETICHIN (*1413a*) bei der Analyse des Zapfenaktionspotentials auch Anhaltspunkte für die Heringsche Vierfarbentheorie, d. h. „*Doppelwellenlängendiskriminatoren*" [LINKSZ (*1366*)] für Rot-Grün und Gelb-Blau gefunden, denen ein Schwarz-Weiß-Diskriminator zur Seite steht [SVAETICHIN (*1999*)]. SVAETICHIN (*1999*) fand nämlich einen Reaktionstyp *(L-Typ)*, der auf Spektrallichter mit einem Maximum bei 574 mμ reagiert. Das Aktionspotential ist dabei stets, auch bei farblosen Lichtern eine Hyperpolarisation. Neben diesem Hauptmaximum liefern diese Zapfen noch 5 Nebenmaxima bei 420, 453, 502, 630 und 717 mμ. SVAETICHIN (*1999*) isolierte weiterhin einen *R-G-Typ* (rot-grün), der mit einem Maximum bei 506 mμ (grün) mit Depolarisation und bei 639 mμ (rot) mit maximaler Hyperpolarisation reagiert. Dieser Typ zeigt darüber hinaus noch einen Buckel im kurzwelligen Spektralbereich. Ein *Ge-B-Typ* (gelb-blau) führt zur Hyperpolarisation mit einem Maximum bei 460 mμ (blau) und zu einem Depolarisationsmaximum bei 610 mμ (gelb), wobei allerdings die Reaktion bei Gelb kleiner als bei Blau ist. Der R-G-Typ reagiert auf unbuntes Licht mit einer on-off-Reaktion, während der Ge-B-Typ mit einer on- *oder* off-Reaktion reagiert. SVAETICHIN (*1999*) nimmt an, daß im Zapfenaußenglied 2 abgrenzbare photochemische Primärprozesse ablaufen und denkt dabei an Rot-Grün- bzw. Gelb-Blau-Doppelzapfen, die mit ihren Berührungsflächen eine Riesensynapse bilden. Solche, allerdings nicht generell nachweisbare Doppelzapfen liefern Potentiale mit entgegengesetztem Vorzeichen zur Farbsignalisierung. Demgegenüber sind die achromatischen L-Zapfen für den Helligkeitsmechanismus zuständig. Problematisch ist aber, wie Hyper- und Depolarisationen die retinalen Neuronen erregen. Nach SVAETICHIN (*1999*) sollen die Zapfenfüße mit der perinuclearen Region der Neuronen eine Synapse bilden, so daß eine Hyperpolarisation hier eine stärkere Positivierung erzeugt im Vergleich zur Ursprungsstelle des Axons. Dadurch entsteht an der Axonwurzel ein Auswärtsstrom, der das Axon wie eine Depolarisation im Dendritennetzwerk anderer Neurone erregt, durch deren Zellkörper ein depolarisierender Strom fließt. Hyperpolarisationszapfen müßten demnach an der perinuclearen Region und die Depolarisationszapfen an den Dendriten der Neuronen synaptischen Kontakt aufnehmen. Auch bei den L-Zapfen bestehen 2 Neuronenverbindungen. Ein Neuron wird durch den L-Zapfen für die Weißempfindung aktiviert, das andere für die Schwarzempfindung gehemmt. SVAETICHIN (*2001*) hat zwar die früheren Überlegungen von OTTOSON und SVAETICHIN (*1661*) über den ERG-Ablauf vor allem im off-Effekt widerrufen, jedoch nach wie vor die Ansicht vertreten, daß das ERG ausschließlich in den Receptoren entsteht. Die Zapfen- und Stäbchenaktionspotentiale seien, wie schon beschrieben, diphasisch. Zu beiden Potentialen gesellt sich dann noch die negative Monophasie der L-Zapfen. MOTOKAWA, OIKAWA und TASAKI (*1557*) haben diese Ergebnisse an Karpfen- und Katzenretinae prinzipiell bestätigt. Jedoch ist die Existenz von Doppelzapfen in allen Retinae anatomisch nicht erwiesen. Außerdem kann eine nervöse Beteiligung am ERG nicht sicher abgelehnt werden.

Abgesehen von den Einwänden von GRANIT (*877*), BORNSCHEIN und SCHUBERT (*282*), DODT (*561*) u. a. fordert WETTE (*2215*) allein schon aus dem Verlauf von P_{II} eine nervöse Beteiligung am ERG. P_{II} hat ein initiales, die b-Welle gestaltendes Maximum. Der Grund dafür, daß die von HECHT (*973*) angegebene Kurve nicht mit P_{II} von GRANIT (*870*) übereinstimmt, liegt nach WETTE (*2215*) daran, daß nur die Erregung berücksichtigt worden ist. Deshalb legte RASHEVSKY (*1745*) seiner Theorie Erregungs- und Hemmungsvorgänge zugrunde. Auch das Modell von RUNGE (*1813*) kann nicht befriedigen, weil es einen nicht vorhandenen Einfluß auf den Schwellenwert und eine S-förmige Beziehung zwischen Erregbarkeit und Reizintensität voraussetzt. Demgegenüber nimmt WETTE (*2215*) ein Receptorelement, ein afferentes, efferentes Neuron und ein Effektorgan an, das auf die efferente Erregung einwirken soll. Aus dieser Vorstellung wurden Gleichungen entwickelt, aus denen die Erregbarkeit beider Neurone errechnet und graphisch dargestellt werden konnte. Die resultierende Kurve stimmte mit P_{II} des ERG überein. Diese Arbeit führt zu 2 Feststellungen, daß *P_{II} nicht uniform sein kann, sondern das Ergebnis einer heterogenen Ereigniskette darstellt und außerdem, daß beim ERG eine nervöse Beteiligung vorliegt*, selbst für die bisher als photochemisch angesehene Phase P_{II}.

Auch TOMITA (*2047*) setzte Mikroelektroden in die eröffnete Bulbusschale ein. Dabei trat bei Berührung der Retina ein kleines negatives Kontaktpotential auf, 140 μ tiefer folgte ein 20 mV tiefes negatives Potential, [GOURAS (*828a*)], das in 260 μ Tiefe wieder zur Ausgangslinie zurückkehrte. Dieses Potential tritt folglich in der äußeren plexiformen Schicht auf und soll das Ruhepotential des Auges sein [TOMITA (*2047*)]. In den tiefen Schichten gab es ein vom üblichen ERG verschiedenes intraretinales ERG (= EIRG). Wird die Mikroelektrode rasch 140 μ tief (Schicht 4—5) vorgeschoben und dann unter Auslösung des EIRG schrittweise zurückgezogen (Abb. 54), so gibt es in der Ganglienzell- und Nervenfaserschicht (Schicht 0—1) ein normales, an der vitrealen Oberfläche in b- und d-Welle von langsam ablaufenden Oscillationen überlagertes ERG. In der inneren plexiformen Schicht (Schicht 1—2) beginnt die a-Welle zwar normal, aber bekommt vor der Rückkehr zur Ausgangslinie eine kleine positive Spike. Die b-Welle wird von einem tiefen negativen Potential unterdrückt. Auch die d-Welle verändert sich, erkennbar an ihrer Unterbrechung durch eine tiefe negative Zacke. In der inneren Körnerschicht (Schicht 2—3) verschwindet die a-Welle, nicht aber die kleine positive Zacke. Die negativen Potentialschwankungen in b- und d-Welle werden noch deutlicher, so daß die d-Welle nur noch aus einer inzwischen breiter gewordenen negativen Kerbe besteht. Gleichzeitig vergrößert sich die 30 sec dauernde c-Welle. Liegt die Mikroelektrode an der äußeren plexiformen Körnerschicht (Schicht 4—5), so kehrt die a-Welle um und das EIRG ähnelt einem Spiegelbild des normalen ERG mit Ausnahme der auch jetzt noch positiven c-Welle, was auch in den Schichten 5 bis 7 erhalten bleibt, die Amplitude wird zunehmend kleiner, bis das EIRG schließlich in Höhe der Receptoren (Schicht 7) verschwindet. Die Oscillationen fehlen unterhalb der äußeren Körnerschicht. Theoretisch wären hierzu 3 Spannungsquellen möglich. In Anlehnung an SVAETICHIN (*1997*) könnte eine elektrische

Doppelschicht als Dipol senkrecht zur Retinaoberfläche vorhanden sein. Dann müßte es durch Ableitung mit einer extracellulär am Dipol vorbeigleitenden Mikroelektrode zu einer Potentialumkehr kommen, deren Höhe von den Abgriffswiderständen abhängt. Nach TOMITA (*2047*) soll so die a-Welle, d. h. P_{III} entstehen, da sie sich mehr und mehr verkleinert und schließlich umkehrt, sobald die Elektrode die bipolaren Ganglienzellen passiert hat. P_I verhält sich ähnlich. P_{III} und P_I finden sich auch in allen Tiefen der Retina. P_I ändert aber ihr Vorzeichen nicht und wird in Höhe der Bipolaren nur vergrößert. Dieser Umstand und weil bei isolierten Bulbi eine c-Welle gewöhnlich fehlt, macht jedoch eine metabolische

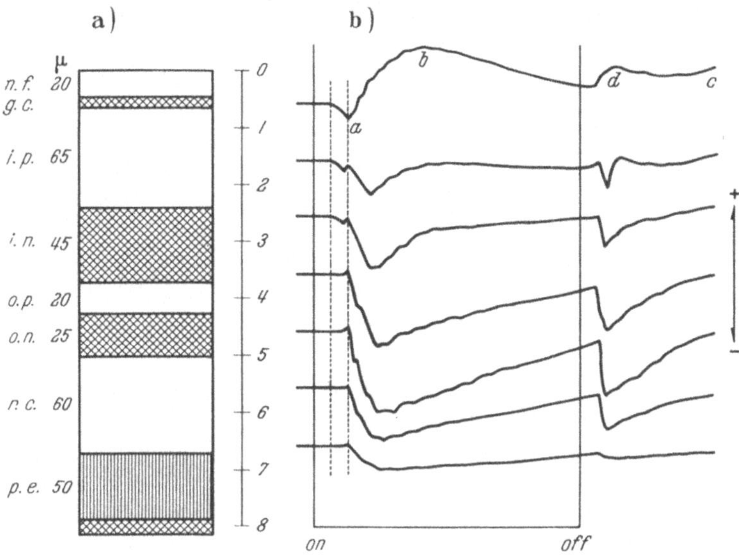

Abb. 54. Das Verhalten des ERG (bzw. EIRG) in den verschiedenen Tiefen der Retina. (b). Man beachte die Umkehr der Potentialschwankungen beim Durchdringen der Retina mit einer Mikroelektrode. (a schematische Darstellung der einzelnen Retinaschichten des Froschauges mit Dickenangaben, *nf.* Nervenfaserschicht; *g. c.* Ganglienzellschicht; *i. p.* innere plexiforme Schicht; *i. n.* innere Körnerschicht; *o. p.* äußere plexiforme Schicht; *o. n.* äußere Körnerschicht; *r. c.* Receptoren, *p. e.* Pigmentepithel). Die rechts davon aufgetragene Skala entspricht Tiefenstufen von 35 μ [TOMITA (*2047*)]

Genese von P_I in den Receptoren und Pigmentzellen wahrscheinlicher [vgl. NOELL (*1627*)]. Die Potentialvergrößerung der c-Welle nach Durchdringen der Bipolarenschicht kommt durch die Überwindung eines hohen elektrischen Widerstandes zustande. Die c-Welle ist kein Analogon der Pigmentwanderung. Das Ruhepotential scheint ebenfalls jenseits dieses hohen Widerstandes zu entstehen [TOMITA (*2047*)]. Es wäre auch eine Zellschicht mit symmetrischer Polarisation denkbar, von der man nur dann ein Potential abgreifen kann, wenn eine Elektrode an dieser Schicht liegt und die andere von ihr entfernt ist. Ein solches Potential soll die kleine positive Spitze nach der a-Welle sein, die unabhängig von der Richtung der vordringenden Mikroelektrode in gleicher Form zwischen innerer plexiformer und äußerer Körnerschicht auftritt [TOMITA (*2047*)]. Sofern schließlich eine Zellschicht eine asymmetrische Polarisation besäße, müßten in deren Nachbarschaft höhere Potentialschwankungen ableitbar sein als beim einfachen Dipol.

Schwieriger ist die Lokalisation von P_{II}, zumal b- und d-Welle in der Retina von negativen Potentialen unterdrückt werden, die in etwa die Form der b- und d-Welle annehmen, sobald die Dipolschicht durchstoßen ist. TOMITA und FUNAISHI (*2051*) konnten nun von der Glaskörperseite an bis zur inneren plexiformen Schicht Entladungen (Spikes) aus nervösen Anteilen der Retina ableiten. Nur gelegentlich sah man sie auch in der inneren Körnerschicht, synchronisiert mit Oscillationen im Bereich der äußeren plexiformen Schicht. Die Spikes sind im Bereich der Ganglienzellen, ihrer Axone und Dendriten nachweisbar, am deutlichsten in der inneren Körnerschicht. Demgegenüber reagieren Receptoren und Bipolaren nur mit trägen Potentialen. TOMITA und FUNAISHI (*2051*) haben bewiesen, daß die negativen Potentiale bei "on" und "off" in enger Beziehung zu den Spikes stehen, wobei die Oscillationen eine Art „Schrittmacher" für die Entladung der Ganglienzellen sind und vermutlich durch repetierende Bipolarenentladungen entstehen. Die intraretinalen Potentiale wären somit Generator- [BERNHARD (*198*); GRANIT u. SKOGLUND (*891*)] oder Synapsenpotentiale [ECCLES (*617*)]. Das negative Potential kann jedoch nicht der einzige Generator für die Sehnervenentladung sein, da "off"-Entladungen nicht mit einer Negativität gekoppelt sind und "on"-Entladungen länger dauern. Das in bestimmten Tiefen einem umgekehrten ERG ähnelnde EIRG ist aber nicht mit ihm identisch, da sie auf Strychnin verschieden reagieren. Vielmehr scheint das EIRG eine Reaktion der Bipolaren auf die Receptorenaktivität zu sein [TOMITA u. FUNAISHI (*2051*)]. P_{III} müßte dann aus einer Receptoren- und Bipolarenkomponente bestehen. Auch die b-Welle müßte eine Receptoren- und Bipolarenkomponente enthalten, weil P_{II} auf zentralnervös wirksame Substanzen empfindlich reagiert und Interaktionsphänomene zeigt, die Receptoren nicht allein produzieren können. Die kleine positive Zacke im EIRG vor dem negativen Potential ist nicht ungewöhnlich. BROOKS und ECCLES (*344*) sahen sie in einem Neuronennest des Rückenmarks als Zeichen der Ankunft präsynaptischer Impulse an den Neuronenendigungen. Für eine solche Genese in den horizontalen Schaltneuronen der Retina spricht die Tatsache, daß die Zacke unter Strychnin und Acetylcholin erheblich größer wird.

Zur Lokalisierung der EIRG-Phasen und zum Nachweis von Gleichspannungen außerhalb der Receptorenschicht untersuchten TOMITA, FUNAISHI und SHINO (*2053*) die Wirkung verschiedener Pharmaka auf das EIRG. Dabei erwies sich die durch Kalium von den übrigen EIRG-Komponenten isolierte Phase P_{III} als umkehrbar, sobald die Mikroelektrode außerhalb des Bipolarenlagers liegt. P_{III} muß also im wesentlichen hier entstehen. Außerdem war die Auslöschung der d-Welle durch Alkohol und der b-Welle durch Adrenalin stets mit einer Auslöschung des entsprechenden negativen intraretinalen Potentials gekoppelt. b- und d-Welle haben also z. T. eine ähnliche Genese. Das negative Potential im EIRG ist kein Spiegelbild der b-Welle (Entlanggleiten an einem Dipol), weil Acetylcholin durch Depolarisation das negative Potential zum Verschwinden bringt, ohne die b- und d-Wellenamplitude wesentlich zu beeinträchtigen. Trotz enger Beziehungen zwischen b- und d-Welle und den negativen Potentialen des EIRG ist ihre Ursache doch verschieden. Das geht aus der gleichzeitigen Ableitung von EIRG und ERG hervor [TOMITA, MIZUNO u. IDA (*2054*)]. Das intraretinale negative Potential bleibt auf die belichtete Stelle beschränkt, während die b-Welle trotz Lokalbelichtungen von allen Retinabezirken ableitbar ist. Diese Befunde sind mit der

Streulichthypothese [FRY u. BARTLEY (*750*)] erklärbar, jedoch wäre unverständlich, warum das intraretinale negative Potential praktisch keinen Streulichteffekt aufweist. TOMITA, MIZUNO und IDA (*2054*) meinen daher, daß die b-Welle vorwiegend eine Stäbchenreaktion und wegen der aufsteigenden Konvergenz eine Interaktion über weite Bezirke möglich sei. Außerdem verursacht die höhere Stäbchenempfindlichkeit eine stärkere Ansprechbarkeit auf Streulicht. Demgegenüber stehe das intraretinale negative Potential mit einer unempfindlicheren Netzhautaktion (Zapfen) in Verbindung. Der lokale Charakter des negativen EIRG-Potentials läßt vermuten, daß es eher als die b-Welle die Transmission der Bildmuster auf die Ganglienzellen übernimmt. Dann müssen die Spikes wie das negative Potential vor der b-Welle bald nach der a-Welle auftreten [SCHUBERT (*1877*); TOMITA, MIZUNO u. IDA (*2054*); TOMITA u. FUNAISHI (*2051*); TOMITA, FUNAISHI u. SHINO (*2053*)].

Bei diffuser Belichtung ist eine b-Welle auch aus tieferen Bezirken der inneren plexiformen Schicht ohne Interferenz mit anderen Potentialen ableitbar. Sie kann folglich intraretinal für sich allein weitergeleitet werden, ist aber in der Tiefe wesentlich kleiner als bei Ableitung von der Retinaoberfläche. In der äußeren plexiformen Schicht ist sie nur noch angedeutet vorhanden, während sie in den oberflächlichen Zellagen der inneren plexiformen Schicht normal hoch ist. Also entsteht auch die b-Welle zum größten Teil in der Bipolarenschicht. OTTOSON und SVAETICHIN (*1661, 1662*) haben keine intraretinalen negativen Potentiale gefunden, halten sie für Artefakte und bezweifeln die Tiefenangaben von TOMITA u. Mitarb. (*2047, 2051, 2052, 2053, 2054*). Mit feineren Mikroelektroden und genauerer Elektrodenlage leiteten TOMITA und TORIHAMA (*2055*) erneut extracellulär ab. Wird ein 100 μ großer Lichtfleck jeweils um 100 μ von einem Retinarand zum anderen geführt, so gibt es in 105 μ Tiefe negative Komponenten des EIRG nur bei Belichtung des Bereichs der Mikroelektrode. Die lokalen on- und off-Potentiale des EIRG sind allerdings von der Reizstärke abhängig ohne scharfen Übergang in der Amplitude bei lokaler Belichtung am Rand des belichteten Areals [TOMITA, TOSAKA, WATANABE u. SATO (*2056*)]. Streulicht oder auch nervöse Interaktionen könnten also mitspielen. Demgegenüber ist eine physikalische Potentialausbreitung kaum anzunehmen, da die Latenz in der Peripherie des Receptionsareals verlängert ist.

TOMITA und TORIHAMA (*2055*) entkräfteten den Einwand von OTTOSON und SVAETICHIN (*1662*), daß die Identifizierung der Mikroelektrodenberührung mit der Retina mit kleinen Potentialen ungenau sei. Sie beobachteten nämlich zusammen mit den beschriebenen Potentialen Erythrocytenbewegungen in den Blutgefäßen und Strukturverschiebungen auf der Netzhautoberfläche. Die elektrische Kontrolle sei vorzuziehen, weil bei optischer Kontrolle die starke Belichtung die Retina schädige. Die Messung der Retinadicke ergab 3 mm parafoveal 240 μ. Eine dünne (< 1 μ) Mikroelektrode kann nicht frei in die Retina eindringen. Deshalb sollen Mikroelektroden rasch auf größere Tiefen gebracht und schrittweise um 35 μ zurückgezogen werden.

Bei Mikroillumination der Retina [TOMITA u. TORIHAMA (*2055*)] mit 20 lx sind von den Außenseiten der Retina (0 und 7) keine Potentiale ableitbar (Abb. 55). In der Retina sind die Potentiale fast ausschließlich negativ mit größter Amplitude in der inneren plexiformen und Körnerschicht (70—105 μV). Das EIRG wird aber bei kleinen belichteten Arealen (0,2 mm) gleichfalls sehr klein [TOMITA, TOSAKA, WATANABE u. SATO (*2056*)]. Wird demgegenüber die Retina flächenhaft belichtet, so wird an der vitrealen Retinaoberfläche ein normales ERG abgeleitet, das mit zunehmender Tiefe kleiner wird, sich von der 3. Schicht (= 3 · 35 μ) an umkehrt und nach Passage der Retina verschwindet. Das EIRG wird also nach Mikroillumination nicht durch das ERG gestört. Der Grund dafür kann sein, daß dann für ein ERG zu wenig Strukturen erregt werden. Würde das ERG in den Receptoren entstehen, so müßte man aber wenigstens im Receptorenlager eine solche Störung erwarten. Andererseits ist fraglich, ob die negativen Potentiale des EIRG das ERG beeinflussen. Eine Antwort gibt eine Cocainisierung. Dadurch werden nämlich die negativen Potentiale bei "on" und "off" der Mikrobelichtung kleiner, vergrößern ihre Latenz und verschwinden. Dabei werden auch die b- und d-Welle des ERG durch das nunmehr verspätete negative Potential unterbrochen und ihre Amplitude durch dessen Verkleinerung vergrößert. Sind die negativen Potentiale verschwunden, so bleibt trotzdem ein kleines Rest-ERG übrig. ERG und EIRG wirken also aufeinander ein. Strychnin bringt die negativen Potentiale des EIRG rasch zum Verschwinden, während das ERG nach vorübergehender Amplitudenvergrößerung vor allem in den Schichten 1—4 kleiner wird. Demnach muß das ERG im wesentlichen in den Bipolaren entstehen. TOMITA und TORIHAMA (*2055*) halten sogar eine Beteiligung der Receptorenaußenglieder an der ERG-Genese für ausgeschlossen, wenn auch eine Beteiligung der Receptoreninnenglieder nicht abweisbar ist. Weil das ERG in tieferen Retinaschichten entsteht, führt ein Flüssigkeitsfilm auf beiden Seiten der Retina als Shunt dort zu keinem ERG, während intraretinal ein umgekehrtes ERG abgeleitet wird.

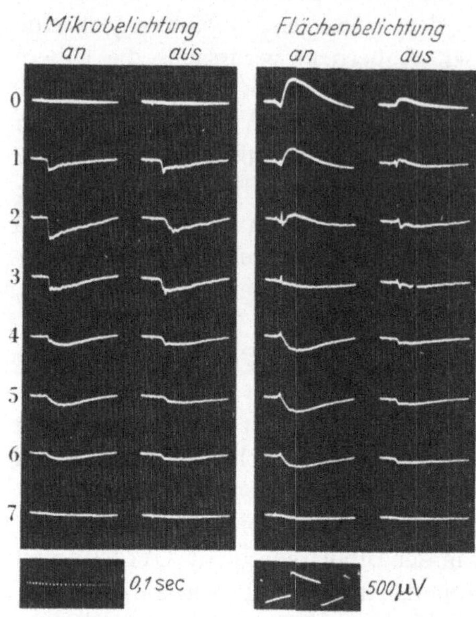

Abb. 55. Die intraretinalen Potentialschwankungen in den verschiedenen Tiefen der Retina (0—7, jede Stufe entspricht einer Tiefenzunahme um 35 μ) bei Mikrobelichtung (linke Kurvenschar) und bei flächenhafter Belichtung (rechte Kurvenschar). Man beachte, daß bei Mikrobelichtung in jeder Retinatiefe negative Potentiale zur Ableitung gelangen und auf den Retinaaußenseiten keine Potentialdifferenzen abgegriffen werden können [TOMITA u. TORIHAMA (2055)]

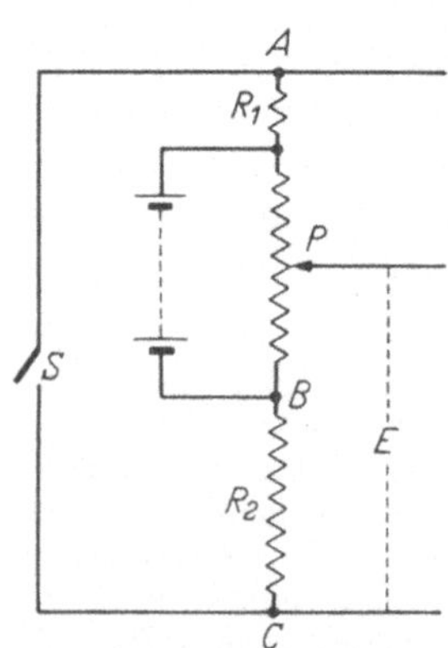

Abb. 56. Ersatzschaltbild für die Retina, das auf Grund der biologischen Spannungsquellen sowie der intraretinalen Widerstände die Potentialänderungen beim Verschieben der Mikroelektrode erklärt (*A* Innenseite, *C* Außenseite der Retina, *S* äußere Schicht, *G* Abgriffspunkt der Mikroelektrode, die die Spannung *E* abgreift, R_1 und R_2 sind intraretinale Widerstände) [TOMITA u. TORIHAMA (2055)]

In dem Schaltschema (Abb. 56) entspricht *A* der Innen-, *C* der Außenseite der Retina, die Batterie dem ERG-Generator, dessen Spannung sich an dem mittleren Widerstand ausbildet, an dem die Mikroelektrode *(P)* entlanggleitet. Das abgegriffene Potential *E* muß immer negativ sein, wenn der äußere Kurzschluß *S* geschlossen, der Widerstand R_1 klein und R_2 bestimmend ist. Dann haben nämlich *A* und *C* gleiches Potential. Das umgekehrte Potential *E* ist am tiefsten, wenn die Elektrode *B* erreicht, und beiderseits davon kleiner. Die ERG-Spannungsquelle müßte näher an R_1 zur Membrana limitans interna *(A)* liegen als zur Receptorseite *(C)*. Läge die Spannungsquelle dagegen zwischen *B* und *C* in den Receptoren, so müßte bei einem Kurzschluß von *S* mit der Elektrodenbewegung *P* zur Stelle *B* das ERG größer werden ohne umzukehren. Das ist aber nicht der Fall, sondern je größer der Shuntungseffekt an den retinalen Außenseiten ist, um so deutlicher wird der Umpolungseffekt im ERG.

Bei einem Auge in situ mit äußeren Kurzschlüssen über Nachbargewebe dürfte die ERG-Umkehr normal sein [NOELL (*1627*)]. Daß bei Mikroillumination die Oberfläche kein ERG liefert und das EIRG nur negative Potentiale enthält, liegt daran, daß dann nur eine dünne Schicht in der Tiefe erregt ist und der

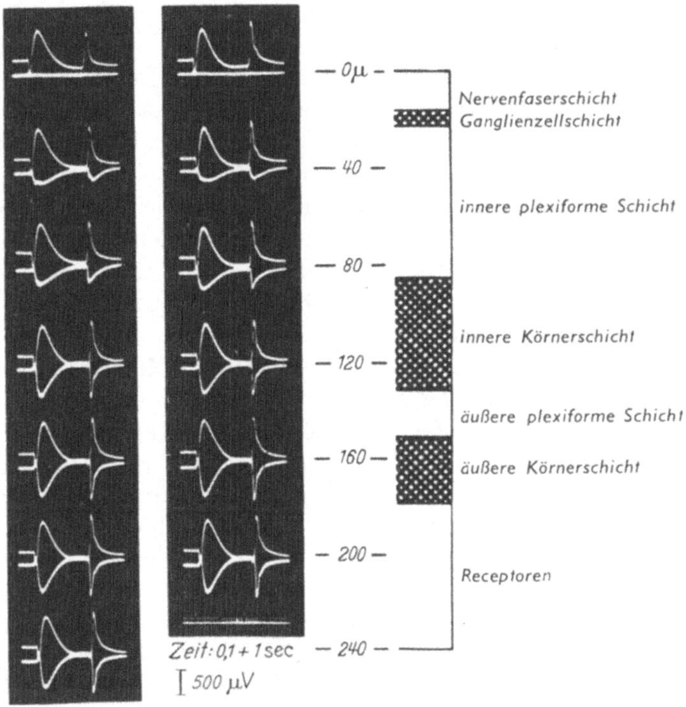

Abb. 57. Simultanregistrierung des ERG (jeweils obere Kurve) und des EIRG (jeweils untere Kurve), durchgeführt mit einer Koaxialmikroelektrode. Die das EIRG abgreifende zentrale Mikroelektrode wurde von der Glaskörperseite aus schrittweise um 40 μ vorgeschoben (linke Kurvenschar) und dann wieder zurückgezogen (rechte Kurvenschar). Wie man sieht, erreicht die Amplitude des EIRG ihr Maximum in der Bipolarenschicht, nahe der Rezeptorenschicht [TOMITA u. TORIHAMA (*2055*)].

untätige äußere und benachbarte Teil der Retina sich wie ein Shunt verhält. Bei einer Koaxialmikroelektrode aus einer 10 μ dicken Glaspipette zur Oberflächenableitung mit einer feineren konzentrischen Mikropipette, ist der Flüssigkeitskurzschluß auf der Retinaoberfläche unwirksam. Auch damit läßt sich zeigen, daß P_{II} und P_{III} ihre Amplitude am stärksten im Bipolarenlager ändern (Abb. 57). Außerdem erweist sich das negativ monophasische Potential des EIRG mit dem sog. „Zapfenaktionspotential" von SVAETICHIN (*1997*) als identisch, das extracellulär in Receptornähe entsteht [TOMITA (*2049*)]. TOMITA u. Mitarb. (*2047, 2051, 2052, 2053, 2054*) stehen damit zu OTTOSON und SVAETICHIN (*1661, 1662*) in Gegensatz. Immerhin liefert das EIRG bei kontinuierlicher Wellenlängenänderung des Reizlichtes verschiedene Reaktionen, die jedoch den Farbreaktionen des Zapfenaktionspotentials ähnlich sind. TOMITA, TOSAKA, WATANABE und SATO (*2056*) lehnen aber Doppelzapfen ab und fordern für dieses Verhalten mehr eine nervöse Integration über die Konvergenz mehrerer Receptoren. Zweifellos sprechen einige photochemische Befunde mehr für die Receptorentheorie. Andererseits bleibt bei OTTOSON und SVAETICHIN (*1662*) die Deutung der Hemmungsphänomene ungeklärt, die u. a. für die Kontrastbildung unumgänglich sind und durch nervöse Interaktionen entstehen. Darüber hinaus spricht die bei extracellulärer Mikroableitung fehlende Umkehr bestimmter Potentiale gegen die von OTTOSON und SVAETICHIN (*1661*) geforderte Dipolstruktur der Stäbchen. Demgegenüber bestehen auch bei den Auffassungen von TOMITA u. Mitarb. (*2047, 2051, 2052, 2053, 2054*) Schwierigkeiten. So ist das Purkinjesche Phänomen sicher eine Angelegenheit der Receptoren, das sich wie die spektrale Empfindlichkeitskurve im ERG widerspiegelt. Außerdem gibt es phot- und skotopische a- und d-Wellen sowie x-Wellen. Die Receptoren sind für die Entstehung des ERG wichtig [NOELL (*1627*)]. Bei erhaltener Chorioidalzirkulation bleibt bei Unterbindung der Zentralarterie die Receptorenschicht erhalten, während die Ganglienzellen, Nervenfasern und die innere Körnerschicht degenerieren. In solchen Fällen ist die b-Welle zwar reduziert aber noch erhalten, sie hängt also wenigstens von der Unversehrtheit der äußeren plexiformen Schicht ab. GRANIT (*870, 877*) und AUTRUM (*91*) fordern für das ERG eine nervöse Beteiligung.

MÜLLER-LIMMROTH und GÜTH (*1589, 1590*) ließen die Mikroelektrode von der Receptorenseite durch ein Scleralfenster in die Retina eindringen. Nähert sie sich der gegenüberliegenden indifferenten, so sollte man ein Kleinerwerden und Verschwinden des ERG erwarten. Statt dessen gibt es eine Umkehr, die aber keiner Vertauschung beider Elektroden gleichkommt. Die Teilkomponenten des ERG kehren nämlich verschieden schnell und in verschiedenen Tiefen um, während andere Anteile ihre Richtung nicht ändern. Die ERG-Umkehr entsteht durch Umkehr einzelner Potentiale und durch neue Interferenzen zwischen umgekehrten und nicht umgekehrten Potentialen. Dadurch kann die Umkehr einer Welle unter gleichzeitiger Veränderung der Latenz vorgetäuscht werden. Außerdem kann das ERG sich in 100—200 μ Tiefe aufsplittern, um in größerer Tiefe nach Potentialumkehr wieder glatt zu werden. Immerhin kehren sich — wenn überhaupt — die Potentiale des off-Effekts immer mit denen des on-Effekts um. Latenz, Form, Reihenfolge, Richtung und gleichzeitige Reaktion in on- und off-Effekt sind die Merkmale, um identische Potentiale im ERG zu erkennen.

Die *a-Welle* des ERG kehrt in einer begrenzten Retinaschicht um. Man gewinnt den Eindruck, daß sich dort eine Membran als mechanischer und elektrischer Widerstand vorfindet. Die Elektrode kann in ihr hängen bleiben, sie eindellen oder einreißen. Als Membran gilt die Membrana limitans externa 80 μ unter der Receptorenoberfläche (65 μ Verlust durch Abtragung des Pigmentepithels). In den 4 Versuchen der Abb. 58 ist das der differenten Elektrode positiver erscheinende Potential auch positiv gezeichnet. Das zwischen Receptoren- und Glaskörperseite der Retina abgeleitete ERG entspricht in seiner Form dem vom intakten Bulbus abgeleiteten. Die etwas spitzeren b- und d-Wellen sind auf den punktförmigen Abgriff zurückzuführen. Die große a-Welle ist ein Hinweis für ihre Entstehung in Nähe der differenten Elektrode. Entsprechend ist sie beim Vorgehen von der Glaskörperseite sehr klein (belichtet wurde stets die Seite, in die die Mikroelektrode eindrang). Bei diesen Oberflächenableitungen geht die a-Welle ohne Absatz in die b-Welle über. In 110—150 μ Tiefe flacht sie sich zunächst ab, ohne Latenz und Gipfelzeit zu verändern. Die d-Welle bleibt unverändert, nur gelegentlich entwickelt sich dicht davor eine kleine negative Spitze. Erst mit der Umkehr der a-Welle erweist sich diese als uneinheitlich. Im Anstieg der jetzt positiven a-Welle

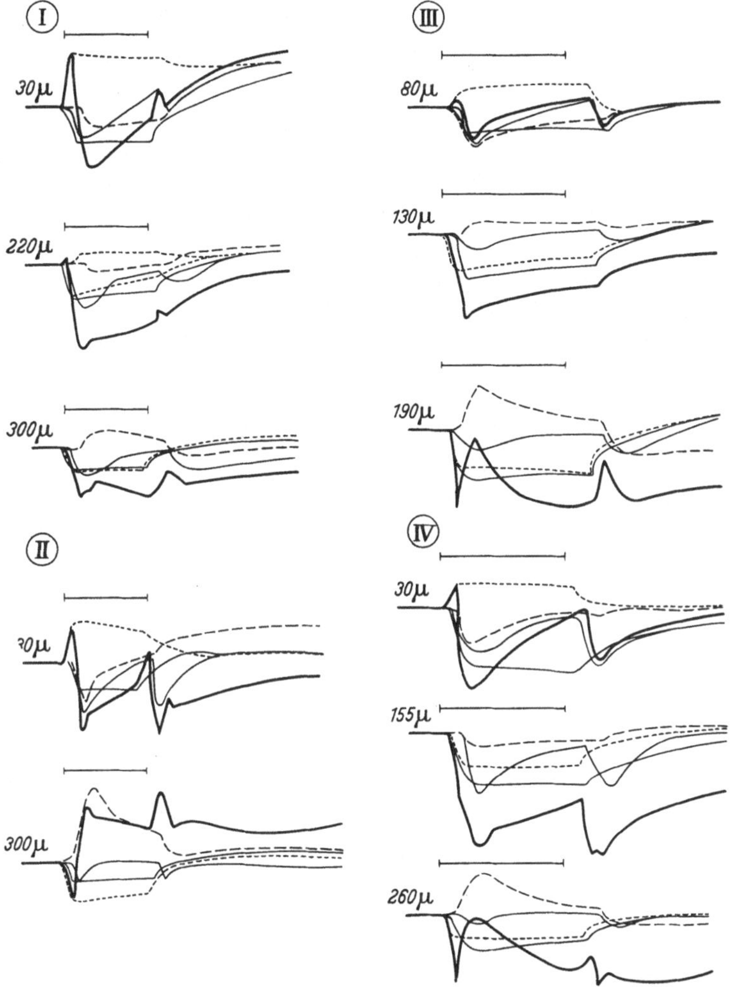

Abb. 58. Darstellung einer Phasenanalyse nach MÜLLER-LIMMROTH u. GÜTH (*1590*) an vier Versuchsbeispielen. Die registrierten ERG (dick ausgezogene Kurven) wurden durchgepaust. Da die absolute Größe der einzelnen Phasen nicht genau bestimmbar ist, wurde nicht darauf geachtet, daß ihre Summe genau dem zugrundeliegenden ERG entspricht. Es soll nur der zeitliche Ablauf der Potentiale demonstriert werden. (Dünn ausgezogene Kurven: X_1 und X_2, gestrichelte Kurven: P_{II}, punktierte Kurven: P_{III})

entsteht nämlich eine negative Spitze, der Beginn einer noch nicht umgekehrten Komponente. Bald kehrt sich aber auch diese um, so daß mitunter eine zweigipflige positive a-Welle entsteht. Erst dann setzt meist die Umkehr der b-Welle durch Einstülpung ihrer Spitze ein. Zuvor wird sie häufig spitz, wobei sich die Latenz der Spitze etwas verkürzt. Es scheint somit jetzt ein Potential fortzufallen, das bisher die b-Welle mit größerer Gipfelzeit überlagert hatte. Auch dieses Potential kehrt sich später ebenfalls vollständig um und überlagert die jetzt negative b-Welle, so daß sich nun deren Gipfelzeit vergrößert. An Stelle der ursprünglichen Spitze ist dann nur noch ein Knick im Potentialanstieg zu sehen. Wie bei der a-Welle, fehlt meist diese späte b-Welle bei Oberflächenableitung. *Man erhält also 2 zu verschiedenen Zeiten sich umkehrende a- und b-Wellen.*

Die *a-Welle* splittert sich nur während der Umkehr auf, später gewinnt eine von ihnen die Oberhand. Man könnte an Stäbchen- und Zapfen-a-Wellen denken, wobei die Zapfen-a-Welle eine kürzere Latenz besitzt. Bei der Entfernung des Pigmentepithels werden die Stäbchen aber leicht geschädigt, so daß bei Oberflächenableitung meist das Zapfenpotential vorherrscht [Ottoson u. Svaetichin (*1662*)].

Die *b-Welle* läßt sich nicht so gut verfolgen. Offenbar kehrt das langsamere Stäbchenpotential in breiter Schicht um, so daß es vor der b-Wellenumkehr verschwindet und erst danach wieder auftaucht. Auch nach vollständiger Umkehr erreicht die negativ gewordene b-Welle fast nie wieder die Nullinie, während die Amplitude der jetzt positiven a-Welle größer als die der b-Welle ist. Daraus kann man schließen, daß sich *dem ERG in jeder Phase ein positives Potential überlagert*, das seine Richtung nicht ändert und erst nach dem Durchdringen der Retina verschwindet. Vielleicht handelt es sich um das durch die Ableitungsart negative, intraretinale Potential [Tomita (*2047*)].

Eine viel größere Variabilität zeigt der *off-Effekt*. Zu seiner Deutung wird vorausgesetzt, daß im on- und off-Effekt die gleichen Potentiale wirksam sind. Der veränderliche off-Effekt liefert genügend Kriterien für die Richtigkeit dieser Hypothese. Allerdings sei auf einige Fehlerquellen hingewiesen. So liegt das Präparat in einer Flüssigkeitsschicht, die einen Parallelstromkreis zwischen differenter und indifferenter Elektrode herstellt. Schon ein geringes Eintrocknen des Präparates kann daher die durch den Parallelstromkreis am stärksten betroffenen Potentiale weitgehend verändern. Ein weiterer Faktor ist die Veränderung des intraretinalen Widerstandes unter Belichtung. So kann eine Abnahme des Widerstandes dazu führen, daß ohne Elektrodenverlagerung Potentiale umkehren. Hat dieser intraretinale Widerstand einen Einfluß auf den Erregungsablauf, so haben wir hier vielleicht einen der sich gegenseitig potenzierenden Vorgänge vor uns, die zu Kontrasterscheinungen in der Retina führen. Damit wären auch die Abhängigkeiten des off-Effekts von der Adaptation, die Blendeffekte ebenso wie der Befund von Wirth und Zetterström (*2239*) deutbar, daß eine punktförmige Reizung der dunkeladaptierten Retina kein elektrisches Potential ergibt. Außerdem könnte eine Latenzvergrößerung so vorgetäuscht werden, daß zwischen Potentialquelle und Elektrode eine Schicht vorhanden ist, die erst spät in Erregung gerät. Schließlich könnte die vor einem Potential häufig zu findende entgegengesetzte Vorschwankung widerstandsbedingt sein. Unter Berücksichtigung der intraretinalen Widerstände gelangt man zu einer Auffassung, für die Umgruppierung von Widerständen entscheidend sind:

Außen- und Innenglieder der Receptoren erzeugen je ein monophasisches Potential. Beide unterscheiden sich lediglich durch ihre Latenz voneinander, indem das 1. mit Beginn der a-Welle, das 2. mit dem Übergang der a- auf die b-Welle beginnt. Das 1. Potential entspricht P_{III}, das 2. P_{II}, beide stammen aus einer Zelle und sind gleichgerichtet, nur trennt sie ein hoher elektrischer Widerstand voneinander. Dabei erscheint das von der Mikroelektrode abgeleitete Potential negativ, das durch einen hohen elektrischen Widerstand getrennte positiv. Zur Deutung der Potentialumkehr müssen noch weitere Widerstände in der Retina

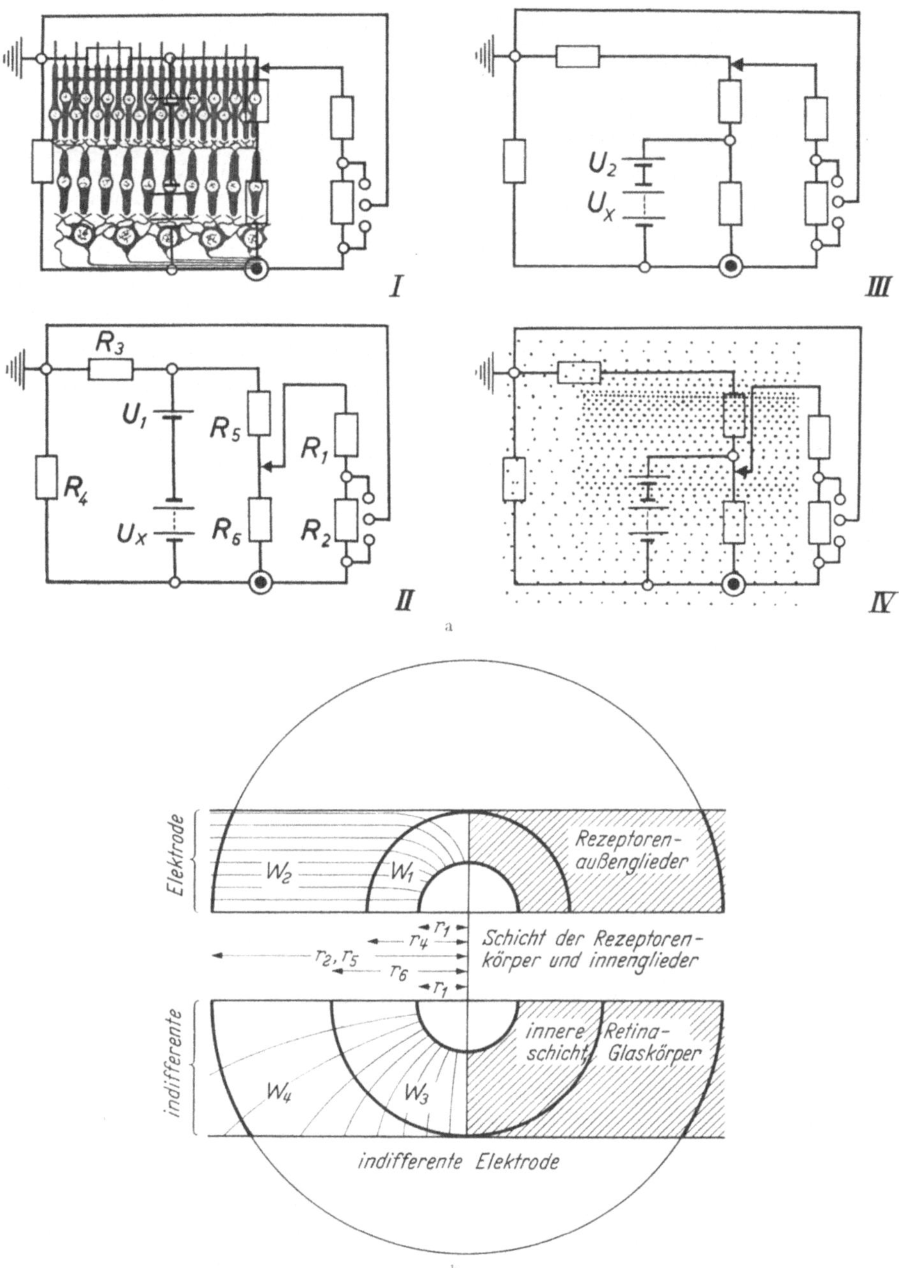

Abb. 59a u. b. a) Darstellung der von Müller-Limmroth u. Güth (*1590*) angenommenen Widerstandsverhältnisse bei der Ableitung der intraretinalen Aktionspotentiale. Innen und links unten sind die Verhältnisse am Präparat dargestellt, der Anschluß rechts unten entspricht dem Verstärkereingang mit der symmetrischen Erdleitung. Der Pfeil bestimmt die Lage der differenten, der Kreis mit dem Punkt die Lage der indifferenten Elektrode. Die Bilder I—IV zeigen die Verhältnisse für die Potentiale U_1 und U_2 —entsprechend den Phasen P_{II} und P_{III}. U_1 und U_2 sind als Teil des Ux dargestellt, das entsprechend seiner Wirkung auf die Elektrode als eine Reihe gegeneinander gerichteter Potentialquellen eingezeichnet ist. Subtrahiert man die durch unsere Ableitung isolierten Potentiale U_1 und U_2 von Ux, so erhält man das intraretinale Potentialpaar X_1 und X_2. In das Schaltbild I ist ein schematisches Bild der Retina eingetragen, in Bild IV der intra- und extraretinale Widerstand, und zwar in der Weise, daß eine dichte Punktierung einem hohen Widerstand entspricht. b) Schematische Skizze zur Erläuterung der Radien, die der Widerstandsberechnung zugrundegelegt wurden (r_1 halber Durchmesser der Receptoren, r_2, r_5: halber Durchmesser des Präparats, r_4 Durchmesser der Schicht der Receptorenaußenglieder, r_6 Abstand der Receptorenkörper von der indifferenten Elektrode). $W_1 + W_2$ entspricht den Widerständen $R_3 + R_4$, $W_3 + W_4$ entspricht R_6 der Abb. 59a angenommen werden. In den 4 Ersatzschaltbildern (Abb. 59a) stellen das I. und III. die Widerstandsverhältnisse vor und das II. und IV. nach Eindringen der Mikroelektrode in die Retina dar, und zwar das I. und II. für P_{III}, das III. und IV. Schaltbild für P_{II}. R_1 ist der Elektrodenwiderstand (10 MΩ), R_2 der Verstärkereingangswiderstand (> 20 MΩ), R_3 und R_4 die Widerstände der das Präparat umgebenden Flüssigkeit, R_6 der am Erregungsvorgang unbeteiligte Retinawiderstand und R_5 ist der die Potentialumkehr bewirkende intraretinale Widerstand. Der Pfeil bezeichnet die Lage der Mikroelektrode, der Punkt mit dem Kreis die indifferente und das Erdzeichen die Erdelektrode. Die Potentialquellen bezeichnen die Summe aller Retinapotentiale. U_1 und U_2 stellen die Spannungsgeneratoren für P_{II} und P_{III} dar, Ux das „intraretinale" wahrscheinlich aus 2 Unterkomponenten bestehende Potential. P_{III} ist im I. Ersatzschaltbild negativ. Im II. Bild ist der Spannungsabfall an R_3 und R_4 zur indifferenten Elektrode geringer als über R_5 zur differenten. Infolgedessen erscheint P_{III} jetzt positiv. Das III. und IV. Schaltbild zeigen entsprechend die Umkehr von P_{II}. In diesen Schaltbildern sind die Widerstände R_1 und R_2 bekannt. Um zur Größe der Widerstände $R_3 + R_4$ und R_6 zu kommen, gingen Müller-Limmroth und Güth (*1590*) davon aus, daß die Receptoren P_{II} und P_{III} liefern. Die Receptoren (Frosch) sind etwa 150 μ lang und 5—7 μ dick. Da beim Frosch auf 1 mm² Retinaoberfläche 23000—95000 Receptoren kommen, beträgt der Durchmesser des zylinderförmigen Raumes für einen Receptor 3,5—7,5 μ. Somit stehen die Receptoren so dicht, daß nach außen hin nur die freien Zellenden wirksam sind. Andererseits wird aber die gesamte Zellschicht für Potentiale, die nicht in ihr entstehen, als leitfähig gelten. Die Receptorenenden entsprechen also Halbkugeln von 3 μ Durchmesser. Die Berechnung von R_3 und R_4 geht also davon aus, daß die Receptoreninnenglieder als Halbkugeln mit dem Radius $r_1 = 3\ \mu$ in die das Präparat schalenförmig umgebende Ringerlösung bzw. in die Schicht der Außenglieder hineinragen, die wahrscheinlich an der Erzeugung von P_{II} und P_{III} unbeteiligt sind (Abb. 59b). Die Flüssigkeitsschicht hat am Präparatrand Verbindung mit der indifferenten Elektrode und besitzt den spezifischen Widerstand des Serums (90 Ω). Entsprechend beträgt der Widerstand zwischen den gegenüberliegenden Flächen eines Flüssigkeitswürfels von 1 μ Kantenlänge 900 kΩ. Die Dicke der Außengliederschicht beträgt bei dem vom Pigmentepithel befreiten Präparat 30 μ (= r_4). Der Querschnitt der leitenden Flüssigkeitsschicht nimmt mit zunehmendem Abstand von der praktisch punktförmigen Spannungsquelle rasch zu.

Der Widerstand W_1 der das Receptorinnenglied schalenförmig umgebenden Flüssigkeit mit dem Radius $r_1 = 3\ \mu$ und $r_2 = 30\ \mu$ ergibt sich aus

$$W_1 = \frac{w}{2\pi} \cdot \int_3^{30} \cdot \frac{1}{r^2} \cdot dr \quad \text{und beträgt } 43\,\text{k}\Omega\,.$$

Der Widerstand der übrigen als eben angenommenen Schicht bis zur indifferenten Elektrode kann aus der Gleichung

$$W_2 = w \cdot \int_{30}^{4000} \cdot \frac{dr}{2\pi\,[r^2 - r \cdot (r - r_4)]} = \frac{w}{2\pi\, r_4} \cdot \int_{30}^{4000} \frac{dr}{r}$$

berechnet werden und beträgt 24 kΩ. Der Gesamtwiderstand beträgt $W_1 + W_2 \sim 70$ kΩ.

Die Berechnung des Widerstandes R_6 geht wieder vom Radius des in das umgebende Gewebe hineinragenden Zellanteils aus (= 3 μ). Auch wurde der gleiche spezifische Widerstand angenommen. Der kürzeste Abstand (r_6) vom Receptor zur indifferenten Elektrode beträgt 150 μ. Berechnet wird der Widerstand W_3 für die Kugelschale mit den Radien r_1 und r_6 nach dem Ansatz von W_1 und beträgt 48 kΩ. Der Widerstand der übrigen Gewebsschicht braucht nicht weiter berücksichtigt zu werden.

Es ist hier jedoch unberücksichtigt geblieben, daß der Widerstand der Retina zumindest im unerregten Zustand gerade unterhalb der Receptoren besonders hoch zu sein scheint. Barlow (*125*) gibt einen nur um das 2—3fache gegenüber dem Glaskörper erhöhten Widerstand des Retinagewebes an. Müller-Limmroth und Güth (*1590*) nehmen an, daß dieser Widerstand (R_5) in der Membrana limitans externa liegt. Die Tatsache, daß die Umkehr der Stäbchen- und Zapfenpotentiale meist nicht gleichzeitig erfolgt, spricht jedoch dafür, daß der hohe Widerstand wohl zum Teil im Bereich der sehr dicht gelagerten Zellkörper der Receptoren liegen muß. Bei einem gegebenen Gesamtwiderstand wirkt sich auf die Mikroelektrodenableitung, wie aus den oben angegebenen Formeln hervorgeht, eine dünne Schicht hohen spezifischen Widerstandes stärker aus als eine dickere mit geringerem spezifischen Widerstand. Es ist darum möglich, daß die Trennung in scheinbar positive und negative Potentiale bei der Ableitung vom Gesamtbulbus in einer völlig anderen Schicht durchgeführt wird wie bei der Mikroableitung. Es kommt hinzu, daß eine Widerstandsänderung während einer Erregung, die für R_5 nicht sicher nachweisbar ist, sich sicherlich in größeren Retinaschichten abspielt. Wir nehmen an, daß eine Membran, die bei der Mikroelektrodentechnik eine große Rolle spielt, bei Ableitung vom intakten Bulbus eine Trennung in positive und negative Potentiale nicht vornehmen kann, und daß zusätzlich der Gesamtwiderstand der Retina wesentlich ist. Um die Potentialumkehr an einer Membran zu erklären, müßte diese einen Widerstand von 5 kΩ/m^2 haben, eine Retinaschicht von 50 μ Dicke (z. B. äußere Körnerschicht + äußere reticuläre Schicht) mit dem 100fachen spezifischen Widerstand des Glaskörpers hätte bei großflächiger Ableitung den gleichen Effekt. Bei einem Elektrodendurchmesser von 2 μ und einer Schichtdicke von 50 μ und dem spezifischen Widerstand des Glaskörpers beträgt der Widerstand zwischen beiden Elektroden etwa 150 kΩ. Der 100fache Wert = 15 MΩ läge vor in dem Augenblick, wo die Mikroelektrode in diese Schicht eindringt, ein Wert, der zu den Widerstandsmessungen von MÜLLER-LIMMROTH und GÜTH (*1589*) paßt. Da die Membrana limitans externa einen mechanischen Widerstand an der Grenze der inneren Körnerschicht bildet, tritt die Umkehr der a-Welle erst nach seiner Überwindung ein. Auch wird die plötzliche Umkehr der a-Welle an dieser Membran mit ihrem erhöhten elektrischen Widerstand im Gegensatz zur tiefer entstehenden b-Welle verständlich.

Unterhalb des Entstehungsortes von P_{II} und P_{III} entsteht ein intraretinales, nicht umkehrbares Potential. Es ist aber gut denkbar, daß ein Umkehrpunkt bei Ableitung vom Gesamtbulbus in einer tieferen Schicht erfolgt, so daß hier die Trennung in positive und negative Komponenten andere Potentiale erfaßt als bei den gegebenen Versuchsbedingungen. Der elektrische Widerstand seines Ursprungs zur indifferenten Elektrode muß kleiner sein als zur differenten Mikroelektrode. Kommt diese in den Bereich der Potentialquelle, so verschwindet das Potential. Wegen des geringen Widerstandes des sie umgebenden Gewebes findet keine Potentialumkehr statt. Das Verhalten des on-Effekts läßt allerdings wenig Rückschlüsse über dieses intraretinale Potential zu, weil eine Überlagerung mit P_{II} und P_{III} eintritt. Sofern es die Aktion der gesamten Retina widerspiegelt, müßte es wie das ERG aussehen. Wie schon erwähnt, besteht das intraretinale Potential, sichtbar an dem sehr variablen Verhalten des off-Effekts, aus 2 Komponenten, die die gleiche Form wie P_{II} und P_{III} zu haben scheinen. Da sie keine Umkehr zeigen, sind sie nur schwer voneinander zu trennen. Der P_{II} entsprechende Anteil X_1 besteht wie P_{II} aus je einer positiven „Welle" in on- und off-Effekt. Die Latenz der ersteren entspricht in etwa der der b-Welle. Das P_{III} analoge X_2 beginnt zwischen Stäbchen- und Zapfen-a-Welle und erstreckt sich als echte Monophasie über die gesamte Belichtungsdauer. Hier sei an die Aufteilung von P_{III} erinnert

[GRANIT (*877*)]. Wenn die Receptorenpotentiale im Zuge ihrer Umkehr besonders klein geworden sind, beherrscht diese Monophasie das Bild. Sie verschwindet, wenn die Mikroelektrode deren Potentialquelle erreicht. Potentiale brauchen also durchaus nicht dort zu entstehen, wo sie am größten sind.

Der ERG-Verlauf ist besonders im Umkehrstadium nicht glatt. Zu den langsam ablaufenden Potentialen kommen schnellere und rhythmische Schwankungen hinzu. BARLOW (*125*) erhielt auch rhythmische Entladungen von Ganglienzellen allein durch Elektrodendruck auf absterbende Retinae. Von solchen Störpotentialen sind aber regelmäßige, sich über bestimmte ERG-Anteile erstreckende Oscillationen abzugrenzen. Diese heben sich schon bei Oberflächenableitung aus dem ERG heraus mit einer Latenz bis kurz vor den b-Wellengipfel. Die dem b-Wellengipfel überlagerten Wellen haben eine kürzere Dauer. Mit dem Einsetzen des off-Effekts verschwinden sie, und zwar wenn X_2 den off-Effekt einleitet, zu Beginn des Abfalls dieser Monophasie. Sie verschwinden meist mit der Umkehr der a-Welle und haben keinen Einfluß auf die Latenz der d-Welle. Wahrscheinlich gehören sie den Bezirken an, die die intraretinalen Potentiale liefern. Es sind jedenfalls keine Receptorenpotentiale, stehen aber mit ihnen in enger Beziehung. Beim Vorherrschen von X_1 sind sie frequenter als beim Vorherrschen von X_2. Daneben treten in bestimmter Schicht (50—90 μ) auch atypische Oscillationen auf, die wahrscheinlich Aktionen einzelner Zellen aus der Nähe der differenten Elektrode sind. Das spricht dafür, daß das intraretinale Summenpotential Ux durch Synchronisation vieler kurz dauernder Potentiale und nicht durch die Summe lang dauernder Potentiale gleicher Latenz entsteht. Die Ergebnisse von GÜTH und MÜLLER-LIMMROTH (*917*) stimmen weitgehend mit denen von TOMITA u. Mitarb. (*2047, 2051, 2052, 2053, 2054, 2055*) überein. Auch sie fanden das intraretinale Potential, das je nach dem Abgriff positiv oder negativ erscheinen kann. Es hat nach TOMITA (*2047*) die Form des ERG ohne a-Welle. Seine Latenz ist wie die von X_1 etwas kürzer als die der b-Welle. Da die Opticusaktionsströme vor der b-Welle beginnen, wird es für das Generatorpotential der Opticusaktionen gehalten. BARLOW (*125*) hält die kleinen regelmäßigen Oscillationen auf der Spitze der b- und d-Welle für die Generatorpotentiale der Opticusspikes. GÜTH und MÜLLER-LIMMROTH (*917*) fanden sie kurz vor dem b-Wellengipfel und neigen daher zu der Ansicht, daß X_1 die Oscillationen hervorbringt, die ihrerseits wieder die Sehnervenspikes auslösen. Über P_{II} und P_{III} findet sich aber bei TOMITA, MIZUNO und IDA (*2054*) die Angabe, daß sich das ERG auch bei punktförmiger Reizung über die gesamte Retina ausbreitet, während das intraretinale Potential auf die gereizte Stelle beschränkt bleibt. TOMITA und TORIHAMA (*2055*) führen aus, daß ein Teil von P_{II} und P_{III} in den Receptoren entstehen könne, während ihr Hauptanteil in den Bipolaren gebildet werde. Möglicherweise handelt es sich hierbei um das Potentialpaar Ux. BRINDLEY (*339*) hält auch die Receptoren für die ERG-Produzenten, jedoch die Bipolaren für Generatoren des intraretinalen Potentials. Nach WOHLZOGEN (*2241*) hemmt Kemithal einen Vorgang in der Retina, der eine regulierende Wirkung auf die Aktionsströme ausübt. Auf die dargestellte Hypothese übertragen, fällt dadurch die Zapfenphase P_{III} aus, was eine Vergrößerung der a-Welle vortäuschen und durch Fortfall der Hemmung durch P_{III} eine b-Wellenvergrößerung zur Folge haben könnte. Eine gleichzeitige Schädigung der Stäbchen könnte die b-Wellenverkleinerung im

Dunklen bewirken. In diesem Zusammenhang sei auf die Versuche von NOELL (*1627*) verwiesen (s. S. 52). Daß die selektiv die Sehzellen zerstörende Monojodessigsäure einen Ausfall des ERG bewirkt, ist verständlich, da seine Auslöser fehlen. Demgegenüber sollen bei Zerstörung des Pigmentepithels und der Receptorenaußenglieder — abgesehen von der c-Welle — ERG und auch die Opticusaktionsströme erhalten bleiben. Monojodessigsäure schädigt bei unveränderter a-Welle die Spikes und die b-Welle, die aber schon vor dem Verschwinden der Spikes ausfällt. NOELL (*1627*) nimmt an, daß die b-Welle in den Receptoren entstehe, an der Erregungsleitung aber keinen Anteil habe. Auch nach TOMITA (*2047, 2051, 2052, 2053, 2054, 2055*) kommt sie als Generatorpotential nicht in Frage. Nach Zerstörung der hinteren Retinaanteile durch Natriumjodat nimmt die a-Welle ab, die somit wenigstens teilweise in den Receptoren entsteht [NOELL (*1627*)]. OTTOSON und SVAETICHIN (*1662*) sind der Meinung, daß Bipolaren und Ganglienzellen nur Spikes hervorbringen. MÜLLER-LIMMROTH und GÜTH (*1590, 917*) halten es für möglich, daß sich die langsamen intraretinalen Potentiale aus frequenteren Oscillationen zusammensetzen. Nach BEST (*213*) sollen so wesentliche Teile des ERG entstehen. Bezüglich der Phasenanalyse des ERG ist ein Vergleich mit den Versuchen von SVAETICHIN (*1997*) wegen andersartiger Ableitungsbedingungen schwierig. Vielmehr gliedern sich unsere Experimente in die Vorstellungen von GRANIT (*870, 877*) ein, der die negative Komponente wegen ihres Verhaltens im on- und off-Effekt in 2 Unterkomponenten aufteilt.

Für den *Entstehungsort* werden verschiedene Netzhautschichten angegeben. Nach der Auffassung der meisten Autoren entsteht von P_{II} und P_{III} je eine Unterkomponente in den Receptoren, deren Außenglieder elektrisch inaktiv sein sollen. Für die Entstehung der übrigen Unterkomponenten stehen die Bipolaren und die Synapsen in der äußeren reticulären Schicht zur Diskussion. Es scheint also mindestens 2 ERG-ähnliche Phasenkombinationen in verschiedenen Retinaschichten zu geben. Eine derartige Auffassung ist vertretbar. LUNDBERG (*1393*) fand in der Speicheldrüse, OTTOSON (*1660*) im Riechepithel ERG-ähnliche Aktionspotentiale, die dem intraretinalen Potential sehr ähnlich sind. Dieses ist möglicherweise ein Grundvorgang, der sich in vielen Organen ein- oder mehrfach wiederholt. Bisher stand nur das einfache, aus a-, b- und d-Welle bestehende ERG zur Diskussion. Die Versuche zeigen aber, daß viele Sonderformen des ERG vorkommen müssen. So wurden doppelte a-, b- und d-Wellen beschrieben [GRANIT u. MUNSTERHJELM (*887*); ARMINGTON, JOHNSON u. RIGGS (*66*); BEST (*212*); BORNSCHEIN (*272*); MÜLLER-LIMMROTH (*1574*); MÜLLER-LIMMROTH u. JÜNEMANN (*1593*); GOTO u. TOIDA (*826*)]. ARMINGTON, JOHNSON und RIGGS (*66*) sowie MÜLLER-LIMMROTH und JÜNEMANN (*1593*) haben bei Hell- und Dunkeladaptation 2 in Form und Latenz unterscheidbare a-Wellen beobachtet. In den Zwischenstadien erscheinen beide gleichzeitig. Die bei unvollständiger Dunkeladaptation angestellten Mikroelektrodenuntersuchungen von MÜLLER-LIMMROTH und GÜTH (*1590*) zeigen analog dazu einen doppelten Abfall von P_{III}. GRANIT (*870*) beobachtete eine doppelte b-Welle bei schwachen Reizen, ARMINGTON (*62*) bei beginnender Helladaptation und Rotbelichtung. Er hält die x-Welle für einen Zapfenanteil. Auch wir (*1590*) sahen bei Mikroelektrodenuntersuchungen einen der x-Welle entsprechenden spitzen Anteil, der von einer mit größerer Latenz auftretenden Welle gefolgt ist. Der verschiedenen Umkehrtiefe beider Anteile entsprechend könnte es sich um einen Zapfen- bzw. Stäbchenanteil handeln. TOMITA, FUNAISHI und SHINO (*2053*) fanden im Bereich des intraretinalen negativen Potentials der b-Welle einen positiven Buckel vorgelagert, der unter Strychnin größer wird und mit den Opticusentladungen in Beziehung steht: Synapsenpotential. Ein ähnliches Potential wurde von MÜLLER-LIMMROTH und GÜTH (*1590*) beobachtet und mit der Stäbchen-a-Welle in Beziehung gesetzt. Es kann auch eine der a-Welle analoge Interferenz der intraretinalen Potentiale X_1 und X_2 sein. Einen Knickabfall der a-Welle, der mit KCl zum Verschwinden gebracht werden kann, hat GRANIT (*870*) beobachtet. Welchem intraretinalen Potential er entspricht, ist schwer zu sagen. GRANIT (*870*) hält ihn für einen Anteil von P_{II}.

Es wären hier die unregelmäßigen Überlagerungen [TOMITA, u. FUNAISHI (*2051*); BARLOW (*125*)] zu erwähnen. Der Rauschpegel der Registrieranordnung steigt, wenn die vom Glaskörper aus vordringende Mikroelektrode die Retina erreicht hat. Dabei fand BARLOW (*125*) einen Zusammenhang zwischen dem Widerstand an der Mikroelektrodenspitze und der Rauschpegelerhöhung. Übereinstimmend erhöht sich der Rauschpegel im Bereich des erhöhten intraretinalen Widerstandes [MÜLLER-LIMMROTH u. GÜTH (*1590*)]. Die unregelmäßigeren Oscillationen erinnern an die Spontanentladungen in geschädigten Retinae, die während der Belichtung verschwinden [BARLOW (*125*)]. Solche Spontanentladungen sind auch durch Druck der Elektrode auf das Präparat zu erhalten [BARLOW (*125*); KUFFLER (*1295*)]. BURNS (*364*) beschreibt ähnliche Spontanentladungen im Gehirn nach wiederholter elektrischer Reizung geschädigter Präparate. Spikeähnliche Entladungen gibt es auch im Receptorenlager und in tieferen Retinaschichten [OTTOSON u. SVAETICHIN (*1662*); MÜLLER-LIMMROTH u. GÜTH (*1590*)]. Die frequenten Entladungen im ERG halten FRY und BARTLEY (*749*) für synchronisierte Spikes. Demgegenüber wies BEST (*213*) nach, daß Spikes erst auf dem Gipfel der Entladungen sichtbar werden. Nach TASAKI und FREYGANG (*2018*) kann die kapazitive Leitung im Nerven Aktionsstrom und -spannung auseinanderfallen lassen, ein Faktor, der bei frequenten Potentialen Bedeutung haben kann.

Die langsamen, in der c-Welle zusammengefaßten Potentiale sind wahrscheinlich Ausdruck vegetativer Funktionen und der Adaptation. Nach NOELL (*1627*) gibt es 2 c-Wellen, von denen die positive im Pigmentepithel und die negative in den Receptoren entstehen soll. Das Potentialpaar P_{II} und P_{III} kommt als intraretinales Potentialpaar X_1 und X_2 noch einmal vor. Vielleicht dienen sie der räumlichen und zeitlichen Kontrastbildung. Schließlich lassen sich noch die frequenten Potentiale in 2 weitere verschieden schnell ablaufende Potentialformen einteilen. Sie dienen wohl der Fortleitung der Erregung. Die Potentialpaare P_{II}-P_{III} und X_1-X_2 bilden je eine funktionelle Einheit und sind entweder hintereinander oder parallelgeschaltet [MÜLLER-LIMMROTH u. GÜTH (*1590*)]. Das Potentialpaar P_{II}-P_{III} bedarf noch einer näheren Betrachtung. Da wären zunächst die Beobachtungen an den mit Pharmaka isolierten Phasen zu erwähnen [MÜLLER-LIMMROTH u. WIRTH (*1596*)]. Eine Beurteilung von P_{III} in ihrem Beginn ist einfach, da sie durch den Fortfall der späteren Phase P_{II} nicht beeinflußt wird. P_{III} hat zeitlich und bezüglich der Reizstärke enge Beziehungen zum Reiz. Sie kann durch Hemmung der Retina ihren Erregungsablauf steuern und nimmt — weitgehend von der Adaptation unabhängig — mit der Reizstärke zu und ihre Latenz beträgt je nach der Sauerstoffversorgung der freiliegenden Receptoren am Beginn 10—15 msec [MÜLLER-LIMMROTH u. WIRTH (*1596*)] und am Ende 25 msec [SVAETICHIN (*1997*)]. Das Maximum von P_{III} wird nach 150 msec erreicht. Am Reizende fällt sie flacher als am Anfang ab. Eine Verkürzung der Reizdauer verändert die Latenz nicht. P_{II} stellt wahrscheinlich einen Sekundärvorgang dar und läßt sich durch Ausschaltung des Primärvorgangs schwer isolieren. Jedoch erscheint bei punktförmiger Belichtung außerhalb der Mikroelektrode, die in der inneren Faserschicht liegt, nur P_{III}, die sich über den belichteten Bereich hinaus ausbreitet [TOMITA, MIZUNO u. IDA (*2054*)]. Bemerkenswerterweise ist bei schwachen Reizen die b-Welle der Reizstärke proportional, bei kurzen und schwachen Reizen dem Produkt aus Reizintensität und -dauer. Nur diese b-Welle ist Ausdruck der photochemischen Primärvorgänge, die erst bei höheren Reizstärken durch Sekundärprozesse überlagert werden. Nach HECHT (*974*) ist der negative Zapfenanteil (P_{III}) mit seiner Latenzzeit temperaturabhängig und somit wohl eng an einen photochemischen Vorgang gekoppelt.

Wird eine Intensitätsschwelle für weitere intraretinale Vorgänge überschritten, so ändert sich das Verhalten der b-Welle. So erfolgt nur auf extrem kurze, starke Reize eine Latenzverkürzung der b-Welle. Auch ist sie bei langer und schwacher Reizung kleiner als bei kurzer starker [GRANIT (*870*)]. Zudem enthält die b-Welle bei schwacher Reizung multiple Wellen (*1574*), was ein Hinweis für das Fehlen eines regulierenden Einflusses von P_{III} sein kann. Diese Befunde und die Tatsache, daß mit Intensitätserhöhung schwacher Reize die Gipfelzeit der b-Welle abnimmt, legen den Gedanken nahe, daß die b-Welle bei stärkeren Reizen dadurch zustande kommt, daß sich „lawinenartig" zwei oder mehrere Teilvorgänge gegenseitig zur Erregung „aufschaukeln". So kommt es bei extrem kurzen, aber heftigen Reizen nicht mehr auf das Produkt aus Dauer und Intensität an, sondern auf die Kraft, mit der der Erregungsvorgang angestoßen wird. Die b-Welle als „initiale Explosion" ist wesentlich unabhängiger vom Reizmodus als P_{III}, die von der Reizintensität stark, von der Reizdauer weniger abhängt [ANDRÉE u. MÜLLER-LIMMROTH (*41*)]. Offenbar ist P_{II}, jedenfalls im 2. Teil des off-Effekts, für die Refraktärphase des ERG verantwortlich. Bei Doppelreizversuchen (s. S. 123ff.) gewinnt man den Eindruck, als ob P_{II} durch weitere Reize nicht zu beeinflussen ist, solange sie noch ungehemmt abläuft. Andererseits beweist die Tatsache, daß die Refraktärphase im beginnenden off-Effekt weniger stark ausgebildet ist als im on-Effekt, daß für die Refraktärphase P_{II} nicht allein verantwortlich sein kann. Dem entspricht auch, daß der Anstieg von P_{II} durch einen 2. Reiz nur unter bestimmten Bedingungen beeinflußbar ist. Vorgänge wie P_{II} neigen zu überschießenden Reaktionen und schon der kleinste Reiz müßte zu Maximalreaktionen führen, wenn nicht P_{III} zur Hemmung da wäre, die die Erregung auf einen dem Reiz adäquaten Niveau festhält. GRANIT (*877*) unterstreicht den engen Zusammenhang zwischen a-Welle und den physikochemischen Vorgängen im Bereich der Innenglieder. Somit ist auch P_{III} an die Photochemie gebunden. Solange P_{III} ansteigt, kann sich P_{II} kaum entwickeln. Geht aber P_{III} in die Abscissenparallele, so überwiegt P_{II}, das sich von nun an so weit aufschaukelt wie P_{III} es zuläßt. P_{II} und P_{III} sind also voneinander unabhängig ausgelöste Vorgänge, wobei die P_{III}-Vorgänge präziser ablaufen als die späteren. Der Verlauf der b-Welle ist jedoch Ausdruck dafür, daß sich zwischen beiden ein Gleichgewichtszustand einstellt, indem unter dem Einfluß von P_{II} P_{III} immer mehr ansteigt. Unter diesen Umständen wird allerdings die Betrachtung der isolierten Phase P_{III} problematisch, da sie nach Fortfall von P_{II} einen anderen Verlauf nimmt. Daß der b-Wellenabfall keine Ermüdung, sondern eine Verschiebung des labilen Gleichgewichts zwischen den hoch aktiven Phasen ist, wird im off-Effekt sichtbar. Wenn nämlich nach der Belichtung P_{III} abzufallen beginnt, gewinnen die einmal in Gang befindlichen P_{II}-Vorgänge die Oberhand, und zwar um so mehr, je weiter — vermutlich in Korrelation zum intracellulären Primärvorgang — P_{III} abfällt, und es erfolgt eine weit über das Ziel hinausschießende Entladung, die sich in einer Vielzahl von Aktionsstrombildern äußern kann (: Variabilität des off-Effekts). Auch GRANIT (*870*) glaubt, daß im off-Effekt — vielleicht durch den Abfall von P_{III} bedingt — P_{II} reaktiviert wird. Der P_{III}-Abfall spielt im off-Effekt aber die entscheidende Rolle. Beide Phasen können sich jedoch so überlagern, daß der funktionell vorhandene off-Effekt unsichtbar bleibt. Er ist um so stärker, je stärker der Reiz war und je länger er dauerte. Unter dem Einfluß des vorangegangenen ERG ist sogar eine d-Welle im 2. ERG sichtbar zu machen, die sonst nicht auftritt [MÜLLER-LIMMROTH u. WIRTH (*1596*)]. Die in ihrer Wirkung entgegengesetzten Vorgänge schaukeln sich gegenseitig auf und entladen sich nach dem Belichtungsende im off-Effekt in einer dem erreichten Erregungsniveau entsprechenden Stärke. Vermittler in diesem gegenseitigen Verhältnis von P_{II} und P_{III} könnte ein in einer schmalen Schicht der Retina ableitbares Potential sein, das durch Spitzen — wie ein zweiter gleichgerichteter Differentialquotient — Beginn und Ende der a-Welle mit vergrößerter Latenzzeit markiert. Dieses Potential zeigt bei Flimmer-ERG im Gegensatz zu den Receptorenpotentialen eine relativ konstante, von der Reizfrequenz weitgehend unabhängige Amplitude. Das Integral dieses Potentials entspricht in der Form der b-Welle, die bei Flimmerversuchen eine weit geringere Verschmelzungsfrequenz zeigt [Müller-Limmroth, Güth u. Schmitt (*1591*)].

b- und d-Welle verhalten sich der a-Welle gegenüber verschieden. Eine neue a-Welle (2. Reiz) kann die b-Welle in ihrem autonom ablaufenden Stadium nicht beeinflussen. P_{III} ist im off-Effekt durch eine Zweitbelichtung beeinflußbar. Da sich P_{II} und P_{III} in einem labilen Gleichgewicht befinden, muß eine Vergrößerung von P_{III} sofort zu einem starken Abfall von P_{II} führen [Müller-Limmroth u. Wirth (*1596*)]. Daher wirkt sich die „negative notch" am stärksten auf dem Gipfel des off-Effekts aus, wo P_{III} wieder Oberhand über P_{II} gewinnt. Die „negative notch" erreicht nie die Nullinie ganz, so daß das folgende 2. ERG von einem höheren Niveau ausgeht. Zwar stellt sich dessen b-Welle auf die Reizgröße ein, aber das im 1. off-Effekt Versäumte wird im 2. nachgeholt.

Nach dem Verhalten von P_{II} und P_{III} ist anzunehmen, daß bereits in den Receptoren eine zeitliche Kontrastbildung stattfindet. Es wäre zu untersuchen, ob mit ähnlichen Potentialpaaren auch eine räumliche Kontrastbildung zustande kommen kann [Tomita, Mizuno u. Ida (*2054*); Tomita u. Torihama (*2055*)]. Selbst bei punktförmiger Belichtung breitet sich das ERG flächenhaft aus [Müller-Limmroth u. Fiedler (*1588*)]. Die intraretinalen Potentiale sind dagegen stärker auf den Reizort beschränkt [Tomita u. Mitarb. (*2047, 2051, 2052, 2053, 2054, 2055*)], notwendigerweise schon durch Konvergenz der Erregungsprozesse zum Sehnerven. Darüber hinaus ist die Einengung des Erregungsvorgangs an einen Hemmungsmechanismus gebunden [Barlow (*125*)]. Entsprechend sinkt die zeitliche Summation mit steigender Arealgröße und Grundbeleuchtung, die obere Grenze der räumlichen Summation mit steigender Reizstärke und Grundbeleuchtung [Barlow (*129*)], ein Zeichen für das Eingreifen von Hemmungsvorgängen. Die Impulse einer einem off-Effekt zugehörigen Nervenfaser können durch einen außerhalb ihres receptiven Feldes gleichzeitig gesetzten Reiz gehemmt werden. Da aber ein 2. Reiz im Receptoren-ERG keine absolute Hemmung hervorruft, muß diese in tieferer Schicht lokalisiert sein. Hier müssen die chemischen nur bei Schwellenreizen sichtbaren Primärvorgänge berücksichtigt werden; denn sie scheinen unterhalb der Schwelle für die übrigen Prozesse die Erregungsleitung allein zu gewährleisten. Dabei kann eine Erregungsleitung zwischen den Innengliedern und den Zellkörpern (Ursprung von P_{II} und P_{III}) entweder durch die Zelle selbst etwa in Form physikochemischer Zustandsänderungen ober über den extracellulären Raum zustande kommen. Zwischen den Receptoren und den Bipolaren, also zwischen dem Receptoren-ERG und dem intraretinalen ERG, ist eine Fortleitung über Synapsen oder auch extracellulär über die Landoltschen Keulen der Bipolaren möglich. Vielleicht entspricht die Doppelnatur der Erregungsleitung der Aufspaltung der Erregung in primäre und sekundäre Vorgänge, wobei die Primärvorgänge nur auf die mit den gereizten Receptoren unmittelbar verbundenen Bipolaren übergehen, während sich die Sekundärvorgänge, die in P_{III} einen hemmenden Anteil besitzen, über die gesamte Retinaoberfläche ausbreiten. Auch die erregende Komponente P_{II} kann sich noch an der gesamten Netzhautoberfläche ausbreiten. Da aber die Hemmung, die durch den stärksten, im Augenblick die Retina treffenden Reiz bestimmt wird, die Weiterleitung aller schwächeren Erregungen blockiert, kann eine Erregung der intraretinalen

Potentiale — in Abhängigkeit von dem nur an der am stärksten gereizten Stelle der Retina weitergeleiteten und in seiner Amplitude durch P_{II} bestimmten Primärvorgang — nur am Ort der stärksten Reizung stattfinden. Man sieht also, daß die gleichen Vorgänge die örtlichen und zeitlichen Kontrastbildungen bestimmen. Darum sind räumliches und zeitliches Auflösungsvermögen in gleicher Weise von der Lichtintensität abhängig [Ross (*1804*)]. Ein Vorgang wie P_{II}, bei dem sich mehrere Teilvorgänge gegenseitig aufschaukeln, folgt einer Exponentialfunktion und reagiert auf die verschiedensten Einflüsse unterschiedlich. Darum reagieren die Receptoren in ihrem Erregungsablauf in einer für Reizstärke und -qualität charakteristischen Weise. Mit den Erregungs- und Hemmungsmechanismen wird somit nicht nur eine räumliche und zeitliche Abgrenzung der späteren Empfindung vorgenommen, sondern auch eine solche Transformation der Erregung durchgeführt, daß nach rechteckigen Lichtreizen ein nach Reizqualität und -stärke spezifischer Erregungsanstieg erfolgt, der seinerseits den adäquaten Reiz für die tiefer gelegene Zellschicht abgibt. Wie bereits im Primärprozeß ein reizspezifischer Vorgang ablaufen kann, der die Receptorenerregung bestimmt, haben z. B. Wulff, Fry und Linde (*2265*) erörtert. Die Receptoren sind „elektrische Apparate", die ihre Erregung an den nervösen Schaltapparat der Retina abgeben [v. Tschermak-Seysenegg (*2070*)]. Je differenzierter ein nervöses Gewebe ist, desto feiner kann es zwischen adäquater und inadäquater Reizform unterscheiden. Das bedeutet für die Retina, daß durch die Receptorenerregungen verschiedenen Reizqualitäten entsprechende Zellen erregt werden oder nicht. In tieferen Retinaschichten kann es Elemente (Bipolare, große Ganglienzellen) geben, die nur auf eine einer bestimmten Farbe entsprechenden Erregungsform der vorgelagerten Schicht ansprechen. Es gäbe dann keine farbspezifische Bipolaren oder Opticusfasern. Alle Receptoren reagieren auf jede Farbe in spezifischer Weise. Diese Auffassung könnte eine Erklärung dafür sein, warum die chromatische Sehschärfe praktisch genau so gut ist wie bei weißem Licht, was nicht zu verstehen wäre, wenn entsprechend einer tri-, tetra-, penta- oder polychromatischen Farbentheorie nur jeder 3., 4. oder 5. farbspezifische Receptor ansprechen würde.

Nach der *Haufentheorie* [Silberstein (*1919*); Hartridge (*964*)] gruppieren sich die farbspezifischen Receptoren individuell verschieden zu kleinen Haufen je nach der Receptorenart. Bei der Fixierung eines farbigen Gegenstandes wird nun vom Auge immer derjenige Receptorhaufen eingestellt, der auf das Reizlicht am stärksten anspricht. Liegt der Lichtfleck zwischen zwei Receptorenhaufen und hat das Auge keine Zeit zur Einstellung, so kommt es zu einer Mischempfindung. So lassen sich dann auch die Farbtonschwankungen bei Anbietung von Minimalfeldern erklären [Holmgren (*1064*); Loevenich: zit nach Schober (*1864*)]. Daß das Auflösungsvermögen des Auges unter bestimmten Winkeln größer als bei anderen Winkeln ist, und daß die Landoltschen Ringe bei vertikaler oder horizontaler Schlitzöffnung besser erkennbar sind als bei schräger Stellung, paßt zur Haufentheorie [Shlaer sowie Higgins u. Stultz; zit. nach Schober (*1864*)]. Selbst der *Thomson-Effekt* ist erklärbar, daß zwei kleine zu Gelb gemischte Felder sich bei kürzeren und längeren Wellenlängen nicht mehr mischen lassen. Andererseits sind im Corpus geniculatum laterale farbspezifische Zellen in 3 Schichten untergebracht: farbspezifische Opticusfasern [Le Cros Clark (*482*)]. Die Farbempfindung wird aber über eine charakteristische Reaktionsform der Receptoren vermittelt [Schubert (*1875*); Hartridge (*964*)]. Durch Flimmerlicht wird die Form der ERG-Wellen in frequenzabhängiger Weise verändert. Entsprechend ruft weißes Licht bestimmter Frequenz Farbempfindungen hervor. Hierzu paßt auch, daß die Änderung der b-Wellensteilheit durch Strychnin für die Veränderung der Farbempfindungen bei Strychninvergiftungen verantwortlich sein kann [Müller-Limmroth (*1571*)]. Entsprechend läßt sich die verschiedene Latenz der Opticusentladungen bei verschiedenen Farben aus der verschiedenen b-Wellensteilheit erklären [DONNER (*589*)]. Schließlich wäre so verständlich, warum bei Farbsinnstörungen auch Störungen der Kontrastempfindungen vorhanden sind: bei Protanomalen bei Rotbelichtung, bei Deuteranomalen bei Grünbelichtung [HOLZLÖHNER u. STEIN (*1070*)]. Sind für das Farbensehen auch intraretinale Hemmungsmechanismen verantwortlich, so gibt es sicher auch Beziehungen zwischen der Young-Helmholtzschen Farbentheorie und der Heringschen Theorie.

Derartige Überlegungen führen zur *Duplizitätstheorie*. Es wird angenommen, daß die Zapfen in erster Linie die Erreger des Hemmungspotentials P_{III} seien. Da die Zapfen kaum adaptieren [SVAETICHIN (*1997*)], ist P_{III} im Dunklen klein. Infolgedessen entwickelt sich die b-Welle (P_{II}) leichter. Bei flachem Abfall der kleinen Phase P_{III} bei Belichtungsende kommt kaum ein off-Effekt zustande. Das bedingt also eine Empfindlichkeitssteigerung auf Kosten der zeitlichen Kontrastbildung. Aber auch die räumliche Kontrastbildung läßt nach (multiple b-Wellen durch räumliche Summation). Außerdem läuft in Dunkelheit die Erregung bei schwacher Ausbildung einer Komponente unspezifischer ab, so daß auch die Farbwahrnehmung unsicherer wird. Gleichzeitig verschiebt sich das Empfindlichkeitsmaximum des immer mehr in den Vordergrund rückenden chemischen Primärvorgangs zur energiereicheren Seite des Spektrums: *Purkinjesches Phänomen*. Nach GRANIT (*844*), DODT (*561*) und SVAETICHIN (*1998*) sollen im Hellen die Stäbchen die Zapfen hemmen. Ihre an sich schwache Phase P_{III} tritt im Hellen hervor und erhält Zapfeneigenschaften. Möglicherweise werden die Vorgänge in den obersten Retinaschichten durch Prozesse wie im intraretinalen Potential und Differentialquotientenbildung präzisiert.

Einerseits breitet sich eine punktförmig ausgelöste Erregung in den Receptoren der ganzen Retina aus, andererseits kommt z. B. beim Frosch auf 30 Receptoren nur eine Sehnervenfaser [BARLOW (*126*)]. Trotzdem entspricht das Auflösungsvermögen dem Abstand der Receptoren voneinander und werden gleichzeitig verschiedene Farbeindrücke signalisiert. Wenn jeder Receptor mit einer großen Zahl von vielleicht farbspezifischen Sehnervenfasern verbunden ist, werden seine Signale wahrscheinlich nicht über eine Einzelfaser, sondern über eine für ihn charakteristische Faserkombination geleitet. Da man die Dichte der Receptoren in der Froschretina kennt (50000/mm²) und ihre Relation zur Zahl der Opticusfasern (30/1), läßt sich die für eine derartige Leitungsart optimale horizontale Reichweite einer Sehnervenfaser, d. h. ihr receptives Feld berechnen, wenn man annimmt, daß die von einer Faser erfaßten Receptoren nahe beieinander liegen und daß die Zahl der Kombinationsmöglichkeiten mit der Zahl der mit einer (farbspezifischen) Faser verbundenen Receptoren bis zu einem durch die Zahl der vorhandenen Receptoren bestimmten Grad ansteigt. Optimal sind die Verhältnisse, wenn bei 3 farbspezifischen Faserarten jeder Receptor mit je 4 farbspezifischen Fasern verbunden ist. Dann ergibt sich gleichzeitig die von BARLOW (*126*) experimentell gefundene Mindestgröße von 0,3 mm für ein receptives Feld. Aus den Zahlen geht jedoch hervor, daß unter ungünstigsten Verhältnissen nur wenige Receptoren in Erregung zu geraten brauchen, um sämtliche Fasern des Bezirks zu blockieren. Es dürfen folglich nur sehr wenige Receptoren gleichzeitig gereizt werden, was durch Hemmungsmechanismen garantiert wird. Andernfalls müßte eine Faser zwischen 1-, 2-, 3- und mehrfacher Reizung unterscheiden können. Aber dieses Übertragungssystem ist nur möglich, wenn nicht zu viele Receptoren gleichzeitig beteiligt sind. Es könnten jeweils 3—4 Synapsen der einer Farbempfindung zugehörigen Fasern am Receptor zu einem Organ zusammengefaßt sein und an einem Receptor für jede Farbe mehrere derartige Organe angreifen. Je mehr Receptoren eine Faser reizen, desto höher ist entsprechend der Adaptation des Nerven ihre Schwelle. Es steigt dann aber auch die Schwelle der gemeinsamen Synapse an einem Receptor, so daß diese Gruppe für diesen Receptor blockiert wird. Dadurch kann an jedem Receptor nur die Gruppe der am wenigsten erregten Nervenfasern gereizt werden.

Diese Vorstellungen werden dadurch verständlicher, daß scharfes Sehen nur bei bewegtem Auge möglich ist. Dadurch verschiebt sich das Bild dauernd und das Gehirn erhält ständig neue Impulse, wobei aber die Fasern eines Receptors stets gleichzeitig reagieren. Dafür ist wichtig, daß die Latenz der Opticusimpulse vom Beginn der a-Welle konstant ist [GRANIT (*870*)]. Die zu kleinen „Organellen" zusammengefaßten Synapsen sind praktisch funktionell alle miteinander gekoppelt und eine Änderung im Erregungszustand nur eines Receptors führt zu einer vollkommenen, aber stets dem Bild entsprechenden Umgruppierung aller Impulsmuster.

BRINDLEY (*333, 335, 338*) hat einige der theoretisch geforderten Größen gemessen. Danach wird der Widerstand einer eröffneten Bulbusschale von 300 $\Omega \cdot cm^2$ nach Entfernung der Retina um 200 $\Omega \cdot cm^2$ kleiner. Darüber hinaus verhält sich die Retina auf Rechteckstromstöße so, als ob parallel zu einem Drittel dieses radiären Widerstandes ein Kondensator von 100 $\mu F \cdot cm^2$ geschaltet sei. In 235 μ Tiefe fallen Widerstand und Kapazität zwischen Sklera und innerer Retinaoberfläche plötzlich ab. Gleichzeitig sinkt das abgegriffene Potential um 10—30 mV. Hier liegt eine Struktur, eine R-Membran, mit einem Widerstand von 100 $\Omega \cdot cm^2$ und einer Kapazität von 100 $\mu F \cdot cm^2$ vor, die mit der Membrana limitans externa identisch ist. Das Ruhepotential entwickelt sich dies- und jenseits von ihr. Außerdem hat BRINDLEY (*335*) bestätigt, daß das EIRG nur in 300 μ Umkreis von der belichteten Stelle abgreifbar ist und dem ERG entspricht. Wird die Mikroelektrode von der Receptorenseite her eingestochen, so tritt in der inneren Körner-, der äußeren Synapsen- und der äußeren Körnerschicht ein auf die belichtete Stelle beschränktes negatives Potential bei "on" und "off" auf. Positive Reaktionen fehlen im belichteten Areal, weil im Areal Strukturen mit solchen Reaktionen bei Reizen als Stromverminderer wirken und außerhalb davon als Stromquelle. Darum gibt es außerhalb der belichteten Stelle positive Reaktionen. So führt eine ringförmige Belichtung zu einem negativen intraretinalen Potential im belichteten Bezirk, dagegen zu einem positiven innerhalb und außerhalb des Ringes. Die dafür verantwortlichen Strukturen sollen tangential ausgerichtet sein. Beim Einstich von der Glaskörperseite wird bis zu 100 μ Tiefe (innere Körnerschicht) ein normales ERG registriert (Abb. 60). Bis zur Membrana limitans externa reagieren dann die auf Lokalbelichtung reaktionsfähigen Bezirke in komplexer Weise auf eine Totalbelichtung, während die Regionen, die bisher auf eine Lokalbelichtung nicht antworteten, bei Gesamtbelichtung ein normales ERG ergaben. Nach Durchsetzung der R-Membran wird die abgreifbare Potentialdifferenz rasch sehr klein und verschwindet. BRINDLEY (*335*) erhält somit ähnliche Ergebnisse wie MÜLLER-LIMMROTH und GÜTH (*1589*). Auch die beschriebenen Oscillationen treten hier zutage und werden auch als Spikeaktivität gedeutet. Sie nehmen nicht an der Umkehr teil und verschwinden, sobald die Elektrode von der inneren Retinaoberfläche die R-Membran erreicht hat. Sie werden also nicht durch radiäre Strukturen hervorgebracht, weil sie dann die R-Membran durchsetzen müßten. Darum sollen das EIRG und die raschen Oscillationen durch tangential ausgerichtete Strukturen, die a-, b- und d-Wellen des ERG aber von den radiären Receptoren gebildet werden. [BRINDLEY (*335*)] Tangentiale Strukturen sind nur die Horizontalzellen mit ihren 240 μ langen Zellfortsätzen. Die Amacrinen und die Ganglienzellen mit ähnlichen Fortsätzen liegen in anderer Höhe (innere Körnerschicht). Die Stäbchen- und Zapfenaktivierung depolarisiert die Horizontalzellen und macht deren Zellkörper negativ, während deren Zellfortsätze noch unerregt sind. Infolgedessen fließt intracellulär ein Strom vom Zellkörper zu den Fortsätzen und umgekehrt extracellulär. Das hat ein negatives Potential in der Nachbarschaft der Zellkörper und wegen der starken Verzweigung der Zellfortsätze ein kleineres positives Potential in deren Nachbarschaft zur Folge. Dazu kommen aber sicherlich noch Interaktionsphänomene. ERG und EIRG sind verschiedene Dinge trotz ähnlichen

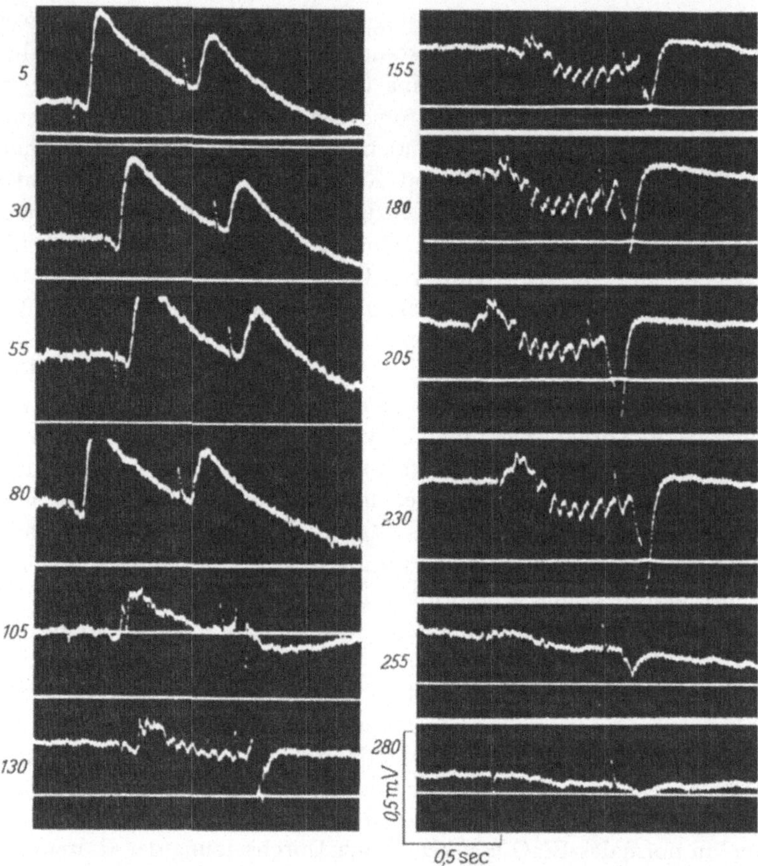

Abb. 60. Die intraretinalen ERG nach Belichtung der gesamten Retina, abgeleitet mit einer von der Glaskörperseite der Retina eingestochenen Mikroelektrode, die um jeweils 25 μ vorgeschoben wurde. Die R-Membran wurde in einer Tiefe zwischen 230 und 255 μ durchstochen. Man beachte die in einem Tiefenbezirk zwischen 130—230 μ auftretenden Oscillationen [Brindley (*335*)]

Verlaufs [Tomita u. Mitarb. (*2047*, *2051*, *2052*, *2053*, *2054*, *2055*); Müller-Limmroth u. Güth (*1590*); Brindley (*335*)]. Auch im Flimmer-ERG verhält sich die Amplitude der EIRG-Wellen zur Flimmerfrequenz anders als die der ERG-Wellen. Sobald z. B. die Mikroelektrode die Membrana limitans externa durchsetzt hat, finden sich im Flimmer-EIRG häufiger als im Einzel-EIRG 2 Potentialspitzen, die durch Interferenz entgegengesetzter, kurz dauernder Potentialzacken möglicherweise entstanden sind und wahrscheinlich Dendritenpotentiale der äußeren Körnerschicht darstellen. Formal entsprechen sie dem 2. gleichgerichteten Differentialquotienten des a-Wellenabfalls; ihr Integral stellt den b-Wellenanstieg dar

[Müller-Limmroth, Güth u. Schmitt (*1591*); Güth u. Müller-Limmroth (*917a*)]. Die Ganglienzellen des letzten retinalen Ganglions sind also am ERG unbeteiligt, die Receptoren mit ihren Innengliedern sowie die Bipolaren aber zur Lieferung von Teilkomponenten befähigt. Neben P_I, die etwas mit dem Pigmentepithel zu tun hat, sind an der ERG-Form noch 4 weitere Unterkomponenten beteiligt, von denen 2 P_{II} und P_{III} entsprechen. Sie sind Receptorenpotentiale aus der Region ihrer Innenglieder. Die übrigen Komponenten X_1 und X_2 entstehen dagegen auf nervösem Wege und entsprechen zusammen dem intraretinalen ERG. Daß nervöse Elemente mit Querverbindungen aus Spikessalven über ihre Nachpotentiale Gleichspannungen liefern, ist aus der Nervenphysiologie bekannt.

So kennt man oberflächenpositive und -negative Wellen im Cortex. Die oberflächenpositive Komponente kommt dadurch zustande, daß in der Tiefe eine Neuronenschicht depolarisiert wird [Adrian (*8*); Burns u. Grafstein (*365*)]. Darum wird diese Welle in bestimmter Tiefe umgepolt. Das gleiche gilt für die oberflächennegative Welle. Offenbar verhalten sich flächenhafte Zellverbände in Retina und Cortex wie bioelektrische Membranen. Die flächenhafte Ausrichtung der Bipolaren in der Retina erfolgt erst postnatal unter Lichteinfluß [Ishii (*1122*)]. Sie stellt den Leitungsweg und auch elektrophysiologisch aktive Grenzflächen her. Dabei folgen die Bipolaren der Zapfen- und Stäbchenentwicklung [Vilter (*2099*)]. Diese Ausrichtungen der Bipolaren sind nicht zu verstehen, wenn sie nicht für die Sehprozesse von allergrößtem Wert sind, zumal in Zapfenretinae jeder Zapfen mit 3 Bipolaren in Aktion treten kann (Vilter (*2100*)].

Auch *extraretinale Faktoren* spielen für das ERG eine Rolle. So geht die Pupillenreaktion mit einem trägen Potential in die Phase P_I ein (s. S. 48 u. 74), die aber zum großen Teil das Pigmentepithel hervorbringt [Noell (*1627*)].

Die Pupillenbewegung hat Petersen (*1680*) untersucht. Die Pupillenweite schwankt bei Ruhe um 0,05 mm. Die Lichtreaktion setzt nach 0,2 sec ein, bei einer Kontraktionszeit von 0,45—0,7 sec. Darauf folgt nach einer 2 sec langen Periode mit konstantem Durchmesser die über 4 sec gehende Dilatation. Auch danach ist die Pupille noch um 0,4 mm enger als zuvor. Die Kontraktionsgeschwindigkeit beträgt $\sim$ 5 mm/sec, nimmt aber mit dem Alter ab. Die Dilatationsgeschwindigkeit schwankt zwischen 1,0—2,3 mm/sec. Unter Alkohol bleibt das Pupillogramm normal, während unter Stickoxydul, Schlafmitteln oder Anoxie eine der Pupillenerweiterung proportionale Amplitudenzunahme auftritt.

Außerdem ist noch eine ERG-Beeinflussung über zentrifugale Fasern aus dem Corpus geniculatum laterale möglich [Ramon y Cajal (*1740*); Dogiel (*581*); Polyak (*1713*)]. Über sie können die von einem Auge abgehenden Bahnen auf efferente, in das andere Auge zurücklaufende Bahnen umgeschaltet werden. Mit ihnen könnten der Wettstreit der Sehfelder und Konturen sowie die binoculare Farbenmischung auch retinal entstehen. Beide Retinae sind nervös miteinander gekoppelt. Bei den ERG-Untersuchungen zum Nachweis einer solchen *biretinalen Assoziation* beobachtete Monnier (*1490, 1491*) im unbelichteten menschlichen Auge eine konsensuelle c-wellen-ähnliche Antwort im ERG synchron zur c-Welle des ERG des belichteten Auges. Dodt (*559*) fand beim gleichen Effekt eine Latenz von 0,2—0,3 sec und eine Abhängigkeit vom Logarithmus der Beleuchtungsstärke. Durch vegetativ wirksame Pharmaka (Atropin, Pilocarpin, Physostigmin) wird er kleiner. Nach Dodt (*559*) soll der konsensuelle Effekt bei Ableitung von der Sclera zum Limbus corneae fehlen, er sei darum vorwiegend ein Irisphänomen (s. S. 48 u. 74). Das Einschieben der Iris in den Spannungsvektor Cornea-Fundus bedeutet aber auch eine Widerstandserhöhung der Ruhepotentialquelle, so daß der Effekt auch eine Ruhepotentialänderung sein kann. Zudem beeinflussen vegetativ wirksame Pharmaka die Erregbarkeit der Retina selbst (s. S. 48), was im Hinblick auf die Neurosesekretion in der Retina [BECHER (*170*)] zu erwarten ist. Sie bewirkt eine vegetative Steuerung der Retinatätigkeit. Der pupilläre Anteil an der c-Welle ist folglich nicht groß [KOHLRAUSCH (*1251*); v. BRÜCKE u. GARTEN (*353*)]. Bei starrer oder fehlender Iris ist sie nämlich noch vorhanden und es gibt eine *retinale* Komponente der c-Welle bei lichtstarrer Pupille, die mit efferenten Bahnen zusammenhängt [DODT (*559*); MONNIER (*1490, 1491*)].

Die c-Welle hat etwas mit der Dunkeladaptation und deshalb mit der Stäbchenfunktion zu tun, zumal sie in der Zapfenretina der Schildkröte fehlt. Schließlich weist die Abhängigkeit der c-Welle zur Reizdauer darauf hin, daß die Iris nicht allein Ursache der c-Welle ist. Sie nimmt mit der Verkürzung der Reizdauer ab und fehlt schließlich. Bei kurzen Reizen müßte dagegen eine Irisreaktion im ERG deutlicher hervortreten, weil dann Interaktionen mit anderen Potentialen seltener sind. Daß sich die c-Welle mit dem Logarithmus der Reizstärke ändert, ist kein Beweis für die Iristheorie.

Eröffnete Meerschweinchenbulbi ohne Iris liefern unter Ausschluß von Streulicht einen konsensuellen Effekt und besitzen damit eine *biretinale Assoziation* [MÜLLER-LIMMROTH (*1577*)]. Der Effekt besteht aus einer kleinen trägen Monophasie, der sich ein kleiner, dem c-Wellengipfel des ERG des belichteten Auges korrespondierender Gipfel überlagert. Das Potential setzt auf dem unbelichteten Auge etwa 50 msec nach dem ERG ein. Die Bahnen dieses „Reflexbogens" leiten aber nur Spikes, die das konsensuelle Potential entweder als chemisches Potential der neurosekretorischen Zellen [BECHER (*170*)] oder als Potential durch Synchronisation retinaler Neurone veranlassen. Diese müßten durch Querverbindungen als eine Art Multivibrator der Impulstechnik wie die B-Zellenneurone des Cortex zusammengeschaltet sein [BURNS (*364*)].

Die neurosekretorischen Zellen [BECHER (*170*)] können über zentrifugale Fasern zur Sekretion veranlaßt werden und so die Erregbarkeit der Retina steuern. Damit wäre erklärbar, daß akustische Reize die Stäbchen- und Farbempfindlichkeit beeinflussen sowie beim Protanopen die Blauempfindlichkeit steigern [KRAVKOV (*1275*)]. Möglicherweise sind sie bei der Suggestion von Farbsinnstörungen [ERICKSON (*649*)] auch beteiligt. Zudem verschieben vegetative Reizstoffe die Rayleigh-Gleichung [WACHHOLDER u. KESSELER (*2116a*)]. Andererseits sind die neurosekretorischen Zellen in das *heliotrope Bewirkungssystem* [BECHER (*170*)] eingebaut, das über das vegetative [ZINNITZ (*2277*)] und hormonelle System für den Farbwechsel des Haar- und Federkleides, die Pigmentierung, die Sexualfunktion, den Stoffwechsel und viele biologische Rhythmen verantwortlich ist [ROWAN (*1808*); BENOIT (*182*); BENOIT, ASSENMACHER u. WALTER (*184*); BISONETTE (*244*); WOLFSON (*2245*); v. SCHUMACHER (*1884*); JORES (*1166*); MÖLLERSTRÖM (*1481*); HOLLWICH (*1059*)]. So gelangen weibliche Nager durch Licht in ein Oestrusstadium, selbst wenn die vorderen Vierhügel, der Dorsalkern des Corpus geniculatum laterale, die Sehsphäre und die Area praetectalis blockiert sind [LE CROS CLARK, MCKEOWN u. ZUCKERMAN (*484*)]. Der Lichteinfluß ist jedoch nicht unbedingt humoral; denn THOMSON (*2030*) fordert auf Grund von ERG-Experimenten, daß der durch Belichtung ausgelöste Oestrus eine Unversehrtheit der Ganglienzellschicht voraussetzt, damit nervöse Impulse über die Ventralkerne des Corpus geniculatum laterale oder die akzessorischen Bahnen zum Hypothalamus zur Hypophyse gelangen. Die Entwicklung von Xenopuslarven wird durch Dauerlicht dagegen etwas gehemmt [BECHT (*171a*)].

Der konsensuelle Effekt steuert als elektrotonisches Potential die Erregbarkeit der Retina. Auf Grund der Ruhepotentialmessungen könnte es einem Anelektrotonus entsprechen [MÜLLER-LIMMROTH u. LEMAITRE (*1595*)], der die retinale Erregbarkeit des unbel chteten Auges herabsetzt. VIEFHUES und MÜLLER-LIMMROTH (*2097*) haben beim Strabismus alternans und der Schielamblyopie den Hemmungseffekt im ERG erkennen können. Der mit dem c-Wellengipfel des

ERG korrespondierende Anteil des konsensuellen Effekts hat wie die c-Welle mit der Adaptation zu tun. Die nervöse Beeinflussung ist unspezifisch; denn die farbige Belichtung eines Auges ändert den Farbenempfang auf dem anderen so, als ob man durch Schallreize oder Polarisation des nicht geprüften Auges die Erregbarkeit des anderen beeinflußt hätte [GURTOVOJ u. KRAVKOV (*921*)].

MOTOKAWA, NAKAGAWA und KOHATA (*1554*) haben nach Anhaltspunkten für das Zustandekommen des mono- und binocularen stereoskopischen Sehens gesucht. Sie gingen dabei von Gewebsgradienten [GIBSON (*806*)] aus, die es in der Retina vor allem für das monoculare Sehen geben soll. Nun kommt es nach Belichtung zu einer zeitlich begrenzten Phosphenschwellenerhöhung. Geht dem weißen Licht ein rotes voraus, so ist die Phosphenschwellenzeitkurve im ganzen niedriger. Bestimmt man diesen Kontrasteffekt im Verlauf eines perspektivischen Körpers, so steigt er vom nächstgelegenen Punkt bis zum entfernteren linear an. Dieser Gradient verschwindet wieder, wenn die Figur vereinfacht wird, so daß kein stereoskopisch erscheinender Körper vorliegt. Ähnliche Gradienten findet man, wenn bei einer T-Figur nach gewisser Zeit eine das T erzeugende I-Figur entfernter im Raum zu liegen scheint [KÖHLER u. WALLACH (*1238*)]. Diese figürlichen Nacheffekte sind von einem Auge auf das andere übertragbar und werden von KÖHLER und WALLACH (*1238*) als zentralbedingt gedeutet. MOTOKAWA, NAKAGAWA und KOHATA (*1555*) meinen aber, daß die Effekte auch über die biretinale Assoziation bioelektrisch induziert sein können, wobei der Ort dieser Phänomene zwischen den Receptoren und der Ganglienzellschicht zu suchen wäre.

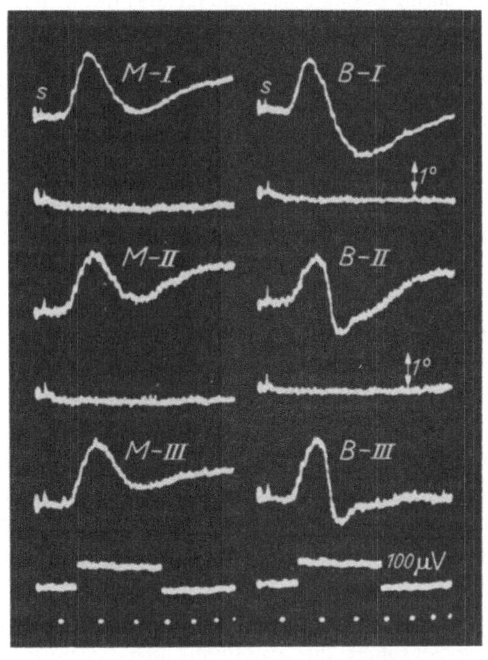

Abb. 61. ERG des Menschen bei monocularem (*M*) und binocularem (*B*) Sehen. Gleichzeitig wurde die Augenbewegung unter jeder Kurve mitregistriert. Wie man sieht, sind die vorhandenen Unterschiede nicht durch Augenbewegungen entstanden. Es zeigen sich zwar ERG-Unterschiede, je nachdem, ob monoculares oder binoculares Sehen vorliegt, jedoch sind diese Unterschiede unabhängig davon, ob ein stereoskopisches (obere Reihe), ein flächenhaftes Bild (mittlere Reihe) angeboten oder ob eine diffuse Belichtung durchgeführt wurde, gleichbleibend vorhanden [MOTOKAWA, NAKAGAWA u. KOHATA (*1555*)]

Mit dem ERG konnten MOTOKAWA, NAKAGAWA und KOHATA (*1555*) die biretinale Assoziation bestätigen. Zwischen den monocularen und binocularen ERG bestehen charakteristische Unterschiede, die nicht durch Augenbewegungen oder Pupillenreaktionen zustande kommen (Abb. 61). Andererseits steht die biretinale Assoziation nicht mit dem stereoskopischen Sehen in Verbindung; denn die Unterschiede bleiben, gleichgültig ob ein stereoskopisches, flächenhaftes Bild oder ein diffuses Licht angeboten wird. Vielmehr dient die biretinale Assoziation der Ausbildung von Hemmungen.

Die Gesichtsfelder beider Augen superponieren sich, wobei u. a. die Aufmerksamkeit das gemeinsame Gesichtsfeld beeinflußt [GOETHE (*811*)]. Deshalb hielt HELMHOLTZ (*996*) den Wettstreit der Sehfelder im wesentlichen für ein „psychisches Phänomen", das vom Bewußtsein abhängt. Dieser *empirischen Theorie* steht die *nativistische Theorie* [PANUM (*1664*)] gegenüber. Sie schreibt die Phänomene der Nervenfaser selbst zu. JOH. MÜLLER (*1570*) vertrat ähnliche Ansichten. HELMHOLTZ (*996*) verlegt also den Wettstreit der Sehfelder und der Konturen in das Zentralnervensystem, PANUM (*1664*) und JOH. MÜLLER (*1570*) mehr in das Sinnesorgan.

Das peripher hemmende Potential des konsensuellen Effekts setzt auch dort im Auge die Erregbarkeit herab, wo korrespondierend auf dem anderen belichteten Auge eine Erregung stattfand. Über Querverbindungen irradiiert es in die Umgebung des abgebildeten Gegenstandes auf der belichteten Retina (Simultankontrast) und auch in die Umgebung der entsprechenden Zone im unbelichteten Auge, wo sogar ein größerer Hemmungshof entsteht. Ebenso wird der Helligkeitseindruck eines monocular betrachteten Untergrundes bei binocularer Betrachtung nicht intensiver. Die zentrifugalen Fasern haben eine Hemmungsfunktion [ELSBERG u. SPOTNITZ (*635*)]. Dafür spricht, daß bewegte Nachbilder durch regelmäßige Muster binocular deutlicher als monocular sind. Monocular rivalisieren nämlich das Bildmuster mit dem Komplementärbild, was bei Hirngeschädigten ausbleiben soll [MACKAY (*1406*)]. Es könnte auch die für die biretinale Assoziation erforderliche Umschaltung im Kniehöcker ausgefallen sein. Bei der binocularen Farbenmischung [TRENDELENBURG (*2066*); PRENTICE (*1725*)] von Rot und Grün zu Gelb wird ein anderes Gelb eingestellt als bei monocularer Mischung. Für das gleiche monocular gemischte Gelb ist binocular mehr Rot erforderlich. Das steht mit den ERG-Polarisationsversuchen in Einklang. Bei einer anelektrotonischen Durchströmung des Auges ist nämlich das Rot-ERG am auffälligsten gedämpft. Die Rot-Elemente der Retina sind anelektrotonisch, die Blau-Elemente katelektrotonisch beeinflußbar. Der konsensuelle Effekt entspricht einem Anelektrotonus. Folglich muß der Rot-Anteil bei binocularer Mischung erhöht werden. Belichtungen eines Auges beeinflussen selbst die Nachbildphasen des anderen und deren Dauer durch die neurosekretorischen Zellen [OTI (*1659*); ARBENZ (*45*)].

Schließlich hat WIRTH (*2233*) auch eine binoculare Beeinträchtigung der b-Wellen beobachtet. Beim Menschen ist die b-Welle bei binocularer Belichtung kleiner (subnormal) als bei monocularer. Nach WIRTH (*2233*) ist das die Folge eines zentrifugalen Hemmungsreflexes. UCHERMANN (*2076*) hat das nicht bestätigt, trotzdem zeigen seine Kurven das konsensuelle Potential, in dem neben der Pupillenreaktion [MONNIER (*1490, 1491*); DODT (*559*)] auch die bioelektrische biretinale Assoziation enthalten sein muß.

Auch der Pupillenreflex ist bei monocularer Belichtung schwächer als bei binocularer [THOMSON (*2032*)], während eine monoculare Hell- oder Farbadaptation die Empfindlichkeit des anderen Auges steigert [HELMS, KRÖGER u. STRÄSSNER (*996a*); HELMS u. PREHN (*996b*); HELMS u. RAEUBNER (*996c*)]. Dieses Summationsphänomen entsteht wahrscheinlich im Corpus geniculatum laterale. Andererseits glauben LASAREFF und BOULANOVA (*1324*), daß in der Sehsphäre die Empfindlichkeit synonymer Netzhautstellen verändert werden könnte. Darum gebe es Fluktuation in der Maximalempfindlichkeit. Infolgedessen kann eine Assoziation auch auf höherer Ebene zustande kommen.

p) Das klinische ERG

Übersichten sind von KARPE (*1192*), VANÝSEK (*2086*), SCHUBERT (*1880*), GRANIT (*879*), STRAUB (*1972*), QUEIROGA (*1735*), SAREZKAJA (*1903a*) und HENKES (*1002*) veröffentlicht worden, um die Möglichkeiten der Elektroretinographie für die Klinik bei der Beurteilung abnormer Sehfunktionen aufzuzeigen.

Eine brauchbare *Standardableitung* geht auf KARPE (*1187, 1188, 1192*) zurück. Meist werden Haftschalenelektroden angewandt, die in Lokalanaesthesie nach Ausschaltung der Aktionspotentiale der Augenbinnenmuskulatur durch Homatropin eingesetzt werden. Besondere Lidhalter, Vorrichtungen an der Haftschale zur Vermeidung des Lidschlags und Fixierlämpchen zur Unterdrückung der Bulbusbewegungen werden eingesetzt. Weitere Faktoren zur Standardisierung sind die Haftschalengröße (möglichst klein), die Verwendung von DC- oder RC-Verstärkern mit 0,5 sec Zeitkonstante und einem Verstärkungsgrad von 500 μV/cm für orientierende und 50 μV/cm für detailliertere Untersuchungen und schließlich die Lage der indifferenten Elektrode.

Die Einhaltung einer einigermaßen konstanten Adaptation ist eine wichtige Vorbedingung. KARPE (*1188*) schlägt zur kurzen Helladaptation eine Beleuchtungsstärke von 5 lx für 10 bis

20 min vor. Allerdings soll diese Zeit auf 45 min verlängert werden, wenn der Patient sich im vollen Tages- oder Sonnenlicht aufgehalten hat. Eine reproduzierbare Dunkeladaptation ist mit einem Dunkelaufenthalt von 5 min oder in einem schwächer als 0,1 lx beleuchteten Raum zu erreichen [KARPE *(1188)*]. HENKES *(1001)* erhielt schon konstante Resultate bei 2,5 lx Beleuchtungsstärke für 5 min. Zwischen die Belichtungen legt HENKES *(1001)* ein Dunkelintervall von 5 min ein. Der Reiz soll in *Intensität, Dauer und Wellenlänge* verändert werden [SCHMÖGER *(1859)*; BURIAN *(358)*; NOELL *(1629)*; WIRTH *(2237)*], um vor allem das photopische vom skotopischen ERG zu trennen. Die *Reizdauer* kann kurz sein (10—125 msec), weil praktisch nur a-, b- und x-Welle ausgewertet werden. Es werden auch Blitze von einigen μsec Dauer eingesetzt: Längere Reizzeiten bedingen zu leicht Lid- und Bulbusartefakte. Wird die Reizdauer kürzer als die Gipfelzeit der b-Welle, so kann diese sich nicht zu ihrer, der Reizstärke entsprechenden Höhe entwickeln. Deshalb ist eine Angabe über die normale b-Potentialhöhe wenig sinnvoll. Jeder Untersucher muß eigene Eichkurven hinsichtlich Reizstärke und -dauer anlegen. Mit einem weißen Lichtreiz konstanter Dauer und Intensität kommt man nicht aus, weil dieser fixierte Reizmodus entweder photopische oder skotopische allein oder Mischantworten auslöst. KARPE und VAINIO-MATTILA *(1200)* halten den Intensitätsbereich 5—80 lx für ausreichend. Für die Routineuntersuchungen dürften neben dem Weißreiz ein lang- und ein kurzwelliges Filter genügen. FRANÇOIS, VERRIEST und DE ROUCK *(735)* haben einen Universal-Photostimulator angegeben.

α) Katarakt und andere Trübungen in den brechenden Medien

Meist reicht die Lichtintensität aus, um *Corneatrübungen* (Ulcus corneae, Macula leucoma, Staphyloma corneae) zu durchdringen und somit ein normales ERG zu erhalten [KARPE *(1192)*; BEAUVIEUX, BESSIÈRE, FAURE u. CHABOT *(168)*]. Nur ausgedehnte *Glaskörperblutungen* führen zu stärkeren Lichtabsorptionen. Dann oder bei zusätzlicher Retinaschädigung wird das ERG ausnahmsweise subnormal, bei schwachen Reizstärken unter Umständen ausgelöscht, ebenso bei den nachfolgenden Bindegewebsneubildungen im Glaskörper und den damit gekoppelten Schrumpfungsprozessen (wobei differentialdiagnostisch an eine zusätzliche Retinaschädigung zu denken ist) [KARPE *(1192)*]. Bei reifen *senilen Katarakten (Cataracta matura)* ist die b-Welle vor und nach der Operation meist normal. [KARPE *(1192)*; VANYSEK *(2086)*], erst recht im Stadium der *Cataracta incipiens*. Nur bei intensiven Linsentrübungen vermindert sie sich, ferner öfter bei der *Cataracta diabetica*, beim Tetanie- und Myotonie-Star sowie bei der *Cataracta complicata* allgemein. Jedoch löst eine Intensitätserhöhung von 80 auf 800 lx wieder ein normales ERG aus. Vor und nach der Staroperation besteht im ERG kein signifikanter Unterschied [KARPE u. VAINIO-MATTILA *(1200)*]. Nach einer Staroperation können a- und b-Welle größer werden, weil die wirksame Lichtmenge angestiegen ist. Gleichzeitig kann man bei Aphakie ERG mit 365 mμ Reizlicht auslösen [ZIV u. BURIAN *(2278)*]. Daß bei längerem Bestehen des Katarakts die b-Welle träger verlaufen kann, braucht nicht unbedingt eine retinale Funktionsstörung anzuzeigen. Vielmehr ist die Anstiegsverzögerung durch eine Intensitätsverminderung infolge zunehmender Linsentrübung bedingt. Andererseits muß in diesem Stadium auch an eine gestörte Retinafunktion gedacht werden. Eine Cataracta senile beeinflußt wegen der gesteigerten Lichtabsorption nicht so sehr die b-Wellenhöhe, sondern mehr ihre Latenz und Dauer. Bei einem Star mit falscher Lichtlokalisation und wo der Fundus nicht sicher beurteilt werden kann, kann das ERG von Nutzen sein, vor allem bei einer Cataracta complicata. Nach BEAUVIEUX, BESSIÈRE, FAURE und CHABOT *(168)* soll das ERG bei einer Uveitis noch normal bleiben. Ein normales ERG bei einer Cataracta complicata sollte zur Staroperation ermutigen. Liegt dagegen auch eine Retinaschädigung (Ablatio retinae, Thrombose oder Embolie der Zentralgefäße) vor, so ist das ERG pathologisch und damit der Erfolg einer Staroperation fraglich. Allerdings erscheint eine eng umschriebene Netzhautschädigung (zentrale Chorioiditis, Maculadegeneration) nicht im ERG. Das ERG ist auch dann nützlich, wenn Patienten bei langem Bestehen eines Stars in der Projektion unsicher geworden sind. Ist die b-Welle dann vermindert oder im Ablauf pathologisch, so liegen retinale Störungen vor. Von dieser Regel weichen nur die Siderose und tapetoretinalen Degenerationen ab, weil bei ihnen das ERG ausgelöscht oder sogar stark negativ sein kann, obwohl beträchtliche Netzhautpartien noch funktionstüchtig sind. Naturgemäß versagt das ERG auch bei retroretinalen Affektionen im Sehnerven (Atrophie). Bei absteigenden Nervendegenerationen bleibt die b-Welle erhalten. Andererseits kann bei komplizierten Katarakten (Diabetes, Hypertension, Nephropathien) das ERG vor der Staroperation Aufschluß über die Retinafunktion liefern. Allgemein ist also das ERG normal, wenn nur die vorderen Partien des Auges erkrankt sind [FAURE, CHABOT u. DUTERTRE (*668*)].

β) Das ERG bei der Vitamin A-Mangelhemeralopie, kongenitaler Hemeralopie und Farbsinnstörungen

Die Bedeutung des *Vitamins A* für die Adaptation wurde schon erwähnt (s. S. 74ff.). Bei mittleren Reizstärken hängt die b-Welle von der Adaptation ab (Stäbchenfunktion, skotopisch). Bei hohen Reizstärken treten a- und x-Welle hinzu (Zapfenfunktion, photopisch), wobei sich die letztere bei weißem Licht der b-Welle überlagert und durch langwelliges Licht isoliert darstellbar ist. Beim *kongenital Hemeralopen* fehlt die skotopische b-Welle [BORNSCHEIN, GOODMAN u. GUNKEL, (*278*); GOODMAN (*818*)], bei mittleren Reizstärken das ERG überhaupt. Erst höhere Reizstärken liefern ein ERG aus a- und x-Welle (Abb. 62, *C, D*) [BORNSCHEIN u. VUKOVICH (*285*); FRANÇOIS, VERRIEST u. DE ROUCK (*731, 728*); VANÝSEK (*2086*)]. Die a-Welle enthält aber phot- und skotopische Komponenten, wie sich aus dem Knick in der Adaptationskurve der a-Welle ergibt [GOODMAN u. BORNSCHEIN (*819*)]. Das skotopische Flimmer-ERG fehlt, während man bei höheren Reizstärken photopische Flimmerpotentiale [x-Welle: GOODMAN u. ISER (*820*)] erhalten kann [DODT (*562*)]. Bei der *Vitamin A-Mangelhemeralopie* fehlt auch das photopische ERG (Abb. 62 *E, F*) [BORNSCHEIN u. VUKOVICH (*285*)]. Nach Vitamin A-Therapie wird das ERG qualitativ wieder normal, die b-Welle bleibt aber niedriger [AUERSWALD, BORNSCHEIN u. ZWIAUER (*89*); KARPE, RICKENBACH u. THOMASSON (*1197*)]. Dieses Verhalten ist mit den parafovealen Adaptationskurven erklärbar; denn bei kongenitaler Hemeralopie deckt sich der 1. photopische Kurventeil — allerdings nicht unbedingt [RIGGS (*1778*)] — (Zapfenadaptation) mit dem der normalen Adaptationskurve. Demgegenüber weicht der 2. skotopische Kurvenabschnitt (Stäbchenadaptation) erheblich davon ab. Bei der Mangelhemeralopie sind dagegen die Schwellenwerte beider Abschnitte der Adaptationskurve um 1—2 logarithmische Einheiten erhöht [WALD, JEGHERS u. ARMINIO (*2144*)], nähern sich aber unter Vitamin A wieder der Normalkurve. Der Vitamin A-Mangel betrifft folglich im Gegensatz zur angeborenen Hemeralopie

Stäbchen *und* Zapfen [= Sehstoffverwandtschaft, HESS (*1021*)]. Es besteht eine lineare Regression der Adaptationskurve zur Dauer des Vitaminentzugs [BORNSCHEIN u. VUKOVICH (*285*); CAROLL u. HAIG (*387*)]. Nach RIGGS (*1778*) herrschen im ERG bei kongenitaler Hemeralopie zwar die photopischen Komponenten vor, jedoch kommt im Verlauf der Dunkeladaptation eine geringfügige b-Wellenentwicklung noch zustande.

SCHUBERT und BORNSCHEIN (*1883*) fanden außerdem im ERG bei kongenitaler Hemeralopie nach der a- und der kleinen x-Welle noch eine persistierende Negativität. Nach SCHUBERT (*1875*) entspricht sie einer der beiden negativen Komponenten, aus denen sich die a-Welle konfiguriert. Wahrscheinlich stellt die x-Welle zusammen mit dieser negativen Komponente größerer Latenz die photopische Reaktion dar [ADRIAN (*13*)], die nach Ausfall der skotopischen Komponente mit ihrer dominanten positiven b-Welle deutlicher hervortritt. Die photopische Negativität hängt von der Reizstärke ab, wird allerdings im Gegensatz zu P_{III} bei Sauerstoffmangel kleiner [SCHUBERT (*1875*)]. Das ist kein Gegensatz zur Anoxieresistenz von P_{III}. Die Restkomponente von P_{III} nach Anoxie kann auch ein herabgesetztes Potential sein. Daß ADRIAN (*13*) bei einer nicht näher definierten Nachtblindheit ein normales ERG fand, kann daran liegen, daß nur eine leichte Vitamin A-Mangelhemeralopie vorlag, bei der die ERG-Reduktion noch im normalen Streubereich lag.

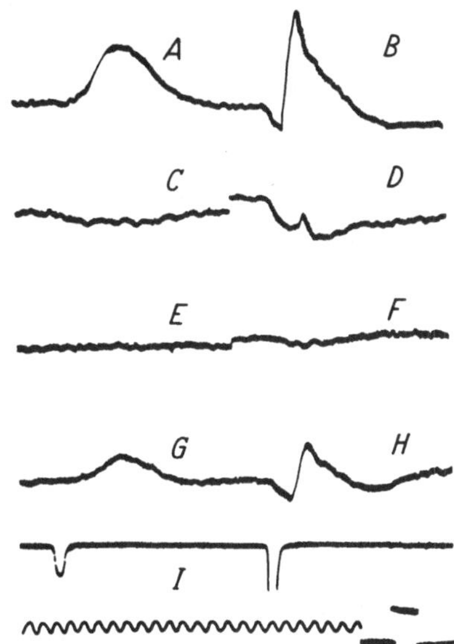

Abb. 62. Das ERG einer normalen Versuchsperson (*A*, *B*) verglichen mit dem einer kongenitalen Hemeralopie (*C*, *D*) und einer Mangelhemeralopie vor (*E*, *F*) und nach (*G*, *H*) einer Vitamin A-Therapie. Die Kurven *A*, *C*, *E* und *G* wurden bei einer Reizstärke von 1400 asb und die Kurven *B*, *D*, *F* und *H* bei 140000 asb aufgenommen (Zeitmarkierung: 50 Hz, Eichung: 100 μV, Reizdauer: 25 msec) [BORNSCHEIN u. VUKOVICH (*285*)]

ARMINGTON und SCHWAB (*67*) bestätigen prinzipiell die Befunde von SCHUBERT und BORNSCHEIN (*1883*) bei weißen verschieden starken Reizen und Dunkeladaptation. Im Hemeralopen-ERG herrschen negative Anteile vor, während RIGGS (*1778*) positive ERG registrierte. ARMINGTON und SCHWAB (*67*) meinen, daß es 2 mit dem ERG abgrenzbare Formen kongenitaler Hemeralopie gibt. Während bei einem Typ die a-Welle tief und die x-Welle klein ist, ist bei dem anderen Typ die a-Welle entschieden kleiner, aber die x-Welle normal. Die Form der ERG der Patienten ändert sich bei Dunkeladaptation oder mit der Wellenlänge nicht, wohl aber die ERG-Höhe mit der Wellenlänge. Bei der kongenitalen Hemeralopie kann man eine photopische Kurve erhalten, die im kurzwelligen Spektrum von der photopischen Helligkeitskurve nach oben abweicht: *Hemeralope sind folglich blauempfindlicher, als der normalen photopischen Helligkeitskurve entspricht.* Bei der kongenitalen Hemeralopie kann also noch eine skotopische Restaktivität vorhanden sein, zumal sich der Kurvenverlauf im kurzwelligen Bereich mit dem entsprechenden Abschnitt in der skotopischen Helligkeitskurve deckt [ARMINGTON u. SCHWAB (*67*)].

Bei der hereditären *Oguchischen Krankheit*, einer mit Verfärbungen der Papillen- und der Macularegion einhergehenden Hemeralopie, verschwinden die Verfärbungen nach 2—8 Std. Dunkelaufenthalt. Nach 30—60 min Aufenthalt im blendenden Licht stellen sie sich wieder her. Nur das blaue Gesichtsfeld ist eingeengt. Histologisch sollen temporal von der Papille die

Stäbchen fehlen, während die Zapfen größer und zahlreicher als normal sind und in Höhe der Membrana limitans externa ektopische Kerne besitzen. Zwischen den Receptoren und dem Pigmentepithel existiert eine abnorme syncytial pigmentierte Schicht. Nach HIROSE (*1034*) soll dabei im ERG „wie bei der Retinitis pigmentosa" die b-Welle fehlen. FRANÇOIS, VERRIEST und DE ROUCK (*734*) fanden im Elektrencephalogramm (EEG) 4—6 Hz-Wellen über den temporalen Ableitungsstellen, eine starke Senkung der FVF und im ERG nach 5 min Dunkeladaptation ein Fehlen der skotopischen b-Welle, während die x-Welle und das Ruhepotential normal waren [s. auch FRANCESCHETTI u. DIETERLE (*712*); GOODMAN (*818*)]. FRANÇOIS, VERRIEST und DE ROUCK (*734*) meinen, daß für die Stäbchenfunktion wie beim Neugeborenen [ZETTERSTRÖM (*2271*)] der Stoff fehle, der zur Umwandlung des Lichtes in elektrische Energie erforderlich sei. Deshalb falle die Stäbchenadaptation aus und damit ihre Beteiligung an Interaktionen, deren registrierbarer Ausdruck die b-Welle sei. Der funktionelle Ausfall der Stäbchen sei auch für die starke Senkung der FVF bei mittleren Reizstärken und der Schwellen verantwortlich. Danach gehört die Oguchische Krankheit zum Formenkreis der essentiellen kongenitalen Hemeralopie und hat keine Beziehung zu den tapetoretinalen Degenerationen. Bei einer *kongenitalen retinalen Dysplasie* ist die Ausbildung der b-Welle verzögert und damit eine Abgrenzung mit dem ERG gegenüber dem vagen Begriff der „cerebralen Blindheit" möglich; denn im letzteren Fall ist das ERG normal [KARPE u. ZETTERSTRÖM (*1201*)].

Das ERG bei *Farbsinnstörungen* hat SACHS (*1823*) zuerst abgeleitet. Danach ist die veränderte Farbempfindung der Protanopen peripher bedingt. Allerdings sagt SACHS (*1823*) nicht, ob sich im ERG auch Anhaltspunkte für die Rot-Grün-Verwechslung ergeben. Nach MOTOKAWA und MITA (*1551*) ist die x-Welle bei *Prot-* und *Deuteranopen* normal wie beim Trichromaten, nach SCHUBERT und BORNSCHEIN (*1883*) und ARMINGTON (*62*) nur bei Deuteranopie, während sie bei *Protanopie* bei langwelliger Belichtung (>600 mμ) fehlt [FRANÇOIS, VERRIEST u. DE ROUCK (*728, 731*)]. HECK und RENDAHL (*985, 1761*) fanden bei normalen Trichromaten 2 negative und 4 positive Wellen, von denen durch Rotadaptation die 3. verschwand und durch Grünadaptation die 4. erhöht wurde. Je eine positive und negative Welle treten bei DA hinzu [RENDAHL (*1764a*)]. Beim Protanopen fehlt die 2. positive Welle, während beim Deuteranopen das ERG normal ist. Bei Deuteranomalie und -anopie wird unter Grünadaptation die 4. Welle verschieden beeinflußt, weil die Grünreceptoren verlorengehen oder mit anderen Farbreceptoren zusammengekoppelt sein können [RENDAHL (*1764a*)]. (Die 1. positive Welle grenzt die phot- und skotopischen a-Wellen voneinander ab, die 2., 3. und 4. positive Welle sind in der b-Welle enthalten, von denen die 3. und 4. photopischer Natur sind.) Bekanntlich ist die spektrale Empfindlichkeitskurve bei Protanopen zum kurzwelligen Spektrum verschoben, weil sich von Blau nach Rot die foveale Schwelle auf den 10fachen Wert zunehmend erhöht [HECHT u. HSIA (*975*)]. Die fehlende x-Welle als ein Äquivalent der Zapfenaktion im Rot-ERG der Protanopen beweist, daß es sich um eine Zapfenstörung handelt.

Da die x-Welle nur bei hohen Reizstärken auslösbar ist, ist die Lokalisation nicht unbedingt nur in den Zapfen zu suchen [SCHUBERT u. BORNSCHEIN (*1883*)]. Es kann sich auch um die bioelektrische Reaktion eines unspezifischen Systems unter Dominanz der Zapfen handeln. Die x-Welle könnte daher auch Ausdruck summierter Aktionspotentiale von Opticusfasern sein, da diese schon vor dem b-Wellengipfel abgesandt werden [SCHUBERT u. BORNSCHEIN (*1881*)]. Immerhin tritt die x-Welle im ERG zapfenreicher Retinae (Affe, Taube) auf, jedoch nicht in Retinae mit wenigen oder fehlenden Zapfen (Katze, Kaninchen, Meerschweinchen) [ADRIAN (*14*)]. Außerdem steht die x-Welle mit der a_1-Welle, dem photopischen System, in Beziehung [AUERBACH u. BURIAN (*87*)].

Bei der *Protanomalie* fehlt wie bei der Protanopie die x-Welle selbst in leichten Fällen [FRANÇOIS, VERRIEST u. DE ROUCK (*728, 731*)]. Sie bleibt jedoch selbst bei kongenitaler *Tritanopie* erhalten [ARMINGTON (*62*)]. Protanomalien verkürzen die spektrale ERG-Empfindlichkeitskurve im langwelligen und verschieben ihr Maximum zum kurzwelligen Spektrum [DODT, COPENHAVER u. GUNKEL (*566b*)].

Die Angaben von VANÝSEK (*2086*) über die spektrale ERG-Empfindlichkeit der Prot- und Deuteranopen haben wegen der besonderen Filterkombinationen nur kasuistischen Wert.

Bei *kongenitaler Achromasie* gibt es ein Purkinjesches Phänomen und eine normale Dunkeladaptation [VUKOVICH (*2114*)]. Im ERG ist bei allen Reizstärken und Wellenlängen nur eine b- und eine kleine a-Welle vorhanden, die x-Welle fehlt [GOODMAN u. BORNSCHEIN (*819*)]. Die a-Welle ist um 80%, die b-Welle um 50% reduziert (Abb. 63). FRANÇOIS, VERRIEST und DE ROUCK (*728, 730, 731*) sahen bei kongenitaler Achromasie mit Amblyopie bei fehlender a-Welle eine normale b-Welle. Auffallend ist ferner, daß in der Intensitätskurve der a-Welle die charakteristische Versteilung ausbleibt (2 u. 4 in Abb. 63). Im ERG des Farbentüchtigen ist die x-Welle bei hoher Reizstärke foveal vorhanden, peripher nicht und die b- und vor allem die a-Welle werden beim Übergang kleiner. Das Achromaten-ERG entspricht also dem peripheren ERG des Farbentüchtigen, auch in der Intensitätsfunktion. Somit enthält das foveale ERG des Farbentüchtigen 2 a-Wellen verschiedener Latenz, von denen die photopische im Achromaten-ERG fehlt, das deshalb nur die kleine skotopische a-Welle besitzt [HECK u. RENDAHL (*985*)]. Das Achromaten-ERG ist damit das Gegenstück zum Hemeralopen-ERG. Eine andere räumliche Beziehung zwischen dem Spannungsgenerator und der Abgriffselektrode dürfte bei der b-Wellenreduktion beim Achromaten nicht vorliegen, da das Zentralskotom nur ein kleines Netzhautareal betrifft [VUKOVICH (*2114*)]. Da die Stäbchen histologisch normal sind, könnte auch eine verschiedene Verknüpfung der Receptoren mit den Bipolaren vorliegen [VUKOVICH (*2114*)], sofern diese an der b-Welle beteiligt sind [s. MÜLLER-LIMMROTH u. GÜTH (*1590*)]. Bei der Achromasie ist das skotopische Flimmer-ERG erhalten, das photopische fehlt [DODT u. WADENSTEN (*571*); FRANÇOIS, VERRIEST u. DE ROUCK (*730*); WADENSTEN (*2117*)]. Mit steigender Reizstärke auf 60 lx steigt die FVF auf 18/sec, fällt aber trotz Intensitätssteigerung auf 300 lx wieder ab. Bei 300 lx fehlt die Flimmerreaktion (bei Patienten mit Photophobie). Bei Achromasie nach spezifischen Netzhautdegenerationen vermag das Flimmer-ERG die gestörte Retinafunktion anzuzeigen.

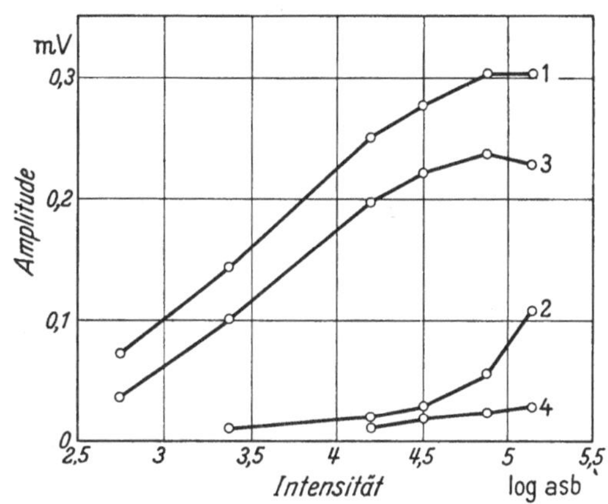

Abb. 63. Die Abhängigkeit der Potentialhöhe (Ordinate) der a- (Kurven 2 und 4) und b-Welle (Kurven 1 und 3) des menschlichen ERG von der Reizstärke eines weißen Lichtblitzes (log *asb* = Abscisse). Die Kurven 1 und 2 stammen von einer normalen Vp. und die Kurven 3 und 4 von einem Achromaten. [VUKOVICH (*2114*)]

Während die b-Welle wegen der Hemmung der Stäbchen durch die Zapfen in den ersten 7 min der Dunkeladaptation wenig, dann aber stärker zunimmt, ist beim Totalfarbenblinden zu Beginn der Dunkeladaptation eine b-Welle vorhanden, die im weiteren Verlauf kontinuierlich ansteigt [ELENIUS u. HECK (*631*)]. Entsprechend ist dabei die Rhodopsindichte schon zu Beginn der Dunkeladaptation höher und nimmt dann stetig zu.

γ) Das ERG bei Netzhautablösung und Myopie

Bei der *Ablatio retinae* [KARPE u. RENDAHL (*1196*); FRANÇOIS (*719*); DOLLFUS u. CHALVIGNAC (*583*); DOLLFUS, KRAUTHAMER u. CHALVIGNAC (*584*); JACOBSON u. O'BRIEN (*1132*); VANÝSEK (*2086*); WIRTH (*2235*); FRANÇOIS u. VERRIEST (*729*); FRANÇOIS u. DE ROUCK (*724*); SCHMÖGER u. THIEME (*1861*)] ist ein *subnormales* oder, bei älteren Fällen, ein *ausgelöschtes ERG typisch*. Darüber hinaus erschöpft sich das ERG durch wiederholte Belichtungen [DOLLFUS u. CHALVIGNAC (*583*)]. Die normale b-Wellenhöhe beträgt 350 μV, bei der Ablatio im Mittel nur 80 μV. Dabei steht das Ausmaß der Ablösung zur b-Wellenverminderung in Beziehung [RENDAHL (*1762*)] (Abb. 64). Wegen der normalen Variationsbreite 170—350 μV muß *das ERG auch vom gesunden Auge des Patienten abgeleitet werden*. Ein ERG ist nur dann pathognomonisch, wenn die b-Welle kleiner als 75% des Vergleichswertes ist [KARPE (*1190*)].

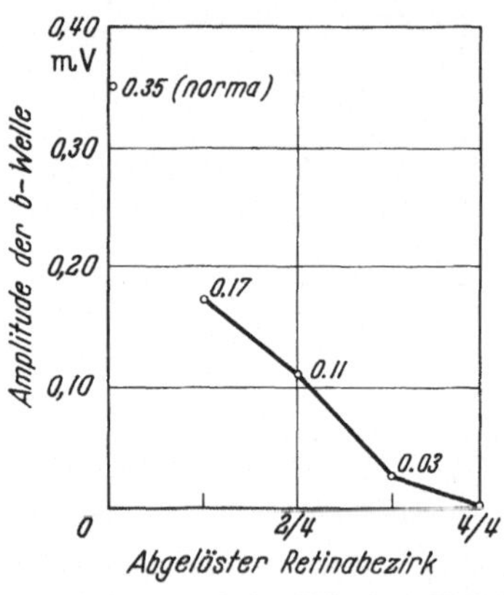

Abb. 64. Die mittlere Höhe der b-Welle in Beziehung zum Ausmaß der Netzhautablösung [KARPE und RENDAHL (*1196*)]

Neben diesen b-Wellenveränderungen gibt es bei der Ablatio eingestreute, mitunter negative Impulse, vor allem wenn das subnormale ERG fehlt [WIRTH (*2235*)]. Diese Impulse zeigen funktionstüchtige Sehelemente an. Die Impulse können bei der Ablatio auch der normalen b-Welle überlagert sein, so daß eine b-Wellenverdopplung als Folge synchroner Entladung der das ERG produzierenden Strukturen eintritt. Ein solcher Synchronismus ist stets Zeichen einer abnormen Retinafunktion.

Die b-Wellenhöhe ist ein Maß für die Größe des abgelösten Bezirks und die Vitalität der Retina [KARPE u. RENDAHL (*1196*)], was für die *Prognose* einer Netzhautoperation von Bedeutung ist [KARPE u. RENDAHL (*1196*); RENDAHL (*1762*)]. FRANÇOIS und VERRIEST (*729*), FRANÇOIS und DE ROUCK (*724*) sowie SCHMÖGER (*1860*) halten demgegenüber eine kleine b-Welle nicht beweisend für eine schlechte Prognose. Für die Prognose der idiopathischen und der traumatischen Netzhautablösung gibt es keine sicheren ERG-Unterschiede [KARPE u. RENDAHL (*1196*)]. Die b-Welle erreicht postoperativ nur selten wieder den Normalwert. Meist behält sie ihre präoperative Höhe bei, weil durch die multiplen Kauterisationsstellen ein retinales Areal funktionell geschädigt wird, das dem abgelösten Bezirk entspricht [KARPE u. RENDAHL (*1196*)]. Außerdem ist innerhalb des behandelten Areals die retinale und chorioidale Zirkulation schlechter, die wegen der stoffwechselabhängigen b-Welle unerläßlich ist. Schließlich stellen die postoperativen, senkrecht zur Retina durch elektrophysiologische Grenzflächen laufenden Narbenzüge innere Shunts dar, die das Generatorpotential kurzschließen. Postoperativ sieht man im ERG eine vorübergehende Bevorzugung der negativen Teilpotentiale.

Das mögliche doppelseitige Auftreten einer Ablatio ist ein gewisser Anhaltspunkt für eine *Prädisposition* [KARPE u. RENDAHL (*1196*)]. Bei jeder unilateralen

Ablatio ist daher auch das andere Auge elektroretinographisch zu untersuchen. Vergleicht man die Verteilungskurve der normalen b-Wellenhöhe mit der des gesunden Auges von Patienten mit einseitiger Ablatio, so hat dieses statt 350 nur 270 μV. Der Unterschied von 80 $\pm$ 20 μV liegt außerhalb der statistischen Streuung. *Man kann also bei einem Patienten mit einseitiger Ablatio auch mit einer solchen auf dem anderen Auge rechnen, wenn die b-Welle dort kleiner als normal ist* [Rendahl (*1763*); Schmöger u. Thieme (*1861*); François u. Verriest (*729*)]. Die b-Wellenhöhe hängt außerdem von der Dauer der Netzhautablösung, dem Grad einer eventuellen Gesichtsfeldeinengung und der Höhe der Lichtschwelle ab. Das ERG nach kurzwelliger Belichtung ist am stärksten reduziert und bleibt es auch im Heilungsstadium, da die Funktion der Stäbchen von der Ablatio am stärksten betroffen wird. Auch die a-Welle soll ausgewertet werden, da sie bei der Ablatio tiefer werden kann [Burian (*358*)].

Es wären hier noch die ERG-Veränderungen bei der *Myopie*, besonders der *essentiellen Myopie*, anzufügen. Karpe (*1186*) hat Fälle mit Myopie und starker Chorioidose und subnormalem ERG beschrieben. François und de Rouck (*724*) teilen die essentielle Myopie mit chorioidaler Degeneration in 5 Typen ein:

1. Typ A mit papillarem Conus.

2. Typ B mit Atrophie der Chorioidea: 1. Stadium: verstärkte Gefäßzeichnung der Chorioidea durch Atrophie des Pigmentepithels, 2. Stadium: Verschwinden des feinen Gefäßnetzes der Chorioidea, 3. Stadium: die Chorioidea ist stellenweise zugrunde gegangen, so daß die Sclera freiliegt.

3. Typ C mit Degenerationsherden in der Macularegion ohne ERG-Veränderung.

4. Typ D mit peripherer chorioretinaler Atrophie mit vielen kleinen Atrophieherden, proliferierenden Pigmentierungen und anschließender cystischer Degeneration der peripheren Retina.

5. Typ E mit scleraler Ektasie, gelegentlich mit myopischer Chorioidose.

Bei einfacher Myopie ist das ERG normal, aber schon zu Beginn einer essentiellen Myopie des Typs A oder B im 1. Stadium subnormal (< 250 μV), im 2. und 3. Stadium des Typs B oder bei den Typen C und D noch kleiner (< 150 μV). Bei einer Myopie kann das ERG je nach dem Ausmaß der Aderhautbeteiligung mehr oder weniger herabgesetzt sein oder sogar fehlen [Euzière, Passouant u. Cazaban (*658*); Beauvieux, Bessière, Faure u. Chabot (*168*)]. Eine Beziehung zwischen der b-Wellenhöhe und dem Myopiegrad bzw. dem Ausmaß der chorioretinalen Degeneration besteht jedoch nicht. Sie verschwindet nur im Stadium totaler Atrophie und ist bereits subnormal vor den sichtbaren Veränderungen. Wird das ERG stärker subnormal oder fehlt es, so besteht die Gefahr einer Ablatio bzw. ist diese bereits eingetreten. Die b-Welle ist bei myopischen Netzhautablösungen stärker reduziert als bei den sekundären oder traumatischen, weil bei den Ablationes auf degenerativer Grundlage die Vitalität der Retina ohnehin schlechter ist. Auch bei der myopischen Netzhautablösung ist das Blau-ERG klein oder fehlt. Hinsichtlich der Bewertung des Fehlens eines ERG bei einer myopischen Ablatio kommen François und de Rouck (*724*) zu anderen Ergebnissen als Karpe und Rendahl (*1196*). Ihrer Meinung nach zeigt das fehlende ERG keine ungünstige Prognose des Operationserfolges an. Auch konnten sie nicht immer die b-Wellenreduktion nach Heilung einer myopischen Netzhautablösung feststellen, das ERG kann wieder normal werden. Während bei der Ablatio die Einzelreiz-b-Welle reduziert ist, mit der Reizstärke nur wenig zunimmt und unmittelbar nach Belichtung mit einem 2. Lichtreiz nicht ausgelöst werden kann, bleibt das photopische *Flimmer-ERG* erhalten [DODT u. WADENSTEN (*571*)]. Die FVF ist aber erniedrigt, weil nur on-Reaktionen beteiligt sind (die ansteigenden Schenkel der Flimmerwellen liegen vor dem Ende der Hellphasen). Demgegenüber fehlt das skotopische Flimmer-ERG (Abb. 65).

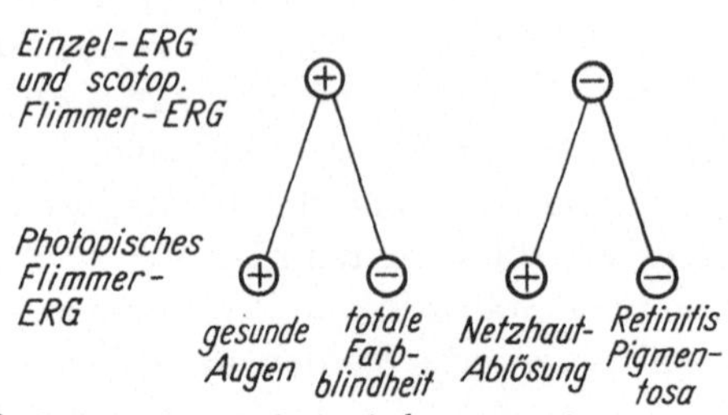

Abb. 65. Schema über das Verhalten des Einzelreiz- und des Flimmer-ERG bei Farbsinnstörungen, Netzhautablösungen und bei der Retinitis pigmentosa [DODT (*562*)]

δ) Das ERG bei Zirkulationsstörungen in der Retina

Die Bedeutung der Durchblutung für das ERG ist an der Isolation von P_{III} nach Drosselung des arteriellen Zustroms erkennbar [GRANIT (*842*)]. Entsprechend wird bei Zirkulationsstörungen die a-Welle des biphasischen ERG auf elektronische Blitze wenig beeinflußt [RENDAHL (*1764*)]. KARPE (*1186*) erhielt bei Thrombosen und Embolien ERG-Veränderungen. Bei leichter Stase in den Fundusvenen, wie bei beginnender *Thrombose in der Zentralvene, akutem Glaukom* oder auch bei *akuter Papillitis* (Opticusneuritis), wird das ERG supernormal mit hoher und spitzer b^+-Welle, bei fehlender b^-- und c-Welle [HENKES (*998*); KARPE (*1185, 1187, 1192*); FRANCESCHETTI, DIETERLE u. MONNIER (*714*); JACOBSON u. O'BRIEN (*1132*); DOLLFUS u. CHALVIGNAC (*583*); VANÝSEK (*2086*); BEAUVIEUX, BESSIÈRE, FAURE u. CHABOT (*168*); KARPE u. UCHERMANN (*1199*)], was toxisch vom Entzündungsprozeß her bedingt sein kann. Andererseits ist das ERG bei *vollständiger Blockade der Vena centralis* meistens negativ, es kann aber auch supernormal werden. Dann ist die Prognose ungünstiger als bei schwach negativem ERG mit ziemlich großer b-Welle oder supernormalem ERG. Im allgemeinen bleibt bei ersteren Fällen die Retinafunktion auch später schlecht. Liegt der Thrombus nur in einem *Venenast*, so sind die ERG meist normal bis subnormal. Jedenfalls bieten bei Zentralvenenthrombosen die ERG-Veränderungen frühzeitig Anhaltspunkte für die Prognose.

Eine *Embolie in der Zentralarterie* führt unter schlechter Prognose sofort zu einem negativen monophasischen ERG ohne b-Welle, bei einer Embolie in einen Arterienast wird bei besserer Prognose das ERG klein oder schwach negativ [KARPE (*1185, 1187, 1192*); FRANÇOIS (*719*); DOLLFUS u. CHALVIGNAC (*583*); JACOBSON u. O'BRIEN (*1132*); HENKES (*999, 1000, 1002*); KARPE u. UCHERMANN (*1199*)]. Das unbeteiligte Auge hat im Gegensatz zu HENKES (*1000*), nach dem sich die ERG-Veränderungen auf beiden Augen ausbilden, ein normales ERG [KARPE u. UCHERMANN (*1199*)].

HENKES (*999*) nennt bei Thrombosen in der Zentralvene oder in einem Ast ein ERG mit Vertiefung der a-, aber normaler b-Welle „*negativ* +" (Abb. 66a), das ERG mit vertiefter a- und verkleinerter b-Welle „*negativ* —" (Abb. 66b). Der 1. Typ tritt nur bei unvollständigem Verschluß der Zentralvene auf, der 2. bei völliger Abdrosselung. Bei einer Embolie der Zentralarterie soll das ERG „negativ —" sein, bei einer Embolie in einem Arterienast „negativ +". HECK (*981*) fand kurz nach Eintritt des Verschlusses noch ein normales ERG, das erst einige

Stunden später kleiner wurde. Zwischen dem ERG und der Funktionsverbesserung gibt es keine Parallele; denn auch nach wiederhergestellter Funktion kann das ERG subnormal bleiben. Dagegen besteht zwischen der zuletzt registrierten ERG-Höhe und der Größe der sich wieder ausdehnenden Gesichtsfeldes ein Zusammenhang. Da bei einem Verschluß der Zentralarterie die Bipolaren nahezu völlig zerstört werden, liefert die klinische Beobachtung ein weiteres Argument für die Annahme, daß die Bipolaren am ERG beteiligt sind.

Eine *retrobulbäre Injektion eines gefäßerweiternden Mittels* (Priscol, Papaverin) oder Nitroglycerin sublingual können bei einer Embolie in die Zentralarterie für 15 min aus einem negativen ein subnormales ERG machen. Die b-Wellenhöhe

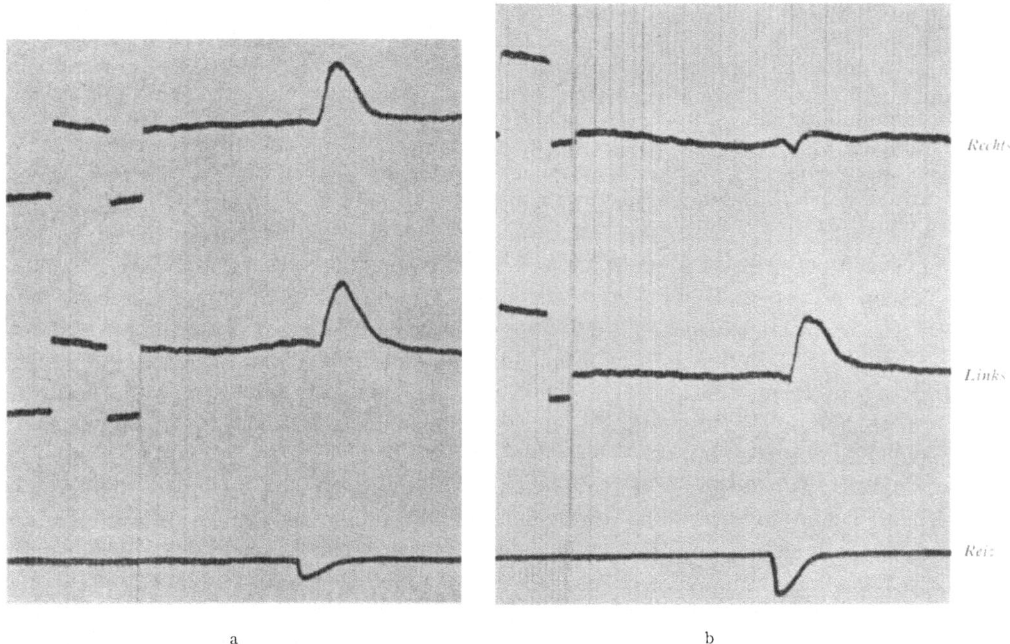

Abb. 66 a u. b. a) Das ERG eines 73 Jahre alten Mannes mit einer 1 Jahr alten Thrombose im oberen Temporalast der Zentralvene im linken Auge. Das ERG dieses Auges zeigt eine leicht vertiefte a-Welle mit normaler, sogar etwas supernormaler b-Welle. Das ERG ist „negativ +". b) Das ERG eines 64 Jahre alten Mannes mit einer seit 4 Std. bestehenden Embolie in der Zentralarterie im rechten Auge. Das ERG besteht praktisch nur aus einer tiefen a-Welle, es ist „negativ —" [KARPE u. UCHERMANN (*1199*)]

ist daher ein Indicator für die Netzhautdurchblutung [HENKES (*998*)]. Analog erhöht *Nylidrin* die b-Welle im ERG des dunkeladaptierten Menschen vorübergehend um fast 33%. JACOBSON und BASAR (*1128*) schließen daraus auf eine gesteigerte Netzhautdurchblutung (um 22%). Auf diese Weise sind gefäßerweiternde Mittel in ihrer Wirkung auf das ERG geprüft worden. Eine Blockade des Ganglion stellatum beeinflußt die b-Wellenamplitude nicht [JACOBSON u. LINCOLN (*1131*); ZEWI u. VAINIO-MATTILA (*2276*)]. PAPST und HECK (*1667*) sahen bei Gesunden nach gefäßerweiternden Medikamenten, O_2-Beatmung oder Glucosezufuhr keine signifikanten ERG-Veränderungen, während es dadurch mit Ausnahme der Sauerstoffatmung bei Durchblutungsstörungen zu einer lang anhaltenden b-Wellenerhöhung kam. HENKES (*998*) sowie PAPST und HECK (*1667*) erblicken in dieser b-Wellenerhöhung ein Zeichen der Beseitigung der durch die Durchblutungsstörung verursachten latenten Stoffwechselstörung. Die bei der

Polycythämia vera auftretenden paroxysmalen *retinalen Angiospasmen* lassen das in der anfallsfreien Zeit normale ERG negativ + bis negativ — werden, wobei sich Maculaödeme und kleine -blutungen ausbilden [NILSSON, RENDAHL u. STRÖMBERG (*1623*)].

Nach HENKES (*1002*) führt die Atmung eines Luftgemisches mit 10% O_2 zu einer supernormalen Phase, bei 5% O_2 dagegen zu einer b-Wellenverminderung und bei reiner Stickstoffatmung über eine supernormale Phase zur Auslöschung des ERG. Atmung sauerstoffreicherer Gemische (mindestens 40% O_2) oder reinen Sauerstoffs führt demgegenüber bald zur Hemmung der retinalen Gefäßentwicklung und zu Vasoconstriction und -obliteration. Nach abgeschlossener Gefäßentwicklung kommt es zur Gefäßproliferation [KARPE, HELLSTRÖM u. KARLBERG (*1194*)]. Längere Zufuhr sauerstoffreicherer Luftgemische führt zu atrophischen Veränderungen in den inneren Schichten der Retina mit ERG-Veränderungen (s. S. 42ff.) vom negativen Typ, die in der Proliferationsphase durch Atmen von Luft reversibel sind. Offenbar verursacht Sauerstoff enzymatische Hemmungen, die zu einer histotoxischen Anoxie führen. HELLSTRÖM (*992*) schreibt darum die Entstehung der *retrolentalen Fibroplasie* der Einwirkung hoher Sauerstoffkonzentrationen zu [vgl. JOCHMUS (*1153a*)]. Vielleicht hält ein besonderer Mechanismus den retinalen O_2-Verbrauch konstant, wobei der Blutkreislauf die Retina bis zur O_2-Vergiftung gegen O_2-Druckschwankungen absichert [BAUEREISEN, LIPPMANN, SCHUBERT u. SICKEL (*151a*)].

Nach HENKES, VAN DER KAM und WESTHOFF (*1006*) kann man bei Hypertoniepatienten mit und ohne Arteriosklerose mit dem ERG den therapeutischen Effekt *antihypertonischer Pharmaka* voraussagen. Bei einer Hypertonie mit einer Affektion der Retina ist das ERG normal, nur ist die b-Welle spitz (140 statt 150 msec Dauer) [DOLLFUS u. CHALVIGNAC (*583*); DOLLFUS, KRAUTHAMER u. CHALVIGNAC (*584*); HENKES (*1002*)]. Gelegentlich sollen auch a- und b-Welle reduziert sein [BEAUVIEUX, BESSIÈRE, FAURE u. CHABOT (*168*)]. Nach EUZIÈRE, PASSOUANT und CAZABAN (*658*) soll die b-Welle wie bei lokalen Netzhautödemen mit Hämorrhagien und Gesichtsfeldausfall und leukämischen Retinitiden mit Netzhautblutungen sogar fehlen [DOLLFUS u. CHALVIGNAC (*583*)]. HENKES (*1002*) fand nur bei Hypertonie mit Augenhintergrundsveränderungen subnormale ERG.

Bei der *Retinopathia diabetica* und der *Retinopathia angiospastica* ist das ERG im Frühstadium normal. Lediglich in fortgeschrittenen Fällen können ERG-Veränderungen auftreten [KARPE (*1185, 1191, 1192*); HENKES (*1001*); FRANÇOIS u. DE ROUCK (*723*)]. Bei der *Retinopathia diabetica proliferans* ist die b-Welle niedriger als bei anderen Retinopathien [KARPE, KORNERUP u. WULFING (*1195*)], wobei der systolische und diastolische Blutdruck relativ höher als bei Nichtdiabetikern ist [KORNERUP (*1258*)]. Bei der hämorrhagischen und der exsudativen Form der Retinopathia diabetica kommen auch supernormale ERG vor, entsprechend der damit in Zusammenhang stehenden venösen Stase [KARPE, KORNERUP u. WULFING (*1195*)]. Trotz normalen Augenbefundes soll beim Diabetiker die b^+-Welle kleiner sein, in schweren Fällen fehlen und nur eine tiefe a-Welle sowie b^-- und c-Welle übrigbleiben [DOLLFUS u. CHALVIGNAC (*583*); DOLLFUS, KRAUTHAMER u. CHALVIGNAC (*584*); BEAUVIEUX, BESSIÈRE, FAURE u. CHABOT (*168*)]. KARPE (*1192*) fand bei der *Periphlebitis retinae* im Frühstadium ein normales ERG, in ausgedehnteren Fällen ein pathologisches [FRANÇOIS u. DE ROUCK (*720, 726*); HENKES (*1002*)]. Die chronische und akute *Uveitis* zeigt ein normales ERG [FRANÇOIS (*722*); FRANÇOIS u. DE ROUCK (*726*)]. DOLLFUS und CHALVIGNAC (*583*) unterscheiden nach den ERG bei der Periphlebitis 2 Typen: Sind nur die großen Gefäße betroffen und besteht ein Papillenödem [HENKES

(*1002*)], so bleibt das ERG erhalten, die b-Welle ist supernormal. Kommt eine Capillarschädigung hinzu, so wird die b-Welle subnormal, unter Umständen bleibt nur noch ein monophasisches ERG übrig.

ε) Das ERG beim Glaukom

Beim chronischen einfachen *Glaukom* ist das ERG gewöhnlich normal, sofern keine arteriosklerotischen Prozesse in den intraoculären Gefäßen ablaufen [Leydhecker (*1349*); Henkes (*1002*); François (*721*); François u. de Rouck (*727*)]. Da die glaukomatösen Degenerationen das letzte retinale Ganglion betreffen, muß also das ERG in den vorgeschalteten Elementen entstehen. Selbst blinde Glaukomaugen können darum noch ein ERG haben [Schmöger u. Thieme (*1861*)]. Nur beim kongestiven Glaukom und nach einer Iridencleisis soll die a-Welle tiefer werden. Eine b-Wellenreduktion kann dabei durch medikamentöse Miosis entstehen [Karpe (*1192*)], eine supernormale b-Welle bei steigendem intraoculärem Druck und venöser Stase. Burian (*358*) empfiehlt zur Beurteilung des Glaukoms die ERG-Registrierung unter Bulbuskompression, weil sich dann die ERG Glaukomatöser stärker verändern. Nach Henkes (*1002*), Jacobson und Halberg (*1130*) soll beim Glaukom das Blau- bzw. Grün-ERG pathologisch sein. Eine Iridektomie führt wieder zu normalen Werten. Ob das ERG sub- oder supernormal ist, hängt von der Durchblutung ab [Henkes (*1002*)]. Demgegenüber haben Dollfus u. Chalvignac (*583*) beim absoluten Glaukom kein ERG erhalten. Immerhin bleiben die das ERG produzierenden Schichten noch lange nach der Erblindung funktionstüchtig, weil in den für das ERG entscheidenden Schichten über das Maculapigment noch eine ausreichende Sauerstoffversorgung von den Chorioidalgefäßen aus stattfindet. Eine Erhöhung des intraoculären Drucks wird die Diffusionsrate des Sauerstoffs nur verbessern, während die Kompression der Retinagefäße vornehmlich die Versorgung des letzten retinalen Ganglions in Frage stellt. Sein Ausfall führt folglich zur Erblindung, aber nicht zur Auslöschung des ERG. Die b-Wellenzunahme im Glaukomanfall [Karpe (*1191*)] ist nicht unbedingt Folge einer venösen Stauung, sondern auch der intraoculären Druckerhöhung durch Reizung der die b-Welle liefernden Strukturen. Neben der photochemischen Phase P_{II} müßte es noch eine nervöse Komponente geben. Nach Vanýsek (*2086*) soll entgegen der Auffassung von Karpe (*1191*) im akuten Glaukomanfall das ERG fehlen, später subnormal werden. Dazu paßt, daß das ERG im Tierexperiment nach intraoculärer Druckerhöhung unter Latenzvergrößerung subnormal oder ausgelöscht wird [Bornschein u. Zwiauer (*286*)], bzw. nur noch eine a-Welle enthält [Henkes (*1002*)]. Das normale Ruhepotential steigt erst nach Beseitigung der Drucksteigerung an [Stepanik (*1958a*)]. Beim Glaukom sollen während der Dunkeladaptation das Rot-ERG und der ERG-Verlauf verändert sein.

Auch eine stärkere allgemeine Kreislaufstörung (Hypertonie, Hypotonie, Arteriosklerose, ungenügende Arterialisierung des Blutes, Herzdekompensation, angeborene Herzklappenfehler u. a.) führt zu ERG-Veränderungen, wenn sich damit die retinale O_2-Versorgung merklich verschlechtert [Henkes (*1002*)]. Bei Hypertension mit Arteriosklerose ist die b-Welle supernormal, bei Hypertension ohne Arteriosklerose subnormal auch bei normalem Augenhintergrund. Im letzteren Fall wird die b-Welle normal, sobald arteriosklerotische Prozesse hinzutreten. Im Verlauf einer Antihypertonie-Therapie kann dann die b-Welle wieder kleiner werden, weil dann die Sauerstoffversorgung der Retina unzureichend wird. In solchen Fällen vermag schon Muskelarbeit die b-Welle herabzusetzen [Henkes (*1002*)].

Bei einer retrobulbären *Opticusneuritis* ist das ERG normal oder supernormal (bei multipler Sklerose), ebenso bei einer *Opticusatrophie* [Franceschetti, Dieterle u. Monnier (*714*); Henkes (*1002*); Karpe (*1192*); Dollfus u. Chalvignac (*583*); Dollfus, Krauthamer u. Chalvignac (*584*); Beauvieux, Bessière, Faure u. Chabot (*168*)]. Bei Erkrankungen des Sehnerven ist aber trotz normalem ERG-Befund die FVF erhöht [Faure, Chabot u. Dutertre (*668*)]. Euzière, Passouant und Cazaban (*658*) haben das für die Opticusatrophie nicht bestätigt, es werde lediglich die Latenz und die Dauer der b-Welle verlängert. Man kann mit dem ERG differenzieren, ob eine auf- oder absteigende Opticusatrophie vorliegt; denn bei einer aufsteigenden Atrophie sind ERG-Veränderungen vorhanden [Karpe (*1192*)], sofern meines Erachtens die Atrophie auch die das ERG erzeugende Struktur erfaßt. Das ERG kann somit zur Klärung der Frage beitragen, ob eine Opticusatrophie durch eine retinale oder retroretinale Affektion verursacht ist.

ζ) Das ERG bei der Siderose

Eingedrungene Metallsplitter oder Fragmente aus nicht magnetischem Material führen zu pathologischen Veränderungen an den intraoculären Geweben (Metallosis retinae bzw. bulbi, oder bei eisenhaltigem Material Siderose), die später oft zur Erblindung führen. Das Auftreten einer Metallose hängt von vielen Faktoren ab (z. B. Beschaffenheit und Lage des Fremdkörpers). Zu ihrer Entwicklung muß in der intraoculären Flüssigkeit ein bestimmter Metallgehalt in oxydationsfähiger Form vorhanden sein. Nach anderer Auffassung soll der Eisensplitter korrosionsfähig sein. Das Kohlendioxyd der umspülenden Flüssigkeit bildet Eisencarbonat, das zu Eisenhydroxyd wird und sich nur an elektronegativen Strukturen niederschlägt. Nach der Fremdkörperentfernung kann die Metallose verschwinden. Ophthalmoskopie und Röntgenuntersuchung können unter Umständen versagen, wenn frühzeitig entschieden werden soll, ob ein Metallsplitter eine Siderosegefahr bedeutet.

Bei Siderose ist das ERG frühzeitig charakteristisch verändert [Karpe (*1189*)], weil mit dem Auftreten von Eisen zuerst an der Membrana limitans interna auch die inneren und äußeren Körnerschichten der Retina, unter Umständen auch die Innenseite der Membrana limitans externa befallen werden, während die Receptoren noch lange Zeit normal erscheinen. Auch das Pigmentepithel ist dann geschädigt, wodurch mit der Siderose eine Nachtblindheit auftritt (vgl. S. 76). Dann kommt es zu ähnlichen klinischen Erscheinungen wie bei der Retinitis pigmentosa. Auch Maculadegenerationen sind beschrieben worden. Schließlich atrophiert die Retina vollständig. Die Membranen der Retina scheinen der Sideroseausbreitung einen gewissen Widerstand entgegenzustellen, da bei einem Splitter in der Retina die Chorioidea unbeschädigt bleibt.

Schon bei der frühen Siderose wird die Erregbarkeit der Retina unter Erhöhung von P_{II} und P_{III} gesteigert [Karpe (*1189*)], was bei frühzeitiger Splitterentfernung reversibel ist. Sonst aber wird das ERG irreversibel negativ und endlich ausgelöscht. Die Negativierung ist offenbar Ausdruck von Degenerationen im Bereich nervöser Elemente. Nach Karpe (*1189*) bietet das ERG Vorteile in den Fällen, wo der Splitter in der hinteren Bulbuswand sitzt und man nicht entscheiden kann, ob er mit der intraoculären Flüssigkeit in Kontakt steht. Ein negatives oder nahezu ausgelöschtes ERG bei Siderose ist keine Kontraindikation zur Kataraktoperation [Karpe (*1189*)], während ein ähnlich negatives oder ausgelöschtes ERG bei Embolie, Thrombose oder Ablatio eine schlechte Prognose anzeigt. Erhebliche Differenzen zwischen den normalen a- und b-Wellen (b) und denen des Siderose-ERG (a) zeigen sich bei niedrigen Blitzintensitäten (Abb. 67). Hier zeigt sich der Wert variabler Lichtreize bei ERG-Untersuchungen; denn bei den höheren Reizstärken wären die ERG-Unterschiede in die statistische Streuung gefallen [SCHMÖGER (*1859*)].

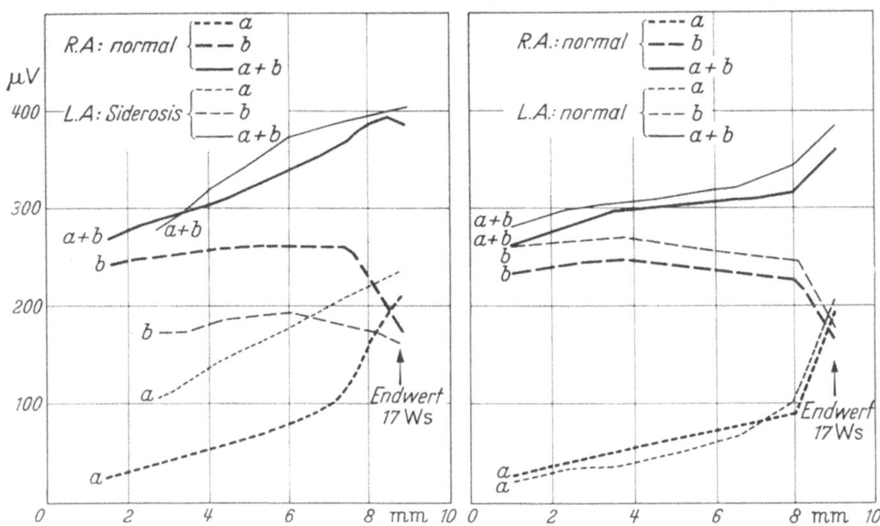

Abb. 67. Das Verhalten der a- und b-Welle im ERG eines Patienten mit Siderose (*a*) bei verschiedenen Reizstärken (Reizstärke in mm Reizmarkierungshöhe) im Vergleich zum Verhalten der a- und b-Wellen des normalen ERG (*b*) [SCHMÖGER (*1859*)]

η) Das ERG bei tapetoretinalen Degenerationen

„Tapetoretinale Degeneration" ist ein Sammelbegriff, unter den verschiedene progressive Degenerationen der Retina mit hereditären Faktoren gehören. Die wichtigste Erkrankung ist die *Retinitis pigmentosa* oder *hemeralopische Retinose*. Eventuelle Sekundärkatarakte können die Diagnose erschweren. Neben *hereditären Formen* gibt es auch *nichtheriditäre*, sog. Pseudoformen nach gewissen Infektionskrankheiten (z. B. Lues, Röteln), Vergiftungen (z. B. Optochin) und Verletzungen. Aus der Schwierigkeit der Differenzierung beider Gruppen führt das ERG [BJÖRK u. KARPE (*248*); FRANÇOIS (*720*); DOLLFUS u. CHALVIGNAC (*583*); CHALVIGNAC (*401*); DOLLFUS, KRAUTHAMER u. CHALVIGNAC (*584*); DIETERLE (*548*); STRAUB (*1970*, *1971*); HENKES (*997*); SCHMÖGER u. THIEME (*1861*); RIGGS (*1778*); ARMINGTON u. SCHWAB (*67*); FRANCESCHETTI, DIETERLE u. MONNIER (*714*); JACOBSON u. O'BRIEN (*1132*); BEAUVIEUX, BESSIÈRE, FAURE u. CHABOT (*168*); FAURE, CHABOT u. DUTERTRE (*668*); FRANÇOIS, VERRIEST u. DE ROUCK (*732*); VANÝSEK (*2086*); KARPE (*1185*, *1188*)]. Bei der Primärretinitis pigmentosa ist das ERG frühzeitig, zumindest die b-Welle, ausgelöscht, selbst in leichten Fällen trotz guter Sehschärfe (Abb. 68C). [Mit diesem ERG-Befund als Kriterium haben DE FERREIRA und DA MAIA (*680*) die Wirkung von Helenien (Adaptinol) bei der Retinitis pigmentosa geprüft und in einem Fall eine leichte Besserung gefunden.]

Das skotopische und das photopische Flimmer-ERG fehlt in weiten Reizstärkenbereichen [DODT u. WADENSTEN (*571*)]. Nach AUERBACH und BURIAN (*87*) sind in den Frühstadien der Retinitis pigmentosa jedoch bei beträchtlicher

Verstärkung noch ERG, vor allem photopische [GOODMAN (*818*)], ableitbar. Bei verbliebenen halbmondförmigen Resten im Gesichtsfeld kann die a-Welle noch vorhanden sein [DIETERLE (*548*)]. Auch RIGGS (*1778*) erhielt bei hohen Reizstärken noch kleine ERG in den ersten 20 min der Dunkeladaptation. Später bleibt nur noch der pupilläre Anteil der c-Welle übrig. Im fortgeschrittenen Stadium vermindert sich auch das Ruhepotential beträchtlich. Demgegenüber bleibt das ERG bei der Sekundärretinitis pigmentosa subnormal (Abb. 68B) und fehlt nur in fortgeschrittenen Fällen[vgl. ZETTERSTRÖM (*2273*): Rubeolaretinitis]. Eine luetische Sekundärretinitis liefert normale ERG [DOLLFUS u. CHALVIGNAC

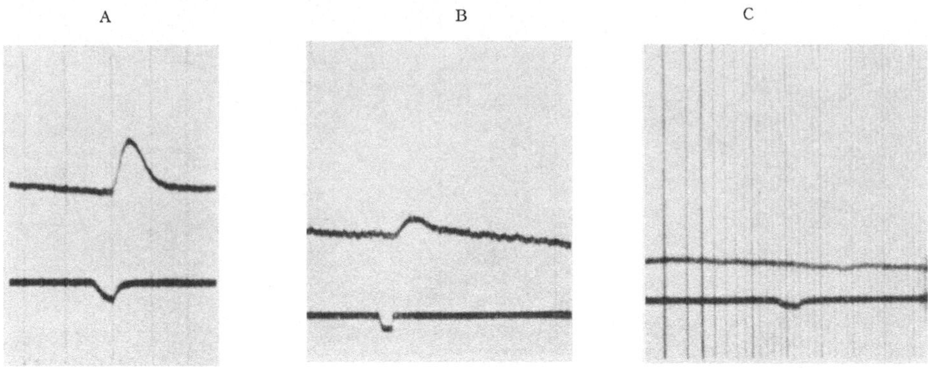

Abb. 68. Die verschiedenen ERG-Formen bei der Retinitis pigmentosa primaria (C) und der Retinitis pigmentosa secundaria (B) im Vergleich zum Normal-ERG (A) [BJÖRK u. KARPE (*248*)]

(*583*)]. Bei der Retinitis pigmentosa primaria sind somit die für die bioelektrische Spannungsproduktion entscheidenden Strukturen betroffen, bei der Pseudoretinitis pigmentosa nur geschädigt.

Wie bei der Ablatio sah WIRTH (*2235*) auch bei der Retinitis pigmentosa eingestreute Impulse, die auf funktionierende Seheinheiten in einer pathologisch veränderten Retina hinweisen.

Das ERG ist ein wichtiges differentialdiagnostisches und prognostisches Hilfsmittel zur Abgrenzung der Pseudoretinitis pigmentosa, der Angiomatosis retinae und der Lipämia retinalis von der echten Retinitis pigmentosa [STRAUB (*1971*); FRANCESCHETTI u. BABEL (*710*)]. KARPE (*1192*) hat bei einem 7 Monate alten Kinde eine Retinitis pigmentosa nur mit dem ERG nachgewiesen. Bei einem 2jährigen Kind einer Retinitis pigmentosa-Sippe fehlte ebenfalls die b-Welle [STRAUB (*1971*)]. Somit läßt sich schon bei scheinbar gesunden Kindern aus belasteter Familie eine fast sichere Prognose über das Auftreten der Erkrankung stellen [SCHMÖGER u. THIEME (*1861*)]. Den Wert des ERG zeigt ein Fall einseitiger Retinis pigmentosa, wo sich später das Bild einer beginnenden *Atrophia gyrata chorioideae et retinae* auf dem anderen Auge bot [DIETERLE (*548*)]. Ein normales ERG konnte den Verdacht, daß es sich hier um eine gleichartige tapetoretinale Degeneration handele, beseitigen. Trotzdem scheint es 2 Formen der Atrophia gyrata zu geben, da FRANÇOIS (*720*) einen Fall mit ausgelöschtem ERG beschrieben hat. Trotz Ringskotom kann das normale ERG eine tapetoretinale Degeneration ausschließen, andererseits gehören die Netzhautveränderungen beim *Laurence-Moon-Bardet-Biedlschen Syndrom* auf Grund des fehlenden ERG zu deren Formenkreis [STRAUB u. HECK (*1974*)]. DOLLFUS und CHALVIGNAC (*583*) fanden dagegen beim Laurence-Moon-Bardet-Biedl-Syndrom mit Pigmentherden in der Aderhaut supernormale b-Wellen. FRANCESCHETTI und DIETERLE (*711*) und HENKES (*1001*) weisen darauf hin, daß nur mit dem ERG eine Differentialdiagnose zwischen der *Retinitis punctata albescens* und dem *Fundus albipunctatus cum Hemeralopia* zu fällen ist. Die erstere ist eine tapetoretinale Degeneration, da das ERG fehlt; im letzteren Fall ist es normal. Folglich ist die Hemeralopie bei einem Fundus albipunctatus wahrscheinlich anderer Natur als die Hemeralopia congenita, bei der die b-Welle fehlt, also vor allem das Pigmentepithel in seiner Funktion gestört sein muß [FRANCESCHETTI u. DIETERLE (*712*)]. Weil sich der Fundus albipunctatus nicht ändert, bleibt das ERG erhalten. Schließlich gestattet das ERG eine Unterscheidung insbesondere des *Stargardt-Typs der juvenilen Maculadegeneration* von denen, die sich eventuell nach atypischen tapetoretinalen Degenerationen entwickeln [FRANCECHETTI, DIETERLE u. GOSSLICH (*713*)].

Daß bei der Retinitis pigmentosa das ERG verschwindet, obwohl foveales und unter Umständen auch peripheres Sehen möglich ist, soll durch Perforationen der Retina zustande kommen [RIGGS (*1778*)]. Sie bedeuten elektrische Kurzschlüsse, die das Retinapotential zusammenbrechen lassen. BUSH (*377*) setzte 5 Perforationen durch die Retina und erhielt eine Abnahme der b-Welle und eine Latenzzunahme. Später wurde auch die a-Welle kleiner [s. DIETERLE (*547*)]. Offenbar ist die die a-Welle erzeugende Struktur von einem solchen Kurzschluß nicht so betroffen wie die, die die b-Welle produziert.

Das ERG wird auch bei der *Chorioideremie* nach Dunkeladaptation ausgelöscht [FRANCESCHETTI u. DIETERLE (*711*)], während es bei *Pigmentverwerfungen* normal bleibt. BOUNDS und JOHNSTON (*297*) schließen daraus, daß das ERG im Pigmentepithel und den Receptoren mit ihren Kernen entsteht, da die Chorioideremie nur diese Schichten befällt. Bei der *myopischen Chorioretinitis* fehlt das ERG [DOLLFUS u. CHALVIGNAC (*583*); BEAUVIEUX, BESSIÈRE, FAURE u. CHABOT (*168*)]. Bei der *disseminierten Chorioretinitis* ist die b-Welle zunächst subnormal und erst später ausgelöscht. Bessert sich der Zustand, so erholt sich das ERG wieder mit ausgeprägter c-Welle [DOLLFUS u. CHALVIGNAC (*583*)]. Bei der *infantilen amaurotischen Idiotie* (Tay-Sachs) ist im Gegensatz zur *infantilen Amaurose* ohne Fundusveränderungen (Leber) das ERG normal [BJELKHAGEN (*246*); FRANCESCHETTI u. DIETERLE (*711*)], weil die Störungen vor allem im letzten retinalen Ganglion liegen [FRANCESCHETTI, KLEIN u. BABEL (*715*)]. Zur Differenzierung beider Amauroseformen soll neben dem ERG auch das EEG registriert werden.

ϑ) Andere pathologische ERG-Befunde sowie das ERG bei Vergiftungen

Bei *Tumoren* im Fundusbereich hat KARPE (*1188, 1191*) pathologische ERG gesehen, hält aber z. Z. definitive Aussagen für verfrüht. [DOLLFUS und CHALVIGNAC (*583*) registrierten nach Exstirpation eines Auges mit einem Tumor noch 35 min lang monophasische ERG!] Beim *Glioma retinae* liegt bei perimetrischer Elektroretinographie im Bereich des Tumors frühzeitig ein abnormes ERG vor, weil die elementare Receptorfunktion betroffen ist [FRANCESCHETTI, DIETERLE u. MONNIER (*714*)]. Nach einer Übersicht kommt SUNDMARK (*1990*) zu der Feststellung, daß das ERG bei Tumoren in der Iris normal, bei weiter dahinter gelegenen Tumoren subnormal, ausgelöscht oder negativ ist. Die Gründe hierfür liegen beim Retinoblastom an der Zerstörung der Netzhaut, bei Aderhauttumoren wirkt der Tumor indirekt auf die Retina ein (Ablatio, subretinales Ödem, Atrophie usw.). Zur Differentialdiagnose ist hier das ERG wertlos. Bei der *Commotio retinae* kann das ERG wegen des traumatischen Netzhautödems ausgelöscht sein, wird dann aber sub- bzw. normal, je nachdem ob die Veränderungen reversibel sind [HENKES (*1002*)].

Bei einer *absteigenden Opticusatrophie* ist das ERG trotz Amaurose normal [KARPE (*1188, 1191*)]. Das gilt z. B. auch für eine Opticusatrophie nach retrobulbärer Neuritis oder eine traumatische Opticusläsion [JAYLE, GASTAUT, OURGAUD und STAUMM (*1153*)]. Bei frischen absteigenden Opticusatrophien kann es auch supernormal sein [FRANCESCHETTI, DIETERIE u. MONNIER (*714*)]. *Ascendierende Opticusatrophien* haben ein pathologisches ERG [KARPE (*1191*)].

Schließlich ist auch bei bestimmten *Maculadegenerationen mit erheblicher Sehverschlechterung* das ERG normal, auch wenn die Macula belichtet wird [RIGGS (*1778*); DOLLFUS u. CHALVIGNAC (*583*)]. Fälle mit *seniler Maculadegeneration* haben in großer Zahl subnormale ERG. Diese Ergebnisse HENKES (*999, 1000*) sind aber mit denen von KARPE (*1185, 1187*) wegen verschiedener Klassifizierung nicht vergleichbar. HENKES (*1000*) meint, daß KARPE (*1185, 1187*) und FRANÇOIS (*719*) die normale b-Wellenhöhe für die höheren Altersstufen zu tief angesetzt und darum die ERG bei senilen Maculadegenerationen normal genannt haben. Aber DOLLFUS und CHALVIGNAC (*583*) fanden bei Maculaaffektionen auch normale ERG, während dann nach BEAUVIEUX, BESSIÈRE, FAURE und CHABOT (*168*) die a-Welle abnorm tief [FAURE, CHABOT u. DUTERTRE (*668*)] und die b-Welle reduziert sein soll. Bei Maculadegenerationen, die mit einer erheblichen Abnahme der fovealen Sehschärfe einhergehen, fehlt das Rot-ERG bei erhaltenem Weiß-ERG, weil der photopische Mechanismus stärker geschädigt ist [JACOBSON, BASAR u KORNZWEIG (*1129*); BESSIÈRE, CHABOT u. DUTERTRE (*209*); JACOBSON u. HALBERG (*1130*)]. Das Flimmer-ERG ist unverändert [WADENSTEN (*2117*)]. Beim *Myxödem* ist die b-Welle graduell flacher und breiter und die Latenz des ERG größer [TORRENTS, CERVINO, MAGGIOLO, NAVAROO, ZALDUA DE DELFINO u. MUSSIO-FOURNIER (*2057*)]. Bei einer *Thyreotoxikose* sind die b-Wellen dagegen supernormal, nehmen aber unter thyreostatischer Behandlung wieder ab.

Entsprechend dem normalen ERG bei retrobulbärer Neuritis sollte man das auch bei der *Methylalkoholvergiftung* erwarten. Es treten jedoch ERG-Veränderungen auf, wenn durch ein Papillenödem Zirkulationsstörungen entstehen [KARPE (*1192*)] oder das intermediär entstehende Formaldehyd den Retinastoffwechsel beeinträchtigt. Bei der *Chininamblyopie* geht die initiale Sehverschlechterung nur mit mäßigen subnormalen ERG-Veränderungen einher [BERGGREN u. RENDAHL (*196*)]. Es dürfte sich also primär um eine Schädigung der am ERG unbeteiligten Ganglienzellen handeln. Die späteren ERG-Veränderungen können kaum durch die Gefäßkontraktion zustande kommen, da das ERG schon vorher abnorm ist. Folglich werden durch Chinin auch die Receptoren und deren nachgeschalteten Neurone geschädigt. Der Kreislauf spielt für die Pathogenese eine untergeordnete Rolle, aber nicht für die Therapie, da die Sehschärfe bei aufrechter Körperlage schlechter als im Liegen ist (Blutversorgung) [BERGGREN u. RENDAHL (*196*)]. VAINIO-MATTILA und ZEWI (*2083*) erhielten darum in frühen Vergiftungsstadien eine vorübergehende Besserung des ERG durch vasodilatorische Substanzen, was BERGGREN und RENDAHL (*196*) weder durch deren retrobulbäre oder intravenöse Injektion erzielen konnten.

Bei erhöhtem *Blutalkohol*spiegel sollen sich beim Menschen Latenz, Gipfelzeit und Dauer der b-Welle nicht ändern [STRAUB (*1973*)]. Demgegenüber nimmt die b-Wellenamplitude allerdings nicht parallel zum Blutalkoholspiegel deutlich zu (s. S. 47). Die höchste Amplitude liegt bei 0,6‰ und ist bei niedrigen Beleuchtungsstärken (1—7 lx) am deutlichsten. Bei höheren Blutalkoholwerten sinkt sie wieder ab. Dementsprechend verschwindet bei Katzen und Kaninchen 2 Std. nach einer Alkoholgabe die b-Welle und das ERG wird negativ [PRAGLIN, SPURNEY u. POTTS (*1722*)].

Das ERG kann auch bei zentralen Störungen Anlaß zu interessanten psycho- und physiopathologischen Überlegungen geben [MONNIER u. AMSLER (*1499*)]:

Eine 52jährige Frau hatte posttraumatische encephalopathische Symptome, konzentrische Gesichtsfeldeinengungen bei normaler pupillärer und retinaler Adaptation. Das perimetrische ERG war normal bis supernormal, selbst in den als „blind" bezeichneten Regionen. Die Störung konnte nur im letzten retinalen Ganglion oder weiter zentral liegen. Das letzte retinale Ganglion muß mit in die Betrachtung einbezogen werden; denn ein normales ERG besagt grundsätzlich nicht — wie MONNIER und AMSLER (*1499*) behaupten —, daß Impulse in den Sehnerven abgegeben werden. Jedoch läßt das die vorhandene konsensuelle c-Welle erkennen. Der Patient verhielt sich jedenfalls so, als ob die Impulsmuster die Sehzentren erreicht hätten. Wegen des supernormalen ERG darf man annehmen, daß der Hemmungseinfluß über die biretinale Assoziation [MÜLLER-LIMMROTH (*1577*)] ausgefallen ist. Die Erregung muß im Bereich der Vierhügel und des Corpus geniculatum laterale steckengeblieben sein.

Das ERG setzt sich aus mindestens 3 positiven und 2 negativen Wellen zusammen. Es ist eine „Übervereinfachung", wenn man die a-Welle der Zapfen- und die b-Welle der Stäbchentätigkeit zuschreibt, da Zapfen- und Stäbchensysteme eigene a- und b-Wellen besitzen [HENKES (*1001*)]. Es dürfte für klinische Belange von Vorteil sein, die skotopischen ERG-Komponenten von den photopischen zu trennen. Das ist schon bei den Maculadegenerationen emfehlenswert; denn dann erfährt man mit dem photopischen ERG mehr als mit dem Misch-ERG. Eine Differenzierung beider Systeme ist mit der spektralen Empfindlichkeitskurve des Einzelreiz-ERG möglich (blaues Licht für das skotopische und rotes für das photopische System), wobei man das photopische System mit kurzen starken Lichtreizen leichter erregt. Werden zudem bei zunehmender Reizstärke das Weiß- oder Blau-ERG abnorm klein, so ist das Stäbchensystem gestört [BURIAN (*358*)]. Es sei hier daran erinnert, daß man bei geeigneter Reizstärke und -dauer auch im ERG des Menschen die c-Welle (P_I) isoliert darstellen und diagnostisch verwerten kann [WIRTH (*2234*)]. WIRTH (*2234*) fordert außerdem eine Einbeziehung von P_{III}, da sie Aufschluß über die α-Adaptation geben kann. Auch die Latenz des ERG ist diagnostisch verwertbar [VANÝSEK (*2085*)]. Bei 415 lx Reizstärke und einem Areal von 10° soll eine Latenzverlängerung über 80 msec pathologisch sein.

Das *Flimmer-ERG*, dessen physiologische Grundlagen und klinische Bedeutung von GRANIT (*880*) hervorgehoben wurde, ist eine wertvolle Ergänzung, da es auch eine Trennung des skotopischen Systems vom photopischen erlaubt (s. S. 117) [DODT (*562*); DODT u. WADENSTEN (*571*); HENKES (*1003*); WADENSTEN (*2117*)], was vor allem für die Bewertung kongenitaler Anomalien und hereditärer Degenerationen wichtig ist [ISER u. GOODMAN (*1120*)]. Die Methode muß allerdings standardisiert sein [KARPE (*1193*)]. Zur selektiven Verstärkung des Flimmer-ERG verwandten HENKES, VAN DER TWEEL und DENIER VAN DER GON (*1008*) ähnlich wie GRANIT (*880*) einen Frequenzanalysator. Das Auflösungsvermögen der

Flimmerwellen ist dadurch verbessert und die FVF bei geringerer Reizstärke genauer bestimmbar. Das gilt auch für die farbigen ERG. Da bei allen Spektrallichtern die Minimalreizstärke bei 10/sec liegt, muß es für bestimmte Reizstärken 2 FVF-Werte geben. Mit dieser subtileren FVF-Bestimmung haben HENKES, VAN DER TWEEL und DENIER VAN DER GON (*1008*) gezeigt, daß selbst bei der Retinitis pigmentosa noch positive Flimmerantworten vorkommen, obwohl das Einzel- und das sichtbare Flimmer-ERG fehlen. Dabei existieren Beziehungen zwischen dieser Restflimmerreaktion und der Größe des noch funktionstüchtigen Gesichtsfeldes. Nach ISER und GOODMAN (*1120*) soll aber die Flimmerreaktion bei 30/sec aufschlußreicher sein als die FVF. WADENSTEN (*2117, 2118*) zeigte, daß bei Amblyopie retinaler Genese das Flimmer-ERG immer pathologisch ist. Es erlaubt gewisse differentialdiagnostische Schlüsse hinsichtlich der Amblyopiegenese [SCHAPPERT-KIMMIJSER u. HENKES (*1838*)]. Ist die Amblyopie durch eine pathologisch veränderte Zapfenfunktion entstanden, so kann die Trennung des photopischen Systems vom skotopischen im Flimmer-ERG eine Klärung herbeiführen, vor allem, wenn die FVF gegen verschiedene Reizintensitäten aufgetragen wird. So ist die FVF-Kurve bei den sekundären taperoretinalen Degenerationen sowie bei senilen Maculadegenerationen mit einer Choriocapillarschädigung flach [HENKES (*1005*)]. Auch bei unvollständigen Achromasien und Maculaverletzungen liefert die FVF-Kurve wertvolle diagnostische Hinweise. Die Amblyopie bei Maculadegenerationen zeigt ein nur qualitativ verändertes Flimmer-ERG [WADENSTEN (*2118*)]. Bei der *Schiel-Amblyopie* ist das Einzel-ERG normal, jedoch scheint die FVF-Kurve höher zu verlaufen [WADENSTEN (*2117*)]. VANÝSEK (*2087*) fand unter Sedativa und Hypnotika eine herabgesetzte FVF, unter Umständen eine fehlende Flimmerreaktion, während nach WADENSTEN (*2117*) selbst bei chronischem Barbituratgebrauch das Flimmer-ERG normal bleiben soll. Bei der Hypertonie ist die FVF herabgesetzt bei gleichzeitiger Latenzverlängerung des ERG und Amplitudenverminderung der b-Welle, wobei das ERG mit wachsender Reizstärke schon bei 100—200 lx seinen Maximalwert erreicht und bald wieder abnimmt [VANÝSEK (*2087*)]. Diese ERG-Veränderungen und die Herabsetzung der FVF sollen bei zentralem Skotom und erheblicher Einengung des Gesichtsfeldes am deutlichsten sein.

5. Die Elektrophysiologie der Sehbahn und der Sehsphäre

Schon FRÖHLICH (*744, 745*) beobachtete auf dem monophasischen Cephalopoden-ERG Oscillationen, deren Frequenz von der Reizstärke und der Erregbarkeit abhing. Die von FRÖHLICH (*744, 745*) festgestellte Amplitudenänderung ist eine Verzerrung durch die zu geringe Eigenfrequenz des Registrierinstruments. Nach intensiver Belichtung tritt ein Nachrhythmus auf. Schließlich sollen je nach der Wellenlänge Frequenzunterschiede des Reizlichtes bestehen. Nach FRÖHLICH (*744, 745*) werden die Oscillationen in den Sehnerven übertragen. ADRIAN (*7*) analysierte sie Jahre später als die Aktionsströme des Sehnerven.

a) Das elektrotonische Potential

Im Auge muß eine Transformation des kontinuierlich ablaufenden ERG in einen diskontinuierlichen, rhythmischen Prozeß stattfinden.

Diese Transformation in Rhythmen ist mit einem Kippschwingungsmodell deutbar [Bethe (*216*)]. Wird ein Kondensator über einen Regelwiderstand mit einer Stromquelle und einer Glimmlampe verbunden, so leuchtet diese bei genügender Spannung rhythmisch auf. Wird diese Zündspannung nicht ganz erreicht, so bleibt sie dunkel, ist aber durch „Reize" aktivierbar. So wird durch Licht die Zündspannung erniedrigt und die im Dunkeln gehaltene Glimmlampe zur rhythmischen Entladung veranlaßt. Auch hier hängt die Glimmfrequenz bei konstanter Amplitude von der Belichtungsintensität ab.

Das Limulusauge besitzt 300 Ommatidien, jedes davon 14—16 Retinulae, die sich um ein zentrales Rhabdom gruppieren [Demoll (*532*)]. Prinzipiell entspricht dieser Aufbau dem des Arthropodenauges (Calliphora) [Fernández-Moran (*679*)]. Die Nervenfaser jeder Retinula geht ohne Synapse zu einem entfernteren Ganglion. Diese Distanz macht das Limulusauge zur Untersuchung der Beziehungen zwischen ERG und Nervenentladungen sehr geeignet.

Die Aktionspotentiale des Sehnerven sind zuerst von Hartline (*940*) am Limulusauge und von Bernhard (*201*) am Auge des Wasserkäfers (Dytiscus marginalis) analysiert worden. Das ERG von Limulus ist einfach und beginnt nach 0,02 sec Latenz, die sich jedoch mit der Reizstärke verkürzt, während das Potential höher wird [Hartline (*940*); Hartline u. Graham (*948*, *949*)]. Die Nervenentladungen setzen dann kurz vor dem Potentialgipfel ein und nehmen mit der Reizstärke nur an Frequenz, nicht an Amplitude zu (Alles-oder-Nichts-Gesetz). Bei starken Lichtreizen wird die initiale Impulsserie unterbrochen ("silent period") und erst dann die Entladung fortgesetzt. Außerdem ist *den Impulsen bei Ableitung vom gesamten Sehnerven ein Potential überlagert* [Hartline u. Graham (*948*)], das am Sehnerven am größten ist [Therman (*2029*); Bernhard (*201*)].

Zum Verständnis der Befunde von Bernhard (*201*) sei eine Anatomie des Dytiscusauges vorangestellt [Granit (*870*)]: Das Auge besitzt 9000 Ommatidien. Jedes davon hat eine Facettenlinse hoher Brechkraft. Darunter liegen 4 Sempersche Zellen, die einen inneren Kristallzapfen umhüllen und ihn distal berühren. Zwischen den entfernteren basalen Retinulazellen liegt das Rhabdom. Gewöhnlich besteht ein Ommatidium aus 7 Retinulae, die sich konzentrisch um eine 8. gruppieren. Beim Ommatidium des Wasserkäfers gruppieren sich 6 Retinulae um das stäbchenähnliche homogene Rhabdom. Dieses besteht aus einer lichtbrechenden Substanz, die für die Erregungsauslösung wesentlich zu sein scheint. Die von den Retinulazellen und den Basalzellen abgehenden Nervenfasern durchsetzen die Basalmembran und enden im optischen Ganglion, das in den Gangliennerven übergeht, dessen Fasern einen zentralen Kern mit untereinander verbundenen Dendriten umhüllen. Dieser Kern zieht zum oberen Schlundganglion. Der dioptrische Apparat liegt in einiger Entfernung vom Rhabdom. Darum erreichen bei schwachen Belichtungen ohne Pigmentwanderungen die durch mehrere Facetten gelangenden Lichtstrahlen nur ein einziges Rhabdom, wo sich die Erregungseffekte summieren: *Superpositionsauge*. Bei stärkeren Lichtreizen schiebt sich demgegenüber das Pigment um den Kristallzapfen, und die Basis der Retinulazellen bewegt sich in Richtung zwischen die Ommatidien. In diesem Fall werden die Rhabdome nur von wenigen Strahlen getroffen, so daß die Summationsfähigkeit wesentlich geringer ist: *Appositionsauge*.

Zwischen dem optischen Ganglion und dem oberen Schlundganglion findet sich eine Gleichspannung mit überlagerten synchronisierten Impulsen des optischen Ganglions (Abb. 69) [Adrian (*10*)]. Sie bleibt auch nach Cocainisierung des optischen Ganglions erhalten [Bernhard (*201*)] (Abb. 69c—e). Die überlagerten Spikes, die zu kleinen Wellen synchronisierten Impulse und die höheren Wellen am Anfang und Ende der Belichtung werden dagegen fast ausgelöscht. Bernhard (*201*) trennte nun den nervösen Anteil des optischen Ganglions so ab, daß er die Spannung nur von der Retina abgreifen konnte. Sie (Abb. 69f) ist mit dem Potential des anaesthesierten Ganglions identisch und muß sich also elektrotonisch ausbreiten. Entsprechend kann man das ERG entfernt von der Retina im Sehnerven nachweisen. Es fällt mit der Distanz von der Retina exponentiell ab, die elektrotonische Ausbreitung ist also begrenzt. Mit der Höhenabnahme nimmt auch die Leitungsgeschwindigkeit des Potentials ab. Dementsprechend beträgt die Latenz des ERG unmittelbar neben den Receptoren 40 msec, 2 mm davon entfernt 75 msec [GRANIT (*870*)]. Dem entspricht eine Leitungsgeschwindigkeit von 0,57 m · sec^{-1}. Bei schwacher Reizintensität sinkt diese geringe Leitungsgeschwindigkeit noch stärker, was RUSHTON [zit. nach GRANIT (*870*)] mit der elektrischen Kabeltheorie des Nerven gedeutet hat.

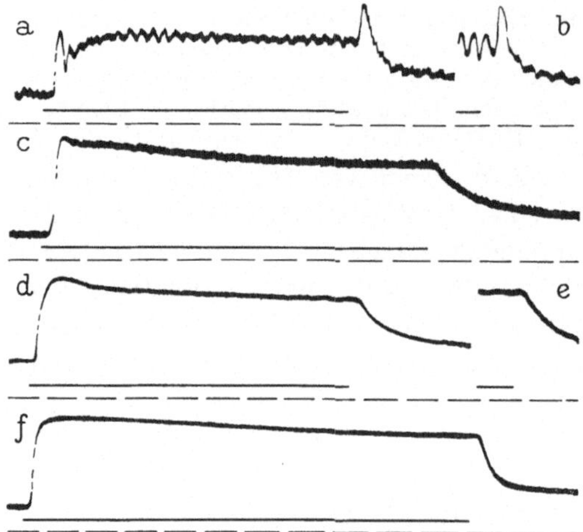

Abb. 69. Das Gleichspannungspotential des Dytiscusauges. Bei *a* und *b* sind die normalen Reaktionen dargestellt, wie sie bei Ableitung vom optischen Ganglion gegen das obere Schlundganglion erhalten werden. Diesen Kurven sind rasche Impulse überlagert. Die Kurven *c*—*e* zeigen die Wirkung eines Tropfens einer 4%igen Cocainlösung bei gleichem Potentialabgriff wie unter *a* und *b*. Die initiale und terminale große spitze Welle und die Oscillationen sind verschwunden. Diese fehlen auch, wenn die Ableitelektroden zu beiden Seiten der Receptorenschicht liegen (*f*) [BERNHARD (*201*)]

In der Vertebratenretina ist eine Trennung der nervösen Strukturen von den Receptoren nicht möglich, da Querverbindungen der Horizontalzellen, der Amacrinen und der Bipolaren einen integrierenden funktionellen Bestandteil der Retina darstellen. Die darum so wichtigen Experimente am Dytiscuspräparat [GRANIT (*870*)] zeigen, daß die Erregungsauslösung im Sehnerven durch eine Depolarisation entsteht, weil das elektrotonische Potential negativ ist und den Nervenimpulsen vorangeht [BERNHARD, GRANIT u. SKOGLUND (*203*)]. Der Sehnerv entlädt sich auch, wenn die Reizkathode auf dem optischen Ganglion liegt. Dagegen wird die Spontanaktivität des optischen Ganglions für die Dauer einer kathodischen Reizung abgestoppt; anelektrotonische Durchströmungen führen zur Entladung, die sich nach dem Reiz schrittweise verringert. Man kann also im optischen Ganglion *Erregungen und Hemmungen* auslösen. Generell werden spontan tätige Ganglien gehemmt, inaktive Ganglien aktiviert. Nach der Komponentenanalyse von BERNHARD (*201*) sind am Receptor-ERG von Dytiscus eine rasche R- und eine langsamere S-Komponente beteiligt (Abb. 70a). Die Impulsfrequenz des Sehnerven folgt dabei der R-Komponente.

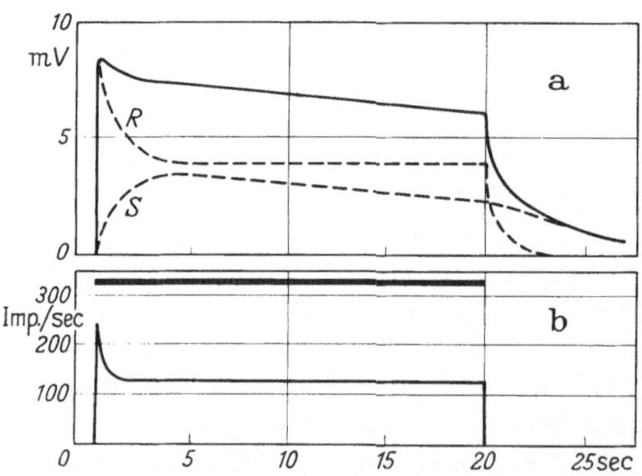

Abb. 70. Die Beziehung zwischen der Impulsfrequenz und dem ERG des Wasserkäfers. Das an sich monophasische ERG (ausgezogene Kurve in *a*) besteht aus den beiden Komponenten *R* und *S* (gestrichelte Kurven in *a*), von denen die *R*-Komponente mit dem zeitlichen Verlauf der Impulsfrequenz des Sehnerven (*b*) übereinstimmt [BERNHARD (*201*)]

Die nur durch starke Reize auslösbare trägere S-Komponente brachte BERNHARD (*201*) mit dem Übergang des Superpositionsauges in ein Appositionsauge durch die Pigmentwanderung in Zusammenhang. Sie hört deshalb nicht mit dem Reizende auf. THERMAN (*2029*) hat am Loligoauge wahrscheinlich gemacht, daß die S-Komponente aber in den Receptoren entsteht und nicht von der Pigmentwanderung abhängt.

Die Impulse im Sehnerven des Limulusommatidiums kommen durch eine Depolarisation des Ommatidiums zustande [HARTLINE, WAGNER u. MACNICHOL (*952*)]. GRANIT und THERMAN (*894*) sowie BERNHARD (*198*) sahen die gleiche elektrotonische Ausbreitung des ERG auch bei den Vertebraten. Sie ist wohl ein generell gültiges bioelektrisches Phänomen, zumal bei vielen erregbaren Organen der Spiketätigkeit solche Gleichspannungen (DC-potentials) vorangehen. Lediglich P_{II} veranlaßt eine Entladung im N. opticus und gibt deshalb dessen Frequenz-Zeit-Diagramm wieder, das darum auch die gleichen Veränderungen hinsichtlich Arealgröße, Reizstärke und Adaptation zeigt [ADRIAN u. MATTHEWS (*17*); GRANIT (*850*, *870*); GRANIT u. THERMAN (*894*)]. Erregt aber P_{II}, so muß P_{III} ein *Hemmungsphänomen* sein. Der Nachweis ist mit dem ERG so ohne weiteres nicht zu führen, weil P_{II} P_{III} überkompensiert. P_{III} muß dann schon stärker hervortreten (Doppelbelichtungen). Eine in eine d-Welle gesetzte Zweitbelichtung führt bekanntlich zur "negative notch" (Reaktivierung von P_{III}, s. S. 124). In der Impulsfrequenz des Sehnerven findet man diese Hemmungsfunktion von P_{III} auch als Impulsfrequenzabnahme wieder. Da Alkohol P_{III} beseitigt oder vermindert (s. S. 47), wird der Hemmungseffekt einer Zweitbelichtung damit aufgehoben (nicht durch Acetylcholin, Curare und Nicotin) [BERNHARD u. SKOGLUND (*205*); MACNICHOL (*1412*); MACNICHOL u. BENOLKEN (*1413*)]. Entsprechend diesem Verhalten von P_{III} fehlt im elektrotonischen Potential die a-Welle. Stattdessen sieht man durch Impulssynchronisation die erwähnten Buckel ("dip"), zu Beginn und am Ende des elektrotonischen Potentials. Die schon vor P_{II} auftretende hemmende Phase P_{III} wird nicht übertragen, sondern vorher blockiert. Den elektrotonischen Anteil nach dem Belichtungsende vergleicht BERNHARD (*198*) mit dem nicht hemmbaren Teil der d-Welle, der auch durch P_{III} zustande kommt. Nach BERNHARD (*200*) setzt aber das elektrotonische Potential bei "on" und "off" später als P_{II} ein und P_{III} etwas früher als P_{II}: *präexzitatorische Hemmung* (Abb. 71). Möglicherweise klinkt P_{III} P_{II} erst aus. P_{II} soll daher auch distal von P_{III} entstehen [GRANIT (*870*)]. Trotz der zeitlichen Differenz können P_{II} und das elektrotonische Potential identisch sein, weil das letztere wegen des S-förmigen Anstiegs im Beginn ungenau zu ermitteln ist [GRANIT *870*)]. Da neben P_{II} und P_{III} auch andere Unterkompo-

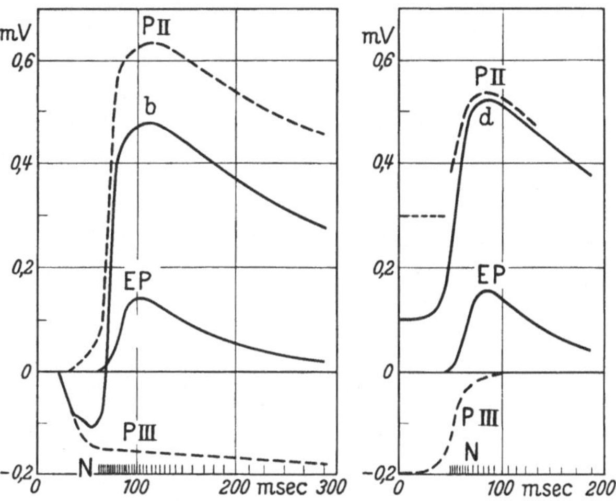

Abb. 71. Schematische Darstellung des Zusammenhangs zwischen dem ERG, seinen Komponenten, dem elektrotonischen Potential und den Nervenaktionspotentialen bei "on" (links) und "off" (rechts) der Belichtung einer I-Retina [BERNHARD (*200*)]

nenten am ERG teilnehmen, bedarf jedoch die erregende Wirkung von P_{II} und ihre Identität mit dem elektrotonischen Potential einer Überprüfung. So erregt doch auch die x-Welle (photopische b-Welle) den Sehnerven. Außerdem erreichen die Sehnervenimpulse schon vor dem b-Wellengipfel ihr Maximum in der Tiefe der a-Welle [Best (*213*); Wohlzogen (*2241*)]. Diese Diskrepanz ist wohl auf die photopische erregende Komponente zurückzuführen. Das elektrotonische Potential im Sehnerven ist doch etwas grundsätzlich anderes als P_{II} [Benoit u. Cornu (*185*)]. Liegt nämlich eine Polarisationskathode (< 0,1 mA) in der Bulbusschale, so wird das ERG kleiner, das elektrotonische Potential jedoch größer und umgekehrt. Die P_{II}-liefernde Struktur wird offenbar durch Hyperpolarisation, diejenige für das elektrotonische Potential aber durch Depolarisation aktiviert.

Die der b-Welle superponierten Spikes treten häufig in kleinen negativen Phasen des ERG auf [Best (*213*)], die den Präpotentialen bei den Spikes der Motoneurone entsprechen [Brock, Coombs u. Eccles (*341*)]. Sie stellen eine Abnahme des Ruhepotentials der Motoneurone dar (postsynaptisches Potential). Erreicht diese Vordepolarisation eine Schwelle, so wird die Spikeentladung veranlaßt. Best (*213*) hält die multiplen b-Wellen für postsynaptische Potentiale. Da die Negativitäten der a-Welle ähnlich sind, meint er, daß sie nach Belichtung großer Netzhautareale die a-Welle liefern.

Nach Wohlzogen (*2241*) nehmen unter Strychnin Spontan- und Belichtungsaktivität zu, während Barbiturate beide herabsetzen oder auslöschen. Nach Schubert (*1877*), Praglin, Spurney und Potts (*1722*) und Wohlzogen (*2241*) ist die b-Welle nicht das Generatorpotential der Opticusimpulse, weil die elektrotonischen Potentiale von der Reizstärke unabhängig seien. Deshalb verhält sich die Ganglienaktivität unter pharmakologischer Beeinflussung (Strychnin, Barbiturate) anders als das ERG (s. S. 48 u. 50f.). Die ERG-Generatoren sind von denen der Opticusimpulse unabhängig [Ottoson u. Svaetichin (*1662*); Noell (*1627*)], zwischen beiden ist aber ein Transmissionsglied vorhanden. Leider weiß man z. Z. über die intraretinalen Potentiale und die intraretinale Übertragung noch zu wenig. Nach Tomita (*2048*) ist das Ommatidiumaktionspotential von Limulus der Generator, der dicht an der Stelle der Impulserzeugung liegt. Im übrigen steigt in den Photoreceptoren des Ommatidiums der Membranwiderstand schon während der Belichtung nach initialem Abfall wieder an, so daß der off-Effekt kleiner als der durch Helladaptation beeinflußbare on-Effekt wird. Die ausgelöste Spike im Limulusnerven ist negativ-positiv diphasisch; es gibt im Ommatidium auch positiv-negative Spikes, die stets von einer negativen Gleichspannung überlagert sind [Tomita (*2050*)]. Am Nerven sind negative und am Ommatidium positive Stromstöße wirksamer. Möglicherweise werden die exzentrischen Zellen des Ommatidiums durch Licht depolarisiert und liefern das Ommatidiumaktionspotential, das einen Auswärtsstrom an einer proximalen Stelle bewirkt, wo die Impulse des Ommatidiumnerven ausgelöst werden [Tomita (*2050*)]. Ein Ommatidium soll darum 2 Fasern besitzen. Die Ganglienzellen sind nur durch Depolarisation über einen Katelektrotonus erregbar. Ungeklärt ist nur, ob das katelektrotonische Potential P_{II} selbst ist, das mit Stromschleifen die Ganglienzellen erreicht, oder ob P_{II} ein weiteres Potential in den Bipolaren veranlaßt, das die Ganglienzellen zur rhythmischen Tätigkeit bringt.

Gouras (*828b*) sah spontane und durch Traumen, Kalium und Strom induzierbare, über die Retina (Kröte) laufende, milchige Schatten, die sich wie die sich ausbreitende Dämpfung des Cortex (spreading depression) verhalten und für 2—3 min an einer Stelle verbleiben, wo sie die Spontanaktivität der Ganglienzellen erhöhen, gefolgt von einer das ERG auslöschenden Dämpfungsphase. Sie sind bei Gesamtbelichtung der Retina und guter O_2-Versorgung selten und daher photochemischer oder wegen der Aktivitätssteigerung und des Auftretens nach fokalen Traumen „epileptiformer" Natur.

b) Die Elektrophysiologie des Sehnerven

Wird ein Receptor gereizt, so tritt die abführende Nervenfaser autorhythmisch mit Impulssalven (Spikes) in Aktion. Die Spikedauer ist kurz (~ 1,5 msec). Da das Aktionspotential dem Alles-oder-Nichts-Gesetz folgt, bleibt bei Erhöhung der Reizstärke die Spikeamplitude konstant. Nur die Impulsfrequenz kann sich ändern. Die ersten Sehnervenableitungen stellten ADRIAN und MATTHEWS (*17*) an. Jedoch wurde noch nicht von der Einzelfaser abgeleitet. Nach einer Latenz setzen die Impulse ein, nehmen rasch an Frequenz bis zu einem Maximum zu und exponentiell wieder ab. Nach der Belichtung steigt meist die Impulsfrequenz erneut an (off-Effekt). Schließlich nimmt die Latenz mit der Reizstärke ab und die Impulsfrequenz zu.

α) Die nervösen Elemente der Retina

HARTLINE und GRAHAM (*948, 949*) trennten im blinden Fleck des Limulusauges ein kleines Faserbündel vom Sehnerven ab und untersuchten davon eine isolierte Faser. Die erforderlichen Mikroelektroden sollen einen konstanten Widerstand besitzen und Gewebsshunts vermeiden [BYSOW (*380*)]. Die Einzelfaserableitung erkennt man an der konstanten Spikeamplitude. Für die Einzelfaserspikes gelten folgende Gesetzmäßigkeiten [RIGGS (*1779*)]:

1. Nach Belichtung beginnt der 1. Impuls erst nach einer Latenz, die sich mit der Reizstärke verkürzt.
2. Zu Beginn der Belichtung ist die Impulsfrequenz höher als im späteren Verlauf.
3. Nach der initialen Impulserie kommt es zu einer "silent period" ohne Impulse.
4. Nach der "silent period" ist für die Dauer der Belichtung die Impulsentladung konstant.
5. Einen off-Effekt als kurze Impulssalve gibt es nur bei starken Reizen nach einer "silent period".
6. Höhe und Form der Spike sind unveränderlich.

Für die Einzelfaser gilt das *Bunsen-Roscoesche Gesetz* auch [HARTLINE (*942*)]. Kurze Reize fallen in die Latenz, so daß sie mit dem Auftreten der Spikes bereits beendet sind. Folglich kann die Spikelatenz nicht die des photochemischen Primärprozesses sein, sondern eher die des davon abhängigen nachgeschalteten Vorgangs. Die Spikefrequenz der Einzelfaser folgt auch dem *Dunkeladaptationsverlauf* [HARTLINE u. MCDONALD (*950*)]. Intensität und Dauer des Präadaptationslichtes verhalten sich dabei reziprok. Bei schwachen Voradaptationslichtern und langen Expositionszeiten gilt das reziproke Verhalten nicht mehr. Dann ist der Adaptationsverlauf ungewöhnlich lang. Dieses Verhalten gilt für alle Retinatypen und soll für 2 verschiedene Erholungsreaktionen sprechen [WALD u. CLARK (*2140*)]. Schließlich kann man die Impulsserie einer Faser aus einem voll dunkeladaptierten Auge nicht aus einem partiell adaptierten durch entsprechende Zunahme der Reizstärke erhalten [HARTLINE u. MCDONALD (*950*)]. Folglich gibt es im Limulusauge verschiedene Impulsmuster. Nach HUNT (*1098*) folgt die Spikefrequenz N der Gleichung: $N = N_0 + f_1(c)\, J^{r/k}$ (N_0 = const, r/k = Impulsfrequenzdifferenz/Intensitätsdifferenz, c = Adaptationsmaß). Bei Helladaptation gilt die Gleichung $N = k \cdot L^{1/3}$ und bei Dunkeladaptation $N = k \cdot L^p$, wobei L der Reizintensität entspricht und p kleiner als 3, aber größer als 1 ist [HUNT (*1099*)]. Je intensiver die *Helladaptation* ist, um so höher muß proportional die Reizstärke sein [RIGGS u. GRAHAM (*1782*); HARTLINE u. MCDONALD (*950*)]. Für jede Helladaptationsstufe erhält man aber die typische Impulsfrequenz-log-Reizstärkenkurve; denn die Sinneszellen behalten bei jeder Helladaptationsstufe ihre Reaktionsart bei. Nach RIGGS und GRAHAM (*1782*) soll bei der Einzelfaser während der 1. min der Helladaptation die Reaktionsfähigkeit steigen, danach jedoch stetig abfallen (α-Adaptation). Der Fasertyp (beim Frosch: 20%), der auf Belichtung mit einer initialen Impulssalve mit nachfolgender "silent period" reagiert, an die sich eine konstante, aber von der Reizstärke abhängige, niederfrequentere Impulsserie anschließt, ist ein *on-Element* [HARTLINE (*943*)]. Fasern (50%) mit initialer Impulsserie hoher Frequenz, die trotz Belichtung abgebrochen wird, um nach der Belichtung noch einmal kurz aufzutreten, entsprechen den *on-off-Elementen*. Eine Faser (30%), die sich stets nach Belichtung in einer längeren Serie entlädt, kommt von einem *off-Element*. Wird in die off-Entladung eines off- oder on-off-Elements eine Zweitbelichtung gesetzt, so wird mit kürzerer Latenz als die Primärerregung die Impulssalve gehemmt. Weiterhin haben die off-Fasern wie die a-Welle kürzere Latenzen als die on-Fasern. Beim Frosch und beim Meerschweinchen gibt es auch Zwischenformen [HARTLINE (*943*); GRANIT (*870*)]. Mit der Mikroelektrodentechnik [GRANIT u. SVAETICHIN (*892*); WILSKA (*2230*)] sind diese Kaltblüterexperimente auch am Warmblüter durchführbar. Die Impulse werden von Fasern zwischen den Ganglienzellen und der Macula abgeleitet. Wegen des epineuralen Gewebes ist eine Ableitung von der Macula oder vom Sehnerven außerhalb des Bulbus nicht so ohne weiteres möglich [GRANIT (*853*); GRANIT u. SVAETICHIN (*892*)]. Es bestehen die gleichen Impulsmuster [GRANIT (*870, 874, 877*)]. Ein „Element" umfaßt das funktionelle Gebiet einer Ganglienzelle mit seinen Stäbchen und Zapfen, Bipolaren und den übrigen nervösen Strukturen.

Die „normale" Spike ist gewöhnlich 300 μV hoch [GERNANDT (*796*)] und beginnt mit schneller positiver Phase, auf die eine trägere negative und eine kleine positive folgen. Atypische Elemente haben eine kurze negative Phase zwischen 2 kleineren positiven Phasen. Die negative Phase der normalen Spike dauert 1msec, bei atypischen Spikes 0,5 msec. Atypische Spikes liefern vor allem on-off-Elemente. Die Spike-Amplitude soll zum blinden Fleck hin abnehmen. GERNANDT (*796*) hält die negative Phase für eine elektrotonische Komponente der Ganglienzellkörper. Die biphasische atypische Spike ist für eine Faser im leitfähigen Medium charakteristisch. On-off-Elemente können auch Zwillingsfasern mit guter Synchronisation besitzen. Kleine und große Spikes haben KUFFLER (*1295*) und BARLOW (*125*) ebenfalls differenziert. Die einen scheinen von der Nervenfaser und die anderen von der Ganglienzelle zu stammen, was aber für die Analyse der Spikefrequenz wenig Bedeutung hat GRANIT (*877*)].

Die Sehnervenfasern sind meist 1—2 μ dick und neigen zur Bündelbildung. Infolgedessen kann eine 25 μ dicke Mikroelektrode kaum hohe Spikes von der Einzelfaser ableiten. THOMSON (*2039*) bekam höchstens Potentiale von 50 μV. Mit einem Mikroelektrodenbündel ist nach RUSHTON (*1818*) nachweisbar, daß sich die Spikes einer Struktur 80 μ weit ausbreiten. Die Spikeamplitude ist über einer Riesenganglienzelle am höchsten, jedoch ist mehr als 100 μ seitwärts die Spikeamplitude noch nicht auf die Hälfte abgesunken. Da die Spikes vom Einzelelement geliefert werden und kein Synchronisationsprodukt einer Zellgruppe darstellen, stellt ein Element bei intracellulärer Ableitung durch das von einer dickeren Mikroelektrode in die Zellwand gesetzte Leck seine Tätigkeit momentan ein [RUSHTON (*1814*)]. Nach den histologischen Kontrollen handelt es sich bei den extracellulär abgegriffenen Spikes um die Entladung einer großen Ganglienzelle. Daneben liefern kleinere Zellen kleine Spikes.

Vom caudalen Photoreceptor (Krallenfisch), der offenbar fortgesetzte Signalisierungen absoluter Reizstärken vermeiden soll [KENNEDY (*1217b*), ziehen Fasern zu Schaltneuronen des caudalen Abdominalganglions. Sie liefern eine Entladung mit langer Schwellenlatenz, geringer Adaptation und ausgedehnten Nachentladungen und können unterschwellige Lichtreize bis zu 12 sec-Intervallen summieren, aber die großen Ganglienzellen nicht aktivieren.

β) Das receptive Feld

Das von den Ganglienzellfortsätzen erfaßte *receptive Feld* wird um so größer, je ausgedehnter nervöse Querverbindungen vorhanden sind. Den Spikes im retinalen Mikrokosmos entspricht gleichsam die Aktivität eines Miniaturnervenzentrums [GRANIT (*874*)]. Dieses besteht aus Receptoren, den beiden nachfolgenden Neuronen, die über 2 Synapsen untereinander in Verbindung stehen, und den Horizontalzellen und Amacrinen für Bahnungen und Hemmungen. Vom Gesamtnerven des Aalauges erhielten ADRIAN und MATTHEWS (*17, 18*) nur on- und off-Reaktionen. Arealgröße und Intensität verhielten sich in einem 0,1—1 mm großen Retinabezirk reziprok. Diese räumliche Summation wurde durch Strychnin verstärkt. Somit muß die räumliche Summation durch eine nervöse Erregungsausbreitung über Schaltneurone zustande kommen. Mit einem kleinen Belichtungsfleck fand HARTLINE (*945, 946*) die größte Empfindlichkeit im 0,2—0,6 mm großen Zentrum [BARLOW (*125, 126*)], die aber zur Peripherie abnimmt. Außerdem wird das receptive Areal durch stärkere Reize vergrößert [WAGNER u. WOLBARSHT (*2122a*)]. Darüber hinaus wird die Latenz zwischen dem Belichtungsende und der Impulssalve eines off-Elementes um so kürzer, je weiter sich die belichtete Stelle dem Zentrum nähert [THOMSON (*2039*)]. Die Latenzzunahme in der Arealperipherie bei "on" zeigt, daß die Größe des receptiven Feldes nicht durch die 1 mm weite Dendritenverzweigung, sondern durch synaptische Querverbindungen gegeben ist. Mehrere unterschwellige Belichtungen führen in einem kleinen Areal zur Erregung. Die aufsteigende Konvergenz macht dabei die Entladung einer Sehnervenfaser möglich. Das receptive Feld ist von den Nachbarfeldern gut abgegrenzt; denn eine Faser wird außerhalb des Feldes durch die Aktion des receptiven Feldes nicht gebahnt. Bei den on-off-Elementen erfolgt die Abgrenzung mit einem Hemmungsring durch laterale Ausbreitung über Schaltneurone (Amacrinen) [GRAHAM u. GRANIT (*831*)], der bei Belichtung die Entladung im Zentrum des receptiven Feldes unterdrückt, ohne selbst Impulse abzugeben [BARLOW (*126*)]. Vermutlich ist wegen dieser Zone die Reaktion bei kleinflächiger Belichtung größer als bei großflächiger.

Über die *Erregungs- und Hemmungsfelder* der Elemente haben in Fortführung der Arbeiten von HARTLINE (*943, 944*), GERNANDT (*796*) und BARLOW (*125, 126*) berichtet. Sie erhielten eine kleine Spike von den über die Retina hinweglaufenden Nervenfasern, wenn die Mikroelektrode zwischen dem belichteten Fleck und der Macula lag. Die großen Ganglienzellspikes findet man nur unmittelbar neben der belichteten Stelle. Die auch zeitlich summationsfähigen on-Elemente reagieren auf bewegte Lichter mit Erhöhung der Empfindlichkeit. Folglich kann an den Grenzen des receptiven Feldes keine weitere Schwellenerniedrigung mehr stattfinden. Das gilt auch für die off-Elemente. Demgegenüber nimmt im receptiven Feld bei Lichtfleckvergrößerung bei den sich summierenden on-off-Elementen bis über die Grenzen des receptiven Feldes hinaus die Empfindlichkeit ab [Barlow (*126*)]. Der Hemmungsring wird dabei miterregt und vermindert diese Reaktion des receptiven Feldes. Das Umfeld hemmt somit das Zentrum des receptiven Feldes, wozu etwa 100 belichtete periphere Einheiten erforderlich sind. Das Ausmaß der Hemmung ist häufig für den off-Anteil eines on-off-Elementes größer als für dessen on-Anteil. Diese Hemmungsphänomene können für das Zustandekommen des *Simultankontrastes* verantwortlich sein. Ein weißer Fleck in schwarzem Umfeld ergibt mehr Impulse, erscheint also heller als in hellerem Umfeld, weil das letztere den Hemmungsring aktiviert und so das Zentrum dämpft.

Bei *Dunkeladaptation* steigt die Empfindlichkeit im receptiven Feld bis zu 1 mm Lichtfleckgröße, darüber hinaus jedoch weniger. Bei *Helladaptation* sinkt sie bis 2 mm Lichtfleckgröße deutlich ab. Offenbar verschwindet bei Dunkeladaptation der Hemmungsring [Kuffler (*1295*)]. Unter Helladaptation gibt es umgekehrte Entladungstypen in der das dunkeladaptierte receptive Feld umgebenden Ringzone (on-Elemente mit on-Zentrum und off-Umgebung). Bei vollständiger Dunkeladaptation tritt dann wieder die Umorganisation des receptiven Feldes ein, was zusammen mit den Ergebnissen bei farbigen Reizen dafür spricht, daß die Organisation nicht von verschiedenen Verbindungen zwischen Stäbchen und Zapfen abhängt [Barlow, Fitzhugh u. Kuffler (*131*)]. Die Schwelle eines Elements im receptiven Feld wird bei Dunkeladaptation erniedrigt. Dabei gibt es einen Stäbchen- und einen Zapfenanteil. Außerdem liefern alle Einheiten das Purkinjesche Phänomen. Die Dunkeladaptationskurve ist träger; denn die absolute Schwelle wird erst nach 3 Std. erreicht. Um die Spontanaktivität bei 510 mμ zu verändern, sind 1500 Lichtquanten/sec erforderlich, wobei die on- und off-Zentren die gleiche Schwelle besitzen [Barlow, Fitzhugh u. Kuffler (*130*)]. Der bei derartigen Schwellenmessungen wesentliche *Signal-Störabstand* [Methode s. Lion u. Winter (*1367*)] wächst mit der Reizstärke proportional bis zur maximalen Impulsfrequenz der Ganglienzellen. Die Information hierüber steigt, wenn 6 Lichtblitze statistisch ausgewertet werden [Fitzhugh (*695*)]. Der neurale Störpegel wird demgegenüber mit dem Alter größer, der Signal-Störabstand also geringer [Bulmer, Howarth, Cane, Gregory u. Barlow (*357a*)].

Die Experimente von Barlow (*126*) machen eine Unterscheidung zwischen einem Element und dem receptiven Feld schwierig. Möglicherweise werden die Elemente durch die plexiforme Schicht [Gallego (*763*)] zu größeren Arealen zusammengefaßt, die im dunkeladaptierten Zustand eine diffuse Entladung veranlassen [Granit (*877*)]. Im Inneren des receptiven Feldes bestehen on-, in einer Zwischenzone on-off- und in der Randzone off-Entladungen oder umgekehrt [Kuffler (*1295*)]. Diese Organisation wechselt mit dem Reizmodus. Eine hohe on-Entladung kann außerdem die off-Entladung unterdrücken und umgekehrt. Diese Gegensätzlichkeit im on- und off-System scheint etwas mit den einander entgegengerichteten Gleichspannungskomponenten in der Retina zu tun zu haben. Granit (*877*) meint, daß dieser Befund gut mit der Heringschen Konzeption in Einklang stehe und es in der Netzhaut 2 einander entgegenwirkende Prozesse gibt (vgl. S. 46).

γ) Die Spontanaktivität und die Eigenschaften der Elemente

Entsprechend den beiden sich gegenseitig ausschließenden Grundprozessen der Heringschen Theorie müßte ein Gleichgewicht zwischen ihnen (Weiß = Erregung

Schwarz = Hemmung) das „Eigengrau“ veranlassen. Dieser spontanen Empfindung muß eine *Spontanaktivität* zugrunde liegen [ADRIAN u. MATTHEWS (*17, 18*); ADRIAN (*10*)]. Regelmäßige Rhythmen gibt es vor allem nach Strychnin [GRANIT (*868*)]. Die Spontanaktivität ist vor allem bei Dunkeladaptation [bei der Katze mit 22/sec: BORNSCHEIN (*274*)] vorhanden, während und kurz nach Belichtung sehr gering. Sie existiert in Stäbchen- und Zapfenretinae [GRANIT (*877*)] und ist retinaler Natur, zumal sie bei intraoculärer Druckerhöhung parallel mit der Belichtungsaktivität verschwindet [BORNSCHEIN (*275*)]. Das freie Intervall dauert dabei 5—20 sec, die Lähmungszeit 15—60 sec und die Erholungslatenz 5—45 sec. Die große Streubreite spricht für eine verschieden starke Resistenz der Elemente. Die Spontanaktivität verschwindet rascher als die b-Welle, kehrt aber in der Erholung rascher wieder [BORNSCHEIN (*275*)]. Durch starke Monojodessigsäurevergiftung verschwindet nach vorübergehender Frequenzsteigerung durch Dauerdepolarisation die Spontanaktivität, jedoch später als die Belichtungsaktivität und das ERG. Bei geringeren Dosen von MJE werden die Spontan- und Belichtungsaktivität reduziert und das ERG bis auf eine kleine Negativität ausgelöscht. Wenn MJE selektiv die Receptoren schädigt, müssen die Receptoren an der Bildung der Spontanaktivität beteiligt sein [BORNSCHEIN (*276*)]. Die spontan aktiven Elemente sind komplexer Natur, zumal GRANIT (*853*) und KUFFLER (*1295*) neben einem auf Licht mit Erregung oder Hemmung reagierenden Typ noch einen *absolut lichtresistenten* isolierten. Im receptiven Feld bestehen Dauerentladungen wechselnder Frequenz bei Belichtung und Dunkelheit, wobei jeder Spike eine Refraktärphase folgt, die die nächstfolgende ausläßt. Dieser Dauerentladung pfropft sich bei Belichtung ein Impulsmuster auf [KUFFLER, FITZHUGH u. BARLOW (*1296*)].

Der spontan aktive Typ reagiert bei Dunkeladaptation auf Licht gewöhnlich mit einer Hemmung. Diese wird bei Retinae (Katze), in denen verschiedene Synapsen durchlaufen werden, komplexer. So kann die Spontanaktivität bei "on" und "off" gesteigert werden. Bei erhöhter Reizstärke wird die on-Entladung gehemmt. Die verbleibende off-Entladung ist durch Wiederbelichtung hemmbar. Sonst geht sie unter Frequenzabnahme in den langsamen Spontanrhythmus über. Bei starken Reizen kann die on-Hemmung zusätzlich von einer kurzen Aktivitätsphase gefolgt sein, die off-Entladung wird niederfrequenter [GRANIT (*870*)]. Gelegentlich tritt auch in der off-Entladung eine kurze Impulshemmung ein, die vom Elektrotonus der Nachbarfasern oder von P_{III} stammen kann. Die auf Licht mit Hemmung oder Erregung reagierende Spontanaktivität zeigt, daß bei den Elementen eine Aktivitätsverschiebung vor allem bei Flimmerreizen zustande kommen kann [GRANIT (*853*)]. Die dann schwankenden Aktivitätsverminderungen kommen durch regelmäßiges Umschalten von einer Einheit auf eine andere zustande [GRANIT u. MUNSTERHJELM (*887*)]. Solche Umschaltungen können den biologischen Sinn haben, die adaptive Ermüdung eines spontan tätigen Organs zu vermindern. Die erhöhte Spontanaktivität bei Dunkeladaptation dürfte für die höheren Sehzentren wichtig sein, da diese sonst praktisch afferenzlos und ohne Bahnungsimpulse wären. Es käme zu einer Erregbarkeitsabnahme, die die photochemisch bedingte Empfindlichkeitssteigerung in der Retina bei Dunkeladaptation illusorisch machen würde. Die Spontanaktivität soll auch noch das unspezifische Aktivierungssystem anregen, das auf den afferenten Erregungseinstrom aus den Sinnesorganen angewiesen ist.

Welche Eigenschaften haben die retinalen Elemente? Alle Elementtypen sind in ihrem Entladungsmodus durch Reizstärken- oder Adaptationsänderungen modifizierbar, aber nicht grundsätzlich beeinflußbar [HARTLINE (*944*)]. Bei den on-Elementen nimmt der reziproke Wert der Latenz mit dem Logarithmus der Reizstärke linear zu, bei den off-Elementen nur bis zu einem bestimmten Wert, von dem an er mit weiterer Reizstärkenerhöhung wieder fällt. Das gleiche gilt für die

Impulsfrequenz der off-Elemente, so daß bei hoher Reizintensität die off-Entladung überhaupt fehlt [WREDE (*2249*); THERMAN (*2028*); MESERVEY u. CHAFFEE (*1451*)]. In der Katzenretina sind off-Elemente selten und herrschen die on- und on-off-Elemente vor, doch auch hier gibt es bei spontan tätigen Elementen die Impulsblockade nach intensiven Belichtungen. Die Dauer dieser *postexzitatorischen Hemmung* hängt auch von der Expositionsdauer ab. Findet sich die intensive postexzitatorische Hemmung in vielen Fasern, so ist die d-Welle klein [GRANIT (*870, 877*)]. Diese postexzitatorische Hemmung soll vielleicht durch Hyperpolarisation der erregbaren Struktur nach der Depolarisation (= Erregung) Nachentladungen verhindern *(sekundäre Hyperpolarisation)*.

P_{III} entspricht einer *primären Hyperpolarisation*, weil sie auch nach depolarisierender Kaliumeinwirkung bestehen bleibt und nur wegen der inversen Retinastruktur negativ erscheint. Auch P_{III} kommt eine Hemmungsfunktion zu.

Die *präexzitatorische Hemmung* im ERG (P_{III}) [GRANIT u. THERMAN (*894*)] findet sich auch in der Spikeaktivität [GRANIT (*875*)]. Das Attribut „präexzitatorisch" ist berechtigt, weil die Hemmung eine kürzere Latenz als die Erregung aufweist. Die präexzitatorische Hemmung ist mit der Hemmung der off-Entladung eines off-Elements durch Zweitbelichtung, die postexzitatorische Hemmung an einem spontan tätigen Element nachweisbar. Die on-off-Elemente reagieren nicht so typisch wie die off-Elemente.

HARTLINE (*943*) fand in mit Stäbchen und Zapfen gleich besiedelten Froschretinae 50% on-off-Elemente, 30% off-Elemente und 20% on-Elemente. In der stäbchenreichen Meerschweinchenretina herrschen on-Elemente vor [GRANIT (*859*)]. In der Katzenretina sind 79% on-off-, 16% on- und nur 5% reine off-Elemente [GRANIT u. TANSLEY (*893*)]. Die blauempfindlichen Elemente sind reine *on-Elemente* und setzen sich aus Stäbchen zusammen. Sie sind die einfachsten Sinnesreceptoren und mit den Entladungstypen der Avertebratenretina identisch [HARTLINE u. GRAHAM (*948*)]. Als Stäbchenaggregate stimmt ihre spektrale Empfindlichkeit unter skotopischen Bedingungen mit der Absorptionskurve des Rhodopsins überein. Unter photopischen Bedingungen gibt es kein Purkinjesches Phänomen [GRANIT (*859*); DONNER u. GRANIT (*591*)]. Bei konstanter Rhodopsinbleichungsintensität ist die Impulsfrequenzschwelle der on-Elemente für alle Wellenlängen ein konstantes Vielfaches der Rhodopsinbleichungsschwelle, m. a. W. die on-Elemente kommen für die Unterscheidung von Spektrallichtern kaum in Frage. Die on-Elemente werden unter der Kathode erregt und unter der Anode gehemmt [GRANIT (*869*); GERNANDT u. GRANIT (*800*)]. Bei hohen Reizstärken liefern sie auch einen anodischen off-Effekt. Die Polarisation beeinflußt die Lichtschwelle des on-Elements wenig, infolgedessen stammen die Bahnungs- oder Hemmungseffekte nicht von ihnen [GRANIT (*871*)]. Die on-Elemente zeigen nur gelegentlich eine postexzitatorische Hemmung [GRANIT (*868*)]. Mit der Reizstärke steigt die Frequenz weniger steil als bei den on-off-Elementen bis auf 100/sec.

Die durch Licht hemmbaren *off-Elemente* werden anodisch erregt und kathodisch gehemmt [GERNANDT u. GRANIT (*800*)]. Infolgedessen ist auch ihre Eigenpolarität entgegengesetzt, sie reagieren auf Licht mit Hyperpolarisationen, also mit Hemmungseigenschaften, die auch Elemente ohne off-Entladungen besitzen können [BROWN u. WIESEL (*348a*)]. In der Avertebratenretina reagiert entsprechend eine Receptorzellage nur mit „on", die andere mit „off", die sich wie Erregung und

Hemmung gegenseitig beeinflussen [HARTLINE (*944*)]. Auch die Hyperpolarisation auf Belichtung am Ocellus der Locusta migratoria migratoroides ist ein Beweis für 2 verschiedene Sinnesreceptorenarten [PARRY (*1669*)] und für die umgekehrte Polarität von P_{II} und P_{III}, die mit den on- und off-Elementen in Verbindung stehen. Für die off-Entladung und die d-Welle gilt, daß eine gewisse Reizzeit für eine off-Antwort notwendig ist [GRANIT (*870*)].

Die off-Elemente sind wie die *on-off-Elemente* eine Eigenart aller zapfenhaltigen Retinae. Trotzdem weist eine off-Entladung nicht unbedingt auf eine Zapfenbesiedlung hin; denn einige off- und on-off-Elemente geben mit ihrer Impulsfrequenz die spektrale Empfindlichkeitskurve des Rhodopsins wieder, sind also stäbchenhaltig [DONNER u. GRANIT (*591*); GRANIT u. TANSLEY (*893*); GRANIT (*870*)]. Ein on-off-Element besitzt ein besseres Unterscheidungsvermögen als ein on-Element und reagiert auch auf Intensitätserhöhung mit höheren Frequenzen (max. 300/sec). Der Verlauf der Frequenz-log-Intensitätskurve ist jedoch von Element zu Element verschieden. Die meisten on-off-Elemente verlieren bei hohen Reizstärken ihre on-Komponente, als ob die Hemmung bei „on" den Vorrang über die Erregung hätte [ADRIAN (*11*)]. Andere on-off-Elemente verlieren ihre off-Komponente oder, im bestimmten Intensitätsbereich, eine der beiden Komponenten. Am on-off-Element sind daher Receptoren verschiedener spektraler Empfindlichkeit und Reizschwelle beteiligt, so daß Gleichgewichtsverschiebungen zwischen Erregung und Hemmung vorkommen [GRANIT (*874*)].

Bei den on-off-Elementen ist die *off/on-Relation* wichtig [GRANIT u. TANSLEY (*893*); GERNANDT (*797*, *798*); GERNANDT u. GRANIT (*800*)]. Die Variationsbreite ist groß. Da die on-Elemente kathodisch, die off-Elemente anodisch sind, sollten die on-off-Elemente je nach der Polarisationsstromstärke kathodisch und anodisch sein. Sie erweisen sich jedoch als kathodisch *oder* anodisch [DONNER u. GRANIT (*592*); GERNANDT u. GRANIT (*800*); GRANIT (*871*)]. Da sich aber mitunter die Polarität mit der Helladaptation ändert, müssen on-off-Elemente kathodische und anodische Komponenten enthalten. Die Polarität ist in gewissem Grade eine Funktion der Wellenlänge. So neigen kathodische Elemente bei grünem (520 mμ) und auch blauem Licht (460 mμ) zu niedrigen off/on-Relationen. Demgegenüber sind sie bei rotem Licht (650 mμ) gleichmäßig auf anodische und kathodische Elemente verteilt. GERNANDT (*797*) schloß daraus, daß die gleichen Faktoren, die die on-Elemente kathodisch machen (Stäbchen), das auch bei den on-off-Elementen mit niedrigem off/on-Verhältnis tun. Das ist bei grünem Licht am intensivsten, weil dort das Maximum der Rhodopsinempfindlichkeit liegt. Bei rotem Licht treten die off-Komponenten deutlicher hervor (rotempfindliche Zapfen) [GERNANDT (*797*)]. Blaues Licht nimmt eine Zwischenstellung ein. Neben diesen farbempfindlichen on-off-Elementen gibt es viele Elemente, die ihre off/on-Relation über den gesamten Spektralbereich nicht ändern [GERNANDT (*798*)].

Bringt man die Reizlichter auf gleiche Rhodopsinempfindlichkeit, so werden viele on-off-Elemente off-empfindlicher (Zapfen). Ergänzend hierzu fand GERNANDT (*798*) on-off-Elemente, die bei grünem Licht besser zu Belichtungsbeginn und bei rotem Licht nach dem Belichtungsende nicht reagieren. Dieses Phänomen kann mit dem *Farbenkontrast* in Zusammenhang stehen. Die off/on-Relation und ihre Veränderungen bestimmen die Farbunterscheidung und die Kontraste. So werden bei Grün-Adaptation die grünempfindlichen on- und off-Komponenten entsprechender on-off-Elemente gedämpft, während die rotempfindlichen on- und off-Komponenten aktiv bleiben und den Kontrast veranlassen. Da der Rhodopsinfaktor konstant ist, dürften die Schwankungen in der off/on-Relation auf eine nervöse Beteiligung vor allem der Schaltneurone zurückzuführen sein [GRANIT u. TANSLEY (*893*)].

Die entgegengesetzte Erregbarkeit der on- und off-Elemente spricht für ihre verschiedene Organisation. Auch die Beobachtung, daß in kleinem Retinaareal on-, off- und on-off-Reaktionen vorhanden sind, wobei die off/on-Relation verschieden ausfällt, wenn 2 Lichtflecke dicht nebeneinander liegen, spricht für nervöse Interaktionen [KUFFLER (*1295*)]. Im Limulusauge hemmen sich auch 2 belichtete Ommatidien wechselseitig, wobei unter Umständen die Hemmungswirkung eines Ommatiums auf ein 2. dessen Hemmung wiederum auf ein weiteres Ommatidium aufhebt, so daß dessen Frequenz ansteigt: Hemmung einer Hemmwirkung [Disinhibition: HARTLINE u. RATLIFF (*951*)]. Die on-off-Elemente kommen

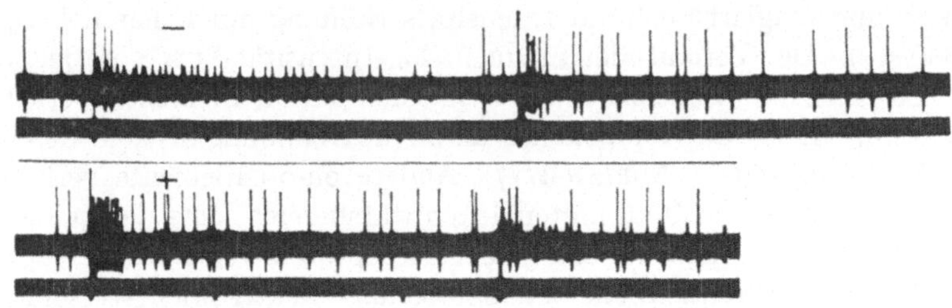

Abb. 72. Das Verhalten der großen und kleinen Spikes während einer kathodischen (obere Kurve) und einer anodischen (untere Kurve) Polarisation. Danach sind die großen Spikes eines spontan tätigen Elements kathodisch hemmbar, während die kleinen Spikes gleichzeitig aktiviert werden. Bei anodischer Polarisation zeigt sich das entgegengesetzte Verhalten [GRANIT (*871*)]

nach den großen und kleineren Spikes in der Katzenretina am häufigsten vor [BOHM u. GERNANDT (*268*)]. Das unter der Elektrode liegende Element liefert die großen, das entferntere die kleinen Spikes [GRANIT (*871*)]. In Abb. 72 stammen die großen Spikes von einem spontan tätigen, kathodisch hemmbaren Element, während die kleineren Spikes gleichzeitig aktiviert werden. Nach der Polarisation werden die großen Spikes aktiviert. Bei umgekehrter Polarisation tritt das umgekehrte Verhalten auf. Bei einer Steigerung der Reizstärke tritt sowohl bei den großen Spikes des anodischen als auch bei den kleinen des kathodischen Elements ein kompletter Wechsel der off/on-Relation ein. Sie ist bei geringer Reizstärke für die großen anodischen Spikes klein, bei hoher bleiben wegen der Hemmung nur off-Entladungen übrig. Umgekehrt ist es mit den kleinen Spikes, die bei schwachen Reizstärken im off-Effekt, bei stärkeren mehr im on-Effekt erscheinen [GRANIT (*841*)]. Die zapfenhaltigen on-off-Elemente kommen dadurch zustande, daß das gereizte Element auf nervösem Wege von einem anderen gehemmt wird [GRANIT (*872*); GRANIT u. TANSLEY (*893*)]. Andere on-off-Elemente sind dagegen reine Rhodopsinelemente [DONNER u. GRANIT (*591*)]. Es ist möglich, daß ein off-Effekt durch Nachlassen der Hemmung eines anderen Elementes entsteht, was eine Ganglienzelladaptation veranlassen könnte. Demgegenüber zeigen gewisse stark adaptierende Elemente keine off-Effekte. Andere, nur vom Rhodopsin abhängige on-off-Elemente liefern bei hohen Reizstärken off-Effekte und sind am langwelligen Spektralende wirksamer. Sie werden evtl. von einem Zapfensehstoff gehemmt. Die off-Effekte sind folglich schwer zu deuten, zumal sie auch ohne nervöse Interaktionen vorkommen [HARTLINE (*944*); SCHOEPFLE u. YOUNG (*1865*)]. Die off-

Effekte und deren Hemmungseigenschaften von rhodopsinabhängigen Elementen analysierten DONNER und WILLMER (*594*) (Abb. 73). Mit zunehmender Reizstärke wird danach ein on-Element über ein on-off-Element zu einem off-Element. Eine Hemmung liegt erst dann vor, wenn die Impulsfrequenz später wieder ansteigt (off-Effekt). Sie wirkt sich in der on-Entladung an der Impulsserie als Frequenzreduktion aus. Häufig kommt es zu einer Hemmungsperiode bei "off" in an sich reinen on-Elementen. In diesem Fall folgt eine Nachentladung. Ein intensiver off-Effekt ist kürzer als ein schwächerer. Bei hohen Reizstärken kann die Reizdauer die Ausprägung des off-Effekts bestimmen.

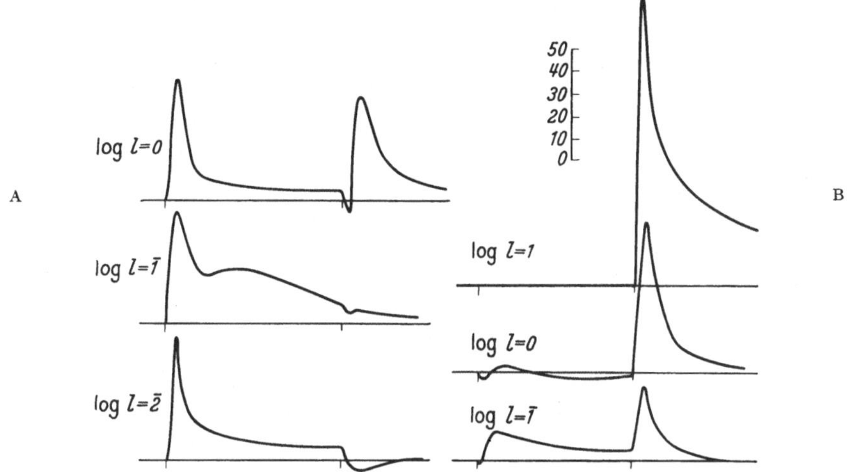

Abb. 73. A) Der Übergang einer on-Entladung in eine on-off-Entladung, wenn die Reizstärke erhöht wird. B) Der Übergang eines on-off-Elements in ein off-Element mit steigender Reizintensität. (Alle Kurven sind von unten nach oben zu lesen; Ordinate: Impulsfrequenz, Abszisse: Reizdauer 3 sec) [DONNER u. WILLMER (*594*)]

Die durch elektrische Reizung des Limulusauges (s. S. 187) ausgelöste Frühentladung entsteht durch Depolarisation des exzentrischen Zellaxons, die Spätentladung durch Depolarisation dieses Zellkörpers und seines distalen Fortsatzes mittels synaptischer Ausbreitung oder durch fortschreitende Depolarisation von Retinulazellen zum distalen Fortsatz und zu einer besonderen Stelle der exzentrischen Zelle [LIPETZ (*1367a* u. *b*)].

δ) Elementaktivität bei Flimmerlicht

Nach ENROTH (*640*) ist die Flimmerverschmelzungsfrequenz (FVF) bei reinen on- oder off-Entladungen leicht zu ermitteln. Dabei kann es sich um reine on- oder off-, aber auch um on-off-Elemente mit nur einer Komponente handeln (Dunkeladaptation). Auf Einzelblitze reagieren die on-Elemente mit einer Aktivierungsphase mit folgender Hemmphase, an die sich eine 2. Aktivierungsphase und bei starken Reizen eine 2. Hemmphase anschließt. Mit steigender Blitzfrequenz vermindern sie ihre Impulsfrequenz, die sich oberhalb der FVF nach anfänglicher Abnahme wieder erhöht [GRÜSSER u. RABELO (*914*); GRÜSSER u. GRÜTZNER (*912*)]. Dabei ist die FVF intensitätsabhängig. Die Latenz wird bei den on-Elementen mit der Blitzfrequenz länger.

Der Primäraktivierung der on-Elemente soll das primäre Bild entsprechen, während der späteren Aktivierung des on-off-Elements das Heringsche Nachbild, den off-Elementaktivierungen die Dunkelintervalle und schließlich der Sekundäraktivierung der on-Elemente das Purkinjesche Nachbild entsprechen sollen [GRÜSSER u. RABELO (*914*); GRÜSSER u. GRÜTZNER (*912*)].

Die off-Elemente verhalten sich wie die on-off-Elemente. Bei den letzteren ist die Ermittlung der FVF schwieriger, weil die on- und off-Komponenten schwer identifizierbar sind. Bei den on-off-Elementen, bei denen beide Komponenten nach kurzer Latenz mit kurzen Spikessalven reagieren, ist die FVF erreicht, wenn sich die Spikes nicht mehr der Reizfolge anpassen. Das ist bei der off-Komponente bei niedrigeren Reizfrequenzen der Fall als bei „on". Sind die Latenzen der Komponenten des on-off-Elements größer und die Spikessalven länger, so treffen die Impulse der Komponenten mit steigender Reizfrequenz zwangsläufig zusammen. Dauern on-Latenz und on-Entladungsserie länger als der Lichtblitz und die Latenz der off-Entladung, so fällt die on-Entladung in die off-Entladung des gleichen Lichtreizes. Dauern dagegen off-Latenz und off-Entladung länger, so fällt diese in die on-Komponente des nächsten Lichtblitzes. Fallen die Entladungen zusammen, so bestimmt die Komponente mit stärkerer Entladung die Flickerreaktionen oberhalb von 5—6/sec Reizfrequenz. Die schwächere Entladung fällt entweder mit der stärkeren zusammen oder erreicht vorher schon ihre FVF. Die stärkere Komponente verschmilzt erst bei 9—25/sec. Beim Zusammentreffen der Komponenten ist eine von ihnen für die Flimmerreaktion führend. Ist die letzte Entladung bei Dunkelheit groß, so handelt es sich um eine off-Komponente, während bei konstanter Belichtung nur die on-Komponente eine massivere Entladung liefert. Mit Erreichung der FVF stellen viele Elemente nach einer asynchronen Phase ihre Entladungen ein. Die off- und die on-off-Elemente reagieren auf einen Lichtblitz mit einer präexzitatorischen Hemmung mit anschließender Aktivierungsphase. Hochfrequente Belichtungen wirken wie eine kontinuierliche, bei der die on-off- und off-Elemente vollständig gehemmt sind [GRANIT (*870*); DONNER u. WILLMER (*594*)]. Mit steigender Blitzfrequenz verkürzen die on-off- und off-Elemente übrigens ihre Latenz [GRÜSSER u. RABELO (*914*)].

Doppelblitze werden unterhalb eines kritischen Blitzintervalls, das von der Latenz des Elements abhängt, entsprechend wie ein Einzelblitz beantwortet. Unterhalb dieses kritischen Blitzintervalls verlängern die on-Elemente ihre primäre Hemmphase. Nach den Doppelblitzen kommt es zu Veränderungen an den Latenzen und primären Aktivierungsphasen, die wieder auf synaptische Erregungs- und Hemmungsprozesse hinweisen. Das Bunsen-Roscoesche Gesetz gilt übrigens hierbei höchstens für die erste Hälfte des kritischen Blitzintervalls [GRÜSSER u. KAPP (*913*)].

Eine kontinuierliche Belichtung löst bekanntlich eine rhythmische Impulsentladung aus. Kommt ein 2. Lichtreiz hinzu, so werden zusätzlich Impulse abgefeuert, deren Frequenz und Gesamtzahl so ansteigt, wie sich ihre Latenz verkürzt. Steigt demgegenüber die Reizstärke über einen bestimmten Wert hinaus, so folgt der zusätzlichen Impulsserie eine "silent period". Die Latenz ist aber trotz konstanter Intensität des Zusatzreizes um so länger, je kürzer der Abstand des Zusatzreizes vom ersten kontinuierlichen Primärreiz wird. RIGGS (*1776*) schließt daraus, daß die Erregbarkeit eines Receptors unmittelbar nach einer Entladung herabgesetzt ist, um sich aber nach dieser Refraktärphase zunächst rasch, danach aber langsamer bis zur nächstfolgenden Entladung zu erholen.

Die verschiedenen Schwellen der on- und off-Komponenten der on-off-Elemente können erheblich variieren. Wird folglich ein off-on-Element mit steigender *Reizstärke* intermittierend gereizt, so setzt zunächst nur eine Komponente ein. Die andere beginnt erst von einer bestimmten Intensität an. Beide können sich dann gegensinnig verhalten. Da aber die Komponente mit höherer Entladungsfrequenz auch eine höhere FVF besitzt [GRÜSSER u. RABELO (*914*)], kann sich die Flimmerreaktion eines on-off-Elements mit der Reizstärke weitgehend ändern. Bei Reizstärken, die on- und off-Komponenten auslösen, tragen beide zum langsamen Flimmern bei, während von einer bestimmten Intensität an diejenige Komponente mit höherer Entladungsfrequenz in Führung geht. Diese Korrelation bei den Komponenten, die es auch unter den Elementtypen gibt, ist nach GRÜSSER und RABELO (*914*) sowie GRÜSSER und KAPP (*913*) durch überlagerte synaptische Erregungs- und Hemmungsvorgänge entstanden, die u. a. auch für die variable Ausprägung des receptiven Feldes verantwortlich sein soll.

Nach den Flimmerreaktionen und der FVF darf man somit die on-Entladung nicht als eine stets gleichartige Reaktionsweise betrachten [ENROTH (*640*)]. Es gibt on-Entladungen mit ziemlich konstantem Impulsmuster (=stetige on-Impulse), andere wiederum stellen nach einer initialen Steigerung der Impulsfrequenz ihre Tätigkeit ein (= unstetige on-Impulse). Beide Typen gibt es bei on-Elementen und bei „on“ der on-off-Elemente. Bei den *stetigen on-Impulsen* werden die Spikessalven mit steigender Flimmerfrequenz bei gleichbleibendem Impulsmuster verkürzt. Beim plötzlichen Einsatz mit hoher Flimmerfrequenz tritt das für die Frequenz typische Impulsmuster erst nach einer kontinuierlichen Impulsabsendung ein, die dem "non-flickering-part" des ERG entspricht. Mit zunehmender Flimmerfrequenz verlängert sich dann die on-Latenz bis zur FVF. Bei konstantem Flimmern haben nur die ersten on-Entladungen eine verlängerte Latenz, dann stellt sich aber rasch eine konstante, für die Flimmerfrequenz zuständige Latenz ein. Die FVF liegt für die stetigen on-Entladungen bei 4,4—28,6/sec. Sobald diese erreicht ist, kommt es nur zu einer niederfrequenten asynchronen Aktivität. Bei dem *unstetigen on-Entladungstyp* wird die Entladungsfrequenz mit jedem Lichtreiz einer konstanten Flimmerfrequenz schwächer. Infolgedessen ist hierbei die FVF nicht bestimmbar, da sie auch von der Gesamtreizdauer abhängt. Dieser Typ adaptiert auf kontinuierliche Belichtung verschieden schnell und reagiert oberhalb der FVF stets mit vollständiger Hemmung. Dabei und auch bei konstanter Reizfrequenz nimmt die ohnehin schon große Latenz zu. Sie hängt also von der gesamten Belichtungsdauer ab. Die Entladungsfrequenz ist meist niedrig und hat oft schon beim 2. Lichtreiz erheblich abgenommen. Die Unstetigkeit dieses Entladungstyps kann jedoch von einer bestimmten Reizintensität an zur Stetigkeit werden.

Die *off-Entladungen* verhalten sich ähnlich. Im Gegensatz zu den on-Entladungen ist bei ihnen die Latenz anfänglich kürzer als zu einem späteren Zeitpunkt einer Flimmerserie. Außerdem nehmen on-Entladungen erst nach kontinuierlicher Aktivität den Flimmerrhythmus auf, wohingegen die off-Entladungen das erst nach einer inaktiven Phase tun. Wird die Flimmerbelichtung unterbrochen, so kommt es im Gegensatz zum Stop der on-Entladungen zu lang andauernden off-Entladungen. Die FVF der off-Entladungen (2,9—25/sec) ist wie bei den stetigen on-Entladungen von der Dauer der Flimmerreizung unabhängig, hängt aber von der Reizstärke ab. Darüber hinaus ist bei den off-Entladungen die Impulssalve einer Flimmerreaktion im Verlauf einer Flimmerserie kürzer als bei einem Einzelreiz gleicher Dauer. Folglich kann die off-Entladung eines Lichtreizes durch einen nachfolgenden nach einer Hemmungslatenz (Abb. 74 a, b) gedämpft oder gestoppt werden: präexzitatorische Hemmung [ENROTH (*640*)]. Diese wird mit steigender

Flimmerfrequenz früher wirksam, so daß die Impulssalven zwangsläufig kürzer werden. Unmittelbar vor der FVF hat darum die Impulsserie bis auf eine Spike abgenommen. Mit der Verschmelzung gilt die Relation: (off-Latenz) — (Hemmungslatenz) = Belichtungsdauer bzw. Dunkelperiode (Abb. 74, c).

Im wesentlichen verhalten sich off- und Hemmungslatenz wie die on-Latenz. Nur in den ersten 1—2 sec wird die off-Latenz etwas verkürzt und die Hemmungslatenz verlängert. Off-Entladungen, die solche initialen Latenzveränderungen mitmachen, gibt es bei den Elementtypen, die zu Flimmerbeginn nicht mit off-Entladungen reagieren, weil bei diesen die off-Latenz so groß ist, daß die Hemmungslatenz des 2. Flimmerreizes bereits wirksam ist, bevor der erste off-Impuls überhaupt beginnt. Andere Elemente ändern ihre off-Latenz nicht. ENROTH (*640*) unterscheidet daher *off-Entladungen mit labiler und fixierter off-Latenz*. Off-Entladungen mit initialen Veränderungen ändern auch ihre off-Latenz, wenn die Flimmerfrequenz ansteigt.

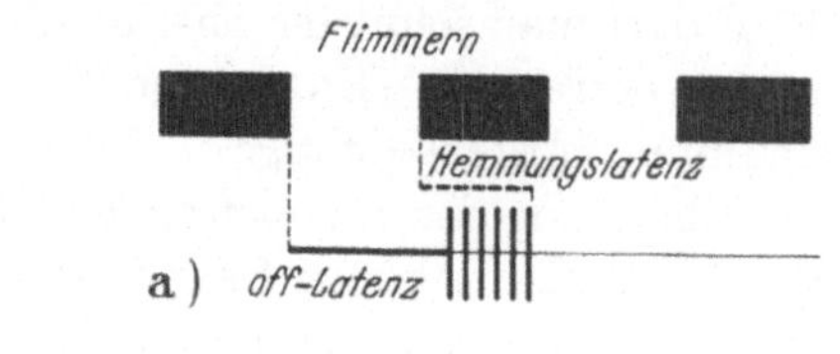

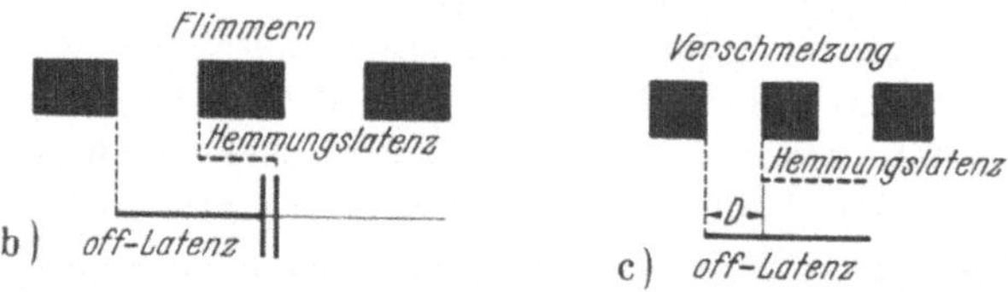

Abb. 74. Graphische Darstellung der off-Latenz und der präexzitatorischen Hemmungslatenz während des off-Flimmerns [ENROTH (*640*)]

Es bestätigt sich, daß eine off-Entladung stets das Resultat einer Interaktion von Erregungs- und Hemmungsprozessen ist, deren Zeitkonstanten verschieden sind, was auf eine anatomische Verschiedenheit der Stäbchen hinweisen könnte [GRANIT u. RIDDELL (*889*); GRANIT u. THERMAN (*894*, *895*); HARTLINE (*943*); GRANIT (*874*)]. RATLIFF und MUELLER (*1746*) halten außer den off-Reaktionen auch die on-off-Antworten für ein derartiges Interaktionsphänomen. GRANIT (*864*) fordert *ideale und zapfenähnliche Stäbchen*. ENROTH (*640*) meint, daß evtl. bestimmte Ganglienzellen reichlicher mit zapfenähnlichen Stäbchen verbunden sind als andere. Diese Befunde ergeben sich auch bei *Helladaptation* und höheren Reizstärken [DODT u. ENROTH (*568*)]. Darüber hinaus hat ENROTH (*641*) nachgewiesen, daß die FVF der Spikefrequenz direkt proportional ist, unabhängig vom Adaptationszustand, der Reizstärke, der Wellenlänge des Reizlichtes und davon, ob on- oder off-Entladungen ausgewertet wurden. Demnach kommt die Verschmelzung in den Ganglienzellen zustande, deren Aktivität andererseits durch die Receptoren und Schaltneurone unterhalten wird. Darum müssen ERG-FVF und subjektive FVF mit der FVF der Spikeentladungen übereinstimmen, m. a. W. mit der subjektiven FVF ist die maximale Spikefrequenz bestimmbar, sofern die Sehbahn intakt ist.

Schließlich hat DODT (*564*) Elemente isoliert, die auf orangefarbenes Licht intensiv, dagegen auf grünes trotz intensivster Sehpurpurausbleichung nicht reagieren. Diese Hemmung soll durch überstarke Reizung (Blendung) entstehen, weil Flimmern mit geringerer Reizstärke Antworten ergibt. Das Wiederauftreten der Reaktion könnte durch die Helladaptation mit dem Flimmerlicht zustandekommen. DODT (*564*) erhielt aber von solchen Elementen je eine spektrale Empfindlichkeitskurve bei niedriger und hoher Reizstärke. Wird also bei gegebener Wellenlänge die Reizstärke erhöht, so tritt beim gleichen Element zuerst eine Flimmerverschmelzung (*Erregungsverschmelzung*) auf. Bei weiterer Erhöhung der Reizstärke kommt es erneut zum Flimmern und zu einem FVF-Wert, bei dem die Hemmung dominiert *(Hemmungsverschmelzung)*. Die Reizstärke (logarithmisch) gegen die FVF aufgetragen ergibt also bei niedrigen Reizstärken einen Kurvenzug mit einem Knick bei 12/sec wie bei der Ferry-Porterschen Kurve. Bei hohen Reizstärken oberhalb 12/sec überwiegt die Hemmung. Die dann erforderliche Energie für eine generalisierte Hemmung nimmt mit steigender Flimmerfrequenz ab (Abb. 75a).

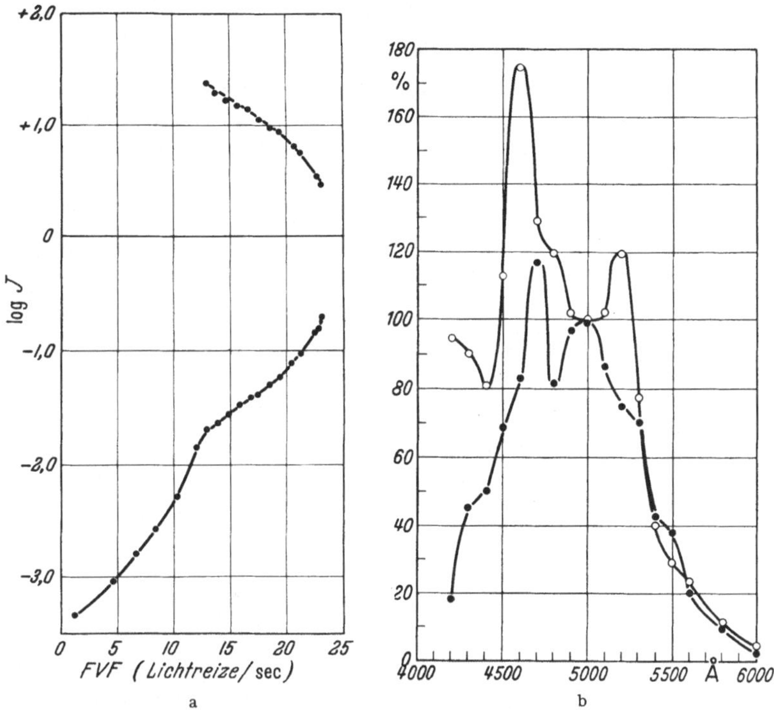

Abb. 75 a u. b. a) Darstellung der Erregungs- (untere Kurve) und der Hemmungsverschmelzung (obere Kurve) eines Elements aus einer für 3 Std. dunkeladaptierten Kaninchenretina (Ordinate: Reizstärke in logarithmischen Einheiten, Abszisse: FVF). b) Die spektrale Verteilungskurve von einem einzelnen Element. Die spektrale Energie bei 5000 Å wurde gleich 100% gesetzt. (Punkte: Erregungsverschmelzung; Kreise: Hemmungsverschmelzung) Auffällig sind die im grünen, blauen und violetten Spektralbereich auftretenden Buckel. Der Blaumechanismus scheint danach erheblich weniger hemmbar zu sein [Dodt (*564*)]

Eine Dauerhemmung ist jedoch nur bei sehr langer Dunkeladaptation möglich. Sonst kommt es, je nach der Dunkeladaptationsdauer und der Flimmerfrequenz, nur zu einem vorübergehenden "non flickering part". Durch Helladaptation ist die Flimmerreaktion sofort wieder auslösbar. Die spektrale Verteilung der Erregungs- und Hemmungsverschmelzung (Abb. 75b) ergibt 2 verschiedene Kurven. In der Hemmungsverschmelzungskurve fallen die Empfindlichkeitssteigerung für blaues Licht und außerdem die Buckel im grünen und violetten Spektralbereich auf, während die Erregungsverschmelzungskurve der spektralen Schwellenempfindlichkeitskurve ähnelt [Dodt u. Elenius (*567*)]. Darum, und weil für die Kurvenunterschiede eine Dunkeladaptation erforderlich ist, müssen *die bei hohen Reizstärken überreizten Stäbchen die Zapfen hemmen* [Granit u. Riddell (*889*); Dodt u. Heck (*569*)]. Diese Hemmung beeinträchtigt den Blaumechanismus wenig.

Möglicherweise ist das die Ursache für den starken Blendeffekt des blauen Lichtes beim Übergang von Dunkelheit auf hohe Beleuchtungsstärken [Schouten (*1868*); Dodt (*564*)].

ε) Die spektrale Empfindlichkeit der retinalen Elemente

Die reziproken Energiewerte der Spektrallichter für die Entladung eines Elements in Prozent des Maximums sind ein Maß für die Empfindlichkeit (= *spektrale Empfindlichkeitskurve des Elements*).

αα) Der skotopische Dominator. Es liegt nahe, die elektrophysiologischen Befunde zunächst mit der Absorptionskurve des Rhodopsins [König (*1243*); Köttgen u. Abelsdorff (*1246*); Trendelenburg (*2066*); Lythgoe (*1397*); Saito (*1824*); Crescitelli u. Dartnall (*474*); Crawford (*470*); Ludvigh u. McCarthy (*1390*); Wald (*2126*); Krause u. Sidwell (*1272*); Chase u. Haig (*413*)] zu vergleichen. Die Rhodopsindichte ist jedoch sehr gering [bei 497 mμ: 3,5% Absorption, Crescitelli u. Dartnall (*474*); 20% Absorption, Hecht, Shlaer u. Pirenne (*977*)]. Das Rhodopsin der Katze ist mit dem des Menschen identisch [Gunter (*919*)]. Auch das ERG spiegelt sich in dieser Kurve wider [Wirth (*2236*); Granit u. Wirth (*897*)], ebenso die spektrale Empfindlichkeit der on-Elemente der Meerschweinchenretina [= *skotopischer Dominator*, Granit (*859*)]. Die on-Elemente sind also Stäbchenaggregate [Donner u. Granit (*591*)].

Auch nach den elektrischen Erregbarkeitsbestimmungen nach Vorbelichtung der Retinaperipherie sind die on-Elemente Stäbchenaggregate [Motokawa u. Ebe (*1536*)]. Ebenso ergibt der aus einem gemischten Zapfen-Stäbchen-Prozeß abgetrennte Stäbchenprozeß die skotopische spektrale Empfindlichkeitskurve wieder [Motokawa, Ebe, Arakawa u. Oikawa (*1541*)]. Werden in den verschiedenen Netzhautbezirken nach schwach weißer Vorbelichtung die elektrischen Erregbarkeitskurven aufgestellt, so stimmt die räumliche Verteilungskurve der Stäbchenreaktion mit der Stäbchenpopulation in etwa überein.

Auch einige on-off-Elemente liefern als reine Stäbchenaggregate die Rhodopsinkurve. Viele Kurven stimmen dagegen mit der Rhodopsinabsorptionskurve nicht überein [Donner u. Granit (*591*)]. Das Kurvenmaximum liegt bei ihnen zwar regelrecht, jedoch zeigt die etwas breitere Kurve Buckel. Hier ist neben dem Rhodopsin noch eine andere Substanz in Aktion geraten, weil wahrscheinlich neben den Stäbchen auch Zapfen angekoppelt sind. Dann muß sich aber die spektrale Empfindlichkeitskurve eines solchen dunkeladaptierten on-off-Elements mit der Helladaptation ändern (Abb. 76a). Solche Buckel im langwelligen Spektrum und auch bei 460 mμ stellen offenbar eine verschiedene spektrale Empfindlichkeit dar, zumal sie bei Helladaptation deutlicher sind. Nach Dartnall (*505*) bewirken die Zerfallsprodukte des Rhodopsins eine selektive Absorption in bestimmten Wellenlängenbereichen und damit die Buckel. Das Rhodopsinmolekül enthält zwar Chromophoren mit verschiedenen Doppelbindungen, so daß Veränderungen in der Farbstoffträger-Proteinkopplung vorkommen können [Donner u. Granit (*591*)]. Die Deutung ist aber insofern zweifelhaft, als diese Höcker auch nach Dunkeladaptation und im kurz- und langwelligen Spektralbereich auftreten, was mit einer Absorption durch Rhodopsinzerfallsstoffe nicht erklärbar ist [Granit (*874*)]. Der skotopische Dominator dient der Helligkeitsvermittlung beim Dämmersehen.

ββ) Der photopische Dominator. Enthält eine Retina genügend Zapfen, so wird die spektrale Empfindlichkeitskurve des skotopischen Dominators mit dem

Maximum von 497 mμ durch Helladaptation um 60 mμ zum langwelligen Spektrum (560 mμ) verschoben (= *photopischer Dominator*), ein elektrophysiologisches Äquivalent des *Purkinjeschen Phänomens*. Bei Katze und Frosch [GRANIT (*857*)] wechselt sogar das gleiche Element vom skotopischen Dominator auf den photopischen über, nicht dagegen in zapfenarmen Retinae (Ratte, Meerschweinchen) [GRANIT (*854, 859*)]. Bei der Katze zeigen 36% der Elemente das Purkinjesche Phänomen, bei den restlichen ist die Zahl der angeschlossenen Zapfen zu klein,

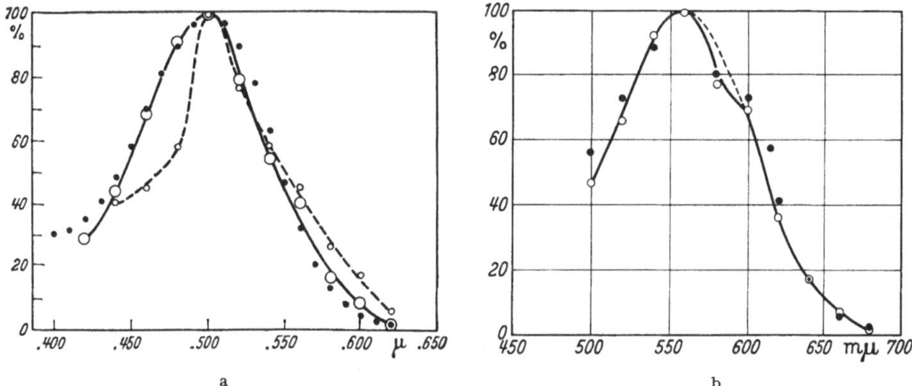

Abb. 76 a u. b. a) Die ausgezogene Kurve stellt die skotopische spektrale Empfindlichkeitskurve eines on-off-Elements dar. Sobald eine mäßige Helladaptation durchgeführt wird, liefert das gleiche Element die gestrichelte Kurve, was für eine Zapfenbeteiligung am on-off-Element spricht [DONNER u. GRANIT (*591*)]. b) Der photopische Dominator der Katze mit dem charakteristischen Buckel bei 600 mμ nach Unterdrückung der Dunkeladaptation (Kreise). Bemerkenswert ist weiterhin die Empfindlichkeitszunahme bei 500 mμ, wenn die Dunkeladaptation einsetzt (Punkte) [GRANIT (*861*)]

so daß höchstens ein Wechsel auf 520 mμ mit einem 2. Höcker bei 560 mμ stattfindet. Somit ist für den photopischen Dominator eine bestimmte Zapfenankopplung erforderlich. Andererseits fehlt der skotopische Dominator in reinen Zapfenretinae (Ringelnatter) [GRANIT (*861*)]. Im photopischen Dominator der Katze und des Menschen (Abb. 76b) existiert noch ein kleiner Buckel bei 600 mμ [SLOAN (*1936*); WRIGHT (*2253*); THOMSON (*2034*); HSIA u. GRAHAM (*1085*); ARMINGTON (*62*)], der auf eine *Genese des photopischen Dominators aus Teilkurven* hinweist.

Beide Dominatorkurven hängen mit dem Rhodopsin eng zusammen, wie WEALE (*2189*) mit der Rhodopsinmessung [RUSHTON (*1815*)] nachwies. Der skotopische Dominator stimmt mit der langsam und der photopische mit der schneller ausbleichenden Rhodopsinkomponente überein. Hier sei an das *Jodopsin* mit seinem Absorptionsmaximum bei 560 mμ erinnert, dessen Absorptionskurve mit dem photopischen Dominator der Mammalien übereinstimmt [WALD (*2125*); BLISS (*255*)]. Das Jodopsin ist auch chemisch mit dem Rhodopsin verwandt [WALD, BROWN u. SMITH (*2138*)].

Zu dem, dem Rhodopsin analogen *Porphyropsin* (Sehviolett) der Fische mit dem Maximum bei 540 mμ gehört der dem Jodopsin entsprechende Zapfensehstoff, das *Cyanopsin* mit einem Maximum bei 620 mμ. Dessen Absorptionskurve deckt sich ebenfalls mit dem photopischen Dominator dieser Tiere [GRANIT (*852, 856*)]. Zum photopischen Dominator gehören Jodopsin (Mensch, Säugetier, Frosch) oder Cyanopsin (Schildkröte, Fische), zum skotopischen Dominator Rhodopsin bzw. Porphyropsin. Für Jodopsin und Rhodopsin ist Vitamin A_1-Aldehyd und für Cyanopsin und Porphyropsin Vitamin A_2-Aldehyd Farbstoffträger. Schon aus dieser Ähnlichkeit der photopischen und skotopischen Systeme [WALD (*2125, 2131*)] ergeben sich Schwierigkeiten für die Duplizitätstheorie. Die Photochemie der Sehpigmente ergänzt also die elektrophysiologischen Befunde [GRANIT (*870, 877*)]. DARTNALL (*508*) hat die Breitbandabsorptionskurven vom Frosch (Rhodopsin) und der Schleie (Porphyropsin) mit den entsprechenden skotopischen Dominatoren verglichen. Man muß allerdings dabei die Sehstoffdichte berücksichtigen [DARTNALL (*508*); ARDEN (*48*)]. Ein solcher Vergleich der Absorptionskurven mit den Dominatorkurven zeigt eine Ausdehnung des skotopischen Dominators der Schleie in den kurzwelligen Spektralbereich durch Fluorescenz des Sehpigments 467 mμ [DARTNALL (*508*)]. Nach v. EULER und ADLER (*653*) kommt in der Fischretina für den skotopischen Dominator auch das fluorescierende Riboflavin in Frage. RUSHTON (*1818*) fordert nach der Kinetik der Sehpigmente zwei verschiedene Zapfensehstoffe (Rot- und Grünmodulator ?). Der Blaumodulator ist ein Stäbchenaggregat.

Zum Vergleich der photopischen Dominatoren mit den beiden Sehstofftypen hat DARTNALL (*508*) die Absorptionsmaxima der Zapfenstoffe bei 560 und 610 mμ bei 562 bzw. 620 mμ angenommen. Danach sind die photopischen Dominatoren enger als die jeweiligen Nomogramme der Sehpigmente. Dem photopischen Dominator entspricht daher nicht ausschließlich ein Pigment [DARTNALL (*508*)], und deshalb ist er auch mit farbiger Adaptation aufzusplittern [GRANIT (*867, 870*)]. Andererseits können bei der photochemischen Aufarbeitung der Sehstoffe in den Breitbandspektren Verschiebungen auftreten. So reicht der photopische Dominator der Taube [GRANIT (*866*)] im Vergleich zu den Absorptionskurven der Breitbandpigmente der Kükenretina [WALD, BROWN u. SMITH (*2137, 2138*)] und dem skotopischen Dominator [DONNER (*590*)] wegen der Absorption in den Ölkugeln weiter in das langwellige Spektrum. Nach WALD (*2132*) sollen trotzdem die elektrophysiologischen Dominatorkurven die reinen Substanzwirkungen wiedergeben.

γγ) Die Modulatoren. Schon das ERG verändert sich mit der Wellenlänge unabhängig von der Stäbchen- und Zapfentätigkeit und dem Purkinjeschen Phänomen [GRANIT u. WREDE (*898*); WRIGHT u. GRANIT (*2256*)]. Darüber hinaus gibt es von reinen Stäbchenretinae kein ERG, wenn sich die Wellenlänge kontinuierlich von einem zum anderen Spektralende verändert, wohl aber bei der Zapfenretina der Taube [FORBES u. BURLEIGH (*703*)]. Die photopische Sehfunktion wird infolgedessen nicht von einer Sehsubstanz allein bestritten. Entsprechend liefert die helladaptierte Froschretina anstelle der breiten photopischen Dominatorkurve häufig verschiedene *Engbandkurven, Modulatoren,* bei 600 (rot) und 460 mμ (blau) [GRANIT u. SVAETICHIN (*892*); GRANIT (*857, 874*)]. Der Nachweis einer Grünkurve ist schwieriger, weil die Retina im Experiment dunkeladaptiert und die Verschiebung zum skotopischen Dominator die Grünkurve dann verdeckt.

Wären die Modulatoren Zapfenaggregate, so dürften sie in der zapfenarmen Rattenretina kaum nachweisbar sein, sie besitzt jedoch einen *Rotmodulator* (600 mμ) [GRANIT (*855*)]. Bei der Schlange [GRANIT (*861*)] weist außerdem ein Buckel bei 520 mμ auf einen *Grünmodulator* hin. Die Modulatoren gruppieren sich um drei spektrale Vorzugsgebiete: Rot = 580—600 mμ, Grün = 520—540 mμ und Blau = 450—470 mμ [GRANIT (*863*)]. Die von den zapfenarmen Ratten- und Meerschweinchenretinae bei Dunkeladaptation erhaltene, mit der Rhodopsinabsorptionskurve identische spektrale Empfindlichkeitskurve wird durch Helladaptation in eine engere Modulatorenkurve umgewandelt, deren Maximum an der gleichen Stelle wie beim Rhodopsin liegt, d. h. die helladaptierten Stäbchen verhalten sich wie Zapfen. Beim Meerschweinchen fehlt der Rotmodulator, nicht aber der Grün- (530 mμ) und Blaumodulator. Die Froschretina hat alle 3 Modulatoren [GRANIT (*857*)]. So wie bei der Ratte der Rotmodulator zutage tritt, besitzt der photopische Dominator der Katze und der Schlange gleichfalls einen Buckel bei 600 mμ, während das Kurvenmaximum dieses Dominators nicht bei 560, sondern bei 520 mμ liegt [GRANIT (*862*)]. Der Buckel im langwelligen Spektrum spricht für die Uneinheitlichkeit des photopischen Dominators, der sich möglicherweise aus Modulatoren zusammensetzt, photochemisch oder nervös über synaptische Interaktionen bedingt. Ein solches System könnte erklären, warum eine additive Farbenmischung aus Rot, Grün und Blau eine Unbuntempfindung hervorruft. Darüber hinaus könnten die Modulatoren zu antagonistischen Paaren zusammengefaßt sein und in einer zentral gelegenen Stelle wieder entkoppelt werden [GRANIT (*863*)]. Weiterhin ist vorstellbar, daß die Modulatoren den photopischen Dominator modifizieren und so die Helligkeitsverteilung der Farben garantieren. Eine Farbe erscheint um so heller, je näher sie am Maximum des photopischen Dominators liegt (= *Kurve der Tageswerte*). Nach HANSEL (*931*) ist demgegenüber der photopische Helligkeitsmechanismus selbständig und kein Summenphänomen der Farbreceptoren. Zum Nachweis der Inhomogenität des photopischen Dominators und seiner Zusammensetzung aus Modulatoren bediente sich GRANIT (*867*) der *selektiven Adaptation* auf bestimmte Wellenlängen. Sie vermindert die Empfindlichkeit des zuständigen Receptors gegenüber den restlichen Farbreceptoren (Abb. 77). Gelb- (580 mμ) und Violettmodulatoren (440 mμ) sind selten, die meisten Modulatoren liegen in den 3 Mittelwertkurven mit ihren oben angegebenen Maxima. Auch in der Taubenretina sind der photopische Dominator und die 3 Modulatoren vorhanden, allerdings mit 10—20 mμ Verschiebung gegen das langwellige Ende durch die Absorption in den Ölkugeln [DONNER (*590*)].

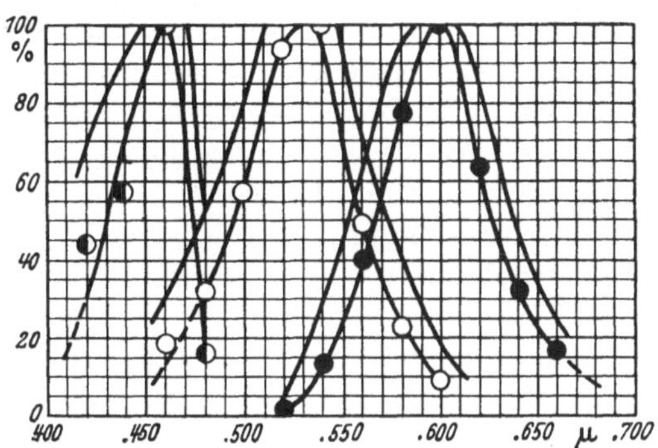

Abb. 77. Die drei Modulatorkurven der Katzenretina, erhalten mit der Methode der selektiven Adaptation. Die von den Doppelkurven eingegrenzte Fläche gibt den Streubereich an (● = rot, ○ = grün, ◐ = blau) [GRANIT (*867*)]

MOTOKAWA und ISOBE (*1542*) fordern einen Gelbreceptor und AUERBACH und WALD (*88*) einen Violettreceptor. HARTRIDGE (*964*) nimmt in seiner polychromatischen Theorie sogar 7 verschiedene Receptoren an (neben den Modulatoren Orange, Grün und Blauviolett noch je einen Receptor für Karminrot, Gelb, Blaugrün und Blau) mit hoher Unterscheidungsfähigkeit an den Spektralstellen, wo sich die Modulatorkurven überschneiden. Diese Zusatzannahme ist jedoch entbehrlich, weil an den Überschneidungsstellen die Impulsfrequenz niedrig ist und darum dort die zur Wellenlängen-Signalisierung zuständigen Impulsmuster stärker voneinander verschieden sind. Mit höherer Impulsfrequenz verwischt sich das Impulsmuster stärker. HARTRIDGE (*963*) meint, daß die verschiedenen Receptoren durch Abänderungen in einer Seitenkette oder prosthetischen Gruppe der Sehpigmente entstehen. Es gebe aber auch antichromatische nervöse Reaktionen für Blau und Gelb zur Eliminierung der chromatischen Aberration [HARTRIDGE (*959*)]. EKMAN (*630*) kommt zu 5 Farbfaktoren: Rot, Gelb, Grün, Blau und Violett. Dabei stimmt die Mischung aus der Blau- und Violettkurve mit dem Blaumodulator und die Grünkurve mit dem Grünmodulator überein. Die Gelbkurve ist hingegen im Vergleich zum Gelbmodulator ein wenig und die Rotkurve im Vergleich zum Rotmodulator etwas stärker zum langwelligen Spektralende verschoben.

Zur Analyse des Farbapparates ist auch die *Polarisationsmethode* geeignet [GERNANDT (*795*)]. Danach sind die on-Elemente nur im kurzwelligen Spektralbereich kathodisch erregbar und anodisch hemmbar, sie sind also besonders blauempfindlich. Die off-Elemente sind im lang- *und* kurzwelligen Spektralbereich empfindlich, während die on-off-Elemente Buckel oder Senkungen in den Spektralgebieten bei 470, 520, 570 und 600 mμ aufweisen. Die spektrale Empfindlichkeit der on- und off-Komponenten vieler on-off-Elemente sind in den Kontrastregionen des Spektrums verschieden. Die beiden Komponenten sollen daher von 2 angrenzenden synchronisierten Fasern stammen. GRANIT (*872*) fand, daß sich die Schwelle der on-off-Elemente bei den jeweiligen Wellenlängen durch Polarisation ändert. Der Quotient aus den Komponentenschwellen ist der *Polarisationsfaktor* [GRANIT (*872*)], der gegen die Wellenlänge aufgetragen wiederum die Modulatoren wiedergibt. Die Beeinflussung der Modulatoren mit Gleichstrom zeigt, daß sie durch interneurale Transformationen der Absorptionskurven der Sehsubstanzen mittels Bahnung und Hemmung wahrscheinlich in den überlappenden Regionen der verschiedenen primären Sehstoffabsorptionskurven diese abschneiden, so daß enge Modulatorkurven entstehen. Es ist nicht gesagt, daß es nur 3 Modulatoren gibt [GERNANDT (*798*)]. Gibt man farbige Adaptationslichter und mißt die spektrale Empfindlichkeit, so zeigt sich ein Anstieg der Schwelle um den *Adaptationsfaktor*. Dieser ist aber keine Konstante, sondern das eine oder andere Adaptationslicht kann die Schwelle für 1—2 Reizwellenlängen heraufsetzen. Darüber hinaus kann die Schwellenerhöhung beim gleichen Element verschieden sein. GRANIT (*874*) hat deswegen die Retina mit einem „farbenprächtigen türkischen Teppich" verglichen und diskutiert eine Modulation von photochemischen und nervösen Faktoren. Eine Variabilität wäre bei einem labilen Farbträger möglich, der mehrere Doppelbindungen und freie Elektronen enthält, so daß sich dadurch das photochemische Gleichgewicht verändert, wobei die Struktur des Receptorproteins eine Rolle spielen mag. Es kann aber auch der Sehstoffeffekt „im retinalen Schaltbrett der Schaltneurone moduliert werden" [GRANIT (*874*)]. Selbst schwach weißes Licht kann eine solche Variabilität veranlassen, woraus hervorgeht, daß das Rhodopsin niemals die einzige Sehsubstanz sein kann. GERNANDT (*799*) glaubt, daß die Variabilität in der veränderlichen Resonanzfähigkeit des Rhodopsinreceptorproteins begründet sei.

DARTNALL (*511*) unterstreicht die Bedeutung des Proteins im Rhodopsinmolekül für die Absorptionseigenschaften. Danach ist die Aldehydgruppe des Retinens über Stickstoff mit dem Opsin verbunden. Darüber hinaus bieten auch die Sulfhydrilgruppen des Proteinmoleküls mannigfache Haftmöglichkeiten an den Stellen des Chromophoren, wo Doppelbindungen mit sog. π-Elektronen auf der π-Schale der ungesättigten Kohlenstoffatome auftreten. Da nun die Zahl der π-Elektronen mit der Länge konjugierter Ketten wächst, ergeben sich je nach der Proteinstruktur viele Bindungsmöglichkeiten. Dabei verlagert sich das Maximum der spektralen Empfindlichkeitskurve immer mehr zum langwelligen Spektrum, weil dadurch die Schwellenenergie niedriger wird. Opsin enthält an Aminosäuren Lysin, Threonin, Phenylalanin, Alanin, Prolin, Glycin, Serin, Methionin, Glutaminsäure, Asparaginsäure, Valin, Leucin, Histidin und Arginin [POTTER u. PESKIN (*1719*)].

Wenn sich aber ein Receptorsehstoff durch photochemische Umlagerung ändert, müßte es bei einer *Farbenmischung in einem Element* neue Impulsmuster geben [GRANIT (*873*)]. Da gibt es Elemente, für die es gleichgültig ist, ob bei konstanter Rhodopsinabsorptionsenergie hohe oder niedrige Reizstärken verwandt werden. Für alle Wellenlängen sind die Impulsmuster und die Frequenz-log-Intensitätskurven gleich. Solche Elemente bestehen folglich nur aus Rhodopsinreceptoren. Bei den on- und off-Komponenten einer Anzahl von on-off-Elementen gibt es aber keine gleichen Impulsfrequenzen für Rot und Grün. Wird ein solches Element mit den beiden auf halbe Rhodopsinabsorptionsenergie reduzierten Wellenlängen gleichzeitig belichtet, so setzt sich nur eine Wellenlänge durch und zwingt der Impulssumme beider Reize ihr Impulsmuster auf. Dabei überwiegt mitunter die off-Komponente bei Rot- und Violett. „Urrot" ist entsprechend eine Mischung aus Rot (670 mμ) und Violett (451 mμ) im Verhältnis 9,6:1 [Schubert (*1873*)] und die Grundvalenzkurve für Rot besitzt noch ein kleines kurzwelliges Maximum [König u. Dieterici (*1245*)]. Motokawa (*1528*) fand in seinen Rotkurven auch einen Buckel im Violetten. Rot dominiert meist über Grün. Die Farbenmischexperimente zeigen, daß im Überlappungsbereich der Absorptionskurven von 2 verschiedenen Sehstoffen in Receptoren, die auf die gleiche Ganglienzelle konvergieren, Interaktionen vorkommen. Möglicherweise dient die off/on-Relation der Farbunterscheidung.

Die Phosphenschwellenbestimmung nach vorangegangener farbiger Belichtung liefert für die Modulatortheorie weiteres Beweismaterial [Motokawa (*1528, 1529, 1531, 1534*); Motokawa, Iwama u. Ebe (*1545*); Motokawa u. Iwama (*1544*); Motokawa, Iwama u. Tukahara (*1549*)]. Tukahara (*2073*) fand auch den skotopischen und photopischen Dominator wieder und bestätigte die Zusammensetzung des photopischen Dominators aus Modulatoren. Der skotopische Dominator verdeckt oft den Blaumodulator. Die elektrischen Erregbarkeitsmessungen bestätigen den bei additiver Farbenmischung erhaltbaren Spektralfarbenzug [Arakawa u. Oikawa (*44*)]. Die elektrischen Erregbarkeitskurven der fovealen Zapfenaggregate sind stets höher als die Stäbchenkurven [Oikawa (*1645*)]. Bei Helladaptation hemmen die Stäbchen die Zapfen. Die Farbunterscheidungen finden bereits in der Peripherie der Sehbahn statt. Es soll extrafoveal einen von den übrigen Farbprozessen unabhängigen Gelbmechanismus geben [Motokawa, Ebe, Arakawa u. Oikawa (*1541*); Ebe, Isobe u. Motokawa (*613*)]. In der Retina dominieren Gelb und Blau über Rot und Grün. Im Foveazentrum fehlt der Gelbprozeß, der Blauprozeß ist sehr klein [Motokawa, Ebe, Arakawa u. Oikawa (*1541*); Motokawa u. Ebe (*1540*)]. Dazu paßt der rötliche *Maxwellsche Fleck*, wenn man eine weiße Oberfläche durch ein Filter beobachtet, das nur rotes und blaues Licht durchläßt [Isobe u. Motokawa (*1123*)]. Diese Blaublindheit sei nicht mit der Absorption kurzwelligen Lichtes durch das gelbe Maculapigment im Foveazentrum erklärbar, weil dort nur wenig Pigment vorhanden sei und Deuteranomale und Deuteranope den Maxwellschen Fleck nicht sähen, trotz normaler Maculapigmentierung [Walls u. Matthews (*2156*)]. Die foveale Receptorenbesiedlung ist ungleichmäßig [Isobe u. Motokawa (*1123*); Walls u. Matthews (*2156*)].

Geht der weißen Vorbelichtung eine farbige voraus, so entspricht die elektrische Erregbarkeitskurve jeweils der Komplementärfarbe der farbigen Vorbelichtung [Motokawa u. Iwama (*1544*)]. Dieses intensitätsabhängige Phänomen ähnelt dem *Sukzessivkontrast*. Das der weißen Vorbelichtung vorausgeschickte farbige Licht unterdrückt den Teil der elektrischen Erregbarkeitskurve, der ihm entspricht [Motokawa, Iwama u. Ebe (*1545*); Nakagawa u. Kohata (*1615*)]. Bei schwachen Intensitäten kommt es zur Bahnung [Motokawa u. Suzuki (*1558*)]. Immer sind aber die elektrischen Erregbarkeitskurven nach solchen aufeinander folgenden farbigen und weißen Lichtreizen höher als bei alleiniger Weißvorbelichtung. Diese sog. *retinale Induktion* [Motokawa, Iwama u. Ebe (*1545*)] ist kein Ermüdungszeichen [Helmholtz (*996*)], sondern ein aktiver physiologischer Prozeß, der dem "post-inhibitory rebound" ähnlich ist. Dabei erstreckt sie sich als *indirekte Induktion* auch auf die Nachbarschaft des belichteten Bezirks *(Simultankontrast)* [Motokawa (*1533*)]. Die direkte Induktion im belichteten Bezirk wird von der induzierenden Farbe, die indirekte von ihrer Komplementärfarbe bestimmt. Treffen beide Induktionsformen auf eine andere Induktion komplementären Charakters, so kommt es zur Neutralisation. Die indirekte Induktion kann sich nicht über die Austrittsstelle des Sehnerven [Motokawa (*1532*)] ausbreiten, um die Induktionen komplementären Charakters der Nachbarschaft zu neutralisieren [MOTOKAWA, IWAMA u. EBE (*1547*); KATAYAMA u. AZIAWA (*1204*)]. Sie verkleinert sich, wenn die direkte Induktion durch ein starkes weißes Licht beeinflußt wird, und verschwindet, wenn die direkte Induktion neutralisiert wird [NAKAGAWA u. KOHATA (*1616*)]. Nach KATAYAMA u. AIZAWA (*1204*) erreicht sie ihr Maximum erst nach dem Abschalten des Lichtes. MOTOKAWA (*1532*) diskutiert hiermit das Phänomen von KOFFKA (*1247*), das an einem grauen Ring auf rotgrün-halbiertem Unterfeld entsteht. Wird der Ring mit 2 schmalen Papierstreifen an der Grenze beider Farbfelder unterteilt, so erscheint die im roten Feld liegende Hälfte grünlich, die im grünen liegende rötlich. Die von beiden Feldern erzeugten indirekten Induktionen sind einander komplementär und neutralisieren sich infolgedessen. Durch die Teilung des Rings erreicht die in einem Halbring gestartete indirekte Induktion die andere Ringhälfte nicht, die Neutralisation bleibt aus und die Ringhälften erscheinen in der Komplementärfarbe des Umfeldes, von dem die indirekte Induktion auf die jeweilige Ringhälfte übergeht. Die indirekte Induktion steht auch mit dem räumlichen und figürlichen Sehen in Beziehung [MOTOKAWA (*1532*)]. Die retinale Induktion hat einen *„Doppler-Effekt“* [MOTOKAWA (*1534*)]. Ein bewegter gelber Lichtfleck erscheint orange, weil sich entlang der Lichtspur ein Gradient ausbildet, dessen Richtung der Bewegungsrichtung entspricht. Werden 2 Lichtblitze kurz nacheinander angeboten, so tritt eine Bewegungsempfindung auf, weil dann der Gradient der retinalen Induktion demjenigen ähnelt, der bei tatsächlicher Bewegung auftritt [MOTOKAWA u. EBE (*1537*)]. Im übrigen erzeugen auch 2 weiße Lichtreize eine farbige retinale Induktion, deren Art von der Lichtreizdauer und dem Reizintervall abhängt. Die retinale Induktion vermag räumlich voneinander getrennt gelegene Retinaareale zu beeinflussen [MOTOKAWA (*1530*)]. Dabei kommt eine räumliche Summation oder bei größeren Distanzen eine Hemmung zustande [AIZAWA u. KATAYAMA (*23*)].

Statt weißer Vorbelichtung kann auch *Wechselstrom* verwandt werden [MOTOKAWA, IWAMA u. EBE (*1546*); MITA, FUJIMAKI u. SATO (*1474*)]. Der Rotreceptor tritt bei einer Wechselstromfrequenz von 55 Hz, der Grünreceptor bei 42 Hz und der Blaureceptor bei 36 Hz in Resonanz [TUKAHARA u. ABE (*2074*)]. Mit diesen Resonanzen erfaßt man das photopische System, das skotopische System bei einer Wechselstromfrequenz von 20 Hz. Ein Gleichstrom von 0,1 sec Dauer reizt alle Elemente, Wechselströme bestimmter Frequenz nur bestimmte Elemente [MOTOKAWA (*1528*); MOTOKAWA u. EBE (*1538*)]. MOTOKAWA und EBE (*1539*) fanden, daß für eine gegebene Wellenlänge die Empfindlichkeitskurve mit unterschwelligen Wechselströmen durch Zusammenwirken des adäquaten (photochemischer Primärprozeß) und inadäquaten Reizes (elektrische Reizung des Neurons) erhöht wird. Nach SHERRINGTON (*1912*) ist eine solche Summation bei unterschwellig erregten Neuronenarealen möglich.

Aber auch die on-, off- und on-off-Elemente stehen zur Frequenz des Wechselstroms in Beziehung [MITA, FUJIMAKI u. TAKAHASHI (*1475*)]. Eine niederfrequente Wechselstromreizung ähnelt im Effekt den on-Elementen. Höherfrequente Wechselströme sind den on-off- und off-Elementen ähnlich. Das steht in Analogie zu den Befunden von KUFFLER (*1295*), nach denen der Elementtyp nicht fixiert ist, sondern von der Grundbeleuchtung, dem Adaptationszustand, der Reizstärke und -dauer abhängt. Der Rotreceptor wird selektiv mit Reizen von 3—10 msec, der gelbe von 20—32 msec und der grüne von 60—200 msec Dauer erregt; bei skotopischen Prozessen beträgt die optimale Reizdauer 20 msec [ONOKI, ONODERA u. YAMAMOTO (*1652*)]. Da das elektrische Erregbarkeitsmaximum der Stäbchenprozesse 4,5 sec nach dem Beginn einer Belichtung liegt, fällt es in länger dauernde Belichtungen hinein, so daß man auf diese Weise Farbprozesse von Stäbchenprozessen abtrennen kann [MOTOKAWA, EBE, ARAKAWA u. OIKAWA (*1541*)]. Diese sind bei 500 mμ Testlicht am stärksten, was an eine Rhodopsinbeteiligung erinnert. OIKAWA (*1645*) hat noch ein anderes skotopisches System mit 2 Erregbarkeitsmaxima gefunden. Die Stäbchen können also auf 2 verschiedene Arten mit nervösen Elementen verbunden sein. Das sind auch die einzigen Prozesse beim Totalfarbenblinden, bei dem auch die Dunkeladaptationskurve aus 2 Anteilen besteht. Nach AIZAWA (*22*) YONEMURA und NANGE (*2265a*) läßt sich mit der retinalen Induktion die Größe des stäbchenfreien Bezirkes ermitteln. Danach fehlen die nur bei Helladaptation aktiv sein sollenden Stäbchen in einem zentralen Areal von 40′ Durchmesser. Erst in einem 50′ großen Areal tauchen sie auf, was OESTERBERG (*1638*) histologisch nachwies. Bei Prot- und Deuteranopen ist das stäbchenfreie Areal erheblich kleiner.

Nach MOTOKAWA und ISOBE (*1542*), EBE, ISOBE und MOTOKAWA (*613*) sowie MOTOKAWA, EBE, ARAKAWA und OIKAWA (*1541*) sind die elektrischen Erregbarkeitskurven nach farbiger

Vorbelichtung beim Normalen für die Rot-, Grün- und Blaureceptoren und bei fovealem Sehen unter einem Gesichtswinkel von 2° gleich hoch. Wird der Gesichtswinkel auf 15′ verkleinert, so wird die Erregbarkeitskurve des Blaureceptors wesentlich kleiner. Der anomale Trichromat besitzt Komponenten für Rot, Grün, Blau und Gelb. Dabei ist beim Protanomalen vor allem die Rotkurve und beim Deuteranomalen die Grünkurve kleiner. Bei Protanomalen veranlassen Blaugrün und Rot keine retinale Induktion, während Gelb und Gelbgrün bei den Farbsinngestörten wirksamer als bei Normalsichtigen sind. Orange und Blaugrün erzeugen bei Normalen, Blau und Gelbgrün bei Protanomalen die größten Kontrasteffekte [ONOKI (*1651*)]. Der zur Hemmung der retinalen Induktion erforderliche Weißanteil ist bei Farbsinngestörten kleiner als bei Normalen [ONOKI u. YAMAMOTO (*1653*)]. Die Prot- und Deuteranopen haben ähnliche Erregbarkeitskurven. Ihre durch elektrische Reizung ermittelten Farbunterscheidungskurven haben nur ein Minimum im blaugrünen Spektralbereich. In der Retina scheinen 4 chromatische Systeme vorhanden zu sein, von denen bei Farbsinngestörten dem Gelbsystem eine besondere Bedeutung für die Farbunterscheidung zukommt. Das wäre eine Erklärung für das notorische Gelbsehen der Anopen. Da die elektrische Erregbarkeit bei den einzelnen Farben zu verschiedenen Zeiten maximal ist, wird verständlich, warum Farbsinngestörte analoge Veränderungen in der Reaktionszeit aufweisen [REED (*1749*)]. Wie man sieht, vermag die retinale Induktion Aufschlüsse über die retinale Struktur zu liefern [MOTOKAWA u. AKITA (*1535*)]. Zur Kritik des Verfahrens s. S. 107.

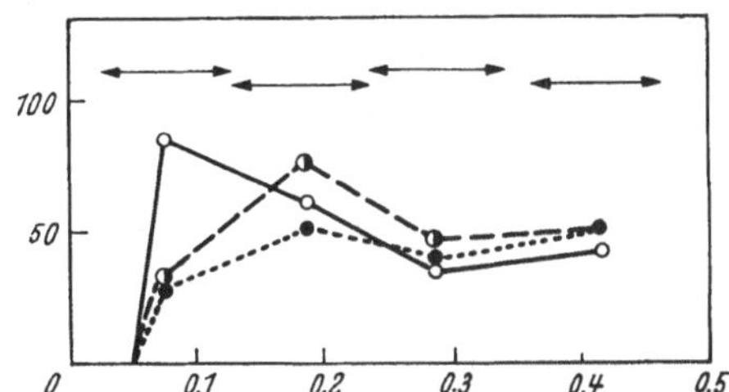

Abb. 78. Das Impulsfrequenz/Zeit-Diagramm für die off-Komponente eines on-off-Elements nach Reizung mit verschiedenen Spektrallichtern konstanter Rhodopsinausbleichungsenergie (○ = 600 mμ. ◐ = 520 mμ, ● = 460 mμ). Die Zählperioden sind durch horizontale Pfeile oberhalb der Kurven angegeben (Ordinate: Impulse/sec; Abszisse: Zeit nach Belichtungsende in sec) [DONNER (*588*)]

Außer den Modulatoren ist für farbspezifische Signalübermittlungen auch die *Impulsfrequenz als Funktion der Zeit* wichtig [DONNER (*588, 589*)]. Bei konstanten Reizstärken behalten die on- und einige on-off-Elemente mit der Wellenlänge ihr Impulsmuster bei und ändern nur die Spikefrequenz [s. ADRIAN u. MATTHEWS (*17*)]. Dieser Effekt kommt durch die verschieden starke Absorption der Spektrallichter im Rhodopsin zustande, da die Impulsfrequenz gegen die Wellenlänge aufgetragen zur Rhodopsinabsorptionskurve führt. Da diese Elemente Rhodopsinaggregate sind, verschwinden die Kurvendifferenzen bei gleicher Rhodopsinbleichungsenergie. Trotz weitgehender Wellenlängenänderung bekommt man eine konstante Frequenz/Zeitkurve. Bei den on-off-Elementen finden sich bei energiegleichen Spektrallichtern von Element zu Element Unterschiede im Impulsmuster. Die Impulsmaxima der Hauptspektralregionen Rot, Grün und Blau liegen zu bestimmten Zeiten. Das gilt für beide Komponenten der on-off-Entladung, und zwar sowohl für die physikalisch energiegleichen als auch für die auf gleiche Rhodopsinbleichungsenergie gebrachten Reizlichter (Abb. 78). Den frühesten Gipfel liefert Rot, es folgen Grün und Blau. BAUMGARDT (*154*) nimmt daher 3 Ganglienzellarten mit verschiedenen Zeitkonstanten an. Mitunter kommt es auch bei den on-off-Elementen neben dem jeweils typischen Impulsmaximum zu einem initialen Impulsanstieg, wahrscheinlich durch einen zusätzlichen Rhodopsinreiz. Die on-off-Elemente stellen daher keineswegs reine Zapfenaggregate dar, sondern können auch Stäbchen enthalten. Die Intensitätskurve für den Rotmechanismus zeigt bei 600 mμ ein Aktivitätsmaximum, im Grünbereich ein Minimum, bekommt aber im kurzwelligen Bereich noch ein 2. kleineres Maximum. Also auch hier bestätigt sich der bei den Farbenmischregeln diskutierte Befund, daß on-off-Elemente mit hoher off/on-Relation zu einem Anstieg im Violetten neigen [vgl. auch MOTOKAWA (*1528*)]. Das Grünmaximum liegt bei 520 mμ und das Blaumaximum bei 460 mμ, also an den Kurvengipfeln der Modulatoren.

DONNER (*589*) vergleicht seine Befunde mit dem Anstieg der Helligkeitsempfindung bei den verschiedenen Farben und Reizstärken [BILLS (*221*)]. Auch er erfolgt bei rotem Licht am frühesten, es folgen Grün und Blau. Entsprechend ist der Empfindlichkeitsanstieg für Rot steil und für Blau gering [PIÉRON (*1684*); KLEITMAN u. PIÉRON (*1233*)]. Farbspezifität und -empfindlichkeit werden offensichtlich über die gleiche nervöse Bahn vermittelt, wobei die Impulsfrequenz die Helligkeit und das Impulsmuster die Farbe signalisieren.

Vergleiche zwischen den photochemischen, physiologischen und elektrischen Reizexperimenten und der Dominator- und Modulatortheorie sind am leichtesten mit dem skotopischen Dominator, einem Rhodopsin- bzw. Porphyropsinsystem durchzuführen [GRANIT (*858, 870, 877*)]. Bei verschiedenfarbiger Belichtung entstehen in der Frequenz der on-Entladungen mehrere Maxima außer dem der Rhodopsinbleichungskurve entsprechenden. Es ist fraglich, ob die Buckel durch Zapfensehstoffe oder durch chemische Varianten des Rhodopsins zustande kommen. Das Rhodopsin im dunkeladaptierten Auge ist ziemlich stabil [GRANIT (*874*)], ist aber in Stoffe mit anderen Absorptionsmaxima umwandelbar [BALL, COLLINS, MORTON u. STUBBS (*114*); MORTON (*1520*)]. Darum besitzt es [MORTON u. GOODWIN (*1521*)] bei den einzelnen Species nicht immer das gleiche Absorptionsmaximum [BLISS (*255*); WALD (*2132*); CRESCITELLI u. DARTNALL (*474*); KRAUSE u. SIDWELL (*1272*); COLLINS u. MORTON (*444*)]. Das in isolierten Stäbchenaußengliedern liegende Rhodopsin hat das gleiche Absorptionsmaximum wie eine Rhodopsinlösung [KIMURA, NUKUDA u. HOSOYA (*1227*)]. Weitere Sehpigmente hat DARTNALL (*506*) gefunden mit Absorptionsmaxima bei 467, 510 und 519 mμ, von denen das erstere nur für eine bei der Rhodopsinregeneration entstehende isomere Verbindung angesehen wird [HUBBARD u. WALD (*1091*)]. Rhodopsin geht bei seiner Regeneration in Isorhodopsin [487 mμ: HUBBARD u. WALD (*1091*)] über [LYTHGOE (*1397*); COLLINS u. MORTON (*444*)]. Aus dem Rhodopsinsystem können auch für die Helladaptation wichtige Farbstoffe hervorgehen. Hier liegt die photochemische Verwandtschaft des skotopischen Dominators mit dem *photopischen Dominator* begründet. Auch er entsteht aus Rhodopsin, muß aber genügend Zapfen und damit *Jodopsin* besitzen [WALD (*2125*); BLISS (*254*); WALD, BROWN u. SMITH (*2137*)]. Das Absorptionsmaximum dieser Substanz liegt wie beim photopischen Dominator bei 560 mμ. Jodopsin leitet sich wie Rhodopsin vom Vitamin A_1-Aldehyd ab. Die Verschiedenheit zwischen Rhodopsin und Jodopsin liegt daher am Farbstoffträger. Das Eiweiß der Stäbchen (*Scotopsin*) und das der Zapfen (*Photopsin*) müssen so different sein, daß sie das Purkinjesche Phänomen bewirken können [WILLMER (*2225*)]. Daß der photopische Dominator eine bestimmte Jodopsinkonzentration erfordert, zeigt sein Fehlen in zapfenarmen Retinae. Er setzt sich aus Teilkomponenten zusammen. Andererseits ist nach der Rhodopsinmeßmethode von RUSHTON (*1815*) neben dem Jodopsin auch Rhodopsin an seinem Aufbau beteiligt [WEALE (*2190*)]. Nach WEALE (*2190*) soll der skotopische Dominator mit der langsam bleichenden Komponente des Rhodopsins und der photopische mit der rasch bleichenden Komponente des Sehpigments 561 mμ [DARTNALL (*508*)] übereinstimmen. Jedenfalls hat die Bestimmung der photochemischen Erholung der Katzenretina nach Belichtung spektrale Verschiedenheiten ergeben, die für das Vorliegen von mehr als einer photochemischen Komponente sprechen. Derartige Bestimmungen sind an der lebenden Katzenretina durch Messung der Reflexionsfähigkeit des Tapetum möglich [WEALE (*2187*)]. Diese ist im übrigen auch für die niedrigere Sehschwelle des Katzenauges verantwortlich, aber nicht für die Buckel in der photopischen Dominatorkurve. Sie stammen von den Modulatoren, aus denen sich der photopische Dominator zusammensetzt [GRANIT (*874*)]. Nach MEYER, MILES und RATOOSH (*1453*) soll die Katze jedoch total farbenblind sein. Da sie aber Modulatoren hat, muß sie Farben mit der Empfindlichkeitskurve der menschlichen Retinaperipherie erkennen [GUNTER (*920*); WEALE (*2191*)].

Das Xenopusauge enthält Rhodopsin und Porphyropsin im Verhältnis von 5:95 [WALD (*2134*)]. Diese Sehstoffe sind in verschiedenen Receptoren untergebracht und so zusammengeschaltet, daß eine Reaktion immer von der Differenz zwischen der Lichtabsorption durch beide Sehpigmente abhängt [DARTNALL (*510*)]. Die Modulatoren sollen generell so reagieren. Dann müßten die Elemente Differenzganglienzellen besitzen, die die Absorptionsunterschiede als Impulsdifferenz an die letzte Ganglienzelle des Elements weitergeben. Solche Differenzierglieder haben auch FRANZ (*737*) und STEFFEN (*1952*) gefordert. Weitere Sehstoffe für die Modulatoren wären dann nicht notwendig. Andererseits sind wegen der breiteren und mit Buckeln versehenen photopischen Dominatorkurve mehrere Sehstoffe eine Notwendigkeit, auch wenn sie nur Varianten des Rhodopsins oder des Jodopsins darstellen. Es ist noch unklar, ob die Modulatoren das Ergebnis nervöser Interaktionen oder photochemischer Absorptionen durch Zapfensehstoffe sind. GRANIT (*874*) hält mindestens 3 Zapfenstoffe mit engeren Absorptionskurven als bei den Dominatoren für unumgänglich. Solche *Engbandpigmente* sind möglich, weil Rhodopsin einen Chromatophoren enthält, der viele Farbstoffe aufnehmen kann [BALL, COLLINS, MORTON u. STUBBS (*114*)]. Durch Lichtabsorptionsmessung nach selektiver Adaptation lassen sich ebenfalls Anhaltspunkte für die Existenz solcher Stoffe finden [WEALE, zit. nach GRANIT (*877*); NODDACK u. JARCZYK (*1624*)]. Die Absorptionskurven (Mensch) von v. STUDNITZ (*1981*) haben ihre Gipfel bei 665, 545 und 465 mμ [HOSOYA, OKITA u. AKUNE (*1079*)]. In den Ölkugeln der Kükenretina reichern sich 3 Carotinoide an und garantieren als Lichtfilter eine selektive Spektralabsorption [WALD u. ZUSSMAN (*2145*); GRANIT (*860*)]. Durch die Ölkugelabsorption kann die photopische Dominatorkurve um 20 mμ in den langwelligen Spektralbereich verschoben werden, und zwar im gelbgrünen und blauen Spektralbereich bei den in vitro instabilen Zapfensubstanzen. Andererseits erzeugen die Ölkugeln nicht die verschiedenen spektralen Empfindlichkeitskurven, da nach Abtrennung der Ölkugeln 3 Absorptionsmaxima beibehalten werden [KIMURA u. HOSOYA (*1226*)].

Bei einigen Retinatypen (Xenopus, Frosch) gibt es rote und grüne Stäbchen [DENTON u. PIRENNE (*537*); DENTON u. WYLLIE (*541*)]. Die unausgebleichten grünen Stäbchen absorbieren mehr kurzwelliges Licht. Sie sind also blauempfindlich, obwohl sie auch Gelbrot etwas absorbieren. Durch weißes Licht ausgebleichte grüne Stäbchen werden durch blaues noch blasser, durch grünes dunkler. Allein mit diesen beiden Sehstoffarten ist also ein dichromatisches Farbensehen durchführbar. *Das Fehlen von Zapfen bedeutet nicht unbedingt eine Farbenblindheit.* Die Unterschiede bei den Stäbchentypen erstrecken sich auch auf histochemische und histologische Details [WILLMER (*2225*)]. So bestehen in den Stäbcheninnengliedern in Zahl und Verteilung der Mitochondrien Unterschiede. Sie sind im Bereich des Ellipsoids ausgerichtet und bilden dieses möglicherweise [SJÖSTRAND (*1934*); ELFVIN (*632*)]. In den Mitochondrien finden aber mit Cytochromoxydase und Succinylhydrogenase intensive Stoffwechselvorgänge zur Pigmentbildung und des -abbaus sowie der Übertragung photochemischer Primärprozesse statt. Die gefundenen Unterschiede sprechen darum für funktionell verschiedene Stäbchen. Möglicherweise erklärt das die Existenz echter und „zapfenähnlicher" Stäbchen. ARDEN (*47*) fand ein *Engbandpigment* bei 535 mμ und DARTNALL (*509*) ein weiteres bei 565 mμ. Man wird die Weiterentwicklung der Isolation solcher Engbandpigmente abwarten müssen, jedoch wegen des Höckers bei 600 mμ im photopischen Dominator [SLOAN (*1936*); WRIGHT (*2253*); THOMSON (*2034*); HSIA u. GRAHAM (*1085*); ARMINGTON (*62*)] dürfte sich der photopische Dominator aus Modulatorkurven zusammensetzen. Darum müssen sich die Engbandpigmente vom Jodopsin ableiten.

HOUSTON (*1081*) hat die 3 Variablen der Young-Helmholtzschen Farbentheorie durch die 3 statistischen Größen Fläche, Lage und Breite der Wahrscheinlichkeitsverteilung ersetzt. Das ist ein wichtiger Gesichtspunkt für die Beurteilung der Engbandpigment- bzw. Modulatorenkurven; denn man kommt so zu einem Spektralfarbenzug von der Form einer Parabel, die sich beim Übergang vom skotopischen auf photopisches Sehen auf der Energieskala um 0,021 Elektronenvolt = 48 mμ verschiebt. Grundsätzlich ist eine Lösung des Farbensinnproblems auf elektrophysiologischer Basis möglich [GRANIT (*851*); SEIDL (*1900*)]. Es bleibt aber das Problem, wie die Pigmente aussehen. BRINDLEY (*330*) hat hier Hypothesen entwickelt, die sich aus Beeinflussungen der Farbenmischung durch die Adaptation ergeben. Natürlich interessiert dabei die ontogenetische Entwicklung des Farbensehens, die SCHENK (*1845*) in verschiedene Etappen einteilt. Zunächst sollen Zapfen und Stäbchen eine gemeinsame Sehsubstanz enthalten, die nur für langwelliges Licht empfindlich ist und lediglich Helligkeitsempfindungen hervorbringt. Später soll die Zapfensubstanz für langwelliges Licht empfindlicher werden [MÜLLER-LIMMROTH u. ANDRÉE (*1584*)]. Der nächste Schritt wäre dann die Differenzierung in eine blau- und eine gelbempfindliche Substanz und zuletzt käme es zur Ausbildung einer Rot- und einer Grünsubstanz. In der Retinaperipherie soll nur die weißempfindliche Substanz vorkommen, fovealwärts kommen die Gelb-Blausubstanzen hinzu, während foveal nur Rot- und Grünsubstanzen vorliegen sollen. Beim Totalfarbenblinden bleiben die Zapfen funktionell stäbchenähnlich, während bei Partiellfarbenblinden die Ausdifferenzierung auf einer Stufe haltmacht. Dieser Theorie steht jedoch entgegen, daß die Zapfen entwicklungsgeschichtlich älter sind [SAXÉN (*1831*)]. Die Farbenanomalien deutet SCHENK (*1845*) mit Resonatoren, die für den jeweiligen Spektralbereich stärker gedämpft sein sollen. Hinsichtlich der zentralnervösen Sehbahn kommt SCHENK (*1845*) zu ähnlichen Vorstellungen wie FICK (*682*), die sich jedoch mit dem Aufbau der Sehbahn nicht vereinigen lassen. Auch LADD-FRANKLIN (*1308*) geht von der Entwicklungsgeschichte aus und verwertet die Vermutung von DONDERS [zit. nach HELMBOLD (*995*)], daß eine totale Dissoziation von Molekeln eine Weiß-, die partielle eine Farbempfindung auslöst. In der Retinaperipherie soll es nur unterentwickelte „Graumolekeln" geben. Die Farbmolekeln seien aber aus diesen hervorgegangen. GRANIT (*870*) hält das Dominatorsystem für das ältere, aus dem die Modulatoren entstehen. Mit der Evolution der Farbunterscheidung steigt die Modulatorenzahl, also die genetische Ausdifferenzierung. EBBINGHAUS (*612*) nimmt in den äußeren Retinaschichten auch 3 lichtempfindliche Substanzen an. Die Weißsubstanz sei über die gesamte Retina verbreitet. Rhodopsin und das aus ihm hervorgegangene Sehgelb kämen in Stäbchen und Zapfen (!) vor und seien für die Gelb- und Blauempfindung verantwortlich. Die Grünsubstanz der Zapfen könnte ein Äquivalent des Grünmodulators sein. Die Verknüpfung des Blaumechanismus mit dem Rhodopsin ist nicht ungewöhnlich. Nach HURVICH und JAMESON (*1103*) sollen sich 3 photosensible Substanzen (α, β, γ) in den Blau-, Gelb-, Grün- und Rotreceptoren vorfinden (Blau = 2α, Gelb = $\beta + \gamma$, Grün = 2β, Rot = $\alpha + \gamma$). Zusätzlich sei ein Schwarz-Weiß-Apparat vorhanden. Die Theorie von CIBIS (*420*) und die ähnlichen Vorstellungen von STARKIEWICZ (*1949*a) entfernen sich zu weit von den Grundtatsachen der Elektrophysiologie. Ich kann mich nicht der Auffassung von SCHOBER (*1864*) anschließen, daß diese Theorie „mühelos" alle Farberscheinungen erfassen soll, die andere Theorien nicht erfassen.

Nach der Quantentheorie des Farbensehens [SHAXBY (*1909*); JOLY (*1162*)] müßte *jeder* Zapfen auf einen Lichtreiz Impulse in die zugehörige Nervenfaser abgeben. Sicherlich liegen verschiedenen Impulsmustern verschiedene Energiequanten zugrunde, die Unterschiede müßten aber von der Faserart unabhängig sein und nur die Zeit zwischen den Spikes betreffen. Da diese hingegen von der Refraktärphase und der Reizstärke abhängt und länger als 1 msec dauert, ist mit dem Impulsmuster keine Quantenenergiedifferenz übertragbar. Das dazu wohl befähigte elektrotonische Potential fehlt hinter dem Chiasma [BERNHARD (*198*)]. Nicht zuletzt wären dazu wenigstens Nervenbahnen für die Farb-, Intensitäts- und Sättigungsempfindung erforderlich. Die Theorie arbeitet aber nur mit einer fiktiven Leitung für das ERG und einer anderen für Spikes. Sie steht damit vor unlösbaren Schwierigkeiten, ebenso wie die Theorie von EDRIDGE-GREEN (*623*), nach der die Rhodopsin-„sekretion" die Zapfenenden reizen soll und diese ein nach Wellenlänge und Intensität verschiedenes Impulsmuster zur Sehsphäre absenden würden. Nach der polychromatischen Theorie von HARTRIDGE (*964*) sind in der Retina 7 Receptorentypen vorhanden, von denen 3 den Young-Helmholtzschen Komponenten entsprechen. Nach GRANIT (*874*) besteht kein Anlaß zur Annahme von mehr als 3 Receptoren (s. S. 206) und auch HARTRIDGE (*964*) läßt die Möglichkeit einer Zusammenfassung der 7 Receptoren zu 3 Einheiten offen. Zur Korrektur der chromatischen Aberration des Auges hat HARTRIDGE (*959, 964*) noch eine *antichromatische Theorie* angeregt, nach der nervale Mechanismen auftretende Farbränder auszulöschen vermögen. HARTRIDGE (*961*) meint, daß dabei der Blaureceptor vom Hirnzentrum abgeschaltet wird und Blau deshalb dunkelgrau bis schwarz erscheint. Zudem wird der schon mit dem Rotreceptor gekoppelte Grünreceptor auch an den abgeschalteten Blaureceptor angeschlossen, so daß Gelb weißlich wird [MÜLLER-LIMMROTH (*1579*)]. Es sei noch die 5-Komponententheorie von SCHEGLMANN (*1841*) erwähnt, nach der die Sehstoffe lediglich die transmittierte Lichtenergie den nervösen Strukturen zugänglich machen sollen. Als Farbapparate sieht SCHEGLMANN (*1841*) die 5 inneren plexiformen Schichten und als Helligkeitsmechanismus die äußere plexiforme Schicht an. In den ersteren sollten „Farbpotentiale verschiedener Höhe" entstehen. Dann würde jedoch die Farbqualität durch die Impulsfrequenz vermittelt, da sie von der Höhe eines Potentials bestimmt wird. Nach dem Frequenzcode aller erregbaren Strukturen ist aber die Impulsfrequenz ein Mittel der Intensitätssignalisierung. Die Reizqualität wird über das Impulsmuster vermittelt [SCHUBERT (*1874*); DONNER (*589*)]. Binoculare Impulsmusterverschiedenheiten sind auch das Mittel zur stereoskopischen Wahrnehmung, d. h. räumliches Neben- und Hintereinander wird in zeitliches Nacheinander transformiert [SCHUBERT (*1874*)]. Immerhin liegt der 5-Komponententheorie die wesentliche Tatsache zugrunde, daß intraretinale Potentiale eine funktionelle Rolle spielen.

Die erwähnten multisynaptischen Verbindungen innerhalb der Elemente zwischen Stäbchen und Zapfen lassen die v. Kriessche Duplizitätstheorie und auch die Farbentheorien in anderem Licht erscheinen. Nach der Duplizitätstheorie müßten Tiere mit reinen Stäbchenretinae eigentlich farbenblind sein. Die stäbchenreiche Meerschweinchenretina vermag aber entgegen MILES, RATOOSH und MEYER (*1453*) sehr wohl Farben zu unterscheiden [SGORINA (*1906*)] und sie besitzt Modulatoren [GRANIT (*870*)]. Solche Tiere sind auch nicht tagblind und lichtscheu und beim Meerschweinchen gibt es sogar eine Zapfen- und eine Stäbchenadaptation. Da Stäbchen und Zapfen gleichwertig zu Elementen zusammengeschaltet sind, dürften Sehschärfenunterschiede bei reinen Stäbchen- oder Zapfenretinae nicht existieren. Andererseits sind Tiere mit Zapfenretinae auch nicht nachtblind [HARTRIDGE (*964*)], und schließlich gibt es auch Tiere mit Zapfenretinae, die keine Farben unterscheiden. Ob es nur ein Tages- oder Dämmersehen gibt, hängt von der Zahl der Sehstoffe und Modulatoren und nicht von der Receptorenbesiedlung ab (s. S. 206). Es wäre unverständlich, wenn z. B. beim Meerschweinchen nur 5% der Receptoren für das häufig beanspruchte Tagessehen zuständig sein sollten [WILLMER

(*2222*)]. Gibt es 3 verschiedene Receptorentypen im chromatischen System, so muß das das „Korn" der Retina vergröbern. LOEVENICH und V. STUDNITZ (*1980*) fanden auch ein schlechteres Auflösungsvermögen für farbige Sehobjekte an den Überschneidungsstellen in den Absorptionskurven ihrer Zapfensehstoffe. Nach SCHWARZ (*1892*) ist die Sehleistung bei gelber Sehprobe größer, sofern Umfeld und Sehprobe gleichfarbig sind. Bei gegenfarbigem Umfeld ist die Sehleistung bei roten Sehproben besser [SCHWARZ (*1894*)]. Die Unterschiede bei den Spektrallichtern hinsichtlich der Sehschärfe in Abhängigkeit von der Darbietungszeit und der Reizstärke gehen auch aus dem verschiedenen Verlauf der Lichtintensität-Zeitkurven hervor [SCHWARZ (*1891*)].

Gelb nimmt eine Sonderstellung ein. So hat HARTRIDGE (*960*) monochromatisches Gelb mit einem aus Rot und Grün gemischten Gelb verglichen [HERING (*1013*); SHAXBY (*1908*); HORNER u. PURSLOW (*1072*)]. Wird dabei der Gesichtswinkel verkleinert, so erscheint das gemischte Gelb rötlicher, bei Gesichtswinkelvergrößerung grünlicher. Da aber das monochromatische Gelb gleich bleibt, muß es nach HARTRIDGE (*960*) einen Gelbreceptor geben.

Nach anderen Untersuchungen ist die farbige Sehschärfe nicht schlechter als die weiße [ROAF (*1785*); KÖNIG (*1243*)]. Die verminderte Sehschärfe für Blau kann durch die Myopie des emmetropen Auges für blaue Lichtstrahlen entstanden sein [HARTRIDGE (*964*)]. Die Unterschiede zwischen farbloser und farbiger Sehschärfe sind gering [SHLAER, SMITH u. CHASE (*1914*); HARTRIDGE (*964*)]. Auf Grund dessen nimmt PIRENNE (*1698*) 3 Receptoren mit geringer spektraler Selektivität an. Jeder von ihnen soll 3 Nervenbahnen zu entsprechenden Empfindungszentren abgeben. Diese Hypothese ist abzulehnen, weil die Receptoren danach mehr als eine Nervenfaser besitzen müssen. Eine bessere Deutung für das Verhalten der Retina bei farbigen Testobjekten liefert die *Haufentheorie der Receptoren* (S. 161).

In der Fovea gibt es wahrscheinlich zwei Zapfentypen und entsprechend 2 Zapfenpigmente [RUSHTON (*1818*)]. Es können auch stäbchenähnliche Receptoren vorkommen, jedoch nicht die herkömmlichen niederschwelligen Stäbchen der Netzhautperipherie. Für die Fovea sind die monosynaptischen Zwergbipolaren und die flachen polysynaptischen Bürstenbipolaren zuständig. Zahlreiche Zwergganglienzellen sind mit den Bipolaren in einer 1:1-Relation verbunden. Auch Ganglienzellen mit verzweigtem Dendritennetzwerk gibt es. Nach VILTER (*2102*) soll die 1:1-Relation nur für das Verhältnis Zapfen/Ganglienzellen gelten. Riesenganglienzellen und Amacrinen fehlen und Horizontalzellen sind selten. Die kleinen Ganglienzellen haben mit der Farbperzeption zu tun, da ihre Degeneration bei der diabetischen Amblyopie mit einem Verlust des Rot- und Grünfarbensinns verbunden ist. Das Maculapigment liegt in der Henleschen Faserschicht. Die Fovea verhält sich jedenfalls so, als ob sie nur über 2 Bahnen verfüge. Eine von ihnen (maximal bei 540 mμ) ist wahrscheinlich mit der identisch, die in der Fovea centralis der Protanopen nachweisbar ist. Die andere Bahn ist die der Deuteranopen (maximal bei 575 mμ) [WILLMER (*2223*)]. Die spektrale Helligkeitskurve muß mit beiden Bahnen zusammenhängen und besitzt darum neben dem Maximum den Buckel um 575 mμ. Die normale, nur bei punktförmiger Reizung und unbeweglichem Bulbus feststellbare foveale Dichromasie kommt einer Tritanopie gleich [WILLMER (*2226*)]. Eine selektive Adaptation auf Rot oder Blaugrün verursacht dementsprechend eine foveale Monochromasie. Dabei nähert sich die Helligkeitskurve entweder der des Prot- bzw. Deuteranopen [WILLMER (*2224*)].

Aus den ERG- und Nervenimpulsbefunden entwickelt WILLMER (*2226*) die Arbeitshypothese, daß in einer frühen Stufe des retinalen Primärprozesses Impulse ausgelöst werden. Da die Bipolaren und Horizontalzellen mit Hemmungsvorgängen zu tun haben [GRANIT (*870*)], solle die Impulsrelation zur Reizstärke schon vor den

Ganglienzellen zustande kommen. Das foveale Farbensehen benötige 2 Zapfentypen. Die dunklen Zapfen und die Zwergbipolaren stellen den Deuteranopenweg dar. Diese Receptoren stehen mit den mono- und polysynaptischen Bipolaren in Verbindung, von denen die letztere Art die Helligkeitsvermittlung übernimmt. Die Farbe und deren Sättigung ist demgegenüber durch den Unterschied in der Impulsfrequenz aus beiden Receptortypen bestimmt. Bei einer Unbuntempfindung fehlt eine Differenz. Die Farbanalyse findet also erst nach Umwandlung der Lichtenergie in Impulse in Höhe der inneren Körnerschicht statt [vgl. SCHEGLMANN (*1841*)]. Die Fovea ist dichromatisch, ein Blaureceptor fehlt dort [WILLMER (*2227*)]. Blau wird in der Netzhautperipherie wahrgenommen. Dazu paßt auch die andere Vererbung der Tritanopie wie die der Prot- und Deuteranopen [KALMUS (*1179*)] und die abweichende Blausehschärfe im Vergleich zu Rot und Grün. Zum Blausystem dürften Stäbchen, Bipolaren und die großen Ganglienzellen gehören. Die Blaublindheit umfaßt nur das Foveazentrum [MOTOKAWA, EBE, ARAKAWA u. OIKAWA (*1541*)]. Ein Gelbreceptor soll gleichfalls fehlen. Wahrscheinlich fehlt aber nur der Blaureceptor, da die Stäbchen bei Tritanopie verändert sind und Patienten mit einer Retinitis pigmentosa mit stärkeren Stäbchenschädigungen häufig blaublind sind. Schließlich besteht ein Zusammenhang zwischen Dämmer- und Blausehen. Daß Stäbchen Farbe vermitteln, ist für die Analyse der Absorptionseigenschaften des Rhodopsins von größtem Interesse. Es kann das Pigment des Blaureceptors sein, sofern das Licht durch ein vorgelagertes Pigment gefiltert wird [WILLMER (*2227*)] oder ein Mechanismus (Zapfen) die Stäbchenaktivität im langwelligen Spektrum hemmt [GRANIT (*870*)]. Ob andererseits die stäbchenhaltigen on-Elemente blauempfindlich sind, ist unbekannt. Da für das Blausehen Augenbewegungen notwendig sind, dürften die peripher liegenden on-off-Elemente wichtiger sein, die hemmende Zapfen enthalten und für den Anschluß von Horizontalzellen und Amacrinen günstiger als im Foveazentrum sind. Darum ist das receptive Feld für Blau größer als für Rot und Grün [BRINDLEY (*328*)]. Die den Blaureceptor verbindende Zelle ist ein flacher Bürstenbipolar und kein Zwergbipolar wie in der Fovea [BRINDLEY (*328*)]. Nach WILLMER (*2227*) konvergieren die Stäbchen unter Skotopie auf den Dendritenbaum der großen Ganglienzellen, der unter Photopie Sitz von Hemmungsvorgängen ist, obwohl die Ganglienzellkörper selbst durch die stäbchenförmigen Bipolaren aktiviert werden. Bei Prot- und Deuteranopie ist auf Grund der Störung im Zapfenapparat der Hemmungseinfluß der Zapfen auf den Blaumechanismus ein anderer geworden [WRIGHT (*2255*)]. Die Existenz eines Gelbreceptors ist unsicher. Dem Rot- und Grünmodulator entsprechen histologisch verschiedene Zapfen und Bipolaren.

Nach THOMSON (*2034*) hat das Foveazentrum die Farbunterscheidungsmaxima doch an den Stellen der Modulatoren. Aber auch die Absorption durch Maculapigment und Hämoglobin im kurzwelligen Spektralbereich [THOMSON (*2038*)] muß berücksichtigt werden. Selbst dann bleiben Unregelmäßigkeiten in der spektralen Empfindlichkeitskurve übrig, die für die Fovea die Trichromasie nicht bestätigen [WILLMER (*2226*)]. Die Peripherie eines Testobjektes bei fovealer Farbenunterscheidung ist in den parazentralen Teilen der Fovea auch von Bedeutung [WEALE (*2183*)]. Also finden auch *in der Fovea Interaktionen* statt, *die das Farbenunterscheidungsvermögen, d. h. eine Modulation des spektral spezifischen Impulsmusters veranlassen*. Das schlechte Farbenunterscheidungsvermögen bei 520 mμ ist schwer zu deuten; denn dort liegt ein Modulator [HARTRIDGE (*956*)] und ein Fixierpunkt nach der Haufentheorie. Das schlechte Unterscheidungsvermögen in den parazentralen Foveabezirken könnte durch eine Mischung aus Rhodopsin und Indicatorgelb entstanden sein, die wie ein Filter wirkt. Jedoch spricht der Umfeldeinfluß eher für eine nervöse Interaktion. Auch eine vorangehende schwache Helladaptation vermag die Farbenunterscheidung zu verbessern oder zu verschlechtern [WRIGHT (*2255*)]. Darüber hinaus rufen bestimmte helle Adaptationslichter der Tritanopie und Protanopie ähnliche Zustände hervor. Nach BRINDLEY (*327*) sind daher beim fovealen photopischen Sehen 3 Receptorentypen aktiv. Blaureceptoren fehlen nur im Foveazentrum, nicht dagegen an dessen Rändern.

Die Impulse des durch Sehpigmente und nervöse Interaktionen bestimmten Dominators werden nur mit den gekreuzten Fasern mit einer mittleren Geschwindigkeit von 34 m/sec geleitet [BISHOP u. O'LEARY (*237*); BARTLEY u. BISHOP (*149*); BISHOP, JEREMY u. LANCE (*242*); MARSHALL, TALBOT u. ADES (*1439*); CHANG u. KAADA (*406*); GRANIT u. MARG (886 a)]. Dünnere, halb so schnell leitende Fasern verlaufen gekreuzt und ungekreuzt. Die retrobulbären Opticusfasern sind also in 2 Gruppen unterteilbar [BISHOP, JEREMY u. LANCE (*242*); BUSER u. SCHERRER (*376*)]. Auch im Tractus opticus liegen sie getrennt, und zwar die dikken Fasern caudal und die dünnen kranial. Im homolateralen Opticus existieren vorwiegend dünne Fasern. Da die Leitungsgeschwindigkeit der Nervenfasern mit der Dicke der Markscheide wächst [ERLANGER u. GASSER (*650*)], gibt es zwischen der intraretinalen und retrobulbären Leitungsgeschwindigkeit Unterschiede, weil die Nerven innerhalb der Retina markärmer sind. Durch *antidrome elektrische Reizung* des Sehnerven an der Papille und Ableitung der Aktionspotentiale hat DODT (*562*) 2 verschiedene intraretinale Leitungsgeschwindigkeiten (2,86—3,6 bzw. 1,7—1,9 m/sec) ermittelt [GRANIT (*878*)]. Die retinalen Fasern leiten mit etwa nur einem Zehntel der retrobulbär vorhandenen Geschwindigkeit. Die antidrome Reizung erlaubt außerdem eine Analyse der *zentrifugalen Nervenbahnen* [MONAKOW (*1481 a*); RAMON Y CAJAL (*1740*); DOGIEL (*581*); POLYAK (*1713*)]. GRANIT (*876*) hält einige dieser Fasern für rücklaufende Axonkollaterale, die, wie bei den Vorderhornzellen, die Erregbarkeit der retinalen Ganglienzellen steuern. GRANIT (*878*) leitete antidrome Impulse vom blinden Fleck nach Reizung zentrifugaler Fasern zwischen den vorderen Vierhügel und dem Corpus geniculatum laterale oder des Tegmentums ab. Im

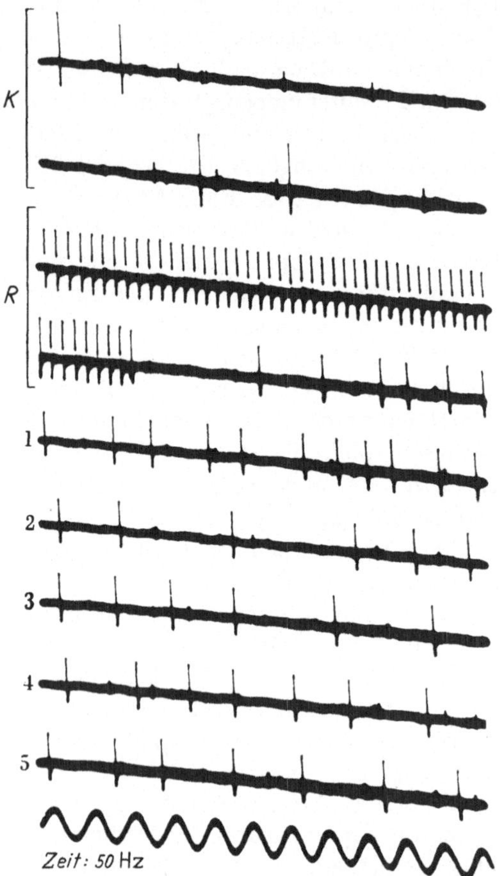

Abb. 79 a. Nachhaltige Spikeaktivierung bei der Katze (encéphale isolé) nach einer antidromen Reizung ($R = 11$ sec Dauer, Reizfrequenz: 167/sec). Im Vergleich zur Spontanaktivität vor der Reizung (K) tritt nach einer kurzen Pause am Reizende (4. Kurve) eine lang dauernde Aktivierung ein. (Jeder der Kipps 1—5 folgt im Abstand von 1,1 sec dem vorangegangenen.) Während der Reizung (K) entladen sich die Ganglienzellen im Reizrhythmus: driving [GRANIT (*878*)].

ersteren Fall wurden die Ganglienzellen direkt gereizt, während die Reizung der Reticularformation die indirekten zentrifugalen Effekte und ihren Ursprungsort erfaßt. Eine Sehnervenfaserreizung (200—300/sec) in Höhe der Vierhügel erhöht nach kurzer Pause die Spontan- oder on- und off-Aktivität nach Lichtreizung erheblich, wobei die Spikehöhe kleiner wird (Abb. 79a). Dieser Bahnungseffekt hält nach dem Reiz für eine von der Reizdauer abhängige Zeit an. Der Effekt hat eine Schwelle, wird aber durch die Reizstärke höchstens im Reizrhythmus beeinflußt: "driving". Diese Potentiale sind positiv-negativ diphasisch [MOTOKAWA u. EBE (*1540*)] und erhalten unter Umständen ein positives Nachpotential. Bei sehr starker Reizung gibt es 2 verschieden rasch geleitete Spikes. Liegt vor der antidromen Reizung eine Belichtung, so wird in Abhängigkeit von deren Abstand das antidrome Aktionspotential unterdrückt und zwar die 2. Spike weniger als die 1. [MOTOKAWA, OIKAWA u. TASAKI (*1556*)]. Eine Tractus opticus-Reizung veranlaßt nach antidromer Reizung eine Hemmungsperiode, wie an den Vorderhornzellen durch Hemmung über rückläufige Kollateralen [ECCLES, FATT u. KOKETSU (*619*); HOLMGREN u. MERTON (*1063*); RENSHAW (*1768*); MOTOKAWA u. EBE (*1540*)]. Antidrome Hemmungsphänomene gibt es auch im Limulusauge von einem benachbarten belichteten Ommatidium [HARTLINE (*947*); HARTLINE, WAGNER u. MACNICHOL (*952*); HARTLINE, WAGNER u. TOMITA (*953*)]. So erhöhen antidrome Impulse in Dunkelheit die elektrische Reizschwelle am Faserursprung des Ommatidiums, während eine unterschwellige Ommatidiumbelichtung sie senkt [TOMITA (*2050*)]. Antidrome Impulse depolarisieren das Dendritennetzwerk der Ganglienzellen und überschreiten es nicht. Da aber die Dendriten schwächer als die Zellkörper depolarisiert werden [BURNS (*362, 364*)], entwickelt sich ein Spannungsgradient, der zur Selbsterregung der Zelle führt und so die Nachentladungen z. B. in corticalen Neuronen erklärt. Entsprechend verhält es sich bei der Repolarisation. Die retinalen Ganglienzellen neigen aber nicht zur Selbsterregung. Der beschriebene Effekt bedeutet daher nur eine Bahnung der Entladungen am Receptorenende. Mit der Hypothese von BURNS (*362, 364*) wäre nicht erklärbar, warum antidrome Reizungen Bahnungen und Hemmungen veranlassen können. Nach GRANIT (*878*) dringen darum die antidromen

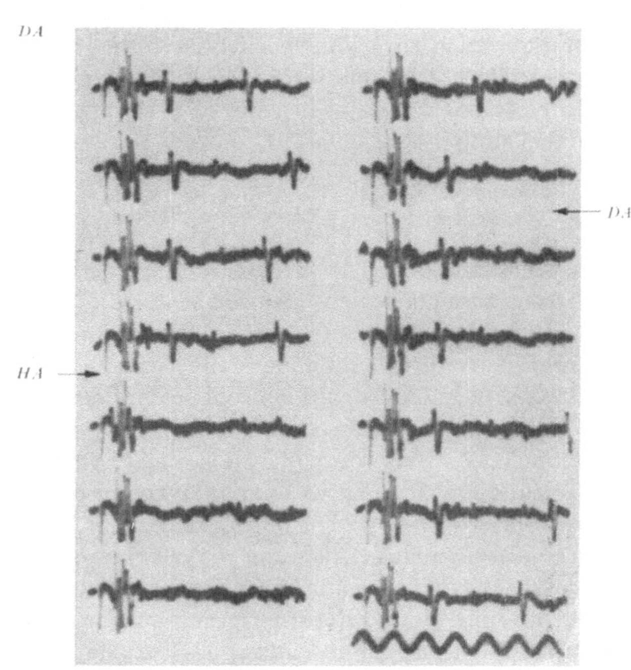

Abb. 79b. Die durch antidrome Reizung des Tractus opticus ausgelöste und nach einer früh auftretenden antidromen Impulsgruppe auftretende Spike verschwindet unter Helladaptation [DODT (*563*)]

Impulse über das Dendritennetzwerk tiefer in die Retina ein. Die antidrome Reizung könnte aber auch zentrifugale Fasern orthodrom erregt haben. Das Begleit-"driving" der Bahnung ist überwindbar [GRANIT (*878*)]. Die zentrifugalen und -petalen Fasern aus den vorderen Vierhügeln, dem Corpus geniculatum laterale und Pulvinar [JOHNSTON (*1160*)] können nämlich so dicht nebeneinander liegen, daß eine Depolarisation durch antidrome Spikes die Wirkung der orthodrom gereizten zentrifugalen Fasern verstärkt [BREMER (*314*)], zumal rückläufige Kollateralen in der Retina fehlen. In diesen Bezirken kommt es bei höheren Reizstärken auch zu Bahnungseffekten trotz fehlendem "driving". Die Spike-Höhe vermindert sich dann nicht. Die zentrifugalen, von antidromen abzugrenzenden Impulse hat DODT (*563*) analysiert. Da antidrome Bahnungen an diesen Stellen unbekannt [ECCLES (*617*); LARRABEE u. BRONK (*1320*)], orthodrome dagegen allzu bekannt sind, dürften die antidromen Reizeffekte nur Modifikationen der letzteren sein [GRANIT (*878*)]. Wird der kontralaterale Tractus opticus gereizt, so tritt in der Retina eine kleine verspätete Spike auf, die von der antidromen Spike abgrenzbar ist. Unter Helladaptation oberhalb der Zapfenschwelle nimmt ihre Latenz zu, und sie verschwindet bei 200 lx (Abb. 79b). Eine wiederholte Reizung (1 Impuls/sec) hat unter Dunkeladaptation den gleichen Effekt. Bei einer Reizfrequenz von 6/sec und unter Myanesin verschwindet die Spike, während sie durch Strychnin gefördert wird, obwohl beide Pharmaka auf die antidrome Spike keinen Einfluß haben. Da die kleine Spike nicht mit Licht auslösbar ist, stammt sie aus zentrifugalen Fasern. Sie hat allerdings Synapsen überschritten, weil sie von der Reizfrequenz abhängt und durch Myanesin (unterdrückt polysynaptische Reflexe) beeinflußt wird. Die kleine Spike stammt nicht aus synapsenhaltigen Kollateralen, weil diese sich auf Belichtung wie die Hauptfaser entladen müßten. Nach RAMON Y CAJAL (*1740*) fehlen im Sehnerven rückläufige Kollaterale. Folglich stammt die kleine Spike aus der Reticularformation, von wo aus — wie über das γ-System zum Muskel — die Impulsabsendung des letzten retinalen Ganglions kontrolliert werden soll. Diese Erregbarkeitssteuerung könnte sich über summierte Nachpotentiale als Gleichspannungskomponente auswirken [s. MÜLLER-LIMMROTH (*1577*) S. 165ff.]. Sie wäre ein Korrelat für Eigenerregungen, das „Eigengrau" der Retina [OHM (*1644*)].

Die erwähnten Experimente (S. 139ff.) von SVAETICHIN (*1999, 2001, 2002, 2003*) sind mit der Modulator-Dominatortheorie verglichen worden. Danach gibt es Doppelwellenlängendiskriminatoren für Rot-Grün und Gelb-Blau entsprechend der Heringschen Gegenfarbentheorie und Helligkeiten vermittelnde L-Zapfen (Abb. 80). Die Doppelzapfen liefern je nach der Wellenlänge des Reizlichtes Hyper- bzw. Depolarisationen (Rot-Grün, Gelb-Blau) (Abb. 80a) und die L-Zapfen bilden negative Monophasien mit einer der spektralen Helligkeitskurve entsprechenden Amplitudenabhängigkeit (Abb. 80b). Die Farbreceptoren liefern on-off-Reaktionen nur bei farblosen oder solchen Lichtern, deren Wellenlänge an den Neutralstellen der Wellenlängenempfindlichkeit eines Zapfenpaares liegt. Sonst sind die Reaktionen gleichfalls monophasisch (Abb. 80).

Welcher Zusammenhang besteht nun zwischen diesen Receptorenpotentialen und den on-, off- und den farbspezifischen on-off-Elementen? Nach SVAETICHIN (*2002*) treten bei Blickkonstanz oder kontinuierlicher Belichtung keine on-off-Reaktionen auf, trotzdem werden Helligkeit, Wellenlänge und Sättigung des

Lichtes signalisiert, was kontinuierlich feuernde Neuronen besorgen sollen. Die Anordnung der Ganglienzellen zu den Receptoren ist daher wesentlich. Nach Polyak (*1713*) gibt es eine Gruppe von 5 verschiedenen diffusen Ganglienzellen mit großen Zellkörpern und verzweigtem Dendritennetzwerk, das mit den Bipolaren in multisynaptischen Kontakt tritt und Stäbchen und Zapfen miteinander vereinigt, deren Untersuchung der Dominator-Modulatortheorie zugrunde liegt. Demgegenüber enthält eine 2. Gruppe zahlreiche monosynaptische kleine Ganglienzellen. Ihr feines Dendritenende geht nur eine Synapse mit einer Bipolaren ein.

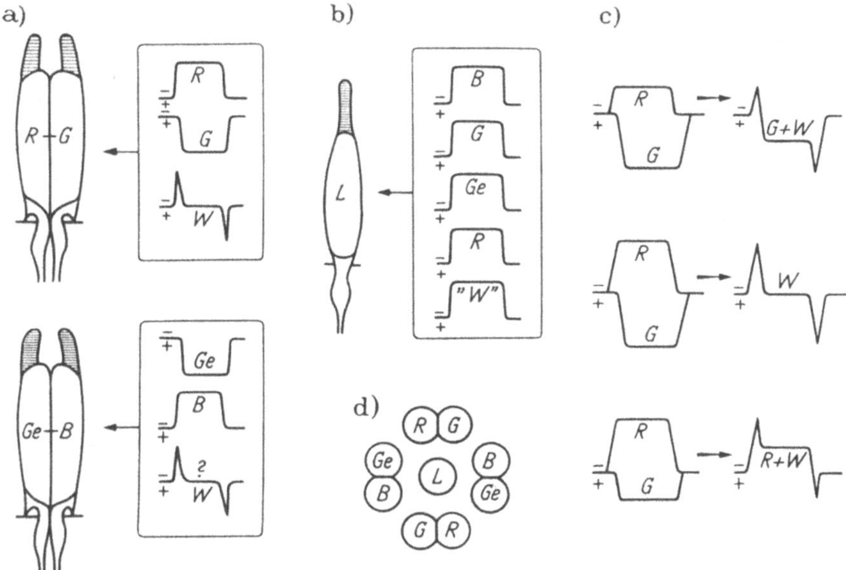

Abb. 80. Die charakteristische Reaktionsweise der Doppelzapfen und des Zapfens vom L-Typ. Wenn beide Zapfen des Doppelzapfens erregt werden (*a*), so resultiert daraus eine Unbuntempfindung, was bei weißem Licht oder mit Licht der Wellenlänge der Graustelle zu erreichen ist. Der L-Typ liefert stets Depolarisationspotentiale mit einer der spektralen Helligkeitskurve entsprechenden Amplitude (*b*). Durch verschiedene Anteile der Komponenten eines Doppelzapfenpotentials ergeben sich entsprechend den Sättigungsunterschieden Weißbeimischungen (*c*), und die Form ist dann eine „monophasisch deformierte" Diphasie [Svaetichin (*2003*)]

Das ist der eigentliche Zapfenweg. Die monosynaptischen Ganglienzellen feuern analog den Receptorenpotentialen für die Dauer des Reizes. Die on/off-Relation erhält man nach Reizung der Farbreceptoren mit farblosem Licht und müßten zum Helligkeitssignal addiert und von den diffusen Ganglienzellen geliefert werden [Svaetichin (*2002*)]. Auch die L-Zapfen sollen mit kleinen Ganglienzellen verbunden sein und ebenfalls für die Dauer des Lichtes feuern. Ihre spektrale Empfindlichkeitskurve liefert den photopischen Dominator. Demgegenüber gibt es keine Übereinstimmung zwischen den Modulatorkurven der Taube und den Farbreceptorkurven [Svaetichin (*2002*)] (Abb. 81). Den 4 Farbreceptoren stehen nur 3 Modulatoren gegenüber, und die Kurve des Rotzapfens liegt weiter vom Rotmodulator entfernt. Trotzdem kann man einen Vergleich anstellen, da die Modulatorenmaxima bei der Taube lediglich um 10 mμ zum langwelligen Spektrum verschoben sind. Die Modulatoren sind on-off-Elemente. Da aber die 4 Farbreceptoren nur bei unbunten Lichtern oder den Neutralstellen on-off-Reaktionen liefern, gibt es nur 3 Modulatoren. Neben dem Neutralpunkt zwischen Rot-Grün bzw. Gelb-Blau entsteht noch ein weiterer im Blaubereich durch den Anteil R_2 des Rotreceptors. Entsprechend hat ein Rot-Grün-Blinder nur 1, ein Gelb-Blau-Blinder 2 Neutralpunkte. Nach SVAETICHIN (*2002*) sind die Modulatoren der diffusen großen Ganglienzellen achromatische Reaktionen und die Dominatoren keine Mechanismen aus Farbreceptoren, sondern selbständig.

Der Gegensatz zwischen GRANIT (*877*) und SVAETICHIN (*2002*) bedarf noch experimenteller Klärung, zumal noch unklar ist, wie sich in gemischten Retinae der Wechsel des photopischen Dominators auf den skotopischen vollzieht. Der Vergleich der Befunde an der Fischretina mit den psychophysischen Ergebnissen vom Menschen [SVAETICHIN (*2003*)] zeigt, daß genau dort im Spektrum das Farbenunterscheidungsvermögen am besten ist, wo die Aktionspotentialmaxima der Doppelwellenlängendiskriminatoren und der L Zapfen liegen. Liegen die Doppelzapfen um einen L-Zapfen gruppiert (Abb. 80d) und reagieren zusammen, so müssen verschiedene Potentialmuster entstehen können, die für die Sättigung der Farbe zuständig sind. Die bei ungleich großen Monophasien auftretenden Interferenzpotentiale sind dann keine einfachen on-off-Reaktionen, sondern monophasisch deformiert, indem die zwischen dem on- und off-Potential liegende Kurvenstrecke gehoben oder gesenkt wird (Abb. 80c). Im ersteren Fall ist die signalisierte Farbe „Rosa", im letzteren „Türkis" („ungesättigte Pastellfarben"). Die Farbqualität hängt also vom Verhältnis der entgegengesetzten Potentiale ab, während die Intensität bei gleicher Relation durch die absolute Amplitude bestimmt wird, wobei die Amplitude des Gelbzapfens stets kleiner als die der anderen Zapfen ist. Dazu paßt beim Menschen die erhöhte Gelbschwelle *(Brücke-Bezoldsches Phänomen)* und die damit verbundene geringe Sättigung. Daß der Helligkeitsmechanismus der L-Zapfen vom Farbmechanismus abgetrennt ist, ist wegen der normalen spektralen Helligkeitskurve bei Farbsinngestörten verständlich. Der raschere Potentialablauf im L-Zapfen bedingt eine höhere FVF als bei den Doppelzapfen. Darum verschwindet bei einer bestimmten wellenlängenabhängigen Flimmergeschwindigkeit das farbige Flimmern. Unterscheiden sich 2 flimmernde Spektrallichter in ihrer Helligkeit, so bleibt nur noch ein Helligkeitsflimmern bestehen (heterochrome Flimmerphotometrie). Der Helligkeitsmechanismus wurde vom Farbmechanismus abgetrennt. Für die Sehschärfe sind

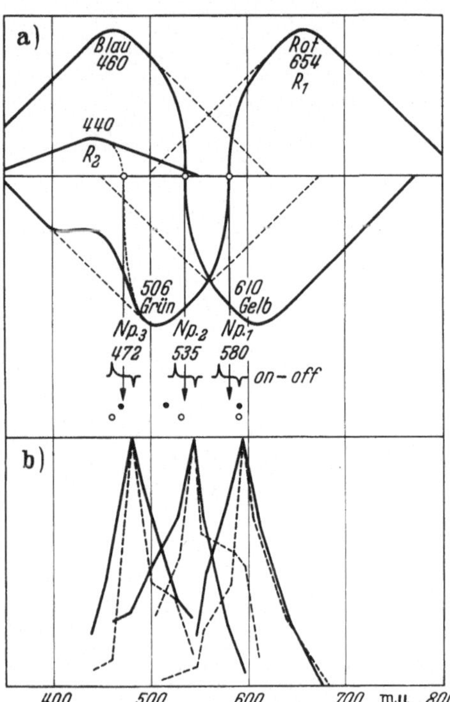

Abb. 81. Die spektralen Reaktionskurven der Farbreceptoren der Fischretina (*a*) verglichen mit den Modulatorkurven der Taubenretina (*b*). Die Punkte Np_{1-3} bezeichnen die Neutralpunkte, bei denen es on-off-Reaktionen gibt. An diesen Stellen liegen mit der für die Taube charakteristischen Verschiebung um 10 mμ zum langwelligen Spektralende hin auch die Maxima der Modulatoren [SVAETICHIN (*2002*)]

vornehmlich die L-Zapfen verantwortlich, und die Farbreceptoren veranlassen mit ihren on-off-Reaktionen die Kontrastgrenzen. Schwieriger sind die Weiß-, Schwarz- und Grauempfindungen zu deuten; denn nur die Doppelzapfen können chromatische von achromatischen Reaktionen abgrenzen [SVAETICHIN (*2003*)]. Eine relative Schwarz- bzw. Weißempfindung entsteht, sobald die Differenzen zwischen den Unbuntreaktionen der Doppel- und L-Zapfen einen bestimmten Grad erreicht hat. Auch das *Benhamsche Phänomen* (rotierende Schwarz-Weiß-Sektoren erscheinen farbig) ist erklärbar: Rot tritt zuerst auf und verschwindet zuletzt. So taucht das Rotpotential vor dem grünen und das Blaupotential vor dem gelben auf. Bei hoher Rotationsgeschwindigkeit ist der Eindruck unbunt. Wird sie reduziert, so treten zunächst Rot und Grün und dann Blau und Gelb auf. Dazwischen sind Mischungen aus Rot und Blau bzw. Gelb und Grün zu erwarten. Die Phosphene sind im übrigen an der Anode rötlich-blau und an der Kathode gelblich-grün, weil wie beim natürlichen Erregungsablauf die Gelb- und Grünzapfen kathodisch depolarisiert und die Rot- bzw. Blauzapfen anodisch hyperpolarisiert werden. Die Ommatidien der Insektenaugen haben einen ähnlichen strukturellen Aufbau [FERNÀNDEZ-MORAN (*679*)] wie SVAETICHIN (*2003*) ihn für die Fischretina gefordert hat. Doppelzapfen sind allerdings in der aufsteigenden Tierreihe selten.

c) Die Elektrophysiologie des Corpus geniculatum laterale

Die Corpora geniculata lateralia sind die ersten Stationen der Nervenfasern auf ihrem Weg zur Sehsphäre [LE CROS CLARK (*482*); GLEES (*808*); PÉRIER (*1675*)]. Die Sechsschichtigkeit des Corpus geniculatum laterale und die Zusammenfassung der Fasern zu 3 Einheiten haben LE CROS CLARK (*483*) und SÉGAL (*1899*) zur Entwicklung einer darauf abgestellten Farbentheorie veranlaßt. Danach ist das oberflächliche Schichtenpaar — je eine Schicht für jedes Auge — für das Blausehen verantwortlich. Die beiden mittleren Schichten dienen dem Rotsehen, die letzten beiden dem Grünsehen. Diese Sechsschichtigkeit findet sich nur bei Tieren mit einem trichromatischen Farbensehen. Die dichromatisch sehenden Neuweltaffen haben nur 4 Schichten. Zudem nimmt der Blaufaseranteil in der für die Netzhautperipherie zuständigen Gegend der entsprechenden Schicht zu, während gleichzeitig die Rot- und Grünschicht verschmelzen, was mit dem Fehlen von Rot- und Grünreceptoren in der Retinaperipherie und der Stäbchenbeteiligung beim Blausehen in Einklang steht. Wenn aber die Rot- und Grünschichten verschmelzen, muß es in der Netzhautperipherie auch ein Gelbsehen geben. Die Areale für farbunempfindliche Retinabezirke sind entsprechend ohne Schichten. Letztlich enthalten die für die Macularegion zuständigen Gebiete nur die Rot- und Grünschicht (Blaublindheit der Fovea). HARTRIDGE (*964*) stellt dem aber entgegen, daß die Di- und Achromasie der Retinaperipherie bei Erhöhung der Lichtintensität verschwindet und das Foveazentrum nur bei geringer Lichtintensität oder kleinem Sehwinkel dichromatisch wird. Die Retina kann diese Phänomene jedoch durch Interaktionen produzieren, so daß im Kniehöcker die durch die Interaktion zusätzlich angeregten Areale mitwirken. SCHEGLMANN (*1841*) nimmt im primären Sehzentrum eine Zusammenfassung seiner 5 Farbenkomponenten zu 3 Schichtenpaaren an, die er u. a. für die Unterschiede zwischen mon- und binocularer Farbenmischung verantwortlich macht.

Der seitliche Kniehöcker hat eine Spontanaktivität, die je nach der Narkosetiefe aus kleinen 3—10/sec-Wellenrhythmen besteht [GASTAUT (*770*)]. Beim Menschen liegt ihre Frequenz im Bereich der α-Wellen des EEG, sind aber wesentlich stabiler als die des optischen Cortex.

Eine Analyse der bioelektrischen Kniehöckerreaktion ist nur nach Kenntnis der Potentiale im *Tractus opticus* nach elektrischer Reizung des Sehnerven und Belichtung des Auges sinnvoll [BISHOP u. O'LEARY (*238*); BISHOP (*227*); BARTLEY u. BISHOP (*148*); BARTLEY, O'LEARY u. BISHOP (*151*); BARTLEY (*138*)]. 15 und 50 msec nach Belichtungsbeginn treten dort *eine frühe und späte "on"-Welle* auf, von

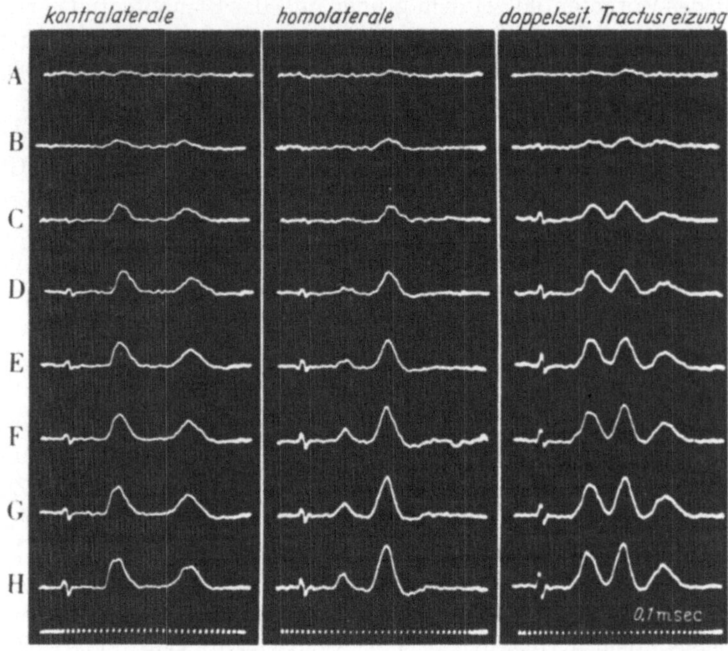

Abb. 82. Aktionspotentiale des Sehnerven nach Reizung des kontra- und homolateralen Tractus opticus sowie einer doppelseitigen Tractusreizung. Von *A*—*H* wurde die Reizstärke zunehmend erhöht. Die Reizelektroden lagen an der Eintrittsstelle des Tractus opticus in das Corpus geniculatum laterale. Die Aktionspotentiale wurden mit 25 μ Stahlmikroelektroden abgeleitet. Spike 1 und 3 treten nach kontralateraler, Spike 1 und 2 nach homolateraler Reizung auf. Spike 1 muß eine höhere Schwelle als die 2. Spike haben, sie stammt daher von einer dünnen Faser [CHANG (*405*)]

denen die letztere eine niedrigere Schwelle hat, aber bei hohen Reizstärken ausgelöscht wird. Die *"off"-Reaktionen* sind komplexer. Ihre Latenz ist mit 20—50 msec kürzer als im Sehnerven. Hier gibt es also auch on-, off- und on-off-Fasern [LENNOX (*1342*)]. Die langsam leitenden on-Fasern sind blauempfindlich, reagieren jedoch auf Licht nicht sehr aktiv (hohe Latenz, geringe Spikefrequenz). Selten leiten die on-Fasern rascher, sind dann aber mehr rotempfindlich. On-Fasern haben im Gegensatz zu den sehr lichtempfindlichen aber farbunempfindlichen on-off-Fasern keine Spontanaktivität. Die verschiedenen Reaktionen sind im Hinblick auf die 4 Fasergruppen im Tractus opticus [BISHOP u. CLARE (*234*)] bemerkenswert. CHANG (*405*) und LENNOX (*1343*) fanden nach elektrischer Reizung im Tractuspotential 3 Potentiale verschiedener Latenz und Leitungsgeschwindigkeit. Die Gipfel treten nicht immer auf, was von der Reizstärke und Elektrodenlage sowie davon abhängt, welcher der beiden Tractus gereizt wurde (Abb. 82). Bei einseitiger Tractusreizung erhält man bei gleicher Schwelle nur die 1. und 3. Spike bei kontralateraler und die 1. und 2. bei homolateraler Tractusreizung, wobei die 2. Spike die niedrigere Schwelle besitzt (dickere Fasern). Die homolaterale Bahn des oberflächlich gereizten Tractus besteht also mehr aus mittelgroßen, die kontralaterale aus dicken und dünnen Fasern. Bei Tiefenreizung des homolateralen Tractus wird die 1. Spike höher. Bei Reizung der kontralateralen äußeren Tractushälfte tritt die 3., bei Reizung der inneren Hälfte die 2. Spike auf. Die 1. Spike ist bei kontralateraler Reizung in der Nervenmitte maximal. Folglich gelangen die dicken Fasern beider Seiten in das Zentrum des Tractus opticus. Die mittelgroßen Fasern liegen in der äußeren Hälfte des homolateralen und der inneren des kontralateralen Tractus. Bei Ableitung von der Einzelfaser des Tractus erweist sich die 0,5—10 mV hohe und von den postsynaptischen Reaktionen verschiedene Spike als positiv monophasisch, deren Anstieg und Refraktärphase mit der Latenz und Leitungsgeschwindigkeit in Zusammenhang steht [LENNOX (*1342*)]. Entsprechend den 3 Spikes bei Massenableitung gibt es 3 verschieden rasch leitende Fasern (52, 37 und 16 m/sec).

Nach Reizung der Brachia conjunctiva des Colliculus superior [CHANG (*405*)] gibt es nur eine Spike, die bei dem längeren Leitungsweg der 1. Spike nach Tractusreizung entspricht. Es handelt sich wahrscheinlich um dicke Fasern [GRANIT (*878*)], die vom Prätectum und den vorderen Vierhügeln kommen. Nach O'LEARY (*1650*) und BISHOP und O'LEARY (*237*) dringen diese jedoch hauptsächlich in das Corpus geniculatum laterale ein, um die Impulse aus der Retina auf die Sehrinde zu übertragen, während in die vorderen Vierhügel mittelgroße Fasern ziehen. Dann müßte allerdings ein Tier einen Sinnesreiz wahrnehmen und erst dann entscheiden, ob es reflektorisch antworten will [CHANG (*405*)]. In Wirklichkeit ist aber die Reflextätigkeit rascher. Auch im Tractus gibt es keine Kollateralen von einem Tractus zum anderen [BARRIS, INGRAM u. RANSON (*137*)].

Im Corpus geniculatum laterale haben BISHOP und O'LEARY (*238*) eine Spike mit einer wenig hervorragenden Welle aus der Nachbarschaft des Dorsalkerns abgeleitet. Beide sind variabler als die Tractuspotentiale und auch von der Elektrodenlage abhängig. Die Potentiale sind nach elektrischer und optischer Reizung verschieden [GASTAUT (*770*)]. Nach elektrischer Sehnervenreizung tritt eine Reaktion mit einem initialen positiven Spikepotential auf. Deren Latenz von 0,5 msec entspricht der Zeit zur Überwindung einer Synapse mit kurzer Refraktärphase im Kniehöcker [BISHOP u. EVANS (*241*); BISHOP, BURKE u. DAVIS (*243b*)]. Die nachfolgende Reaktion stellt also das Somapotential des Kniehöckers dar. Es dauert kürzer als das formal gleiche Somapotential nach Belichtung. Bei optischer Reizung ist die 1. Kniehöckerreaktion eine stark negative Abweichung, gefolgt von 3 positiven Spikes [COHN (*439*)].

Den Hauptanteil an dem Somapotential liefert die 1. postsynaptische Spike. Das Potential aus einer Gruppe von Einheiten zeigt das Phänomen der Summation, gefolgt von einer sekundenlangen subnormalen Phase, in der die Zusammenfassung mehrerer Reaktionen zu einer (Rekrutierung) ausgesprochener ist [MARSHALL (*1438*)]. Eine tetanische Reizung des Sehnerven ruft in der postsynaptischen Kniehöckerreaktion eine verlängerte 2. subnormale Phase hervor, die durch eine weitere tetanische Sehnervenreizung verstärkt wird. Sie tritt auch in der durch LSD (lysergsaures Diäthylamid) ausgelösten subnormalen Phase auf [EVARTS u. HUGHES (*662*)]. LSD verkleinert darin das Synapsenpotential und die postsynaptische Spike, aber nicht die präsynaptische Spike, so daß an der postsynaptischen Membran die Transmission blockiert wird [BISHOP, FIELD, HENNESSY u. SMITH (*243a*)].

Diese durch Massenableitungen gewonnenen Ergebnisse sind an der einzelnen Einheit des Kniehöckers nachgeprüft worden. Im Kniehöcker des Kaninchens kommt es nach Abtragung der homolateralen Hemisphäre nach einem kurzen Reiz für etwa 800 msec auch zu Spikes [EYRE u. BICKFORD (*664*)]. Durch direkte Sehnervenreizung werden eine frühe und eine 180—500 msec später einsetzende Spikegruppe ausgelöst. Bei Lichtreizung kommt es bei den frühen Spikes zur Gruppenbildung. Die späten Spikes fehlen im Thalamus und in der Rinde [BUSER (*372*)], sind also nicht durch den thalamocorticalen Erregungskreis entstanden. EYRE und BICKFORD (*664*) meinen daher, daß im Kniehöcker anhaltend feuernde Einheiten vorhanden sind, oder daß die Kniehöckerimpulse über längere Zeit kreisen können. Die Impulse können auch aus einem noch unbekannten Erregungskreis zwischen dem Kniehöcker und einem anderen Areal stammen. TASAKI, POLLEY und ORREGO (*2019*) konnten prä- und postsynaptische Axon- sowie Zellkörper- und Dendritenreaktionen voneinander abgrenzen. Die Axonreaktionen dauern etwas kürzer als die Zellkörperreaktionen. Die Dendritenreaktion hält wesentlich länger an. Die intracellulär abgeleiteten Potentiale sind 50 mV, die extracellulär abgeleiteten 3 mV hoch. Im Achsenzylinder und in der Markscheide sind die Spikes monophasisch. Bemerkenswerterweise kann die Spontanaktivität einer Kniehöckerzelle durch eine Sehnervenreizung unterdrückt werden. TASAKI, POLLEY und ORREGO (*2019*) meinen, daß die rhythmische Spontanaktivität im Kniehöcker durch das Spannungsfeld um die Neuronenkörper zustande kommt [VASTOLA (*2089*)]. Entsprechend bildet sich durch eine wiederholte Sehnervenreizung im Nucleus dorsalis des Corpus geniculatum laterale ein von Reizstärke und -frequenz abhängiges Ruhepotentialfeld aus, das das Reizende lange überdauern kann. Durch wiederholte Reizung ändert sich die Amplitude des Ruhepotentials einer Stelle genauso wie dessen 1. postsynaptische Reaktion auf eine Reizserie gleicher Intensität. Es sieht so aus, als ob sich das Ruhepotential mit einem Spannungsgradienten entlang des proximalen Neuronenteils ausbildet, wobei sich das Zellsoma zum Axon negativ verhält. Möglicherweise ist die Hemmung der Spontanaktivität in den Kniehöckerelementen durch Sehnervenreizung für die Ausbildung einer Gleichspannungskomponente verantwortlich, die auch das durch optische Reizung ausgelöste Impulsmuster widerspiegelt. Farbige Lichter erzeugen übrigens an einzelnen Zellen des Dorsalkerns 5 Maxima, von denen das bei 510 mμ dem skotopischen System entspricht. Die übrigen 4 Maxima sind oft miteinander gekoppelt, vor allem Rot und Grün [DE VALOIS, SMITH, KITAI u. KAROLY (*2084*)]. Zellen, die auf blaues Licht on-Reaktionen liefern, geben auf grünliches Gelb off-Reaktionen. Entsprechend gibt es Rot-on- und Grün-off-Zellen. Diese Befunde stehen zu der Farbentheorie von LE CROS CLARK (*483*), SÉGAL (*1899*) und SCHEGLMANN (*1841*) in Gegensatz.

Eine antidrome Reizung des Dorsalkerns des Kniehöckers [VASTOLA (*2090*)] löst einen triphasischen Komplex aus, von der die 1. die Axon- und die 2. die Zellkörperspike darstellt. Die Ursache der 3. Spike ist ungeklärt. Eine Dendritendepolarisation wurde nicht gefunden, obwohl eine antidrome Impulsausbreitung in die Dendriten möglich ist. Die Zellkörperspike ist der Axonspike ähnlich. Die Reaktion des Kniehöckerneurons nach synaptischer Reizung ist länger als die durch antidrome Reizung ausgelöste Zellkörperspike. Folglich kann das Neuron auf verschiedene Reizungen auch verschieden reagieren. Die trägen negativen und positiven Anteile in der Reaktion auf orthodrome Reizung zeigen Erregbarkeitsschwankungen in dem Neuronenzellkörper an, wobei die positive Spike einer Hyperpolarisation des Zellkörpers entspricht.

Für die Farbentheorie von LE CROS CLARK (*483*) sind noch die Untersuchungen von LENNOX (*1341*) von Interesse, die nach farbigen Lichtreizen Kniehöckerreaktionen ableitete. Der initialen Negativität mit trägerer und kleinerer Positivität werden in Höhe der Negativität rasche Spikes überlagert. Es gibt aber auch Reaktionen mit beginnender Positivität. Farbreize mit Intensitäten für eine konstante Latenz der Kniehöckerreaktion lösen trotzdem in der Sehsphäre Reaktionen verschiedener, von Rot über Gelb, Blau und Grün ansteigender Latenz aus [LENNOX (*1341*)]. *Die Impulstransmission vom Kniehöcker auf die Sehsphäre ist also farbspezifisch.* Diejenigen Farblichter, die ein ERG konstanter Höhe veranlassen, beeinflussen die Amplitude der Kniehöckerreaktion nicht, abgesehen von der etwas geringeren Amplitude bei Rot.

Während in der Retina die Verteilungskurve der off/on-Relation eine erhöhte off-Empfindlichkeit anzeigt, findet man in der entsprechenden Kurve des Corpus geniculatum laterale eine größere on-Empfindlichkeit [BOHM u. GERNANDT (*268*)]. Der Grund hierfür liegt darin, daß die aufsteigende Konvergenz dafür sorgt, daß die on-empfindlicheren Stäbchen weiter Retinaareale durch die retinalen Ganglienzellen in der Kniehöckerreaktion (Massenableitung) stärker beteiligt sind.

d) Die Elektrophysiologie der Sehsphäre

Die aus dem Sinnesorgan stammenden Signale beeinflussen die elektrischen Phänomene des Cortex durch die ihnen zugehörenden Aktionspotentiale und durch Veränderung der Spontanaktivität.

Die ersten Beobachtungen über elektrobiologische Erscheinungen der Hirnrinde stammen von CATON (*395a*). Die intakte Rinde ist positiv, und ihr Ruhepotential wird unter der Erregung negativiert. FLEISCHL VON MARXOW (*700*) berichtete über Aktionspotentiale der sensorischen Hirnrinde. Weitere Hinweise stammen von BECK (*172*), GOTSCH und HORSLEY (*828*), BECK und CYBULSKI (*176*), LARIONOW (*1319*), TRIWONS (*2068*), KAUFMANN (*1207*) und MACIESZYNA (*1405*). Angaben über Spontanrhythmen hat PRAWDICZ-NEMINSKI (*1724*) gemacht.

Konkrete Vorstellungen über die Elektrophysiologie der Hirnrinde und diagnostisch verwertbare Kenntnisse [vgl. KORNMÜLLER (*1264*)] ermöglicht erst die Analyse der spontanen, rhythmischen, seitensymmetrischen Potentialschwankungen des menschlichen Gehirns [Elektrencephalogramm (EEG)] [BERGER (*194*)]. Der dominierende Rhythmus im EEG des wachen Erwachsenen besteht aus *α-Wellen* (8—12/sec) mit von frontal nach occipital und temporoparietal anwachsender Amplitude und Häufigkeit [vgl. ADRIAN u. MATTHEWS (*20*); ADRIAN u. YAMAGIWA (*21*); JASPER u. PENFIELD (*1152*); GRASS u. GIBBS (*899*); BERGER (*194*); LOOMIS, HARVEY u. HOBART (*1379*); RUBIN (*1810*)]. Der α-Rhythmus ist bei „geistiger Ruhe" regelmäßig und konstant [ROHRACHER (*1796*); JASPER u. ANDREWS (*1149*); BERNHARD u. SKOGLUND (*204*)]. Occipital gibt es häufig noch ein periodisches An- und Abschwellen der α-Wellen (Schwebungen).

Optische, akustische oder taktile Reize sowie geistige Betätigung führen zu einer Amplituden- und Häufigkeitsverminderung bzw. Blockade der α-Wellen (Abb. 83) zugunsten der höherfrequenten (14—30/sec) aber kleinen *β-Wellen* [BERGER (*194*)]. Sie sind präzentral am deutlichsten und durch Willkürhandlungen oder Bewegungsbereitschaft hemmbar [JASPER u. PENFIELD (*1152*)]. Präzentral findet man in den verschiedenen Tiefen 2 höherfrequente Wellengruppen, hemmbare 15/sec-Wellen hoher Amplitude und die nicht hemmbaren 21—30/sec-β-Wellen des Routine-EEG [OKUMA, SHIMAZONO, FUKADA u. NARABAYASHI (*1649*)]. Die präzentralen β-Wellen sind von den occipitalen abzutrennen [REMY (*1759*)]. Ist die Reaktion auf Photostimulation stark, dann kann eine Belichtung auch λ-Wellen über der Sehsphäre auslösen, die bei Augenschluß, Fixation oder Betrachtung eines uniformen Feldes wieder verschwinden [EVANS (*659*)]. Nach Dauerbelichtungen kommt es zum Auftreten träger Wellen in der Hemisphäre, die weniger afferente Impulse enthält; in der dem belichteten Auge zugehörigen wird die α-Wellentätigkeit verstärkt [DANILOW (*502*)].

Die Spontanrhythmen finden sich auch in isolierten Nervenzellgruppen [BARTLEY u. NEWMAN (*150*); ADRIAN u. BUYTENDIJK (*16*); BISHOP u. BARTLEY (*230*); DAVIS u. SAUL (*520*); FISCHER (*693*); KORNMÜLLER (*1260*); TÖNNIES (*2044*); ADRIAN u. MATTHEWS (*19, 20*); GERARD, MARSHALL u. SAUL (*792*)] und bleiben sogar nach Blockade der synaptischen Überleitung erhalten [LIBET u. GERARD (*1355*); SCHWEITZER u. WRIGHT (*1898*)]. Im 1. Lebensjahr entwickelt sich die normale α-Wellentätigkeit stufenweise aus trägen, arhythmischen Potentialschwankungen [BERGER (*194*); LOOMIS, HARVEY u. HOBART (*1379*); DAVIS u. DAVIS (*519*); SMITH (*1938*); LINDSLEY (*1359*); GIBBS u. KNOTT (*805*); GIBBS u. GIBBS (*803*); MELIN (*1448*); MAI, SCHÜTZ u. MÜLLER-LIMMROTH (*1419*); SCHÜTZ, MÜLLER-LIMMROTH u. SCHÖNENBERG (*1883a*); GARSCHE (*765*) u. a.]. Auch im Schlaf wird das EEG von unregelmäßigen, frequenzerniedrigten und amplitudenvergrößerten Wellen beherrscht. Daneben finden sich in weniger tiefen Schlafstadien 12—14/sec-Rhythmen (Spindeln) in kurzen Serien, die eine Einteilung in verschiedene Schlafstadien erlauben [KLAUE (*1231*); LOOMIS, HARVEY u. HOBART (*1379*); BLAKE u. GERARD (*251*); DAVIS, DAVIS, HARVEY u. HOBART (*518*); GIBBS u. GIBBS (*803*); GRÜTTNER u. BONKALO (*916*); JANZEN (*1141*); JANZEN u. KORNMÜLLER (*1142*); JUNG (*1169*); AKERT, KOELLA u. HESS jr. (*24*); CASPERS u. WINKEL (*392*) u. a.]. Auch Gleichspannungen treten zwischen Cortexoberfläche und subcorticalen Strukturen als Diffusions- und Ruhepotentiale neuraler Elemente auf [O'LEARY u. GOLDRING (*817*)]. Sie werden durch Polarisation und Pharmaka verändert und beeinflussen elektrotonisch die Erregbarkeit der Großhirnrinde [BISHOP u. O'LEARY (*239*); GOLDRING u. O'LEARY (*817*); WASANO, INOKUCHI, INANAGA, NAKAO u. FUCHIWAKI (*2176*)].

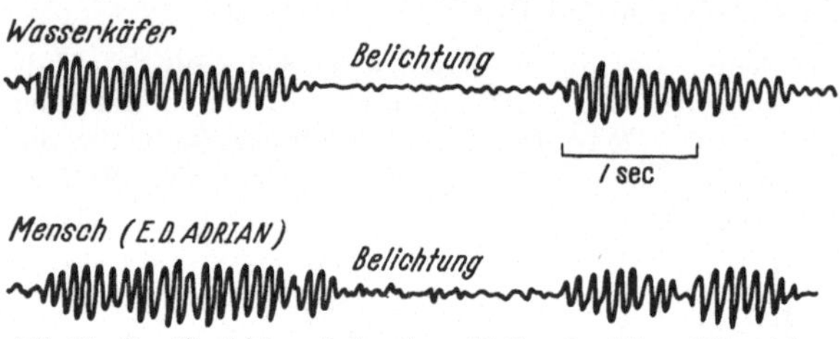

Abb. 83. Der Vergleich zwischen den α-Wellen des Wasserkäfers (obere Kurve) und denen des Menschen (untere Kurve). Die α-Wellen werden durch eine Augenbelichtung gehemmt [ADRIAN u. MATTHEWS (*20*)]

Die Theorien über den *Entstehungsmechanismus des EEG* [MÜLLER-LIMMROTH u. CASPERS (*1587*)] kann man in 2 Gruppen einteilen: Nach der *1. Gruppe der chemischen, humoralen oder vegetativen Theorien* entstehen die Spontanrhythmen in der Hirnrinde und sind:

a) eine *Äußerung rhythmischer Stoffwechselprozesse* in den Ganglienzellen [GEMELLI (*785*); ROHRACHER (*1795*)], zumal die α-Wellen nach peripheren Reizen nach einer Anpasssungszeit wiederkehren [DURUP u. FESSARD (*606*); BAGCHI (*107*); JASPER u. CRUIKSHANK (*1150*)]. Hierzu passen auch die EEG-Befunde nach Verabfolgung von Schilddrüsenpräparaten, bei Hypo- und Hyperglykämie, bei veränderten Blutgasspannungen und Elektrolythaushalt sowie die Temperatureinflüsse auf die Frequenz der Hirnrhythmen [s. MÜLLER-LIMMROTH u. CASPERS (*1587*)].

b) Die Hirnrhythmen sind *Ausdruck sekretorischer Leistung der Neuroglia* (Hüllzellen), deren Sekrete die Erregbarkeit der Ganglienzellen modulieren [KORNMÜLLER (*1264*); TASAKI u. CHANG (*2018a*)]. Das träge Nachpotential und der

„unterschwellige Erregungssaum“ sollen Sekretionsphänomene sein [Eccles (*615*)]. Die Sekretion sei auch für die nervöse Irradiation verantwortlich [Kornmüller u. Hedenström (*1265*); Winkel (*2232*)].

Die 2. *Gruppe der physikalischen Theorien* basiert auf der Tatsache, daß biologische Potentiale durch Ionenkonzentrationsdifferenzen entstehen, die durch Stoffwechselvorgänge unterhalten werden. Im Grund sind daher alle Potentiale physikochemisch bedingt.

a) In der *Synchronisationstheorie* hat Adrian (*9, 15*) einen occipitalen α-Wellenfocus veränderlicher Lokalisation [Adrian u. Yamagiwa (*21*)] angenommen. Es können auch mehrere α-Wellenfoci vorhanden sein [Cohn (*437*); Lindsley (*1360*); Bekkering, Kuiper u. Storm van Leeuwen (*177*); ten Cate (*393*); ten Cate u. Walter (*394*); ten Cate, Walter u. Koopman (*395*)]. Darum sind die Phasenbeziehungen der α-Wellen von 2 Hirnarealen gleitend [Dubouloz, Gastaut u. Corriol (*603*); Hugger (*1094*); Jung (*1168*); v. Holst (*1069*)]. Der Balken, die Assoziationsbahnen und subcorticale Strukturen scheinen für die Rhythmuskopplung erforderlich zu sein [Jung (*1169*); Gellhorn (*782*); Henry u. Scoville (*1010*); Lindsley (*1360*); Brazier u. Casby (*312*); Barlow u. Brazier (*133*); Dawson (*524*); Walter (*2162*)]. Nach der Synchronisationstheorie entsteht der α-Wellenfocus aus der Spontanaktivität einer begrenzten Anzahl von zu einem Erregungskreis gekoppelten Neuronen. In anderen, ebenfalls unbeschäftigten Neuronenkreisen soll sich dieser Mechanismus synchron abspielen. Solche Erregungskreise sind aus histologischen [Lorente de Nó (*1382*)] und funktionellen Gründen möglich [Margaria (*1433*)]. Sie verhalten sich wie gedämpfte Oscillatoren, die durch äußere Faktoren, z.B. Belichtung, gestört werden [Imahori u. Suhara (*1115*); Sato (*1828*)], wenn die Neuronenverbände für spezifische Sinnesleistungen gebraucht werden. Dann splittert sich der α-Wellenrhythmus in β-Wellen auf, die Neuronentätigkeit wird desynchronisiert [Adrian u. Matthews (*20*)], und zwar nicht nur durch optische, sondern auch durch arealfremde Erregungen [Adrian u. Matthews (*20*); Bremer, Bonnet u. Terzuolo (*318*)]. Die α-Wellenrhythmen werden durch Sinnesreize desynchronisiert, aber auch unterhalten. Man findet nämlich nach einer Primärentladung α-wellenähnliche rhythmische Nachentladungen [Adrian (*15*); Jasper (*1146*); Gastaut (*772*); Jung u. Tönnies (*1177a*); Caspers (*391*)], die durch einen weiteren Sinnesreiz desynchronisiert werden. Diese Rhythmen stehen mit den Schlafspindeln in Zusammenhang [Jasper (*1146*); Gerard (*790*); Gasser (*767*); Caspers (*390*)]. Nach Adrian (*15*) werden solche Nachentladungsserien mit jedem Reizimpuls deutlicher und länger, bis ein späterer Reiz in sie hineinfällt und sie desynchronisiert. Adrian (*15*) meint, daß die im Cortex vorhandenen Hauptnervenzellen, die nicht in spezifische Bahnen eingebaut sind, den afferenten Erregungseinstrom bahnen. Infolgedessen muß sich der Rhythmus mit der Zahl tätiger Bahnungszellen ausbreiten und verlängern. Überschießende Bahnungseffekte werden dadurch verhindert, daß dann auch mehr Dendriten *gleichzeitig* erregt werden und damit auf den Reiz hin höhere Potentiale liefern, die durch elektrische Kurzschlüsse eine Abnahme der Potentialrhythmen veranlassen. So ist eine Aufsplitterung der Nachrhythmen durch den gleichen Reiz möglich, der sie zuvor produziert hat [Adrian (*15*)]. Die Theorie ist durch Experimente am isolierten Cortex gestützt worden [Burns (*362, 364*); ten Cate, Walter u. Koopman (*395*); Kristiansen u. Curtois

(*1286*); ECHLIN, ARNETT u. ZOLL (*620*); HENRY u. SCOVILLE (*1010*); WRIGHT, ANDREW u. JACOBSON (*2250*)].

Nach FIELDS, KING und O'LEARY (*683*) sowie BARTLEY (*146*) sind zur α-Wellenproduktion 2 Neuronensysteme verschiedener Zeitkonstante erforderlich, die durch Kopplung den Schwebungscharakter der α-Rhythmen veranlassen. Das eine System ist für die α-Wellenproduktion, das andere für Sinnesreizperzeption zuständig. Die Entstehung der Spontanrhythmen aus Nachentladungen hat BURNS (*362, 364*) an einem elektronischen Modell erläutert. Er geht davon aus, daß die Membran eines B-Neurons (s. S. 242 u. 250), das die Nachentladungen leitet, zuerst ein rasches Aktionspotential produziert, an das sich ein langsames negatives Nachpotential bis zur Wiederherstellung der Membranruhespannung anschließt. Das soll sich an den tiefen somatischen Enden der Neurone langsamer vollziehen als an den oberflächlich gelegenen Anteilen, so daß ein Stromfluß zwischen beiden Neuronenenden entsteht. Erreicht dieser bei fortgesetzter Reizung einen bestimmten Schwellenwert, so tritt Selbsterregung ein.

Wenn nach der Synchronisationstheorie Ganglienzellspikes durch Erregungskreise zu niederfrequenteren Wellen synchronisiert werden, dann müßte man mit Mikroelektroden Spikes und mit großflächigen Elektroden Wellen ableiten. Teils wird ein solcher Zusammenhang zwischen den Einzelspikes und den Makrorhythmen bejaht, teils abgelehnt [CRAGG (*460*); JUNG (*1170*); JUNG, v. BAUMGARTEN u. BAUMGARTNER (*1173*); JUNG u. BAUMGARTNER (*1174*); BAUMGARTNER (*163*); BAUMGARTNER u. JUNG (*164*); ECCLES (*618*); CHANG (*404*); BISHOP (*228*); LI, MCLENNAN u. JASPER (*1354*)].

b) Nach LI, MCLENNAN und JASPER (*1354*) verschwinden die Spikeentladungen in Narkose und Hypoxie, während die Makrorhythmen bestehen bleiben. Die Autoren führen darum die α-Wellen auf rhythmische Membranpotentialschwankungen in der Art der Synapsenpotentiale zurück [vgl. BISHOP u. MCLEOD (*243*); VERZEANO u. CALMA (*2094*)] entsprechend der *Synapsenpotentialtheorie* von ECCLES (*617*), nach der für das Zustandekommen von α-Wellen der zeitliche Erholungsablauf der Neurone und die Intensität des „synaptischen Bombardements" wesentlich sind.

c) Nach der *Dendritenpotentialtheorie* [CLARE u. BISHOP (*424*); TASAKI, POLLEY u. ORREGO (*2019*)] bilden diese die Spontanrhythmen der Hirnrinde. Eine Reizung der Spitzendendriten führt zu einem Einzelimpuls mit trägem negativen Potential, ohne daß eine Erregungsleitung zum Ganglienzellkörper stattfindet. Doppelreizung bewirkt schon während des negativen Potentials erneute Erregung des gleichen Elements. Die Dendriten besitzen folglich kein absolutes Refraktärstadium. Wird daher die Reizfrequenz erhöht, so wird das nach dem negativen Potential auftretende positive Nachpotential in immer stärkerem Maße beschnitten, schließlich unterdrückt und an das Reizende verlegt. Dadurch ist eine Synchronisation der Dendritenpotentiale möglich. Darüber hinaus nimmt die Aktivierung der Rindendendriten einen Einfluß auf die Spikeaktivität der Ganglienzellen im optischen Cortex. So werden die nach einer Reizung der Sehstrahlung auftretenden cellulären Spikes verstärkt, wenn sie in die negative Phase des Dendritenpotentials fallen, in der positiven Phase gehemmt. Es erscheint die Vermutung berechtigt, daß die Dendritenpotentiale am Aufbau der Spontanrhythmen beteiligt sind.

d) Der Schwebungscharakter der α-Wellen geht mit den physiologischen Aufmerksamkeitsschwankungen konform, und außerdem soll die α-Wellenhemmung nach Belichtung immer mit dem Gipfel einer Aufmerksamkeitsschwankung übereinstimmen [BERGER (*194*); KORNMÜLLER (*1261*)]. EBBECKE (*611*), JASPER und CRUIKSHANK (*1150*) und REMBERG (*1752*) haben die Schwebungen mit den spontanen Erregbarkeitsschwankungen in der Sehsphäre in Zusammenhang gebracht. Das Auftreten von α-Wellen ist somit Ausdruck einer mangelnden Aufmerksamkeit [JUNG (*1169*)], stellt aber eine Bereitschaftsreaktion dar [CRAIK (*463*); PITTS u. MCCULLOCH (*1704*); WALTER (*2162*)]. Darum liefern Menschen mit höheren Rhythmen genauere Reproduktion [MUNDY-CASTLE (*1601*)]. Bei psychotechnischen Testen geben diejenigen häufiger richtige Antworten, bei denen im EEG die α-Wellen während der Aufgaben blockiert werden und auch in den Pausen klein bleiben [SHORT u. WALTER (*1915*); WALTER u. YEAGER (*2159*)]. Merkwürdigerweise führen bei Blinden visuelle Vorstellungen zu einer stärkeren α-Wellenhemmung als eine andere Vorstellung. Manche Befunde lassen sich mit dieser Theorie in Einklang bringen [GOLDMAN, SANTELMANN, VIVIAN u. GOLDMAN (*815*)]. So steigt die FVF sowie die Zahl der in der Sekunde wahrnehmbaren komplexen, aber nicht geometrischen Figuren signifikant mit der α-Wellenfrequenz [REUNING (*1770*); MUNDY-CASTLE (*1601*)]. Die Hemmung der α-Wellen durch Belichtung über dem *gesamten* Cortex und die Gültigkeit dieses Phänomens für den Gelbbrandkäfer wie für das EEG des Menschen (Abb. 83) sowie die Beobachtung, daß die Hirnwellen zwar stoffwechselabhängig sind, aber von mehr als einem Regelvorgang abhängen [KOELLA u. BALLIN (*1239*)], unterstellen, daß die *Aktivität des Cortex von subcorticalen Hirnstrukturen beeinflußt* wird [BERGER (*194*); TRAVIS u. DORSEY (*2062*); GELLHORN (*783*); PENFIELD u. JASPER (*1673*); JUNG (*1169*)]. BERGER (*194*), DUSSER DE BARENNE und MCCULLOCH (*607*), CHANG (*404*) sowie BREMER und BONNET (*317*) dachten an den Thalamus. Dessen Aktivität wirkt wie ein oscillierender Katelektrotonus auf die corticalen Rhythmusgeneratoren ein, wobei der Thalamus selbst auf den sensiblen und sensorischen Erregungseinstrom und auf corticofugale Impulse angewiesen ist. Entsprechend finden sich in den thalamo-cortico-thalamischen Erregungskreisen Erregbarkeitsschwankungen in der Frequenz der α-Wellen [CHANG (*403, 404*)], die die afferenten Erregungen verstärken [BISHOP (*227, 228*); BARTLEY (*146*); LINDSLEY (*1361*)]. Folglich muß die corticale Rhythmik nach Durchschneidung der cortico-thalamischen Fasersysteme verschwinden und durch eine Erregbarkeitssteigerung im desafferenzierten Rindenbezirk wieder auftreten [BREMER (*315*)]. Allerdings sind die Ergebnisse solcher Untersuchungen nicht einheitlich [HENRY (*1009*); MARSHALL u. WALKER (*1437*); MASLAND, AUSTIN u. GRANT (*1440*)].

Daß tiefer gelegene Hirnstrukturen an den corticalen Rhythmen beteiligt sind, beweist die Funktion der aufsteigenden, unspezifischen Projektionssysteme des Hirnstamms, der *Reticulärformation* [MORISON u. DEMPSEY (*533, 1519*); MORUZZI u. MAGOUN (*1524*); MAGOUN (*1417*); FRENCH, VERZEANO u. MAGOUN (*738*); JASPER (*1145*); STARZL, TAYLOR u. MAGOUN (*1951*) u. a.]. Eine niederfrequente Reizung (*10*/sec) im Bereich des dorsomedialen Thalamus löst im Cortex träge reizsynchrone Potentiale aus [MORISON u. DEMPSEY (*533, 1519*)], häufig mit Schwebungscharakter wie bei den α-Wellen [STARZL u. MAGOUN (*1950*); JASPER u. AJMONE-MARSAN (*1147*); ARDUINI u. TERZUOLO (*57*)]. Erhöht man die Reizstärke, so treten Krampfpotentiale mit der spike-and-wave-Form des Petit mal auf [JASPER u. DROOGLEVER-FORTUYN (*1151*); HUNTER u. JASPER (*1102*); INGVAR (*1116*)]. Allerdings treten die Rekrutierungspotentiale bei narkotisierten

Tieren nur in bestimmten Frontozentralregionen auf. Am *wachen* Tier führt die gleiche Reizung zu einer *generalisierten* Frequenzerniedrigung und Amplitudenverringerung (Synchronisationszeichen) und zur Dysrhythmie in den corticalen Rindenrhythmen, was man auch in bestimmten Stadien des Spontanschlafs sieht [AKERT, KOELLA u. HESS jr. (*24*); MONNIER (*1494*); CASPERS u. WINKEL (*392*)]. *Eine schwache, niederfrequente Reizung der dorsomedialen thalamischen Reticulärformation führt also zu einer Hemmung und Dämpfung der corticalen Grundaktivität* [GELLHORN (*783*)]. Die mittlere Erregbarkeit des Cortex ist auch noch durch das *aufsteigende reticuläre Aktivierungssystem* innerhalb des Hirnstamms beeinflußbar [MAGOUN (*1417*); MORUZZI u. MAGOUN (*1524*)]. Hier führt eine höherfrequente Reizung am schlafenden Tier zu einer generalisierten Frequenzsteigerung mit Amplitudenverminderung der Spontanrhythmen des Cortex (Weckeffekt). Dieses durch Fettsäureanionen blockierbare Aktivierungssystem [HOLMQUIST u. INGVAR (*1068*)] besteht aus kurzen multisynaptischen Neuronenketten und reicht vom caudalen Hirnstamm über die Substantia reticularis der Pons und des Mesencephalons bis zum caudalen Hypothalamus, von dem aus es über die ventromedialen Thalamuskerne diffus auf den Cortex und besonders dicht auf die Assoziationsareale projiziert wird. Wahrscheinlich ist auch der Mandelkern einbezogen [FEINDEL u. GLOOR (*672*)]. Eine Reizung dieser Strukturen erzeugt außerdem eine Hemmung abnorm synchronisierter Potentiale [ARDUINI u. LAIRY-BOUNES (*55*); WHITLOCK, ARDUINI u. MORUZZI (*2217*)] durch Desynchronisation der Neuronenaktivität und Verminderung der Aktionspotentiale des Einzelelements. Eine Ausschaltung des reticulären Aktivierungssystems führt zum gegensinnigen Effekt, d. h. zum Befund wie nach niederfrequenter Thalamusreizung [LINDSLEY, BOWDEN u. MAGOUN (*1362*)]. Das Erregungsniveau des unspezifischen Aktivierungssystems ist unter physiologischen Bedingungen vom peripheren Erregungseinstrom abhängig. Und zwar wird ein Teil der Impulsmuster aus den Sinnesorganen im Bereich der Schleifenbahnen über Kollaterale unter Verlust ihres Musters zur Reticulärformation geleitet [STARZL u. MAGOUN (*1950*); FRENCH, VERZEANO u. MAGOUN (*738*)]. Offenbar wird hiermit die Hemmung der α-Wellen nach optischen Reizen vermittelt. Zur optischen Aktivierung des Cortex sind 4 Bahnen vorhanden [CLARE u. BISHOP (*425*)].

Dem reticulären Aktivierungssystem fließen auch Impulse aus dem Groß- und Kleinhirn zu [BREMER u. TERZUOLO (*321*); AMASSIAN u. DEVITO (*36*); JASPER, AJMONE-MARSAN u. STOLL (*1148*); v. BAUMGARTEN, MOLLICA u. MORUZZI (*162*)]. Infolgedessen müssen unspezifische reticulocorticale Erregungskreise vorhanden sein, durch die die Rinde ihr eigenes Erregungsniveau moduliert. Entsprechend sind die bedingten Reflexe durch Reizung des Hypothalamus bzw. der Reticulärformation bahn- oder hemmbar [GRASTYÁN, LISSAK u. KÉKESI (*900*)]. Die Übertragung der reticulären Aktivität auf die corticalen Elemente soll nach INGVAR (*1117*) und PURPURA (*1732*) auf humoralem Wege erfolgen, zumal auch nach ausgedehnten Leukotomien der Cortex subcortical beeinflußt werden kann [LOHMANN u. v. HEDENSTRÖM (*1376a*)] und die Substanz P (s. S. 8) die Formatio reticularis direkt erregt [LECHNER u. LEMBECK (*1333a*)].

Eine generalisierte Hemmung der α-Wellen durch Augenbelichtung tritt entsprechend dem Zeitbedarf der Erregungsleitung nach einer *Blockierungszeit der α-Wellen* auf [JASPER (*1144*); ECTORS (*622*); REMPEL u. GIBBS (*1758*); ADRIAN

u. MATTHEWS (*20*); DURUP u. FESSARD (*606*); JASPER u. CRUIKSHANK (*1150*); ROHRACHER (*1795*); LOOMIS, HARVEY u. HOBART (*1381*); TRAVIS u. BARBER (*2061*); BERNHARD (*198*); MÜLLER-LIMMROTH (*1575*)]. Sie hängt vom Logarithmus der Reizstärke in einer exponentiell abfallenden Kurve ab. Bei log J von 1 beträgt sie etwa 164 $\pm$ 5 msec, bei log $J = -2$ etwa 298 $\pm$ 10 msec und bei log $J = -3$ ungefähr 361 $\pm$ 9 msec [BERNHARD (*198*)]. Die Latenzkurve der α-Wellenblockierung besteht wie in der Adaptationskurve aus 2 Abschnitten, was aber in der Latenzkurve der Sehnervenimpulse nicht zum Ausdruck kommt [CRUIKSHANK (*493*); BERNHARD (*198*)]. Jedoch ähnelt diese wiederum der Blockierungszeitkurve bei verschiedener Reizstärke. Die von Lichtreizbeginn bis zur α-Wellenhemmung gerechnete Blockierungszeit besteht aus einem „präretinalen" Abschnitt bis zum Einsetzen der b-Welle des ERG und einem „postretinalen", der schwer erfaßbar ist, weil aus dem ERG nicht zu ermitteln ist, wann Impulse in den Opticus abgehen. Sie liegen immerhin vor dem b-Wellengipfel. Um so erstaunlicher ist der große postretinale Anteil, zumal die Leitungsgeschwindigkeiten im Sehnerven bei dem kurzen Weg auf erheblich kürzere Latenzen schließen lassen. Aus diesem Grunde hält JASPER (*1144*) die Abhängigkeit der Blockierungszeit von der Reizstärke für cortical bedingt.

Zwangsläufig kommt man dabei zur Frage nach den *Beziehungen zur Reaktionszeit*. Die Blockierungszeit wird verkürzt, wenn die Versuchsperson auf das Lichtsignal hin mit einer motorischen Antwort reagiert [JASPER u. CRUIKSHANK (*1150*); TRAVIS, KNOTT u. GRIFFITH (*2063*); KNOTT (*1235*)], oder wenn der Lichtreiz durch ein Vorsignal angekündigt wird [STAMM (*1948*)]. Die Blockierungszeit nimmt dabei nur wenig ab. Zwischen Blockierungs- und Reaktionszeit besteht kein Integrationsmechanismus, wohl ist eine gewisse Abhängigkeit möglich. Wann die motorische Reaktion auftritt, ist noch ungeklärt. Während nach BERNHARD (*198*) das menschliche ERG nach 60 msec, die α-Wellenblockierung nach weiteren 120 msec und die motorische Antwort erst 40 msec später auftritt, hat STAMM (*1948*) gefunden, daß die Blockierungszeit trotz des Vorsignals oft länger als die Reaktionszeit ist.

Subtrahiert man die retinale Latenz von der Blockierungszeit, so kommt man zur *Zentralzeit*, die der Dauer einer α-Welle entspricht [BERNHARD (*198*)]. Deshalb steigen Frequenz der α-Wellen und Blockierungszeit mit dem Lebensalter gleichsinnig an [BERNHARD u. SKOGLUND: zit. nach BERNHARD (*198*)]. Dieser Intensitätsparallelismus ist allerdings nur ein Hinweis zur Annahme einer Korrelation. Das gilt meines Erachtens auch für die *Wahrnehmungszeit*, die in der Zentralzeit enthaltene Dauer bis zur ersten Rindenreaktion. Wird ein starker Lichtreiz einem schwachen überlagert, so wird der Einsatz beider Reize getrennt wahrgenommen, sofern das Reizintervall größer als die Wahrnehmungszeiten ist. Besteht eine Beziehung zwischen Blockierungs- und Wahrnehmungszeit, so gibt die Differenz der jeweiligen Blockierungszeiten auch den Grenzwert zur Verschmelzung beider Reize wieder [BERNHARD (*198*)]. Die von MONJÉ (*1483*) nach der Methode von FRÖHLICH (*746*) ermittelte Empfindungszeit (33—40 msec) soll zu kurz sein.

WALSH (*2157*) hat unter Berücksichtigung der Abtasthypothese [WALTER (*2161*)], nach der die α-Wellen die Sehsphäre abtasten wie der Elektronenstrahl die Fernsehbildröhre, die Reaktions- und Blockierungszeit gemessen. Danach hängt die Reaktionszeit davon ab, in welche Phase einer α-Welle das Lichtsignal fällt [WALSH (*2157*)]. Dann müßte sich jedoch eine rechteckige Verteilungskurve für die Reaktionszeiten ergeben [STROUD (*1975*)] und nicht eine gekrümmte.

WALSH (*2157*) lehnt darum die Abtasthypothese ab. Die Schwankungen in der Blockierungs- und der Reaktionszeit seien biologisch u. a. durch die *Aufmerksamkeit* bedingt [WILLIAMS (*2220*)]. So kann ein Summton auch eine Bahnung mit dem Auftreten einer Serie hoher α-Wellen veranlassen, weil dann vor dem Reiz eine „erhöhte Rindenspannung" und danach eine „subcorticale Mobilisierung" vorliegen soll [DARROW (*504*)]. Andererseits hemmt bereits eine visuelle Vorstellung die α-Wellen. MOWRER (*1563*) führte darum den Begriff der Erwartung ein, die von Höhe, Regelmäßigkeit und Art der Hirnwellen reziprok abhängig ist. STAMM (*1948*) glaubt dagegen an die Auslösung der α-Wellenblockierung durch ein unspezifisches subcorticales System. Dann können auch die α-Wellen bei visueller Aufmerksamkeit oder Fixation schon fehlen [ADRIAN (*12*)]. Dagegen spricht aber, daß die α-Wellen auch bei geöffneten Augen nach einiger Zeit wiederkehren. Träfe die Behauptung von ADRIAN (*12*) zu, so müßte die Reaktions- bzw. Blockierungszeit von der α-Wellenamplitude abhängen, was sicher nicht zutrifft [WALSH (*2158*)].

Vor der α-Wellenhemmung auf Belichtung kommt es über dem occipitalen Cortex zunächst zu einem Wellenkomplex (b, c, d und e: Abb. 84) [MONNIER (*1492, 1496, 1497, 1498*); MONNIER u. v. BERGER (*1501*)]. Die corticale b-Welle setzt etwa 40 msec nach Belichtung ein und erreicht ihren Gipfel 10—20 msec später [LAUE u. MONNIER (*1329*)]. Diese bis zum Auftreten der b-Welle notwendige *Corticalzeit* wird von MONNIER (*1492*) mit der Wahrnehmungszeit identifiziert. Bei einer ERG-Latenz von 30 msec bleibt eine *retinocorticale Zeit* von 10 msec [MONNIER (*1492, 1496, 1497, 1498*); MONNIER u. BOEHM (*1503*)]. Auf die corticale b-Welle folgen die α-wellenähnlichen c-, d- und e-Wellen. Die c-Welle beginnt 80 msec und erreicht ihren Gipfel etwa 120 msec nach dem Reiz. Bei der Reaktionszeit setzt die motorische Antwort erst nach der c-Welle des EEG ein — am EMG gemessen — nach 115 msec [MONNIER (*1492, 1496, 1497, 1498*); LAUE u. MONNIER (*1329*)]. Zieht man davon 10 msec Leitungszeit von der motorischen Region bis zum Muskel und 40 msec corticale Zeit ab, so gelangt man zur *optomotorischen Integrationszeit* von 60—70 msec [MONNIER (*1493*)]. Das Kaninchen hat eine retinale Zeit von 21 msec, eine thalamische von 27 msec und eine corticale Zeit von 28 msec [30—48 msec: KORNMÜLLER (*1259*); FISCHER (*693*); BARTLEY (*139*); WANG (*2170*); CLAES (*421*)]. Nach LAUE und MONNIER (*1329*) beträgt beim Kaninchen die retinocorticale Zeit 7 msec, wobei die corticalen Potentiale 1 msec vorher im Corpus geniculatum laterale auftreten. Diese als on-Effekt auch nach anderen Reizen und schon bei Neugeborenen [ELLINGSON (*634*)] im EEG auftretenden Wellen werden *K-Komplex* genannt. Dieser verschwindet in tiefer Narkose, aber nicht im Schlaf und bei Bewußtlosigkeit [ROTH, SHAW u. GREEN (*1805*)]. Der als bedingter Reflex ausbildbare [JOSHII u. HOCKADAY (*2255a*)] K-Komplex ist über dem gesamten Cortex zu finden, was mit dem aufsteigenden unspezifischen Projektionssystem als Weckreaktion erklärt werden kann. Occipital gibt es von den gleichen Elementen, die die on-Reaktion veranlassen, auch eine *off-Reaktion* [BARTLEY (*141*); VAN HOF (*1053*)], eine Aktivierung nach vorangegangener Hemmung (postinhibitorisches Rückschlagphänomen). Sie ist auch bei fehlendem off-Effekt im ERG vorhanden. Bei Lichtblitzserien können on- und off-Reaktion miteinander interferieren, so daß der corticalen b-Welle eine negative Welle folgt. Diese ist überhaupt mit der corticalen c-Welle identisch [VAN HOF (*1053*)]. Frontal wird auch ein mit Lidflattern einhergehender Rhythmus beobachtet, der bei geöffneten Augen gehemmt und bei psychischer Aktivität verstärkt wird [HARLAN, WHITE u. BICKFORD (*933*)]. Die occipitalen on- und off-Reaktionen sind

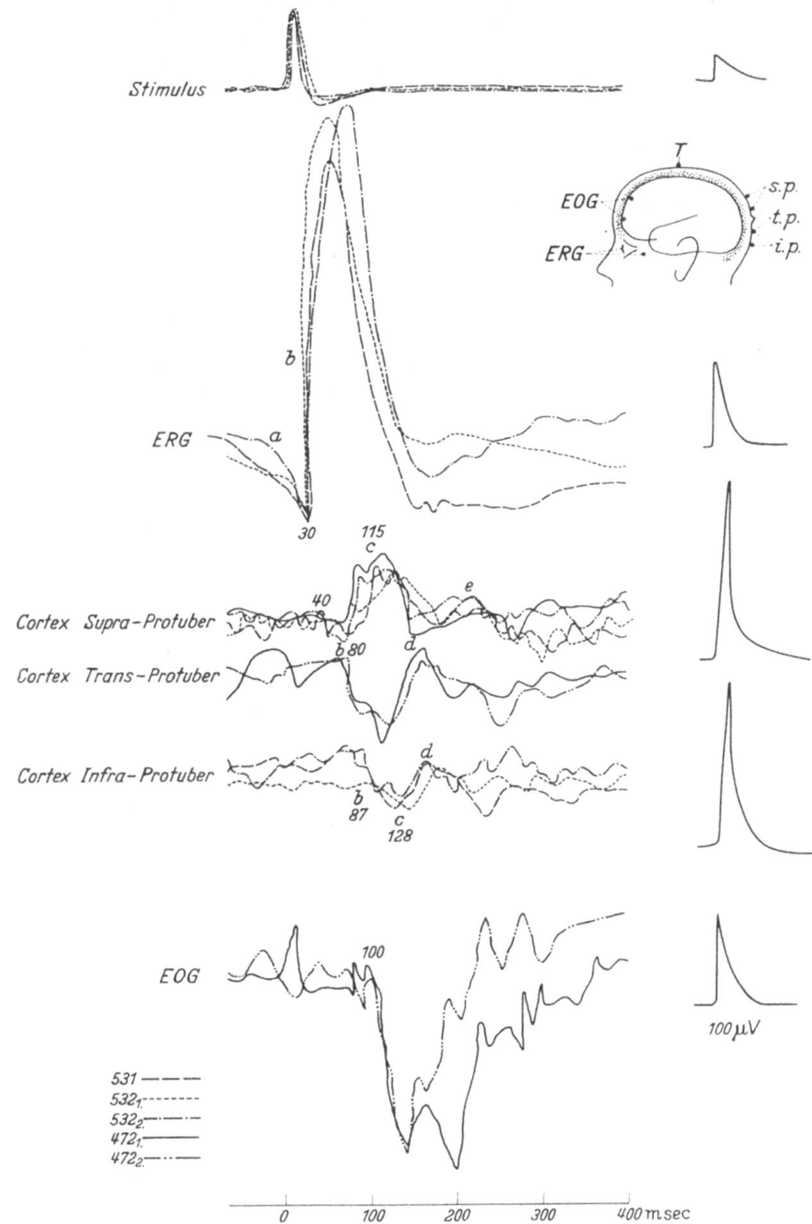

Abb. 84. Messung der retino-corticalen Zeit beim Menschen [LAUE u. MONNIER (*1329*)]

überdies mit ruckartigen Augenbewegungen gekoppelt [GASTAUT, ALVIM-CSOTA, GASTAUT u. ALVIM-COSTA (*773*)]. Im übrigen ist die Größe des Rindenareals, das durch elektrische Reizung Augenbewegungen hervorruft, vom Wachzustand abhängig, ebenso die Art der Augenbewegungen. Andererseits wird die Art der Augenbewegungen von dem Ausmaß der bioelektrischen Grundaktivität bestimmt [Woodworth, Schlosberg, Davis, Davis, Harvey u. Hobart (*518*)]. So gibt es in Narkose kaum vertikale und schräge Augenbewegungen [Krieger, Wagman u. Bender (*1281*)]. Andererseits gibt es spontane Augenbewegungen bei bestimmten EEG-Stadien im leichten Schlaf [Dement u. Kleitman (*530*)]. Die α-Wellentätigkeit steht aber nicht mit der Fixationsdauer in Zusammenhang [Herberg (*1012a*)].

Von diesem on-Effekt sind die frontozentralen, durch Augenbewegungen (Verschiebungen des Ruhepotentialvektors), eingestreute ERG oder Lidartefakte verursachten Potentiale abzugrenzen [Motokawa u. Mita (*1550*); Lyman (*1396*)].

Dieterle und Babel (*549*) haben das klinische Anwendungsgebiet der Simultanregistrierung von EEG und ERG [s. Semenovskaja und Sarezkaja (*1903a*)] umrissen. So ist bei einer *tabischen Opticusatrophie* die Blockierungszeit erheblich verlängert [Monnier u. Jeannert (*1509*)]. Eine fehlende α-Wellenblockierung zeigt schon vor der Manifestierung einer Opticusatrophie (Abgrenzung gegen Hysterieamaurose) eine Unterbrechung im Sehnerven an. Bei partiellen Sehnervenschädigungen soll zunächst die retinocorticale Zeit zunehmen [Dieterle u. Babel (*549*)]. Danach wird das ERG supernormal, und zwar um so mehr, je näher die Sehnervenschädigung an der Retina liegt. Bei der *Spielmeyer-Vogtschen Krankheit*, der juvenilen *Tay-Sachsschen Krankheit* [Hoffman (*1056*)] ergeben sich selbst bei normal erscheinenden Familienangehörigen durch ACTH beeinflußbare EEG-Veränderungen, die beim Patienten verstärkt vorhanden sind. Beim *Strabismus* mit zentraler Augenmuskellähmung auf Grund organischer Hirnerkrankung treten elektroencephalographische Herde occipital häufig auf [Levinson, Gibbs, Stillerman u. Perlstein (*1345*); Stillerman, Gibbs u. Perlstein (*1965*)], aber auch beim Strabismus ohne nachweisbare zentrale Störungen, und zwar beim Strabismus divergens doppelt so häufig wie beim Strabismus konvergens. Bei peripheren Augenerkrankungen (kongenitaler Katarakt, Ptose, Myopie, Astigmatismus, retrolentale Fibroplasie, posttraumatische Amaurosen, Opticusatrophie) ist dagegen das EEG normal. Ein abnormes EEG beim Strabismus läßt den Patienten im Hinblick auf eine supranucleäre Beteiligung am Strabismus suspekt erscheinen [Callahan u. Redlich (*381*)].

Die *Simultan- und Sukzessivkontraste* führen zu ERG- [Kohlrausch (*1251*); v. Tschermak-Seysenegg (*2071*)] und EEG-Veränderungen [Popov (*1715*)]. Entsprechend der α-Wellenhemmung auf Belichtung führt jedes Nachbild zum Verschwinden des α-Wellenrhythmus. Popov (*1715*) vertritt den Standpunkt, daß das Nachbild im Augenblick der α-Wellenhemmung im Cortex entstehe und durch eine negative Induktion zustande komme. Darum falle dieses Phänomen bei Menschen mit geistiger Rückständigkeit aus [Popov (*1716*)]. Popov (*1715*) glaubt, daß bei fehlender Übereinstimmung des α-Wellenrhythmus mit den Nachbildern die Hemmung zunächst länger bestehen bleibt und sich später das typisch wechselnde Verhalten einspielt. Solche Vp. besitzen offenbar bessere negative Induktionen. Schließlich gibt es auch Menschen, bei denen die Fähigkeit zur negativen Induktion fehlt, so daß Nachbilder ohne α-Wellenhemmung auftreten. Diese Versuche lassen meines Erachtens auch die Deutung einer peripheren Nachbildgenese zu, zumal afferente Impulseinströmungen in den Cortex die Spontanaktivität gewöhnlich intensiver hemmen als efferente Leistungen, Vorstellungen oder geistige Anstrengungen. Hier könnte eine Simultanregistrierung von EEG und ERG Aufklärung geben.

Die *Photostimulation* ist in der klinischen Elektrencephalographie eine Routine-Methode. Die α-Wellenhemmung bei Augenbelichtung (on-Effekt) und ihr Wiedererscheinen nach Augenschluß (off-Effekt) zeigen herdbedingte (Tumor, Absceß u. ä.) Seitenunterschiede vorzugsweise im off-Effekt. Darüber hinaus nimmt bei Ermüdung die Amplitude der α-Wellen und ihre Häufigkeit ab und es treten trägere Wellen hinzu, so daß das EEG dysrhythmisch erscheint [KORNMÜLLER (*1263*); JUNG (*1172*) u. a.]. Eine Augenbelichtung führt in diesem Stadium zu einer Aktivierung, d. h. es treten jetzt regelmäßige α-Wellen auf.

Bei rhythmischer Augenbelichtung ist die Aktivierung besonders ausgeprägt. Die rhythmischen on- und off-Effekte über dem occipitalen Cortex sind mit einer allgemeinen Erregbarkeitssteigerung im Cortex wie auch in der Tiefe (Provokationsmethode bei Anfallsleiden) verbunden [SEM-JACOBSEN, PETERSEN, DODGE jr., LAZARTE u. HOLMAN (*1905*)]. Diese Reaktion hängt u. a. von der Spontanaktivität, dem Alter und der psychischen Reaktionslage ab [WALTER u. WALTER (*2160*)]. Sie stellt eine besondere, in direkter oder harmonischer Relation zur Reizfrequenz stehende Reaktion dar [WALTER u. WALTER (*2160*); MORIN, GASTAUT u. CORRIOL (*1517*)]. Der Vorgang erscheint damit als *Resonanzphänomen*, wobei Interferenzen zwischen der Spontanaktivität und den im Cortex oder im Thalamus ausgelösten Potentialen möglich sind [MUNDY-CASTLE (*1599*)]. Das Resonanzphänomen zwischen Reizfrequenz und Flimmerreaktion über dem occipitalen Cortex ist nicht fixiert, sondern die Interferenz kann gleitend sein [ADRIAN u. MATTHEWS (*20*); BARTLEY (*140*); LOOMIS, HARVEY u. HOBART (*1380*); KORNMÜLLER (*1262*); WALKER, WOOLF, HALSTEAD u. CASE (*2147*)]. Die Reizfrequenz kann die Reaktionsfrequenz mitziehen ("photo-driving") bei Latenzverkürzung mit steigender Reizfrequenz [COHN (*438*)]. Darum kann zwischen der FVF und dem α-Index keine feste Korrelation bestehen, die zwar CHYATTE (*418*) forderte, jedoch FRIEDL (*741*), DONDERO, HOFSTAETTER und O'CONNOR (*586*) nicht bestätigten. BARTLEY (*140*) meint, daß das "photo-driving" beweise, daß mehrere Neuronensysteme beteiligt seien, allerdings kann ein Neuron bereits 30—50 mal/sec reagieren (Refraktärphase). GASTAUT (*768*) sowie GASTAUT und HUNTER (*776*) halten daher die Photo-driving-Reaktion für die gleiche wie beim Einzelreiz, nur daß bei steigender Reizfrequenz von der komplexen Reaktion lediglich die Komponenten auftreten, die zwischen 2 Einzelreizen Platz haben. Darum erhält man bei rascher Reizfolge nur positive Antworten, die den Eindruck eines "driving" erwecken, d. h. daß die rasche Lichtblitzfolge die α-Wellenfrequenz beschleunigt [TOMAN (*2046*); WALKER, WOOLF, HALSTEAD u. CASE (*2147*); GASTAUT u. CORRIOL (*774*); KORNMÜLLER (*1262*)]. Nach JUNG (*1172*) sehen die driving-Potentiale wie positive Cortexspikes aus und sind keine paroxysmalen Entladungen. Gelegentlich sieht man zwischen ihnen noch 1—2 weitere kleinere Potentiale [GASTAUT u. HUNTER (*776*)]. Andererseits läßt der driving-Effekt vermuten, daß der Hirnwellengenerator wie ein gedämpfter Oscillator die Sinnesreize in einem Regelkreis transformiert [SATO, MIMURA, OZAKI, YAMAMOTO, MASUYA u. HONDA (*1829*)]. Dadurch kann Verdopplung oder Verdreifachung vorgetäuscht werden [MUNDY-CASTLE (*1599, 1601*)]. Die Drivingreaktionsgrenze schwankt zwischen 25—70/sec [ADRIAN u. MATTHEWS (*20*); KORNMÜLLER (*1262*); MUNDY-CASTLE (*1599, 1601*); RÉMOND u. THIRY (*1757*); JUNG (*1172*)]. Es ist auch möglich, daß die 1:1-Relation des "driving" nur occipital auftritt, während lateral davon eine 1:2-Relation gilt [BRAZIER (*310*)]. Über den Einfluß der *Wellenlänge* des Flimmerlichts bestehen keine einheitlichen Auffassungen. Ein Flimmern durch die geschlossenen Augenlider führt wegen deren Filterwirkung zur Bevorzugung des langwelligen Spektrums [GASTAUT (*769*); REMOND (*1753*); VAN BUSKIRK, CASHBY, PASSOUANT u. SCHWAB (*361*)]. Bei roten bzw. orangen Lichtern soll die Latenz kürzer sein [CARTERETTE u. SYMMES (*388*)], was wegen des frühen Maximums in einer Impulssalve des Sehnerven bei Rot verständlich wäre. Andererseits fehlen Latenz- und Formunterschiede, wenn die Intensität der Spektrallichter konstant bleibt [BRAZIER (*310*); MOTOKAWA, TUKAHARA u. EBE (*1561*)]. Die Amplituden folgen jedoch der skotopischen Helligkeitskurve.

Der "driving"-Effekt und die Resonanzphänomene sind im kindlichen EEG insofern von Interesse, weil sich das Frequenzspektrum der Spontanrhythmen mit dem Lebensalter zunehmend zum α-Wellenbereich verschiebt [GASTAUT (*768*); WALTER u. WALTER (*2160*); SCHAPER (*1837*)]. Die Verlagerung des Maximums im Synchronisationsspektrum steht mit dem Frequenzanstieg der Spontanrhythmen mit dem Alter gut in Einklang. Der "driving"-Effekt fehlt bei Kindern fast nie. Lediglich im Schlaf und bei organischen Hirnschäden bleibt diese Umstellung der Cortexaktivität aus [SISLINA (*1932*)]. Bei Kindern mit einer Anfallsanamnese (Grand mal, Fieberkrämpfe, Absencen und Grand mal, Petit und Grand mal) tritt die Synchronisation wesentlich seltener ein und dann bei einem Frequenzmaximum bei 9/sec. Bei Kindern mit fokalen Anfällen (Jackson- und Temporallappenepilepsie) erfolgt sie jedoch erheblich häufiger. Bei Kindern sind niedrige Flimmerfrequenzen wirksamer [Laget u. Humbert (*1309*)].

Eine rhythmische Photostimulation mit und ohne Pharmaka vermag auch paroxysmale EEG-Veränderungen auszulösen, die in ihrer Frequenz mit einem Anfallsleiden in Beziehung stehen [Walter, Dovey u. Shipton (*2165*); Baldock u. Walter (*112*); Gibbs, Gibbs u. Lennox (*804*); Walter (*2162*); Herrlin (*804*); Bärtschi-Rochaix u. Bärtschi-Rochaix (*106*); Schwab u. Abbott (*1888*); Lin, Greenblatt u. Solomon (*1357*); Bernhard, Bohm, Höjeberg u. Melin (*202*); Gastaut u. Corriol (*774*); Laufer, Denhoff u. Rubin (*1330*)]. So kann man bei Petit mal-Patienten durch Photostimulation 3/sec-Krampfpotentiale bei Reizfrequenzen von 6, 9, 12, 15 und 21/sec erhalten. Man bekommt also die Hirnrhythmen durch Photostimulation mit der Reizfrequenz synchron und kann dadurch einen Anfall auslösen [Walter, Dovey u. Shipton (*2165*)]. Bei Krampfpatienten fand Mundy-Castle (*1600*) ein vermehrtes Auftreten der 3. subharmonischen und höhere Amplituden im δ- und unteren α-Frequenzbereich (8—10/sec), wobei die 3. subharmonische mit den trägen Wellen in Beziehung steht und ein Resonanzphänomen im Bereich des Diencephalons darstellen soll. Diese Befunde deutet Mundy-Castle (*1600*) mit einer thalamo-corticalen Instabilität. Die gleichen Phänomene gibt es im Schlaf [Grüttner u. Bonkalo (*916*)]. Nach Kooi und Beck (*1255*) führen vor allem niederfrequente Lichtreize (1—4/sec) zu Spikes und Krampfentladungen, hochfrequente zu unregelmäßigen subharmonischen Reaktionen und Spikes. Mit der Photostimulation läßt sich die häufiger vorkommende Photosensibilität von der selteneren „photogenen Epilepsie" abgrenzen [Gastaut (*771*)]. Nach Berta und Lechner (*208*) ist die photogene Epilepsie mit Myoklonien im heliotropen Bewirkungssystem Hypothalamus-Thalamus entstanden [Becher (*170*)]. Andererseits ist aber auch der Weg über das Corpus geniculatum laterale zum Thalamus möglich. Tatsächlich bestehen somit 2 Projektionssysteme zwischen Sehsphäre und motorischem Cortex [Wall, Rémond u. Dobson (*2149*)]. Photo-Schocks sind analog den Elektro-Schocks unter Umständen auch therapeutisch anwendbar [Gastaut, Corriol, Bert u. Merland (*775*)]. Erwähnt sei noch, daß die durch Strychninisierung ausgelösten corticalen Spikes von den spezifischen Potentialen über der Sehsphäre nach Lichtreizung abgrenzbar sind, bis sie bei subharmonischer Relation zur Lichtblitzfrequenz durch Licht auslösbar oder blockiert werden. Dabei hängt die Fähigkeit, durch Licht Strychninspikes auszulösen, von der Amplitude der spezifischen Lichtreaktion ab [Cobb, Cowan, Powell u. Wright (*432*)].

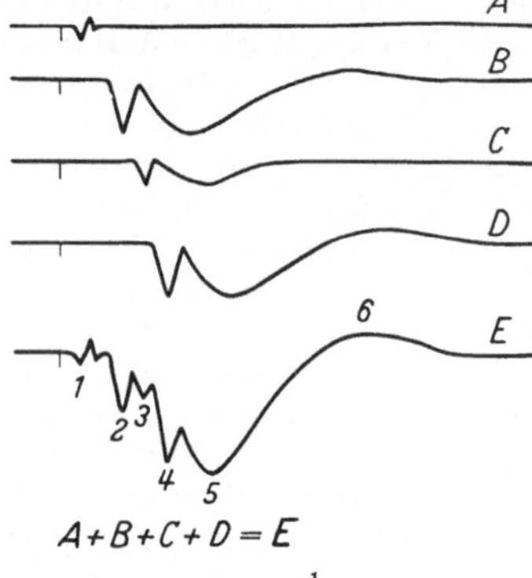

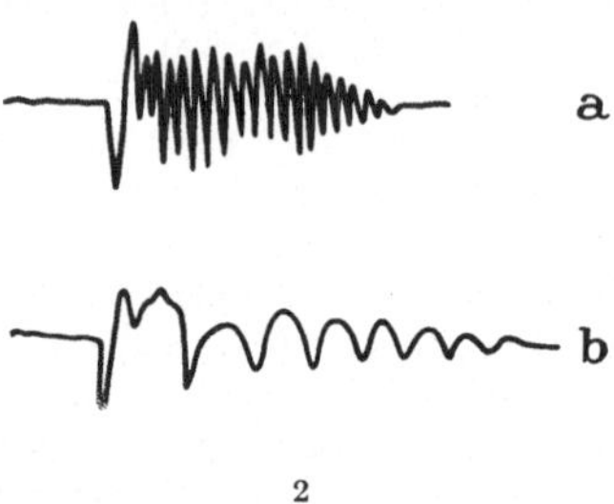

Abb. 85/1 u. 2. 1 Die corticale Primärreaktion der Hirnrinde nach elektrischer Reizung des Sehnerven (*E*) besteht aus den 4 Komponenten *A—D* [Chang u. Kaada (*406*)]. 2 Die rasche und langsame Nachentladung der occipitalen Rindenregion nach einer Belichtung der Retina [Gastaut (*771*)]

Schaper (*1837*) sah auch Photostimulationseffekte bei Erkrankungen ohne Krampfanamnese (Meningitis, Hirnabsceß, Kopfschmerzen usw.). Bei Erwachsenen ist die Methode zur Beurteilung von Psychoneurosen [Heppenstall, Hill u. Slater (*1012*); Ulett, Gleser, Winokur u. Landler (*2078*)] brauchbar. Thorner, Gibbs und Gibbs (*2041*) haben das EEG bei der Beurteilung der Fliegertauglichkeit eingesetzt. Auch können mit rhythmischer Photostimulation Dysphasien ausgelöst werden. Mundy-Castle (*1598*) sah bei einer Angstneurose nach Photostimulation visuelle Halluzinationen. Selbst bei cerebralen Gefäßprozessen liefert die Photostimulation verwertbare Befunde [Farbrot (*667*)]. Bei Hemianopsien ist die Photoreaktion auf der betroffenen Seite reduziert [WEIL u. NOSIK (*2207*); KOOI, ECKMAN u. THOMAS (*1256*; KOOI u. THOMAS (*1256a*)].

Durch Belichtungsarten, die den Patienten nicht belästigen, z. B. variable Lichtmuster auf einem Kathodenstrahloscillographen, kann man nach MARSHALL und HARDEN (*1436*) den "driving"-Effekt schon bei Intensitäten erzeugen, bei denen on- und off-Effekte noch fehlen. Schließlich sei noch auf die optische Frequenzanalyse von KRAKAU (*1268*) hingewiesen, mit der Phasenbeziehungen zwischen der Reiz- und Reaktionsfrequenz im Frequenzband der α-Wellen bestimmbar sind. Danach muß es einen steuernden Effekt auf die subharmonische, fundamentale und 1. subharmonische Schwingung der α-Wellen geben. Der Phasenwinkel zwischen der Reiz- und Reaktionsfrequenz beträgt 180°.

Nach dieser Darstellung der Photostimulationseffekte kehren wir zu den *spezifischen Reaktionen der Sehsphäre* zurück. Damit sind nicht die Veränderungen in den Spontanrhythmen des Cortex gemeint, sondern dessen eigentlichen Aktionspotentiale. Hier ist die Primär- und Sekundärreaktion zu unterscheiden [NAKAGAWA (1616a)]. Die Form der *Primärreaktion* ist verschieden, je nachdem ob die Retina belichtet oder die Sehbahn elektrisch gereizt wird. Im Gegensatz zur bi- gelegentlich triphasischen Belichtungsreaktion (s. S. 234 f.) ist das Potentialbild nach elektrischer Sehnervenreizung noch komplexer [BISHOP u. O'LEARY (*235*)]. Nach CHANG und KAADA (*406*) entspricht die 1. kleine Komponente kurzer Latenz (A) einem in den Cortex übertragenen „Echo" der elektrischen Phänomene im Sehnerven. Die folgenden 3 positiven und kurzdauernden (B, C und D) Komponenten stellen die Aktivität afferenter Neurone aus dem Corpus geniculatum laterale dar, die durch LSD vermindert wird [EVARTS (*661*)], was evtl. die Ursache für die Verminderung der Sehschwelle ist [BLOUGH (*260*)]. Die 5. positive Komponente stellt die eigentliche Aktivität der intracorticalen Neurone dar, die 6. trägere negative Welle ein Äquivalent der corticalen Schaltneurone (Abb. 85, 1). In der negativen Welle treten bei Hyperthermie 3 weitere Komponenten auf. Die Komponenten haben also eine unterschiedliche Genese und eine unterschiedliche Temperaturcharakteristik [HIRSCH (*1035*)]. Mit sinkender Temperatur nimmt die Latenz der durch Belichtung oder Sehnervenreizung ausgelösten Rindenreaktion zu, bei der Lichtreizrindenreaktion die Amplitude ab, bei der Reaktion nach Sehnervenreizung dagegen bis zu einem Maximum bei 23—26° C zu und erst dann ab, bis die Reaktion bei 15—18° C ausgelöscht ist [HIRSCH, BOLTE, HUFFMANN, SCHAUDIG u. TÖNNIS (*1035b*)]. Entsprechend haben die Aktionspotentiale nach Ischämie je nach der Temperatur verschiedene Überlebenszeiten von maximal 4,5 min bei 23—28° C [HIRSCH (*1035a*)]. Das Verhalten der Komponenten auf 2 verschiedene Lichtreize kann als Test für die Erregbarkeit der Sehsphäre unter pharmakologischen Einflüssen verwertet werden [MORIN, GASTAUT, NAQUET u. ROGER (*1518*)]. Die *Sekundärreaktion* besteht beim wachen Tier aus raschen regelmäßigen Wellen des Spontanrhythmus (Abb. 85, 2a), in Narkose aus zur positiven Phase gedämpften Wellen (Abb. 85, 2b). Primär- und Sekundärreaktionen sind beim Menschen schon bei der Geburt vorhanden, nicht dagegen die optisch auslösbaren Reaktionen. Die ersteren werden aber in der Folgezeit komplizierter, wobei Potentialumkehrungen vorkommen [HUNT u. GOLDRING (*1100*); GASTAUT (*770*)].

Nur die 5. und 6. Komponente der Primärreaktion stammen also aus dem Cortex und ergeben sich auch bei dessen direkter Reizung [ADRIAN (*8*); ROSENBLUETH u. CANNON (*1803*); BURNS (*362*); CHANG (*404*)]. Man erhält dann eine negative Oberflächenreaktion, die sich dekrementiell ausbreitet, zu der bei höheren

Reizintensitäten noch eine Tiefennegativität mit relativer Positivität der Rindenoberfläche kommt, die sich ohne Dekrement radiär ausbreitet. Für die *Oberflächenreaktion* werden verschiedene Latenzen (10—30 msec), Leitungsgeschwindigkeiten (0,6—3 m/sec) sowie Ausbreitungsarealgrößen (4—10mm) angegeben. Die Latenzen sind im Verlauf der gesamten Sehbahn unter Narkose (reversibel durch Cardiazol) verlängert: JOHNSON u. BICKFORD (*1155*). CLARE und BISHOP (*425*) haben von den apikalen Dendriten auch eine Reaktion kurzer Latenz und abnehmender Amplitude und eine andere längerer Latenz und wachsender Amplitude abgeleitet. Dem Oberflächenpotential entspricht ein Erregungsvorgang in der oberflächlichen Molekularschicht, da sie in 1,5 bis 2mm Tiefe fehlt. Nach ADRIAN (*8*) und BURNS (*362*) wird sie von den Dendriten der Horizontal- oder Pyramidenzellen produziert und soll durch die Impulsausbreitung entlang der apikalen Dendriten der Pyramidenzellen zustande kommen [CHANG (*404*); BUSER (*374*)]. Nach ECCLES (*616*) stellt die Oberflächenreaktion ein postsynaptisches Potential dar.

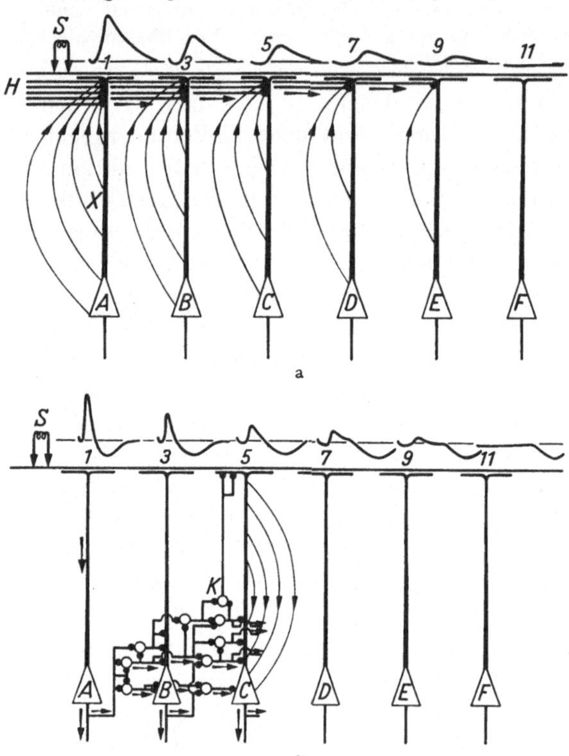

Abb. 86 a u. b. a) Schematische Darstellung des Mechanismus, der die oberflächliche Rindenreaktion veranlaßt. Bei *S* liegen die Reizelektroden und *1, 3, 5, 7, 9* und *11* sind die jeweiligen Rindenreaktionen, die in entsprechendem Abstand in mm von der Reizelektrode entfernt abgeleitet wurden. Dazu sind 6 tiefer gelegene Pyramidenzellen (*A*—*F*) eingezeichnet. Außerdem sind dicht unter der Oberfläche 5 Axone (*H*) eingetragen, die alle bei *S* gereizt wurden und mit den apikalen Dendriten in synaptischen Kontakt treten. Die horizontalen Pfeile kennzeichnen die Impulsausbreitung in den Horizontalfasern, während die Linien um die Pyramidenzellen den äußeren Stromkreis von der Tiefe zu den apikalen Dendriten darstellen, wo die Zahl der Linien die Stromstärke charakterisieren soll [ECCLES (*616*)]. b) Schematische Darstellung des Schaltmechanismus, der bei hohen Reizstärken eine Tiefenreaktion veranlaßt. Durch den bei *S* applizierten Reiz werden apikale Dendriten von Pyramidenzellen in Erregung versetzt (bei *A*). Diese Erregung wird über Axone und Axonkollateralen weitergeleitet (Pfeilrichtungen). Über das Axon *K* ist auch eine Leitung zur Rindenoberfläche möglich, wo dann zu der Oberflächenpositivität noch eine Oberflächennegativität abgreifbar wird [ECCLES (*616*)]

Die Natur der *Dendritenpotentiale* wurde inzwischen eingehender analysiert [PURPURA u. GRUNDFEST (*1733*)]. Danach ist die cholinergische oberflächennegative Reaktion [BONNET (*270a*)] ein postsynaptisches Potential, das an elektrisch unerregbaren Membranstellen entsteht [s. SHI-FANG u. TE-PEI (*1913 a*)]. PURPURA und GRUNDFEST (*1733*) halten nun die rückläufigen Kollateralen der Pyramidenzellen für die Auslösung von Hemmungen und Erregungen für wesentlich, die möglicherweise über Schaltneurone mit den Dendriten der Pyramidenzellen Kontakt aufnehmen. Somit entstehen die postsynaptischen Dendritenpotentiale entfernt von der elektrisch erregbaren und spikeproduzierenden Membran und wirken durch elektrotonische Ausbreitung als Hemmung oder Erregung an axo-dendritischen Synapsen, die dann die axo-somatische, axodendritische und die synaptische Reaktionsfähigkeit der Pyramidenzellen modulieren können. Das postsynaptische Dendritenpotential breitet sich nach synaptischer Verzögerung von 1 msec mit 0,5 m/sec in der Molekularschicht aus, wobei die Dendritensynapsen durch lysergsaures Diäthylamid aktiviert werden. Auch beim Menschen kommen Schwankungen in der Aktivität der apikalen Dendriten und damit auch erregende und hemmende Synapsenprozesse vor [PURPURA, POOL, RANSOHOFF, FRUMIN u. HOUSEPIAN (*1734*)].

Wie nach ECCLES (*616*) die Oberflächenreaktion zustande kommt, zeigt Abb. 86a. Der Reiz erregt von *S* aus die Axone von 5 Horizontalzellen (*H*), die mit 5 apikalen Dendriten der tieferen Pyramidenzellen (*A*—*F*) in synaptischen Kontakt treten. An diesen erzeugen die ankommenden Impulse eine Depolarisation, so daß sich ein Potentialgefälle zum Pyramidenzellkörper ausbildet, das sich mit Stromschleifen im Zellinnern vom Dendriten zur Zelle und außen von der Zelle zum Dendriten auszugleichen sucht. Diese Dendritenreaktion löscht γ-Aminobuttersäure aus [IWAMA u. JASPER (*1125*)]. Da die erste Synapse der Pyramidenzellen *A* von allen Axonen, die folgenden von zunehmend weniger Axonen der Horizontalzellen getroffen werden, wird das Synapsenpotential mit der Entfernung vom Reizort kleiner, was durch γ-Aminobuttersäure nicht beeinträchtigt wird. Die Narkoseunempfindlichkeit spricht für die Synapsenpotentialtheorie, ebenso die Umkehr des oberflächennegativen Potentials in ein -positives 1 mm unter der Rindenoberfläche [CHANG (*404*)]. In diesem Falle liegt die Elektrode bei *x*.

Mit Erhöhung der Reizstärke kommt zum negativen Oberflächenpotential die Tiefenreaktion als Oberflächenposivität hinzu (Abb. 86b). Durch den Reiz werden außer den Axonen der Horizontalzellen auch die apikalen Dendriten der Pyramidenzellen erregt, deren Impulse zum Zellkörper gelangen und dort über die Axone und Axonkollateralen eine fortschreitende synaptische Erregung zahlreicher Neurone mit kurzen Axonen hervorrufen, die dann die benachbarten Pyramidenzellen erregen. Infolge dieser tief gelegenen Erregungsprozesse ziehen nun äußere Stromschleifen von der Oberfläche zur Tiefe, so daß dieses Potential an der Oberfläche eine andere Polarität hat, wobei sich über das Axon *K* das Potential parallel und auch senkrecht zur Cortexoberfläche ausbreiten kann. So löst die Tiefenreaktion eine Oberflächenpositivität mit nachfolgender, durch das Axon *K* verursachter Oberflächennegativität aus (triphasische Reaktion). Darum erhält man nach elektrischer Reizung 1,5—2 mm unter der Rindenoberfläche die Oberflächenpositivität allein [ADRIAN (*8*)]. Daß die corticalen Komponenten in Abb. 85 [CHANG (*404*); CHANG u. KAADA (*406*)] die umgekehrte Polarität haben, soll nach ECCLES (*616*) daran liegen, daß hier entfernt vom Reizort abgeleitet wurde, so daß die Oberflächennegativität bereits dekrementiell versandet und nur die Oberflächenpositivität noch vorhanden ist, die durch ein Hinaufleiten über das Neuron *K* eine Negativität nach sich zieht. Derartige Befunde erhält man auch von der Hörsphäre nach Reizung des medialen Kniehöckers [EULER u. RICCI (*655*)]. Die Negativität ist durch Strychnin umkehrbar, weil dann die apikalen Dendriten blockiert werden [CLARE u. BISHOP (*426*)]. Da nach Unterschneidung des Cortex beide Reaktionen verschwinden [OCHS (*1636*)], ist noch eine subcorticale Verbindung erforderlich. Außerdem wird die reizortferne Reaktion vermindert, wenn die oberflächlichen Rindenschichten und damit cortico-corticale Neurone vernichtet werden. Die Oberflächennegativität ist also ein Dendriteneffekt, die Oberflächenpositivität ein Somaprozeß an den Pyramidenzellen. Die gesamte Reaktion stellt daher postsynaptische Potentiale der Pyramidenzellen dar, die mit cortico-corticalen Fasern in synaptischer Verbindung stehen und subcortical unterhalten werden. Umgekehrt vermag u. a. die paraoccipitale Region des Cortex die trägen Leitungsbahnen im Hirnstamm zu beeinflussen [ADEY, SEGUNDO u. LIVINGSTON

(*6*); INGVAR u. HUNTER (*1118*)], so daß man wiederum zu der Vorstellung von Erregungskreisen gelangt.

Eine *rhythmische Rindenreizung* verursacht eine Bahnung, durch die die Oberflächenreaktion und danach auch die Tiefenreaktion größer werden, bis schließlich eine Serie von *Nachentladungen* von 10—14/sec auch entfernt vom Reizort auftritt [ADRIAN (*8*)]. Im isolierten Rindenlappen ist die durch Einzelreiz ausgelöste Oberflächenposivität wahrscheinlich durch Synchronisiation schon unter der Ableitelektrode von einer Nachentladungsserie gefolgt [BURNS (*362*)]. BURNS, GRAFSTEIN und OLSZEWSKI (*366*) schreiben diese Nachentladungssalven dem Netzwerk der primären B-Neurone 0,6—1,1 mm unter der Cortexoberfläche zu, die die sekundären B-Neurone erregen.

Da die Nachentladungswellen schon 1 mm von der Reizstelle entfernt anders aussehen, hat BURNS (*362*) gefordert, daß die Spontanrhythmen des Gehirns durch komplexe Erregungskreise zustande kommen. BISHOP und CLARE (*233*) bringen die auf die Oberflächenpositivität auftretenden Nachentladungen gleichfalls mit den Spontanrhythmen in Zusammenhang, da sie häufig α-Frequenz besitzen. Wird aber die Oberflächenpositivität durch den afferenten Erregungseinstrom vom Corpus geniculatum laterale verursacht, so müssen nach Ausschaltung des Corpus geniculatum laterale in der Area striata die Spontanrhythmen reduziert werden. Dabei verschwinden die Aktionspotentiale über der Sehsphäre, wenn das kontralaterale Auge belichtet wird, dessen homolaterale Sehsphäre demgegenüber verstärkt Aktionspotentiale ergibt [v. HEDENSTRÖM u. LOHMANN (*988*)]. Die Synapsentheorie läßt das Interaktionsphänomen mit benachbarten Neuronen verständlich erscheinen und gliedert sich in die Theorie über die Organisation der Neurone von CRAGG und TEMPERLEY (*461*) ein. Diese Interaktion ist mit dem Ferromagnetismus vergleichbar, bei dem sich Teilchen auch nach einer zusätzlichen Kraft ausrichten. Darüber hinaus lassen sich die Messungen an elektronischen Neuronenmodellen [BURNS (*363*)] mit der Theorie von ECCLES (*616*) in Einklang bringen.

Wie sieht nun die Reaktion der Rinde aus, wenn sie durch eine afferente Impulssalve nach Sehnervenreizung oder Augenbelichtung in Erregung gerät [BARTLEY u. Bishop (*148*); GERARD, MARSHALL u. SAUL (*793*); BISHOP u. O'LEARY (*236*); MARSHALL, TALBOT u. ADES (*1439*); CHANG (*404*); CHANG u. KAADA (*406*)]? Zunächst kann man die anatomische Begrenzung der Sehsphäre festlegen *(Elektroneuronographie)* und das Sehareal funktionell unterteilen [THOMSON, WOOLSEY u. TALBOT (*2031*)]. Die Rindenreaktion nach Sehnervenreizung besteht aus initialen Spikes, die einer positiven Welle vorausgehen oder sie z. T. überlagern. Diese scheint mit der oberflächenpositiven Welle nach Rindenreizung identisch zu sein; denn auf sie folgt meist auch eine längere negative Welle unter Umständen mit rhythmischen Zeichen [CALVET, CATHALA, HIRSCH u. SCHERRER (*382*)]. ADRIAN (*8*) hat die oberflächenpositive Welle mit dem afferenten thalamocorticalen Erregungseinstrom in Zusammenhang gebracht. Nach LI, CULLEN und JASPER (*1351*) entspricht ihr ein negatives Potential unter der Rindenoberfläche in der IV. Schicht, wo die spezifischen afferenten Nervenendigungen landen. Dieses Potential breitet sich innerhalb der weißen Substanz dekrementiell aus und soll eine summierte Depolarisation der präsynaptischen, afferenten Nervenendigungen sein, ein Gleichspannungsäquivalent des Erregungseinstroms, das die dort reichlich vorhandenen Golgizellen verstärken. Die oberflächennegative Reaktion kehrt in der IV. und V. Schicht ihre Polarität um und findet sich in der II.—V. Schicht, was für eine ausgedehnte Verteilung unspezifischer, afferenter Nervenendigungen spricht, weil man sie auch nach Reizung des thalamocorticalen Projektionssystems als Rekrutierungsphänomen erhält [LI, CULLEN u. JASPER (*1351*)]. Es wird jedoch nicht diffus in den gesamten Cortex projiziert [BRAZIER (*311*)] und soll durch eine elektrotonische Depolarisation zustande kommen, die sich über die apikalen Dendriten ausbreitet und durch die transsynaptische Aktivierung der großen Pyramidenzellen in der Tiefe der Rinde produziert wird [CLARE u. BISHOP (*426*)]; KÖHLER u. O'CONNELL (*1246a*)]. BISHOP und CLARE (*232*) sowie BREMER und STOUPEL (*319*) analysierten die der positiven Welle vorangehenden 3 Spikes. Sie sind gegenüber Bahnungen, die die positive Welle verstärken, unempfindlich. Wenn bei schwacher Reizung im Tractus opticus, Corpus geniculatum laterale oder in der Sehstrahlung nur eine Spike vorliegt, so ist trotzdem die Rindenreaktion vollständig. Höhere Reizstärken führen zu keiner weiteren Aktivierung der Rinde, weil das dann gereizte 2. Bündel dünner Fasern in das Pulvinar, die Area praetectalis und in den Colliculus superior anterior einstrahlt. Die 1. Spike kann Form und Polarität entgegengesetzt zu den übrigen Komponenten ändern. Nur sie aktiviert den Cortex, weil nach Ausschneiden der Rinde nur die beiden letzten Spikes verschwinden und die 1. auch im Marklager nachweisbar ist. BREMER und STOUPEL (*319*) halten sie daher für postsynaptisch, die beiden anderen für cortical präsynaptisch. Die zugehörigen Fasern leiten so langsam wie die hinteren Längsbündel in Nähe des Oculomotoriuskerns. Kommen mehr als 3 Spikes vor, so kann es sich dabei um Nachentladungen aus dem Corpus geniculatum laterale handeln. Die 1. Spike wird mit 35 m/sec geleitet, die 2. mit 21 m/sec. Nach MALIS und KRUGER (*1426*) sind die beiden ersten Spikes afferent und stammen aus den beiden Tractusfaserarten, nur die 3. Spike und die positive Welle seien corticale Reaktionen auf den afferenten Erregungseinstrom und könnten mit noch folgenden negativen Wellen durch Dauerbelichtungen vergrößert oder reduziert werden. Die Spikes sind in den ersten 5—10 msec der oberflächenpositiven Welle am leichtesten auslösbar, können sich aber in der oberflächennegativen Welle vorfinden. Folglich können Depolarisationen in Höhe der afferenten Nerven- und Dendritenendigungen im oberflächlichen Cortex tiefere Rindenschichten zur Entladung veranlassen. Von den erwähnten trägen oberflächenpositiven und -negativen Wellen erreicht nur die positive mit den Spikes den Cortex, wo sie sich überlagern können. Doppelreizungen des Kniehöckers vergrößern demgegenüber die 1. und 2. Spike und verkleinern die 3. Spike und die positive Welle. Es gibt bei Thalamus- oder Sehnervendoppelreizungen auch Erregbarkeitsschwankungen [LI, CULLEN u. JASPER (*1351*); CLARE u. BISHOP (*423*)]. Die Neurone der Sehsphäre durchlaufen eine kurze Bahnungsphase und eine längere Hemmphase. Diese unterdrückt dabei die Spontanaktivität, so daß die danach auftretenden Nachentladungen eine Wiederkehr zur Spontanaktivität bedeuten. Die Hemmungswirkung ist folglich der letzten negativen Phase zuzuschreiben. Eine intensivere Hemmung findet sich im Dorsalkern des Corpus geniculatum laterale [MARSHALL (*1438*)]. Folglich wird die Cortexreaktion nacheinander von 2 Hemmungsmechanismen beeinträchtigt, einmal durch die vom Corpus geniculatum laterale und zum anderen durch die selbst erzeugte. Der oberflächenpositiven Welle müßte dann eine Bahnung zukommen. Tatsächlich kann ein 2. in die Bahnungsphase des 1. fallender Reiz die durch den 1. Reiz verursachte Hemmung durchbrechen, so daß im Cortex eine höhere Reaktion zustande kommt [CLARE u. BISHOP (*423*)]. Außerdem bahnt eine frequente Reizung die Reaktion im Corpus geniculatum laterale und im Cortex, vor allem die späte Somaspike im Kniehöcker. HUGHES, EVARTS und MARSHALL (*1096*) lehnen jedoch sowohl die Hyperpolarisation präsynaptischer Fasern durch frequente Reizung und die damit verbundene Spikevergrößerung in der postsynaptischen Reaktion [LLOYD (*1371*)] als auch eine Erregbarkeitssteigerung im Corpus geniculatum laterale als Ursache ab, sondern glauben, daß durch die Reizung eine Überträgersubstanz freigesetzt wird. Andererseits kann man mit einer hochfrequenten Reizung des kontralateralen Sehnerven die lokal im Sehareal ausgelösten Strychninspikes auch in Narkose hemmen [ARDUINI, MAGNI u. ROGER (*56*)]. Lokale Strychninapplikation vergrößert wiederum die positive und negative Welle. Die danach durch Licht provozierten Strychninspikes sind der spezifischen Primärreaktion nicht ganz gleich, obwohl die Amplitude der Strychninspike von der der spezifischen Primärreaktion abhängig zu sein scheint [COBB, COWAN, POWELL u. WRIGHT (*432*)]. Lysergsaures Diäthylamid und Bufotenin senken die Amplitude der 1. postsynaptischen Spike im Kniehöcker, aber die der corticalen Reaktion nach Reizung der Sehstrahlung nicht [EVARTS, LANDAU, FREYGANG JR. u. MARSHALL (*663*)]. Die thalamischen Relaisstationen reagieren tatsächlich auf diese Pharmaka besonders empfindlich, die Rinde dagegen nicht und der Tractus opticus wenig. Es kommt unter diesen Pharmaka außerdem zur progressiven Zusammenfassung der nachfolgenden postsynaptischen Reaktion. Das gleiche „Recruitment" gibt es auch während der depressiven Phase nach Sehnervenreizung. Eine Asphyxie erhöht die postsynaptische Spike [BISHOP u. MCLEOD (*243*)], selbst bei pharmakologisch bedingten Amplitudenreduktionen und führt vorübergehend zum Recruitment. Da Kreislauf- und Atmungsstörungen fehlen, kann der Hemmungseffekt nur über besondere unspezifische Hemmungssysteme zustande gekommen sein.

Die Anoxieempfindlichkeit des letzten retinalen Neurons und der gesamten nachgeschalteten Sehbahn einschließlich Sehsphäre ist erheblich größer als die der Receptoren und der Bipolaren [NOELL u. CHINN (*1632*); NOELL (*1627*)]. Sie nimmt allgemein von peripher nach zentral zu. In der Area striata verschmelzen die an sich kleinen und unkoordinierten Reaktionen unter der An- bzw. Hypoxie zu einer erheblich größeren monophasischen Welle, was für eine primäre Störung der corticalen Bahnungs- und Hemmungsmechanismen spricht.

Die Sehbahn unterliegt nicht nur Beeinflussungen von anderen Arealen her, sondern steht auch ihrerseits mit anderen Hirngebieten in Verbindung. Als spezielles Assoziationsareal gilt beim Affen die Area striata [ORBACH (*1657*)]. In die gleiche Richtung weisen beim Menschen die EEG-Veränderungen in verschiedenen Tiefen der Parietal-, Occipital- und Temporallappen [SEM-JACOBSEN, PETERSEN, DODGE JR., LAZARTE u. HOLMAN (*1905*)]. Nach Reizung des kontralateralen Gyrus lateralis sahen BREMER (*316*) sowie BREMER und STOUPEL (*320*) in der Sehsphäre die gleichen Potentiale wie nach Sehnervenreizung. Offenbar werden im Corpus callosum [MYERS u. SPERRY (*1610*)] Impulse ausgelöst und über besondere Bahnen [BAILEY u. V. BONIN (*108*); NAUTA u. BACKER (*1617*); CURTIS (*495*)] zur Sehsphäre geleitet, die dort das gleiche wie die Impulse aus den gekreuzten Opticusfasern [MYERS (*1609*)] veranlassen. LANDAU und CLARE (*1311*) lehnen eine solche Beteiligung des Corpus callosum an der Rindenreaktion ab. Nach ihnen wird die Rindenreaktion durch Reizung der thalamischen Relaiskerne oder des präthalamischen Tractus opticus und auch von der Area striata ausgelöst, dagegen nicht vom suprasylvischen Assoziationsareal [SNIDER u. STOWEL (*1941*)]. Über Projektionen der Sehbahnen (tecto-ponto-cerebellare Bahnen) kommt es nach Belichtung auch im Kleinhirn, vor allem in den Pedunculi cerebelli, zu einer oberflächenpositiven Welle, evtl. mit nachfolgender Oberflächennegativität [v. BERGER, FADIGA u. PUPILLI (*193*)].

Die *Mittelhirnhemisphären niederer Vertebraten* liefern nach einseitiger Belichtung auf der kontralateralen Seite on- und off-Effekte, die nach RENSCH (*1767*) über die Commissuren auf die andere Seite übertragbar sein sollen. Bei binocularer Belichtung sind Reaktionen auf beiden Hemisphären mehr oder weniger unabhängig voneinander mit Ausnahme der Reaktionen höherer Amplitude. Das soll erklären, warum Tiere mit total gekreuzten Sehbahnen monocular erlernte Muster auch von dem während der Dressur verdeckten Auge wiedererkannt werden, während sie damit Transpositionen des erlernten Musters nicht erkennen.

Die Latenz des on-Effektes ist von der Reizstärke und von der Dunkeladaptation abhängig und soll jahreszeitlichen Schwankungen unterworfen sein. Der mit größerer Latenz

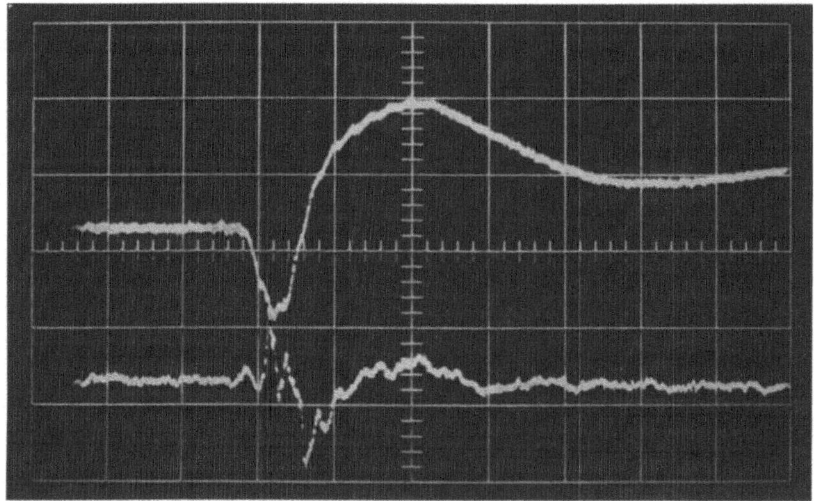

Abb. 87. Simultanregistrierung des ERG (obere Kurve) und der kontralateralen Tectumreaktion (untere Kurve) vom Karpfen bei hoher Kippgeschwindigkeit (monoculare Belichtung). Bei der Tectumreaktion entspricht eine Aufwärtsbewegung einer Negativität. Man erkennt den polyphasischen Verlauf der Tectumreaktion sowie die Aufsplitterung in der a-Welle des ERG. (Für die freundliche Überlassung dieser Abbildung bin ich Herrn Dr. J. SCHULZE vom Zoologischen Institut der Universität Köln zu Dank verpflichtet)

unregelmäßig auftretende off-Effekt soll durch entsprechende Impulse aus der Retina veranlaßt werden [MITARAI (*1477*)]. Bei Fischen besteht die im kontra- und homolateralen Tectum auftretende on-Reaktion aus 3—4phasischen Potentialen, von denen die 1. Spike negativ ist (Abb. 87). Ein 2—3phasischer off-Effekt mit negativer Initialspike tritt nach SCHULZE (*1887*) nur nach Reizen von mehr als 0,1 sec Dauer auf. Gleichzeitig gibt es im Kleinhirn eine biphasische negativ-positive Welle, deren positive Halbwelle um 15 msec später als die 1. Positivität im Tectumpotential auftritt, was für eine Hinzuschaltung neuer Neurone spricht. Der größte Teil des Tectumpotentials entsteht im Bereich der komplexen a-Welle des ERG (Abb. 87). Also muß die Impulsabsendung aus der Retina in den Sehnerven vor der b-Welle erfolgen (s. S. 147). Die Tectumreaktion ist bereits im 1. Drittel der b-Welle abgelaufen. Die Tectumreaktion des Hühnchens ist ähnlich, das sich in ihr widerspiegelnde Purkinjesche Phänomen aber anders als das des ERG [ARMINGTON u. CRAMPTON (*65a*)].

Nach elektrischer Reizung des Tractus opticus gibt es im dorsalen Tectum opticum (Fisch) 2—3 initiale Spikes, denen eine größere langsame negativ-positiv biphasische Komponente folgt [BUSER (*373*)]. Die Reaktion ist ventral umgepolt. Die langsame Komponente ist ermüdbar und durch Narkose oder Kälte auslöschbar. BUSER (*373*) hält die Spikes für Opticusreaktionen und die träge Komponente für postsynaptische Potentiale, entstanden durch die Opticusspikes in radiär angeordneten Neuronen, die die Erregung vom Oberflächenpol zur Tiefe leiten.

Auch nach abgetragener Sehsphäre fließen optische Impulse mit geringer Leitungsgeschwindigkeit in die thalamische Reticularformation und die intralaminären Thalamusbezirke ein [INGVAR u. HUNTER (*1118*)]. Bei vorhandener Sehsphäre sind die Latenzen kürzer wegen bahnender Einflüsse des Cortex auf den Hirnstamm. Unter Cardiazol gibt es somit 2 Irradiationswege zum Stirnlappen, eine rasche trans- und eine langsame subcorticale Bahn [HUNTER u. INGVAR (*1101*)]. Auch über das Corpus callosum sind Irradiationen in beide Hemisphären möglich [s. BREMER (*316*)]. Zu dem on-Effekt kommt nach langer und intensiver Belichtung ein ähnlicher *off-Effekt* [FISCHER (*693*); ADRIAN (*11*)] im Cortex und Colliculus superior [BISHOP u. BARTLEY (*231*)] hinzu. Bei der Katze (nicht beim Affen) stammen beide Effekte von einem der Area striata benachbarten Gebiet neben dem Gyrus marginalis [DOTY (*594a*)]. Der on-Effekt der nachfolgenden Sekundärreaktion kann mit dem primären off-Effekt interferieren. Die Sekundärreaktion

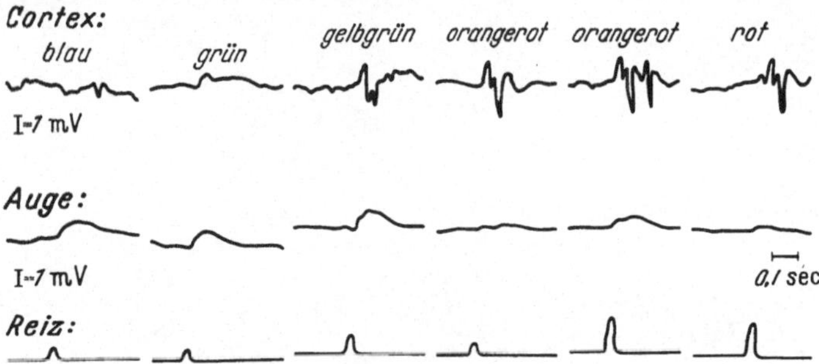

Abb. 88. Die Reaktion der Sehsphäre (obere Kurvenreihe) und der Retina (mittlere Kurvenreihe) auf kurzdauernde Reizlichter verschiedener Wellenlänge. Die beiden Orangerot-Reaktionen wurden mit verschiedener Reizstärke ausgelöst. Die untere Kurvenreihe gibt die Reizmarkierungen wieder [ADRIAN (*14*)]

stammt nicht aus dem Kniehöcker und aktiviert die Rindenoberfläche. Eine Belichtung der Fovea liefert hohe Reaktionen, der Peripherie einen on-Effekt und der entgegengesetzten Peripherie einen off-Effekt. Nach Tractusdurchschneidung erzeugt eine gleichseitige temporale Retinabelichtung wegen nervöser Interaktionen trotzdem eine Reaktion auf dem linken Cortex, wobei sich beim Wechsel der Belichtung auf die nasale Retina die off-Latenz verkürzt und die on-Latenz verlängert. Bei *rhythmischer Belichtung* [VAN HOF (*1052*)] hängen die Latenzen beider Phänomene von der Reizstärke ab, nicht vom Hell-Dunkel-Verhältnis der rhythmischen Belichtung. Dagegen werden die Amplituden von beiden Faktoren bestimmt. Die negative Welle im on- und off-Effekt ist ihrer Entstehung nach von der Amplitude der positiven Welle abhängig, wobei die Narkosetiefe die Erregbarkeit beider Anteile bestimmt. Daß die Amplitude der positiven Welle des on-Effekts sich mit Verkürzung des Dunkelintervalls verringert und die positive on-Welle schließlich verschwindet, stimmt mit dem ERG gut überein, weil bei der gleichen kritischen Dunkelperiode bei Flimmerlicht die b-Welle verschwindet, erklärbar durch die kürzer werdende Dunkelintervalldauer mit der postexzitatorischen Hemmung, die den on-Effekt unterdrückt. Auch für die off-Welle und die Hellperiode scheint die gleiche Relation zu gelten wie für die d-Welle und die Reizdauer. Fluktuationen im on-Effekt [FISCHER (*693*)] beschreibt VAN HOF (*1052*) nicht.

Vereinzelt sind auch die Rinden- und Kniehöckerreaktionen bei verschiedenen Spektrallichtern registriert worden. Nach ALBE-FESSARD und BUSER (*27*) liefert die Area striata des Meerschweinchens verschiedene Rindenpotentiale auf Belichtung mit weißem, rotem oder blauem Licht. Bei Katzen, Kaninchen, Meerschweinchen und Affen (Abb. 88) ist kurzwelliges Licht für das ERG sehr, aber für die Rindenreaktion kaum wirksam [ADRIAN (*14*)]. Das Umgekehrte gilt für langwellige Spektrallichter. Da das Rot-ERG dem photopischen und das Blau-ERG dem skotopischen System nähersteht, ist offenbar das kleine photopische ERG im Cortex wirksamer. Da die photopischen Komponenten zeitlich vor den skotopischen liegen, dieser Dualismus aber im Sehnerven fehlt, soll nach ADRIAN (*14*) das Auge das Gehirn nur mit einem einheitlichen Signal über synaptische Querverbindungen versorgen, die die 2 verschiedenen Meßanteile im ERG zu einem einfachen Signal zusammenfassen. INGVAR (*1117a*) erhielt aber vom optischen Cortex 3 spektrale Empfindlichkeitskurven — zwei bei DA und niedriger, eine bei hoher Flimmerintensität und HA —, die z. T. den analogen Kurven der Retinaelemente entsprechen.

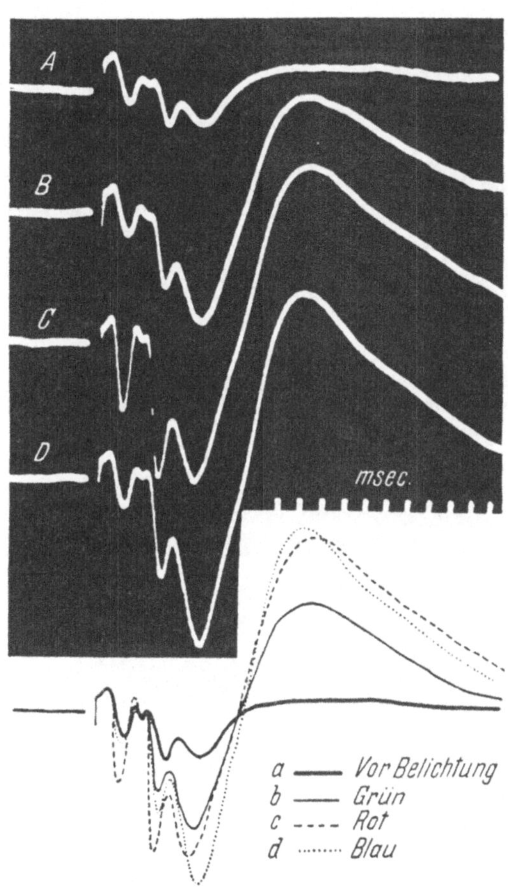

Abb. 89. Die Veränderung des durch Sehnervenreizung ausgelösten Rindenpotentials (*A*) durch zusätzliche Belichtungen des Auges mit grünem (*B*), rotem (*C*) und blauem Licht (*D*). Die superponierten Kurven unter den Originalregistrierungen lassen die Unterschiede deutlich zutage treten [CHANG (*404*)]

CHANG (*404*) hat von der Katze durch Kniehöckerreizung die gleichen Rindenreaktionen wie nach Sehnervenreizung erhalten. Die etwas kürzere Latenz bei Kniehöckerreizung spricht für eine monosynaptische Beziehung zwischen dem Sehnerven und der Sehstrahlung. Eine Dauerbelichtung erhöht die durch Kniehöckerreizung ausgelösten Rindenreaktionen. Bei langwelliger Vorbelichtung (Abb. 89) tritt die 2. Spike deutlicher hervor. Sie stammt nach dem Impulsmusterdiagramm des Sehnerven [DONNER (*589*)] aus schnell leitenden Fasern. Bei kurzwelligem Licht (D) wird demgegenüber die 4. Spike aus einer langsamer leitenden Faser deutlicher. Das Impulsmuster des Sehnerven wird also im Kniehöcker zu einer farbspezifischen Signalisierung zur Sehsphäre moduliert und garantiert. Nach LENNOX und MADSEN (*1344*) soll die Schwelle für die Rindenreaktion um eine Dekade niedriger als für das ERG sein. Außer den Spikes ändern sich mit der Wellenlänge Form, Latenz und Amplitude des träge positiv-negativen Potentials der Rindenreaktion. So sind die positiven Komponenten bei gelbem und rotem Licht deutlicher mit kürzeren Latenzen als bei Blau und Grün, während die Amplitude bei Blau am höchsten ist. Es folgen bei konstanter ERG-Höhe Grün, Gelb und erst dann Rot. Spektrale Differenzen in der Rindenreaktion sind also nicht ausschließlich peripher zustande gekommen.

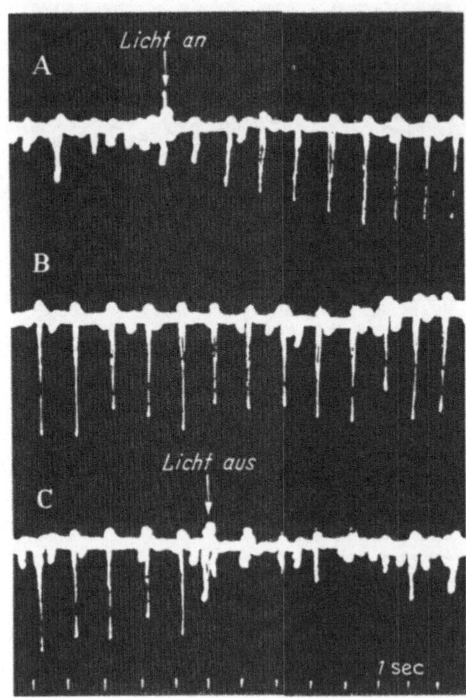

Abb. 90. Das Verhalten der durch rhythmische Kniehöckerreizung (1/sec) ausgelösten Rindenreaktionen nach Einschalten eines Lichtes (*A*), während der Belichtung (*B*) und nach Abschalten des Lichtes (*C*). Die Amplitude der Potentiale nimmt bei „on" während 5 sec bis zur Maximalamplitude zu, die jedoch während der Belichtung periodischen Schwankungen unterworfen ist (*B*). Mit dem Abschalten des Lichtes wird die Amplitude momentan reduziert. Die Reizstärke war so eingestellt, daß sie in der Dunkelheit gerade unterschwellig war [Chang (*404*)]

Darüber hinaus sind die *on-Reaktionen in den verschiedenen Sehsphärenbezirken* unterschiedlich [Madsen u. Lennox (*1414*)]. Im mittleren und hinteren Teil der Sehsphäre tritt bei nicht zu hoher Reizstärke eine Verdoppelung der positiven Komponente ein. Im vorderen Bezirk bleibt sie einfach und stimmt zeitlich mit der 2. Phase der Reaktion des mittleren Bezirks überein. Auch die Latenz ist im vorderen Teil der Sehsphäre länger als im hinteren, verkürzt sich aber deutlicher mit zunehmender Reizstärke. Latenzdifferenzen sind im vorderen Bezirk ausgesprochener, und zwar bei blauem Licht kürzer als bei rotem. Latenz und Amplitude sind also in etwa reziprok, was der Grund für den Verlust der 1. positiven Komponente des vorderen Sehsphärenbezirks sein könnte. Der hintere Sehsphärenteil ist das eigentliche Hauptsehzentrum. Man könnte annehmen, daß die Impulse der Sehbahn zunächst zum hinteren und von dort zum vorderen Gebiet geleitet werden. Dagegen spricht aber, daß die Latenzdifferenz nicht gleich bleibt (Synapse). Wahrscheinlich ziehen in den vorderen Teil Fasern mit geringerer Leitungsgeschwindigkeit als zum hinteren Gebiet.

Der zitierte Verstärkungseffekt des Lichtes auf die Amplitude der Rindenreaktion entwickelt sich schrittweise [Chang (*404*)] (Abb. 90). Nach rhythmischer Kniehöckerreizung vollzieht sich der Anstieg der Rindenreaktion binnen 5 sec nach Belichtungsbeginn. Dieser Verstärkungseffekt ist eine Eigenart der zentralen Neurone; denn die Retinaelemente reagieren nach einer initialen Impulssalve über eine "silent period" gerade mit einer Abnahme der Impulszahl. Im Cortex gibt es dagegen nur bei "on" und "off" je eine Reaktion. Die bei Belichtung zu seltenen Impulse bringen bei ihrer Ankunft im Corpus geniculatum laterale offenbar erst durch Summation präsynaptischer Impulse bei längerer Belichtung eine Entladung der postsynaptischen Neurone in Gang. Da die Amplitude der Rindenreaktion davon abhängt, wieviel Neurone aktiv sind, dürfte die Summation präsynaptischer Impulse ein Recruitment im Kniehöcker veranlassen, d. h. mehr Neurone zur gleichzeitigen Entladung bringen. Diesem Bahnungseffekt geht eine "silent period" voran und er stellt sich binnen 0,5—1 sec mit einem gedämpften Schwingungszug auf seinen Maximalwert ein. Das gleiche gilt für den off-Effekt. In leichter Barbituratnarkose verschwindet die Spontanaktivität der Rinde sofort, während die durch Kniehöckerreizung ausgelösten Rindenreaktionen durch Belichtung verstärkt werden (Abb. 90). Licht hemmt jedoch nicht die Spontanaktivität der Rinde; denn dann müßte die Hemmung auch bei fehlenden "evoked potentials" durch Kniehöckerreizung vorhanden sein. Vielmehr befindet sich die konstant belichtete Retina nach jeder Reizung im Zustand postexzitatorischer Hemmung, die die nächste Rindenreaktion erst durchbrechen kann, aber den Spontanentladungen keine Chance zum Hervortreten einräumt. Durch wiederholte Kniehöckerreizungen können unter Dauerbelichtungen bei leichter Barbituratnarkose auch spontane periodische Erregbarkeitsschwankungen auftreten [FISCHER (*693*)], die der Kniehöcker im Wachzustand und in Narkose liefert [MARSHALL (*1438a*)]. Man wird dabei an die Barbituratspindelserien erinnert, zumal bestimmte "evoked potentials" während der Barbituratspindelserien vergrößert und in den dazwischenliegenden Pausen verkleinert sind [MORUZZI, BROOKHARDT, NIEMER u. MAGOUN (*1523*)]. Den α-Wellenschwebungen könnte ein ähnlicher Mechanismus zugrunde liegen, so daß im Gehirn ein Regelmechanismus für die corticale Erregbarkeit vorhanden ist, der im Wachzustand mit einer höheren Rhythmusfrequenz arbeitet und mit dem Kniehöcker in engem Kontakt steht. Die Erregungen aus dem Seh- und Hörareal laufen über beide Kniehöcker dem unspezifischen Aktivierungssystem zu, dessen Erregungskreis mit der Rinde dadurch so moduliert wird, daß die rhythmischen Schwankungen im Erregungskreis zwar erhalten bleiben, die mittlere Erregbarkeit aber durch die durch präsynaptische Summation verstärkten postsynaptischen Impulse im Kniehöcker erhöht wird. Das mag der Grund dafür sein, daß man bei Ausschaltung des Impulseinstroms aus den peripheren Sinnesorganen bald einschläft [STRÜMPELL (*1976*)].

Die komplexe Rindenreaktion führt zwangsläufig zu der Frage, wie das Ruhe- und Aktionspotential des einzelnen corticalen Neurons aussehen. Einige Autoren halten die Rindenreaktionen für Zellkörperantworten der Neurone [AMASSIAN u. THOMAS (*37*); LI, MCLENNAN u. JASPER (*1354*); V. BAUMGARTEN u. JUNG (*161*); AMASSIAN (*35*); LI u. JASPER (*1353*); BUSER u. ALBE-FESSARD (*375*); TASAKI, POLLEY u. ORREGO (*2019*)], während nach anderer Auffassung die Dendriten der Neurone die Ursache sein sollen (s. S. 240). LI (*1350*) hat mit Mikroelektroden gefunden, daß die häufigen negativen corticalen Spikes eigentlich diphasisch sind, deren 1. negative Komponente höher als die folgende positive Komponente ist. Die negative Komponente kann ihre Höhe jedoch in einem ziemlich weiten Bereich ändern (0,1—5 mV). Wird dann die Mikroelektrode nur wenig gehoben ($< 5\,\mu$), so wird aus der negativen Spike eine positiv-negative Spike, deren positive Komponente gewöhnlich größer ist. 2—5 μ weiter wird aus dieser diphasischen Spike eine rein positive erheblich höherer Amplitude (2—30 mV). Die positiven Spikes tauchen plötzlich auf, verschwinden aber wegen Membranschädigungen durch die Mikroelektrode nach 30 sec. Die positiven Spikes dürften daher aus dem Inneren eines Neurons stammen, zumal sie wie andere intracellulär registrierten Aktionspotentiale einen "overshoot" zeigen und mit Ruhepotentialänderungen einhergehen. Die negativen, positiv-negativen und positiven Spikes stammen jedenfalls von Nervenzellmembranen des gleichen intracorticalen Elements. Negative Spikes erhält man entfernt von der Zellmembran, die positiv-negativen Spikes von der Membran selbst. Diese aus den corticalen Zellschichten ableitbaren diphasischen Spikes sind aber von den positiv-negativen Potentialen

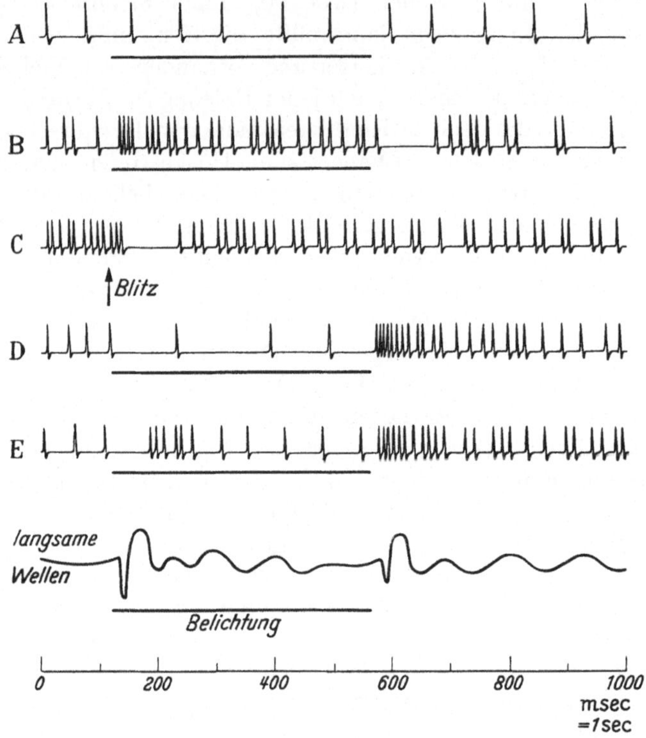

Abb. 91. Schematische Darstellung der verschiedenen Reaktionstypen der corticalen Neurone der Sehsphäre [BAUMGARTNER u. JUNG (*164*)]

der Dendriten und Axonen abzugrenzen, wie sie von ECCLES (*616*) zur Deutung der Rindenreaktion herangezogen und von LORENTE DE NÓ (*1386*) im Oculomotoriuskern gefunden worden sind.

JUNG, V. BAUMGARTEN und BAUMGARTNER (*1173*), V. BAUMGARTEN und JUNG (*161*), BAUMGARTNER und JUNG (*164*), JUNG und BAUMGARTNER (*1174*), BAUMGARTNER (*163*) sowie JUNG (*1171*) haben im optischen Cortex 5 durch Licht verschieden aktivierbare Neuronensysteme gefunden (Abb. 91), die auch nach Sehnervenreizung nachzuweisen sind [GRÜTZNER (*916a*)].

1. *A-Neurone* sind ohne Lichtreaktion, aber spontan aktiv und gruppieren sich in Dunkelheit zum α-Rhythmus.

2. *B-Neurone* werden durch Licht zu einer aus 3—6 Impulsen bestehenden Spikegruppe aktiviert und gehen dann in eine zur Ruheentladung erhöhte, aber

unregelmäßige Aktivität über. Nach der Belichtung kommt es über eine "silent period" zur Nachaktivierung. Beide Impulssalven haben bei elektrischer Sehnervenreizung verschiedene Schwellen und zeigen bei Doppelreizen auch verschiedene kritische Reizintervalle. Das B-Neuron differenziert noch 2 Blitze in 20 msec [CORNEHLS (*456a*)].

3. *C-Neurone* werden durch intensive Lichtblitze gehemmt, reagieren dagegen auf längere Belichtungen oder Dunkelpausen nicht.

4. Die kleinen Spikes der *D-Neurone* werden durch das Ausschalten des Lichtes aktiviert und durch Belichtung gehemmt.

5. *E-Neurone* entladen sich beim Ausschalten der Lichtquelle mit einer intensiven Impulssalve und bei Belichtung über eine "silent period" mit einer schwächeren. Schließlich gibt es noch auf Lichtbewegung und Arealveränderungen reagierende Neurone, deren Reaktionsart vom Wachzustand abhängt [HUBER (*1093a*)].

Die häufig vorkommenden B-Neurone ähneln den on-Elementen der Retina, die D-Neurone den retinalen off-Elementen und die E-Neurone den on-off-Elementen. Die B-Neurone haben zur Rindenreaktion nur eine lose Beziehung; denn kurz vor ihr tritt die kurze Impulserie im B-Neuron auf, während die "silent period" und Frequenzabnehme in der negativen Komponente liegen. Die initialen B-Neuronenspikes setzen schon vor dem Anstieg der oberflächenpositiven Welle ein, zusammen mit einer kleinen oberflächennegativen „Nase". Kurze Lichtblitze lassen die A-Neurone unbeeinflußt, die B-Neurone werden primär aktiviert, die D-Neurone gehemmt und die E-Neurone nach kurzer primärer Hemmung aktiviert [BAUMGARTNER (*163*)]. Möglicherweise sind die C-Neurone atypische D-Neurone. Das gegensätzliche Verhalten der D- und der viermal häufigeren B-Neurone spricht für 2 Typen [BAUMGARTNER u. JUNG (*164*)]. Einige Neuronen geben ihre Impulse auf dem Gipfel der α-Wellen, andere in ihren negativen Phasen ab. JUNG (*1171*) lehnt darum eine EEG-Entstehung aus summierten Neuronenspikes oder synaptischen Potentialen ab. Die A-Neurone scheinen an den Makrorhythmen beteiligt zu sein. Mit ihren Entladungen soll eine Bremsung und Stabilisierung bewirkt werden [JUNG u. BAUMGARTNER (*1174*)]. Sie entladen sich regelmäßig mit 5—20/sec im Hellen und Dunklen und verhindern als stabilisierendes System bei afferenter Reizung eine Totalerregung des Cortex. Die Hälfte der übrigen Neuronentypen (B, C, D, E) wird aktiviert, die andere gehemmt und zeigt wie in der Retina prä- und postexzitatorische Hemmungen. Nach starken Lichtblitzserien gibt es bei den B-Neuronen eine Überlastungshemmung, die den Cortex vor Krampfentladungen nach Flimmerlicht schützt. So wird ein mittleres corticales Erregungsniveau garantiert. Dabei sind Erregbarkeitsschwankungen möglich, da eine Reizung des Thalamus oder der Formatio reticularis die Reaktion der einzelnen Neurone auf Lichtreize verstärkt oder hemmt, ihre Latenz beeinflußt, sie mit dem Reiz synchronisiert oder die Entladungsfrequenz erhöht [JUNG, CREUTZFELDT u. GRÜSSER (*1175*); AKIMOTO u. CREUTZFELDT (*26*)]. Im übrigen zeigt die Mehrzahl der Neurone eine Konvergenz der spezifischen Impulse aus der Rinde bei Dauerlicht und der unspezifischen nach Thalamusreizung. Darum können alle Neuronentypen sowohl durch Licht als auch durch Thalamusreize aktiviert werden. Trotzdem sind die beiden Reaktionen voneinander verschieden. Bei Kombination beider Reize tritt unter

Umständen eine gegenseitige Bahnung und Hemmung ein, d. h. die Reizantwort des optischen Cortex hängt auch von der Erregungsbereitschaft des Cortex ab [CREUTZFELDT u. AKIMOTO (*477*)].

Einen ersten Zusammenhang zwischen dem *Brücke-Bartley-Effekt* und der Tätigkeit einzelner corticaler Neurone haben GRÜSSER und CREUTZFELDT (*911 a*) festgestellt. Es zeigte sich, daß die durchschnittliche Impulsfrequenz aller lichtbeeinflußbaren Neurone der Retina wie des optischen Cortex mit zunehmender Flimmerfrequenz bis zu einem Frequenzmaximum ansteigt und dann wieder kontinuierlich absinkt [Überlastungshemmung: JUNG u. BAUMGARTNER (*1174*)]. Die FVF der on-Neurone sinkt auch bei Verlängerung der Dunkel- bzw. Verkürzung der Hellphase, die der off- und on-off-Neurone aber nicht [REIDEMEISTER (*1751 a*)]. Mit steigender Flimmerfrequenz wird aber das Frequenzmaximum corticaler Neurone bereits vor Erreichung der subjektiven FVF erreicht. Bei 500 lx Beleuchtungsstärke soll unabhängig vom Neuronentyp das Frequenzmaximum bei 9,2/sec liegen. Die subjektive FVF liegt folglich auf dem absteigenden Ast der Impulsfrequenzkurve. GRÜSSER und CREUTZFELDT (*911 a*) diskutierten auch die Entstehung der *Fechnerschen Farben,* die bei Farbprobentesten unter stroboskopischen Blitzen auftreten [WALTER (*2164*)]. Die durchschnittlichen Impulsfrequenzmaxima der verschiedenen, den Modulatoren entsprechenden Elementen der Retina können bei weißem Flimmerlicht voneinander verschieden sein, so daß bei bestimmten Flimmerfrequenzen durch die Erregungsintegration analoge Farbanteile stärker hervortreten. Bei gewissen Flimmerfrequenzen wäre auch eine bessere Frequenzmodulation der Primärreaktion möglich, was wiederum zu den Frequenz/Zeit-Diagrammen des Sehnerven [DONNER (*589*)] führen würde.

Nach 50—60 sec langer Stickstoffatmung tritt nach einem störungsfreien Intervall von 10—20 sec Dauer ein Aktivierungsstadium ein mit Frequenzsteigerung und Regularisierung der Neuronenspikes [CREUTZFELDT, KASAMATSU u. VAZ-FERREIRA (*478*)]. Gleichzeitig verschwinden im EEG die α-Wellen und nehmen die β-Wellen zu. Über eine vorübergehende α-Aktivierung mit synchronen Neuronenentladungen verschwinden dann auch die β-Wellen und es treten träge δ-Wellen auf. Mit diesen synchron entlädt sich jetzt nur noch die Hälfte der corticalen Neurone in seltenen kurzen Spikegruppen. Schließlich verschwinden auch diese. Während der Erholung sind Spikes schon im δ-Wellenstadium möglich, verstärkt erscheinen sie jedoch während der postanoxischen Spindelaktivität. Nach insgesamt 2—3 min sind EEG und Spiketätigkeit wieder normal. CREUTZFELDT, KASAMATSU und VAZ-FERREIRA (*478*) glauben, daß die Aktivierung der Neuronentätigkeit durch eine anoxisch bedingte leichte Depolarisation bedingt sei, die bei weiterer hypoxischer Stoffwechseländerung vollständig werde, so daß die Aktivität zum Erliegen komme.

Auf elektrische Sehnervenreizung reagiert ein Drittel der corticalen Neurone nicht (1. Typ). Ein 2. und 3. Typ werden nach verschiedenen Latenzen aktiviert und ein 4. Typ erhält erst nach einer Hemmphase eine Nachaktivierung [GRÜTZNER, GRÜSSER u. BAUMGARTNER (*916b*)]. Die Reaktion kann bei ipsi- und kontralateraler Reizung gleich oder verschieden sein und wird durch unspezifische Thalamusreize oder durch Belichtung der Retina modifiziert. Die Latenz der Reaktion des 2. Typs liegt innerhalb der ersten 4 positivenWellen der Makroreaktion, während in der 5. oberflächenwellenpositiven Welle reizbedingte Neuronenentladungen fehlen. Dieser 2. Typ soll von spezifischen Kniehöckerafferenzen stammen. Der 3. Typ wird über spezifische Thalamusfasern erregt. Auf frequente Sehnervenreizung reagiert der 1. Typ nicht oder nur mit einer Senkung der Spontanentladungsfrequenz, der eine posttetanische Aktivierung folgen kann [GRÜSSER u. GRÜTZNER (*912*a)]. Die kritische Reizfrequenz liegt beim 2. Typ bei 500/sec (bei Doppelreizsalven bei 2000/sec.) Sie ist bei langsam steigender Reizfrequenz niedriger. Oberhalb der kritischen Reizfrequenz reagieren die meisten Neurone bei konstanter kritischer Flimmerfrequenz, aber bei variabler kritischer Reizfrequenz wegen posttetanischer Dämpfung alternierend. Der 3. Typ liefert häufig posttetanische Aktivierungen und der 4. Typ postinhibitorische Aktivierungen. Es liegen also subcortical gesteuerte synaptische Aktivierungs- und Hemmungsvorgänge vor. Während sich die spezifischen Afferenzen erst im Cortex zur binocularen Konvergenz vereinigen, gelangen die unspezifischen Afferenzen über Kollateralen im N. opticus zu den unspezifischen Thalamuskernen und erst dann zu den corticalen Neuronen.

Entsprechend den rhythmischen Entladungen im Cortex der Vertebraten, gibt es auch in den *optischen Zentren der Insekten* derartige Rhythmen. ADRIAN (*10*) und BERNHARD (*201*) sahen sie besonders an geschädigten Ganglien. ADRIAN (*10*) unterscheidet einen 30/sec-Hellrhythmus und einen 10/sec-Dunkelrhythmus. Nach ROEDER (*1791*) und CRESCITELLI und JAHN (*476*) sollen sie bei einer Ganglionschädigung auf 50—80/sec zunehmen. Im Hinblick auf die Gliederung der Insektenaugen in Gruppen mit hoher und niedriger FVF hat BURKHARDT (*360*)

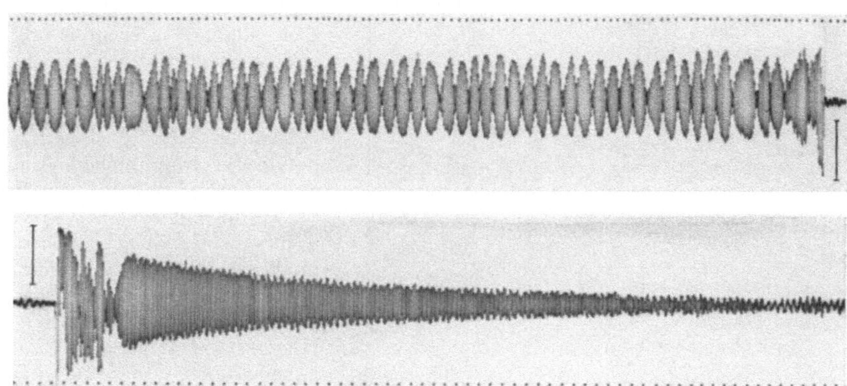

Abb. 92. Belichtungsrhythmen aus den optischen Zentren der Fliege Calliphora. Die Rhythmen können periodischen Amplitudenschwankungen unterliegen (obere Kurve). Bei länger dauernden Belichtungen nimmt ihre Amplitude kontinuierlich ab (untere Kurve) [BURKHARDT (*360*)]

die Rhythmen des optischen Ganglions der Fliege Calliphora analysiert, da bisher nur Insekten mit niedriger FVF untersucht wurden und die Fliege Calliphora eine besonders hohe FVF bis zu 250/sec aufweist. BURKHARDT (*360*) zeigte, daß das ungeschädigte II. optische Ganglion entsprechend rasche Belichtungsrhythmen liefert (Abb. 92). Sie sind offenbar die einzige Erregungsform zwischen Retina und den Cerebralganglien. Ihr Entstehungsort ist die Körnerschicht des II. optischen Ganglions (Abb. 93). Die Amplitude der in den Rhythmen vorhandenen Wellen hängt von der Zahl der belichteten Ommatidien, von der Reizstärke und dem Adaptationszustand ab. Bei längeren Belichtungen nimmt als Folge der Helladaptation die Amplitude der Rhythmen ab (Abb. 92, unten). Wird die Belichtung vor dem Abklingen der Rhythmen unterbrochen, so werden sie durch den off-Effekt des ERG gehemmt. Ihre Dunkeladaptation läuft rasch ab. Die Rhythmusfrequenz sinkt mit steigender Temperatur, ist aber von der Reizstärke, der Adaptation und der Zahl der belichteten Ommatidien unabhängig. Die Rhythmen zeigen je nach dem Präparatzustand eine Amplitudenmodulation (vgl. Abb. 92, oben). Die Rhythmen der physiologischen Einheiten modulieren sich zwischen dem Ableitwiderstand und ihre Frequenz, Phasenlage sowie ihr Synchronisationsvermögen bestimmen den Modulationstyp. Da selbst eine Belichtung weniger Ommatidien die gleichen Rhythmen auslöst wie eine großflächige Belichtung, liegt die Annahme nahe, daß bereits die kleinsten physiologischen Einheiten im Ganglion in Rhythmen reagieren, deren Amplitude vom Reiz abhängt.

BURTT und CATTON (*367*) haben aus der Sehbahn anderer Insekten (Motte) große Aktionspotentiale vom ventralen Nervenstrang aufgeschrieben, die bereits PARRY (*1669*) in den circumoesophagealen Verbindungen gefunden hatte. Diese Nerven liefern nur Entladungen bei "on" und "off" sowie beim Bewegungssehen, die Ocelli nur off-Reaktionen. Die den Reaktionen zugrunde liegenden dicken Fasern kreuzen sich vollständig, die dünnen verbleiben auf der gleichen Seite [SATIJA (*1827*)]. Die Potentiale sind ein Maß für die Bewegungsperzeption und entstehen bereits bei einer Winkelverschiebung von 0,16° unabhängig von der Adaptation. Da die benachbarten Ommatidien mit ihren Achsen andere Winkel bilden und ein Ommatidium einen Gesichtswinkel von 20° besitzt, kommt es vertikal zum Überlappen der Gesichtsfelder um 20 Ommatidien und horizontal um 8. Dadurch erregt ein Lichtpunkt die zentralen Ommatidien stets intensiver als die benachbarten. Bewegt sich der Punkt, so verlagert sich das Belichtungsmaximum auf andere Ommatidien. Burtt und Catton (*368*) sowie Oomura und Kuriyama (*1655*) haben bestätigt, daß es in der Insektensehbahn 3 Potentialformen gibt, das ERG, Nervenimpulse bei "on", "off" und Bewegung und schließlich die rhythmische Sinuswellentätigkeit. Die entgegengesetzt gerichteten on- und off-Reaktionen des ERG behalten in der Retina ihre Polarität bei, kehren aber in einer Tiefe, die der 1. Synapse im Lobus opticus entspricht und wo sich die großen unipolaren Ganglienzellen befinden, gemeinsam um. Die Spikes werden im 2. und 3. Ganglion gebildet, deren Empfindlichkeit für bewegte Lichter im Lobus opticus höher als im ventralen Nerven ist. Die Spikes beider Gebiete stehen nicht in einer 1:1-Relation, sondern sind im Ventralnerven spärlicher und größer. Die von Burkhardt (*360*) und Hoyle (*1084*) gefundenen Ryhthmen haben Burtt und Catton (*368*) nicht so regelmäßig gesehen. Schließlich fanden sie in den Ocelli nur einfache Belichtungspotentiale bei "on" und "off", wobei in der off-Welle noch eine einzelne Spike enthalten war.

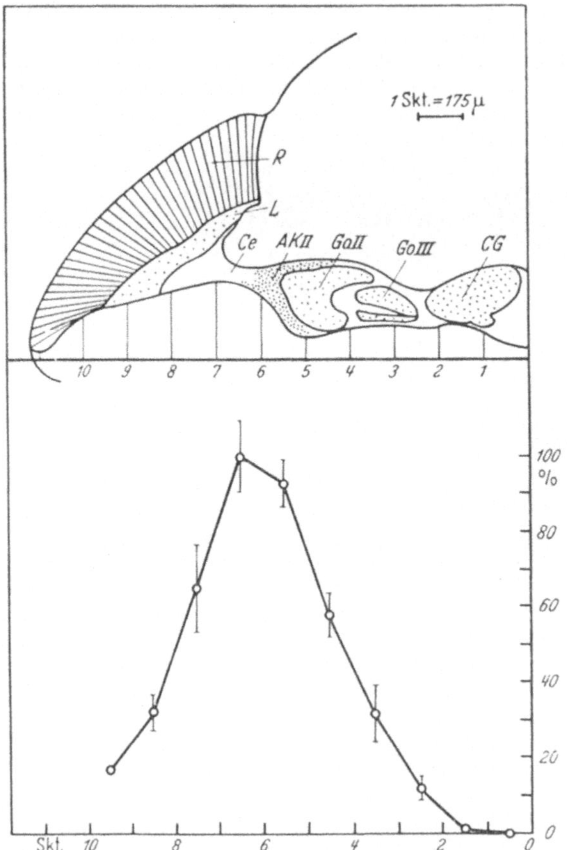

Abb. 93. Schematische Darstellung der Lokalisation der Belichtungsrhythmen. Ihre Amplitude ist im Bereich der Körnerschicht des II. optischen Ganglions am höchsten. Die Amplitude wurde in Prozent der Maximalamplitude ausgedrückt. (*R* Retina, *L* Lamina ganglionaris, *Ce* Chiasma externum, *AK II* äußere Körnerschicht des II. optischen Ganglions, *Go II* und *Go III* II. und III. optisches Ganglion, *CG* Cerebralganglion) [Burkhardt (*360*)]

IV. Schlußbetrachtung

Es war das Ziel, die Retina in der Funktion als Vermittler zwischen der Realität der elektromagnetischen Wellen des sichtbaren Frequenzspektrums und den subjektiven, als Licht imponierenden Phänomenen kennenzulernen. Das Bindeglied zwischen beiden wird durch die Absorption elektromagnetischer Wellen in chemisch dafür besonders geeigneten Sehstoffen und durch entsprechende Stoffwechselvorgänge in den Photoreceptoren hergestellt. Diese labilen Substrate erfahren durch die Absorption von Energiequanten einen Energiezuwachs, den sie jedoch unter Veränderung ihrer Molekülstruktur als elektrische Energie wieder abgeben. Dieser Vorgang entspricht der Erregung. Die mit dem

Aktionspotential abgegebene Energie muß aber mit dem Stoffwechsel dem Ausgangssehstoff wieder zugeführt werden. Die Aktionspotentiale der Receptoren interferieren wahrscheinlich mit Aktionspotentialen aus der Schicht der Bipolaren zum ERG, das sich mehr oder weniger flächenhaft in der Retina ausbildet. Gleichzeitig wird auch noch ein lokales ERG ausgelöst. Diese Potentiale berücksichtigen bereits die Reizparameter und unterliegen einer Erregbarkeitssteuerung durch das Ruhepotential. Ihnen, vermutlich nur dem auch im Sehnerven nachweisbaren elektrotonischen Potential, kommt die Transformation in frequenzmodulierbare Opticusimpulse zu. Die Frequenzmodulation dient bei den Dominatoren der Helligkeitsvermittlung und bei den Modulatoren der Wellenlängendiskrimination.

Wellenlängen- und Intensitätszeichen finden sich auch in den Aktionspotentialen des Corpus geniculatum laterale, deren postsynaptische Potentiale, mit den Zeichen der Reizparameter markiert, zu den mannigfachen Reflexzentren des Gesichtssinns, den Zentren für die Augenbewegungen und zur Sehsphäre geleitet werden, wo eine spezifische Rindenreaktion als Summationsphänomen veranlaßt wird. Die einzelnen, in der Sehsphäre durch Licht aktivierten Neurone verhalten sich dabei ähnlich wie die retinalen Neurone. Es muß also eine naturgetreue Übertragung des Impulsmusters zum Cortex stattgefunden haben. Die vorher abgezweigten und in den thalamocorticalen Bezirk eingeschleusten Signale verursachen darüber hinaus die auffällige Hemmung des spontanen Grundrhythmus des EEG. Dieser generalisierte Weckeffekt beweist, daß die Sehsphäre (Area 17), die die „zentrale Retina" repräsentiert und binocular der Raumorientierung und monocular der Lokalisation im Gesichtsfeld dient, nicht der einzige Anschluß ist, sondern daß auch das allgemeine Aktivierungssystem beteiligt ist. Außerdem findet über Erregungskreise und präformierte Assoziationsareale eine Ankopplung an andere Rindenbezirke statt. Zu diesen gehören Ausarbeitungsareale, die das durch Impulsmuster im spezifischen Projektionsareal grob entworfene Bild verfeinern [Schubert (*1879*)]. Das corticale Erregungsmuster zeigt nun an den verschiedenen Orten der Sehsphäre eine stark wechselnde Aktivität. Da Sehdinge uns kontinuierlich erscheinen, ist das optische Sinnessystem mit einem Raster vergleichbar, daß das Sehding in eine „Lochkarte" mit vielen „Löchern" umwandelt, von denen nur die Gesamtanordnung wahrgenommen wird [Schubert (*1879*)]. Diese aus einem Auge stammende Gesamtanordnung der „Lochkarte" kann nun in der Sehsphäre gespeichert werden, um im binocularen Sehakt mit der „Lochkarte" des anderen Auges zum stereoskopischen Bild temporär summiert zu werden [Efron (*625*)]. Der Sehmechanismus ist also einer räumlich zeitlichen Integration unterworfen, die durch die Korrelationsareale im Temporal-, Parietal- und Frontalhirn um die Wahrnehmungssysteme anderer Sinnesorgane erweitert wird. Eine derartige Gesamtintegration ist aber anders als die vorangegangene und führt zu neuen Wahrnehmungen. Im Neuronengitter hat sich eine neue Topik entwickelt. Es muß daher durch Schaltneuronenkreise angekoppelte Erregungskreise geben.

Diese Auffassung wäre ein neurophysiologisches Modell für die Plastizität der zentralnervösen Substanz und auch für die Herstellung temporär neuer Assoziationen. So kann ein akustischer Reiz, sofern er längere Zeit vor einem optischen gegeben wurde, später allein eine Rindenreaktion im optischen Cortex auslösen. Das wäre hier ein Anhaltspunkt für die elektrophysiologische Unterbauung der bedingten Reflexe. Daß hierfür eine Kopplung mehrerer Funktionskreise notwendig ist, hat die kybernetische Schildkröte CORA von WALTER (*2163*) gezeigt. Wie der Name CORA (= *Co*nditioned *R*eflex *A*nalogue) sagt, vermag dieses elektronische „Tier" sich auf ein Lichtsignal in Bewegung zu setzen. Wird nun immer kurz vor dem spezifischen Lichtreiz ein Pfeifton als neutraler Reiz gegeben, so vermag CORA wegen der Kopplung des optischen und akustischen Funktionskreises mit motorischem Antriebskreis nach einer gewissen Lernzeit nur durch den Pfeifton sich in Bewegung zu setzen. CORA hat gewissermaßen „gelernt", daß nach dem Pfeifton das Lichtsignal kommt. Es macht heute keine Schwierigkeiten mehr, solche Lernkreise in kybernetische Modelle mit den verschiedenen Lernaufgaben einzubauen.

In ähnliche Richtung zielen die Überlegungen von W. R. HESS (*1022*) über die bildhafte Wahrnehmung. Der retinale Receptor irgendwo in der Retinafläche mit seinen zusammengeschalteten Nachbarelementen liefert ein lokales Aktionspotential als „Lokalzeichen", dem aber für die bildhafte Wahrnehmung keine *feststehende* Funktion zukommt; denn wenn man ein auf der Retinaperipherie abgebildetes Objekt genauer in Augenschein nehmen will, wird der Blick auf das Objekt gerichtet, d. h. es wird foveal abgebildet. Die Motorik wird zur subjektiven Wahrnehmung herangezogen. Bei dieser Einstellbewegung wandert das Bild von der Retinaperipherie zur Fovea. Hätte jeder Punkt auf der Retina ein festgelegtes Richtungszeichen, so müßte man dabei eine Scheinbewegung des Objekts wahrnehmen. Das Objekt bleibt jedoch stehen. Infolgedessen kann die raumrichtige Projektion nur durch eine gleitende Zuordnung von Receptoreneinheit und Richtungszeichen garantiert sein, wobei Lidschläge bei Blickwendung Scheinverschiebungen auf der Retina verringern [HABERICH u. FISCHER (*123a*)]. So wird bei einer Augenmuskellähmung, wo bei der Blickzuwendung ein Auge stehen bleibt, die Scheinbewegung bewußt, obwohl wegen der Lähmung die gleichen Receptoren vom Objektbild erregt werden. Infolgedessen muß die Orientierung im Raum vom *Bewegungsimpuls* der Augenmuskeln gesteuert werden. Gelangen mehrere Objektpunkte in gewisser Ordnung auf der Retina zur Abbildung, so kommt ein *Integrationsprozeß* hinzu, der aus einer Punktreihe eine Linie, eine geometrische Figur oder eine Fläche werden läßt. HESS (*1022*) faßt diese Integration als eine vorbewußte *Verstandesleistung* auf, die vor allem beim binocularen Sehvorgang die Impulsmuster beider Augen zu einem *Raumeindruck* in richtiger Relation zwischen Dimension und Distanz integriert, der sich aber erst durch psychischen Kontakt und synchrone Ausrichtung der Sehachsen beider Augen auswirkt. Hierbei spielen die zentralnervöse Substanz, vor allem die Mittelhirnstrukturen eine Rolle. Alle diese Dinge sowie die Integration von Farbeindrücken zu Kontrasten werden zudem als Bewußtseinsinhalte mit identischen, ähnlichen oder zweckmäßigen Erscheinungsbildern assoziiert. Wie aber auch die Sehdinge sein mögen, alle diese Integrationsvorgänge in der Retina und im Zentralnervensystem dienen letzlich nur dem einen Zweck, mit den Mitteln der Akzentuierung und der Abstraktion die Orientierung zu erleichtern.

Schließlich ist vom Standpunkt des Elektrophysiologen der von SCHADE (*1832*) angestellte Vergleich zwischen dem Auge und einer Farbfernsehkamera (Abb. 94) von theoretischem Wert: Vor der Aufnahmeröhre liegen Iris und Linse, die über entsprechende Regelkreise automatisch die mittlere Beleuchtungsstärke auf der der Retina gleichkommenden Schicht durch Blendenverstellung konstant halten, bzw. die Abbildungsschärfe durch Änderungen an der „Gummilinse" garantieren.

Das zentrale Gelbfilter entspricht dem Maculapigment und bedingt die „foveale“ Blaublindheit. Die „Retina“ der Bildröhre besitzt zunächst einmal die Fähigkeit, ein jedem Bildpunkt zukommendes lokales Potential zu bilden, und zwar in den

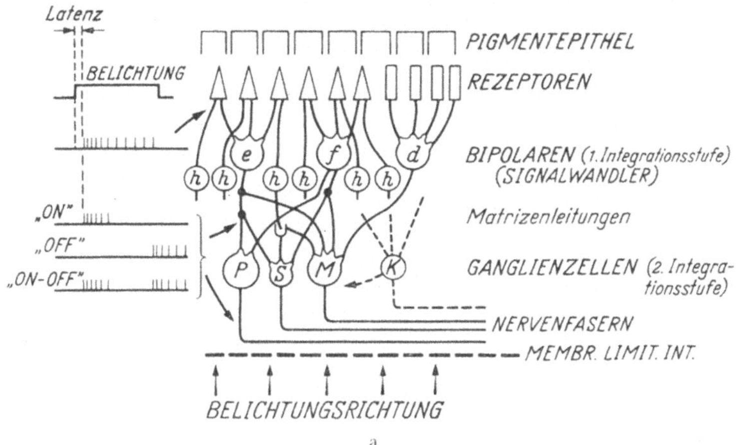

a

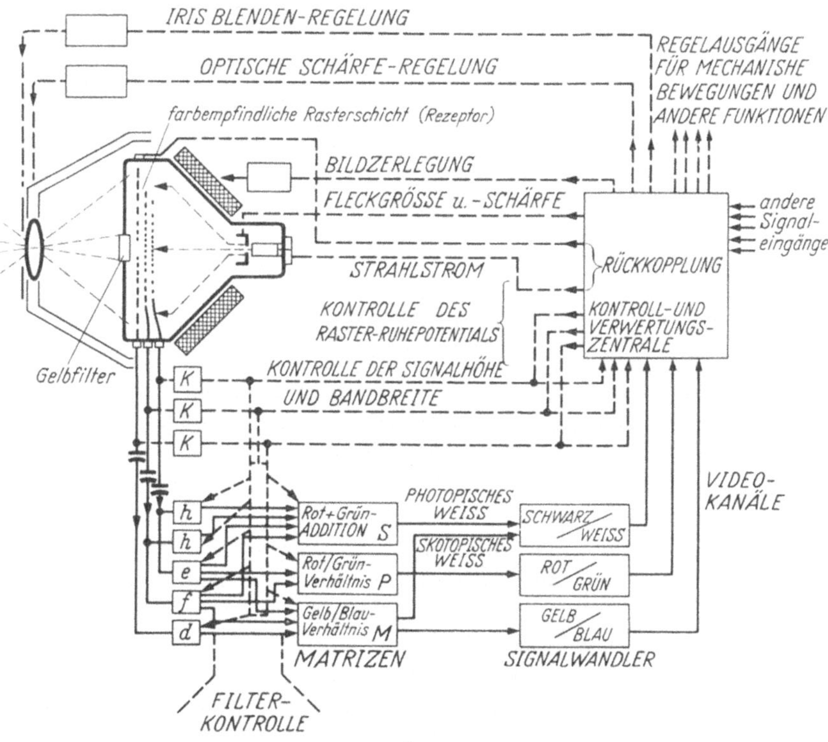

b

Abb. 94 a u. b. Blockschaltbild der der Retina (*a*) und der Sehbahn entsprechenden Farbfernsehkamera (*b*). Die den einzelnen retinalen Elementen analogen Schaltelemente sind mit gleichen Buchstaben bezeichnet [SCHADE (*1832*)]

3 spektral verschieden empfindlichen Schichten. Je nach der Wellenlänge des Bildpunktes wird von der jeweiligen Stelle der Schicht eine Photospannung

produziert; aus dem optischen Bild ist damit ein Bildraster auf den 3 Schichten für Rot, Grün und Blau aus allen lokalen Photospannungen entstanden. Das optische Bild ist hier gespeichert. Nun werden diese Schichten vom Kathodenstrahl, dessen Fleckschärfe und Strahlstrom automatisch geregelt wird, mit den in den außen auf der Bildröhre liegenden Ablenkspulen erzeugten sägezahnartigen elektromagnetischen Feldern Zeile für Zeile abgetastet und so das gespeicherte Bild aktiviert. Aus den gleichzeitig nebeneinander liegenden Photospannungen wird ein zeitliches Nacheinander. Im übrigen entspricht die zwischen den Schichten und der Kathode der Bildröhre bestehende Spannung dem Ruhepotential des Auges, die Photospannung des latenten Bildes wäre den Receptorpotentialen des ERG gleichzusetzen. Da aber keine Gleichspannung, sondern nur „Spikes" signalisiert werden, sind die von den Schichten abgehenden Farbleitungen für Rot (R), Grün (G) und Blau (B) mit Kondensatoren abgeblockt. Die hinter diesen vorhandenen Impulse tragen bereits Intensitätszeichen in sich, die von der Grundintensität der Bildhelligkeit und dem Helligkeitswert der Farbe bestimmt werden. Diese Signale gelangen nun zu 5 Tiefpaßfiltern (h, h, e, f, d), deren Bandbreite über 3 „zentrifugale" Kontrolleitungen automatisch geregelt wird. Zu diesem Zweck wird an den Farbleitungen R, G und B über die Kontrollstellen K das Farbsignal abgetastet. Diese Leitungen entsprechen den zentrifugalen Fasern und die Kontrollstellen antidromen Ganglienzellen. Die Tiefpaßfilter e, f und d entsprechen den R-, G- und B-Leitungen, von denen die Filter e und f noch jeweils mit einem h-Filter in Verbindung stehen. Diese Kombination ist zur Helligkeitssteuerung der Farbsignale notwendig. Von diesen Filtern, die bestimmten Bipolaren entsprechen und durch Kopplung noch eine 1. Integration der Impulse vornehmen, gelangen die Impulse zu den 3 Mischstufen S, P und M. Die Mischstufe S addiert die Rot- und Grünsignale, P bildet den Quotienten aus den Signalen von Rot und Grün und M aus Gelb und Blau. Somit ist die Mischstufe S ein Helligkeitssystem zur Signalisierung des photopischen Weiß, während das skotopische Weiß sich aus einer bestimmten Gelb/Blau-Relation (M) ergibt. Diese Mischstufe signalisiert darüber hinaus noch die Farben Gelb und Blau, der Mixer P Rot und Grün. Die erwähnten Kontrollstellen überprüfen automatisch auch den Frequenzgang der Mischstufe und damit die Höhe der von ihnen abgehenden Signale. Diese gelangen über elektronische Zählstufen für Schwarz/Weiß, Rot/Grün und Gelb/Blau und wie bei der regulären Fernsehkamera über entsprechende „Video"-Kanäle zu einer elektronischen Rechenmaschine (Zentralnervensystem), die nicht nur eine hohe Informationskapazität besitzt, sondern gleichzeitig die Regelzentrale zur Korrektur der verschiedenen Störgrößen darstellt, die automatische Einstellung der Kamera vornimmt (Augenbewegungen), durch einen automatischen Mikro-„Wobler" entsprechend den Fixationsschwankungen des Bulbus die Impulsmustererneuerung auf der „Retina" veranlaßt und darüber hinaus Kontakt mit anderen Perzeptionssystemen aufnimmt. Diese Farbfernsehkamera erfüllt die Hauptfunktionen der Retina: Die Abbildung der Umwelt auf einer photosensiblen Schicht, die Umwandlung der Lichtenergie in elektrische Signale, automatische Kontrolle der Impulsmodulation, Übertragung der Impulse mit definierten Farbrelationen in eine begrenzte Anzahl von Kabeln zur Auswertzentrale, die schließlich Korrektionen, Interpretationen, Korrelationen und Vergleiche mit bereits gespeicherten Informationen vornimmt.

Ein weiteres Modell mit einer Lampenreihen abtastenden Photozellenmeßbrücke und Steuersystemen ahmt die Einstellfunktion der Augenmuskeln STANLEY-JONES (1948a)] und deren nystagmiformen Störungen bei „cerebralen" Schäden nach [SINGER (*1931 a*)]. Damit rundet sich das kybernetische Bild über die Sehbahn ab, das dem Elektrophysiologen manche Anhaltspunkte über neue Experimentalarbeit liefert.

Viele Probleme sind noch ungeklärt, aber fraglos vermag die Elektrophysiologie zusammen mit der physiologischen Chemie und der Anatomie den ersten Schritt einer Analyse zu tun. Damit ist zwar die Möglichkeit zum Vergleich oder sogar zu einer Deutung der sinnesphysiologischen Phänomene gegeben, aber dunkel bleibt nach wie vor die Übersetzung eines physischen, mit den Mitteln der Physik und Chemie erfaßbaren Vorgangs in das psychische Erlebnis, das sich seinerseits wiederum in objektiv faßbaren Veränderungen an den verschiedensten Stellen des Organismus äußern kann. Zwischen dem primären Sinnesprozeß mit allen seinen nachweisbaren physikalischen, chemischen und physikochemischen Veränderungen im Verlauf der Sehbahn und den elektrophysiologischen Phänomenen der Sehsphäre bleibt — unzugänglich den physiologischen Analysiermethoden — das Erlebnis der visuellen Welt, das Bewußtwerden und die Empfindung als das große, geheimnisvolle Rätsel bestehen.

Literatur

(nicht aufgeführte Literaturstellen s. Nachtrag auf S. 292)

[1] ABE, Z.: Tohoku J. exp. Med. **54**, 37 (1951). — [2] ABOOD, L. G., and E. GOLDMAN: Amer. J. Physiol **184**, 329 (1956). — [3] ACHELIS, J. D., u. J. MERKULOW: Z. Sinnesphysiol. **60**, 95 (1930). — [4] ACHMATOV, A. S.: Pflügers Arch. ges. Physiol. **215**, 10 (1926). — [5] ADAMS, D.: Spez. Ref. Ser. **127** (1929). — [6] ADEY, W. R., J. P. SEGUNDO and R. B. LIVINGSTON: J. Neurophysiol. **20**, 1 (1957). — [7] ADRIAN, E. D.: Ergebn. Physiol. **26**, 501 (1928). — [8] ~ J. Physiol. **88**, 127 (1936). — [9] ~ Proc. roy. Soc. Med. **29**, 197 (1936). — [10] ~ J. Physiol. **75**, 26 (1932); **91**, 66 (1937). — [11] ~ J. Physiol. **100**, 9 (1941) — [12] ~ Trans. Ophthal. Soc. **63**, 194 (1943); Nature (Lond.) **153**, 360 (1944). — [13] ~ J. Physiol. **104**, 84 (1945). — [14] ~ J. Physiol. **105**, 24 (1946). — [15] ~ Arch. Psychiat. u. Z. Neurol. **183**, 197 (1949). — [16] ~ and F. S. J. BUYTENDIJK: J. Physiol. **71**, 121 (1931). — [17] ~ and R. MATTHEWS: J. Physiol. **63**, 378 (1927). — [18] ~ ~ J. Physiol. **64**, 279 (1927); **65**, 273 (1928). — [19] ~ and B. H. C. MATTHEWS: J. Physiol. **80**, 1 (1933); **81**, 440 (1934). — [20] ~~ Brain **57**, 355 (1934). — [21] ~ and K. YAMAGIWA: Brain **58**, 323 (1935). —[22] AIZAWA, T.: Tohoku J. exp. Med. **64**, 169 (1956). — [23] ~ and S. KATAYAMA: Tohoku J. exp. Med. **64**, 349 (1956). — [24] AKERT, K., W. P. KOELLA and R. HESS jr.: Amer. J. Physiol. **168**, 260 (1952). — [25] AKIMOCHKINA, V. A.: Fiziol. Z. **28**, 104 (1940). — [26] AKIMOTO, H., u. O. CREUTZFELDT: Arch. Psychiat. u. Z. Neur **196**, 494 (1958). — [27] ALBE-FESSARD, D., et P. BUSER: C. R. Soc. Biol. (Paris) **144**, 1460 (1950). — [28] ALBRECHT, G.: Science **125**, 70 (1957). — [29] ALLEN, F., and M. SCHWARTZ: J. gen. Physiol. **24**, 105 (1940). — [30] ALPERN, M.: Abstr. of Doct. Diss. (Ohio-State-University) **64**, 11 (1953). — [31] ~ A. M. A. Arch. Ophthal. **51** 369 (1954). — [32] ~ and J. J. FARIS: J. opt. Soc. Amer **44**, 74 (1954) — [33] ~ ~ J. opt. Soc. Amer. **46**, 845 (1956). — [34] ~ ~, P. ESKILDSEN and P. GARNETT: Science **121**, 101 (1955). — [35] AMASSIAN, V. E.: EEG Clin. Neurophysiol. **5**, 415 (1953). — [36] ~ and R. V. DEVITO: J. Neurophysiol. **17**, 575 (1954). — [37] ~ and L. B. THOMAS: Nature (Lond.) **169**, 970 (1952). — [38] AMENOMIYA, J.: Acta Soc. Opthal. jap. **35**, IV, 132 (1931). — [39] ANDERSON, P.: Acta physiol. scand. **35**, 305 (1956). — [40] ANDRÉE, G.: Pflügers Arch. ges. Physiol. **266** (1957); **267**, 109 (1958). — [41] ~ u. H. W. MÜLLER-LIMMROTH: Z. Biol. **106**, 395 (1954). — [42] ANFINSEN, C. B.: J. biol. Chem **152**, 279 (1944). — [43] APTER, J. T., and C. C. PFEIFFER: Ann. N. Y. Acad. Sci. **66**, 508 (1957). — ~ ~ Amer. J. Ophthal. **42**, 206 (1956). — [44] ARAKAWA, Y., and T. OIKAWA: Tohoku J. exp. Med. **56**, 291 (1952). — [45] ARBENZ, J.: Ophthalmologia **118**, 321 (1949). — [46] ARDEN, G. B.: J. Physiol. **123**, 377 (1954); **123**, 386 (1954). — [47] ~ J. Physiol. **123**, 396 (1954). — [48] ~ Nature (Lond.) **173**, 360 (1954). — [49] ~ and D. P. GREAVES: J. Physiol. **133**, 266 (1956) — [50] ~ and K. TANSLEY: J. Physiol. **127**, 592 (1955). — [51] ~ ~ J. Physiol. **130**, 225 (1955). — [52] ~ and R. A. WEALE: Proc. roy. Soc. B. **142**, 258 (1954). — [53] ~ ~ J. Physiol. **125**, 417 (1954). — [54] ARDUINI, A.: Boll. Soc. ital. Biol. sper. **26**, 1242 (1950). — [55] ~ and G. LAIRY-BOUNES: EEG Clin. Neurophysiol. **4**, 503 (1952). — [56] ~ F. MAGNI et A. ROGER: J. Physiol. (Paris) **47**, 849 (1955). — [57] ~ and C. TERZUOLO: EEG Clin. Neurophysiol. **3**, 189 (1951). — [58] AREY, L. B.: J. comp. Neurol. **26**, 213 (1916) — [59] ~ J. comp. Neurol. **30** (1919). — [60] ~ Anat. Rec. **70**, Suppl. **1**, 85 (1937). — [61] ARISTOTELES: Aristoteles Opera. Latine interpretibus variis, edidit, academia regia borussia. S. 481 Berlin: G. Reimer 1831. — [62] ARMINGTON, J. C. A.: J. opt. Soc. Amer. **42**, 393 (1952); **43**, 450 (1953). ~ [63] — J. opt. Soc. Amer. **45**, 1058 (1955). — [64] ~ and W. R. BIERSDORF: J. opt. Soc. Amer. **46**, 393 (1956). — [65] ~ ~ J. comp. physiol. Psychol. **51**, 1 (1958). — [66] ~ E. P. JOHNSON and L. A. RIGGS: J. Physiol. **118**, 289 (1952). — [67] ~ and G. J. SCHWAB: A. M. A. Arch. Ophthal. **52**, 725 (1954). — [68] ~ and G. C. THIEDE: J. exp. Psychol. **47**, 329 (1954). — [69] ~ ~ J. opt. Soc. Amer. **44**, 779 (1954). — [70] ~ ~ Amer. J. Physiol. **186**, 258 (1956). — [71] ARNOLD, F.: Physiologie, 2. Bd. S. **887** 1837. — [72] ARNOLD, H.: Arbeitsphysiol. **15**, 62 (1953/54). — [73] ARNOLD, H., u. K. WACH-

HOLDER: Arbeitsphysiol. **15**, 139 (1953). — [74] ARNON, D. J., F. R. WATLEY and M. B. ALLEN: Amer. chem. Soc. **76**, 6324 (1954). — [75] ARSLAN, M.: Rev. Laryng. **72**, 290 Suppl. (1951). — [76] ARVANITAKI, A., u. N. CHALAZONITIS: Arch. Sci. Physiol. **3**, 303 (1949). — [77] ASERINSKY, E.: Arch. Ophthal. **53**, 542 (1955). — [78] ~ and M. KLEITMAN: J. appl. Physiol. **8**, 1 (1955). — [79] ASHBY, W., and E. M. SCHUSTER: J. biol. Chem. **78**, 204 (1949) . — [80] ASHER, H.: J. Physiol. **112**, 40 (1951). — [81] ASO, I.: Acta med. biol. **1**, 295 (1954). — [82] ATTNEAVE, F., and P. MCREYNOLDS: Amer. J. Psychol. **63**, 107 (1950). — [83] ATZLER, S.: Diss. Königsberg 1939. — [84] AUBERT, H.: Physiologie der Netzhaut. Breslau: E. Morgenstern 1865. — [85] AUBERT, M., et L. CORNU: C. R. Soc. Biol. **146**, 1764 (1952). — [86] AUERBACH: Zbl. med. Wiss. **8** (1870). — [87] AUERBACH, E., and H. BURIAN: Amer. J. Ophthal. **40**, 42 (1955). — [88] ~ and G. WALD: Science **120**, 401 (1954). — [89] AUERSWALD, W. H. BORNSCHEIN u. A. ZWIAUER: Albrecht v. Graefes Arch. Ophthal. **150**, 301 (1950). — [90] AUTRUM, H.: Naturwissenschaften **35**, 361 (1948). — [91] ~ Z. vgl. Physiol. **32**, 176 (1950); Klin. Wschr. **31**, 241 (1953). — [92] ~ Naturwissenschaften **39**, 290 (1952). — [93] ~ Umschau **54** 2 (1954). — [94] ~ Umschau **54**, 103 (1954). — [95] ~ Biol. Zbl. **74**, 515 (1955). — [96] ~ Studium generale **8**, 526 (1955). — [97] ~ u. N. GALLWITZ: Z. vgl. Physiol. **33**, 176 (1951). — [98] ~ u. H. STUMPF: Z. vgl. Physiol. **35**, 71 (1953). — [99] AYKROYD, W. R.: Lancet **1930**, 1. — [100] AYRES, W. C., u. W. KÜHNE: Unters. Physiol. Inst. Heidelberg **2/1**, 58 (1878). —

[101] BABEL, J., et M. MONNIER: Helv. physiol. Acta **7**, C 3 (1949); Bull. Soc. franç. Ophthal. **62**, 333 (1949). — [102] ~ et B. ZIV: Experientia (Basel) **13**, 122 (1957). — [103] ~ ~ Experientia (Basel) **13**, 123 (1957). — BACQ, M.: Experientia (Basel) **7**, 11 (1951). — [105] BAER, K. E. VON: Reden, gehalten in wissenschaftlicher Versammlung. 1864. — [106] BÄRTSCHI-ROCHAIX, W., u. F. BÄRTSCHI-ROCHAIX: Schweiz. med. Wschr. **1952**, 1. — [107] BAGCHI, B. K.: J. Physiol **3**, 463 (1937). — [108] BAILEY, F., and G. VON BONIN: The isocortex of man. Univ. of Illinois Press 1951. — [109] BAKER, C. H., and E. A. BOTT: Canad. J. Psychol. **6**, 9 (1951). — [110] BAKER, W. H., and W. K. NOELL: Amer. J. Physiol. **187**, 584 (1956). — [111] BALAVOINE, C., and N. VUATEZ: Ophthalmologica **118**, 356 (1949). — [112] BALDOCK, G. R., and W. G. WALTER: Electron. Engng. **18**, 339 (1946). — [113] BALL, S., F. D. COLLINS, P. D. DALVI and R. A. MORTON: Biochem. J. **45**, 304 (1949). — [114] ~ ~, R. A. MORTON and A. L. STUBBS: Nature (Lond.) **161**, 424 (1948). — [115] ~, T. W. GOODWIN and R. A. MORTON: Biochem. J. **40**, 59 (1946). — [116] ~ ~ and R. A. MORTON: Biochem. J. **42**, 516 (1948). — [117] ~ and R. A. MORTON: Biochem. J. **45**, 298 (1949). — [118] BALY, E. C. C.: Proc. roy. Soc. B **117**, 218 (1935). — [119] BARANY, R.: Mschr. Ohrenheilk. **40**, 207, (1906); **40** 229, (1906). — [120] BARER, R., and R. L. SIDMAN: J. Physiol. **129**, 60 (1955). — [121] BARGMANN, W.: Dtsch. med. Wschr. **1956**, 1109. — [122] BARKE, A.: Tierärztl. Umschau **5**, 61 (1950). — [123] BARKHAUSEN, H.: Elektronen-Röhren, 2. Bd., 5.—6. Aufl. Leipzig: S. Hirzel 1954. — [124] BARLOW, H. B.: J. Physiol. **116**, 290 (1952). — [125] ~ J. Physiol. **119**, 58 (1953). — [126] ~ J. Physiol. **119**, 69 (1953). — [127] ~ J. Physiol. **136**, 469 (1957). — [128] ~ Nature (Lond.) **179**, 255 (1957). — [129] ~ J. Physiol. **141**, 337 (1958). — [130] ~, R. FITZHUGH and S. W. KUFFLER: J. Physiol. **137**, 327 (1957). — [131] ~ ~ and S. W. KUFFLER: J. Physiol, **137**, 338 (1957). [132] ~ ,H. J. KOHN and E. G. WALSH: Amer. J. Physiol. **148**, 376 (1947) — [133] BARLOW,. J. B. S., and A. B. BRAZIER: EEG Clin. Neurophysiol. **6**, 321 (1954). — [134] BARNES, R.B., and M. CZERNY.: Z. Physik. **79**, 436 (1932). — [135] BARNHOLD, B., and W. HJARDE: Acta physiol. scand. **41**, 49 (1957). — [136] BARRIS, R. W.: J. comp. Neurol. **63**, 353 (1936). — [137] ~, W. R. INGRAM and S. W. RANSON: J. comp. Neurol. **62**, 117 (1935). — [138] BARTLEY, S. H.: Amer. J. Physiol. **103**, 203 (1933). — [139] ~ Amer. J. Physiol. **108**, 297 (1934). — [140] ~ Amer. J. Physiol. **116**, 8 (1936). — [141] ~ Amer. J. Physiol. **117**, 338 (1936). — [142] ~ Amer. J. Physiol. **120**, 184 (1937). — [143] ~ J. exp. Psychol. **21**, 678 (1937). — [144] ~ J. exp. Psychol. **22**, 388 (1938). — [145] ~ Psychol. Rev. **46**, 337 (1939). — [146] ~ J. exp. Psychol. **27**, 624 (1940). — [147] ~ Vision. A Study of its basis. London: Macmillan 1941. S. 350ff. — [148] ~ and G. H. BISHOP: Amer. J. Physiol. **103**, 159 (1933); **103**, 173 (1933). — [149] ~ ~ Proc. Soc. Exp. Biol. **44**, 39 (1940). — [150] ~ and E. B. NEWMAN: Science **71**, 587 (1930); Amer. J. Physiol. **99**, 1 (1931). — [151] ~, J. O'LEARY and G. H. BISHOP: Amer. J. Physiol. **120**, 604 (1937). — [152] BAUDOIN, A., H. FISCHGOLD, R. CAUSSÉ et J. LERIQUE: Bull. Acad. Méd. **121**, 688 (1939). — [153] ~ ~ et J. LERIQUE: C. R. Soc. Biol. (Paris) **127**, 688 (1938). — [154] BAUMGARDT, E.: C. R. Soc. Biol. (Paris) **141**, 329

(1947). — [155] ~ J. gen Physiol. **31**, 269 (1948); C. R. Soc. Biol. (Paris) **143**, 786 (1948); Rev. optique **28**, 453 (1949); **28**, 661 (1949); C. R. Acad. Sci. (Paris) **230**, 2124 (1950). — [156] ~ C. R. Soc. Biol. (Paris) **145**, 1654 (1951). — [157] ~ C. R. Soc. Biol. (Paris) **149**, 19 (1955). — [158] ~ Naturwissenschaften **39**, 388 (1952); J. Wash. Acad. Sci. **47**, 133 (1957). — [159] ~ and J. Ségal: Zit. nach H. Davson: The Physiology of the Eye. London: J. & A. Churchill 1950. — [160] ~ ~ Zit. nach H. Schober: Das Sehen. II. Bd. Leipzig: Fachbuchverlag 1954. — [161] Baumgarten, R., von, u. R. Jung: Rev. Neurol. **87**, 151 (1952). — [162] ~, A. Mollica u. G. Moruzzi: Pflügers Arch. ges. Physiol .**259**, 56 (1954). — [163] Baumgartner, G.: Pflügers Arch. ges. Physiol. **261**, 457 (1955). — [164] ~ u. R. Jung: Arch. Sci. Biol. **39**, 474 (1955). — [165] Baur, zit. n. W. Himmelmann: Z. Biol. **100**, 241 (1940). — [166] Bayliss, W. M., and J. R. Bradford: Mschr. Anat. u. Physiol. **4**, 109 (1885); J. Physiol. **6**, 13 (1885). — [167] ~ ~ Proc. roy. Soc. London **40**, 203 (1886). — [168] Beauvieux, J., E. Bessière, J. Faure et J. Chabot: Bull. Soc. ophtal. France. **1951**, 852. — [169] Bech, K.: Acta ophthal. Suppl. **46** (1957). — [170] Becher, H.: Anat. Erg. Bd. **100**, 166 (1953/54); Acta neuroveg. (Wien) **8**, 421 (1954); Festschr. f. W. J. Schmidt, Oberhess. Ges. Nat. Heilk. Gießen, Naturw. Abtlg. **27**, 215 (1954). — [171] ~ Verh. anat. Ges. **51**, 166 (1953); Auge u. Zwischenhirn, Beiheft Klin. Mbl. Augenheilk. **23** (1955). — [171a] Becht, G.: Acta physiol. pharmacol. neerl. **7**, 366 (1958). — [172] Beck, A.: Zbl. Physiol. **4**, 16 (1890); **4**, 473 (1890); **4**, 572 (1890). — [173] ~ Pflügers Arch. ges. Physiol. **78**, 129 (1899). — [174] ~ Klin. Wschr. **1949**, 210. — [175] ~ Klin. Wschr. **1951**, 446. — [176] ~ u. N. Cybulski: Zbl. Physiol. **6**, 1 (1952). — [177] Bekkering, D. H., J. Kuiper and W. Storm van Leeuwen: Acta physiol. pharmacol. neerl. **6**, 632 (1957). — [178] Bender, H.: Ann. Physik. **45**, 105 (1914). — [179] Bender, M. B.: Arch. Ophthal. **29**, 435 (1943). — [180] ~ A. M. A. Arch. Neurol. Psychiat. **73**, 685 (1955). — [181] ~ ,P. Teng and E. A. Weinstein: A. M. A. Arch. Neurol. Psychiat. **72**, 282 (1954). — [182] Benoit, J.: C. R. Soc. Biol. (Paris) **118**, 87 (1935); **121**, 209 (1938). — [183] ~ Bull. biol. France et Belge **71** (1937). — [184] ~, I. Assemacher et F. X. Walter: C. R. Soc. Biol. (Paris) **146**, 1027 (1952). — [185] Benoit, P. H., et L. Cornu: C. R. Soc. Biol. (Paris) **147**, 454 (1953). — [186] Berardinis, E. de, and G. Auricchio: Ann. oftal. clin. Ocul. **77**, 1 (1951). — [187] Berger, C.: Acta physiol. scand. **28**, 224 (1953). — [188] ~ Acta physiol. scand. **30**, 161 (1954). — [189] ~ Probl. contemp. optics **1956**, 519. — [190] ~ and A. Mahneke: Acta ophthal. (Kbh.) **31**, 195 (1953). — [191] ~ ~ Amer. J. Physiol. **67**, 509 (1954). — [192] ~ ~ and O. Mortensen: J. opt. Soc. Amer. **45**, 307 (1955). — [193] Berger, G. P., von, E. Fadiga u. G. C. Pupilli: 18. Internat. ophthalm. Kongr. 1958; Excerpta med. **1958**, C 402, Nr. 124. — [194] Berger, H.: Arch. f. Psychiatr. **87**, 527 (1929); **94**, 16 (1931); **97**, 6 (1932); **98**, 232 (1933); **99**, 555 (1933); **100**, 301 (1933); **101**, 452 (1933); **102**, 538 (1934); **103**, 444 (1935); **104**, 678 (1936); **106**, 165 (1937); **106**, 577 (1937); **108**, 467 (1938); J. Psychol. u. Neurol. **40**, 160 (1930); Klin. Wschr. **1935**, **217**; Nova Acta Leopold. N. F. **6**, **173** (1938). — [195] Berger, P., et J. Ségal: C. R. Soc. Biol. (Paris) **143**, 308 (1949). — [196] Berggren, L., and J. Rendahl- Acta ophthal. (Kbh.) **33**, 217 (1955). — [197] Bergmann, P. S., M. Nathanson and M. B. Bender: Arch. of Neurol. **67**, 357 (1952). — [198] Bernhard, C. G.: Acta physiol. scand. **1**, Suppl. I (1940). — [199] ~ Acta physiol. scand. **3**, 132 (1941). — [200] ~ Acta physiol. scand. **3**, 301 (1942). — [201] ~ J. Neurophysiol. **5**, 32 (1942). — [202] ~, E. Bohm, S. Höjeberg and K. A. Melin: Acta psychiat. neurol. scand. **31**, 185 (1956). — [203] ~, R. Granit and C. R. Skoglund: J. Neurophysiol. **5**, 55 (1942). — [204] ~ and C. R. Skoglund: Skand. Arch. Physiol. **82**, 178 (1939). — [205] ~ ~ Acta physiol. scand. **2**, 10 (1941). — [206] Bernheimer, S.: S.-B. Akad. Wien **108**, 299 (1899). — [207] Bernstein, J.: Elektrobiologie. S. 108. Braunschweig: F. Vieweg & Sohn 1912. — [208] Bertha, H., u. H. Lechner: Wien. klin. Wschr. **1956**, 954. — [209] Bessière, E., J. Chabot u. F. Dutertre: 18. Internat. ophthalm. Kongr. **1958**; Excerpta med. **1958**, C. 327, Nr. 9. — [210] Best, F.: Zbl. ges. Ophthal. **27**, 208 (1932). — [211] Best, W.: Albrecht v. Graefes Arch. Ophthal. **151**, 332 (1951). — [212] ~ Acta ophthalm. (Kbh.) **31**, 95 (1953). — [213] ~ Z. Biol. **106**, 171 (1953); Dtsch. ophthal. Ges. **58**, 47 (1953). — [214] ~ u. K. Bohnen: Bibl. Ophthal. **48**, 77 (1957); Acta ophthal. (Kbh.) **1957**, 273. — [215] ~ ~ Albrecht v. Graefes Arch. Ophthal. **158**, 568 (1957). — [216] Bethe, A.: Pflügers Arch. ges. Physiol. **244**, 583 (1941). — [217] Beuchelt, H.: Z. Biol. **73**, 205 (1921). — [218] Beutner, R.: Die Entstehung elektrischer Ströme in lebenden Geweben. Stuttgart 1920. — [219] Biersdorf, W. R.: J. opt. Soc. Amer. **45**, 920 (1955). — [220] ~ and J. C. Armington:

J. opt. Soc. Amer. **47**, 208 (1957). — [221] Bills, M. A.: Psychol. Monogr. **28**, 1 (1920). — [222] Birch-Hirschfeld, A.: Albrecht v. Graefes Arch. Ophthal. **58**, 469 (1904); **71**, 513 (1909). — [223] Birnbacher, T.: Die epidemische Mangelhemeralopie. Berlin: Karges 1927. — [224] Birren, J. E., M. B. Fisher, E. Vollmer and B. C. King: J. exp. Psychol. **36**, 35 (1946). — [225] Birukow, G.: Z. vergl. Physiol. **31**, 322 (1949). — [226] ~ u. M. Knoll: Naturwiss. **39**, 494 (1952). — [227] Bishop, G. H.: Amer. J. Physiol. **103**, 213 (1933). — [228] ~ Cold. Spring Harbor Symp. quant. Biol. **4**, 305 (1936). — [229] ~ Physiol. Rev. **36**, 376 (1956). — [230] ~ and S. H. Bartley: Proc. Soc. exp. Biol. (N. Y.) **29**, 698 (1932). — [231] ~ ~ Proc. Soc. exp. Biol. (N. Y.) **46**, **557** (1941). — [232] ~ and M. H. Clare: J. Neurophysiol. **14**, 497 (1951). — [233] ~ ~ EEG Clin. Neurophysiol. **4**, 321 (1952). — [234] ~ ~ J. comp. Neurol. **103**, 269 (1955). — [235] ~ and . O'Leary: Amer. J. Physiol. **117**, 292 (1936). — [236] ~ ~ J. Neurophysiol. **1**, 391 (1938). — [237] ~ ~ J. Neurophysiol. **3**, 308 (1940). — [238] ~ ~ J. cellul. comp. Physiol. **19**, 315 (1942). — [239] ~ ~ EEG Clin. Neurophysiol. **2**, 401 (1950). — [240] Bishop, P. O., and R. Collin: J. Physiol. **112**, 81 (1951). — [241] ~ and W. A. Evans: J. Physiol. **143**, **538** (1956). — [242] ~, D. Jeremy and J. W. Lance: J. Physiol. **121**, **415** (1953). — [243] ~ and J. G. McLeod: J. Neurophysiol. **17**, 387 (1954). — [244] Bisonette, T. A.: Anat. Rec. (Amer.) **63**, 159 (1935). — [245] Bittini, M. I., Nicoletti and L. Ronchi: Atti fond. 6. Ronchi **12**, 462 (1957). — [246] Bjelkhagen, J.: Acta paediat. (Uppsala) **39**, **445** (1950). — [247] Björk, A.: Experientia (Basel) **8**, 226 (1952). — [248] ~ and G. Karpe(Acta ophthal. (Kbh.) **29**, 361 (1951). — [249] ~ and E. Kugelberg: EEG Clin. Neurophysiol. **5**, 271 (1953). — [250] Blair, J. A.: Nature (Lond.) **179**, 489 (1957). — Blake, K., and R. W. Gerard: Amer. J. Physiol. **119**, 692 (1937) — Blanchard, J.: Dtsch opt. Wschr. **1921**, 958; **1921**, 975. — Bleichert, A. u. R. Wagner: Z. Biol. **109**, 70 (1956); **109**, 280 (1957). — [254] Bliss, A. F.: J. gen Physiol. **26**, 361 (1943); **29**, 277 (1946). — [255] ~ J. biol. Chem. **176**, 563 (1948). — [256] Bloch, A,: C. R. Soc. Biol. (Paris) Ser. **8**, **2** 493 (1885). — [257] Block, K., R. Schoenheimer and D. Rittenberg: J. biol. Chem. **138**, 167 (1941). — [258] Blodi, C., u. W. M. van Allen: 18. Internat. ophthal. Kongr. 1958 Excerpta med. **1958**, C 392, Nr. 96. — [259] Blondel, A., and J. Rey: J. Phys. Théor. appl. Ser. **5**/1, 530 (1911). — [260] Blough, D. S.: Science **126**, 304 (1957). — [261] Boehm, R.: Naunyn-Schmiedebergs Arch. exp. Path. Pharmak. **75**, 230 (1914). — [262] Boehm, F., B. Sigg u. M. Monnier: Helv. physiol. Acta **2**, 481 (1944). — [263] Bogoslovsky, A. J.: Arch. Opthal. **133**, 105 (1935); Bull. Biol. Med. exp. USSR. **3**, 303 (1937); **3**, 307 (1937); Prob. Fiziol. Opt. **2**, 136 (1944). — [264] ~ Bull. Biol. Méd. exp. USSR **3**, 127 (1937). — [265] ~ Arch. d'Ophthal. **2**, 219 (1938). — [266] ~, S. V. Kravkov et E. N. Smenovskaja: J. Physiol. USSR **19**, 814 (1935). — [267] ~ et J. Ségal: J. Physiol. (Paris) **39**, **101** (1947). — [268] Bohm, E., and B. Gernandt: Acta physiol. scand. **21**, 188 (1950). — [269] Bois-Reymond, E. du: Untersuchung über tierische Elektrizität. Berlin: G. Reimer 1848. Untersuchungen über tierische Elektrizität. II. Berlin: G. Reimer 1849. — [270] Boll, F.: Ber. Königl. Akad. Wiss. Berlin 1876; Arch. Anat. Physiol. (Physiol). 1877. — [271] Bornschein, H.: Albrecht v. Graefes Arch. Ophthal. **151**, 446 (1951). — [272] ~ Z. Biol. **105**, 454 (1953). — [273] ~ Naturwissenschaften **41**, 435 (1954). — [274] ~ Experientia (Basel) **14**,**1**, 13 (1958). — [275] ~ Z. Biol. **110**, 210 (1958); Experientia (Basel) **14**, 13 (1958). — [276] ~ Z. Biol. **110**, 223 (1958). — [277] ~ and C. Goodman: A. M. A. Arch. Ophthal. **58**, 431 (1957). — [278] ~, G. Goodman and R. D. Gunkel: A. M. A. Arch. Ophthal. **57**, 386 (1957). — [279] ~ u. R. D. Gunkel: Amer. J. Ophthal. **42**, 239 (1956). [280] ~, R. Pape u. J. Zakovsky: Naturwissenschaften **40**, 251 (1953). — [281] ~ u. G. Schubert: Wien Z. Nervenheilk. **5**, 149 (1952). — [282] ~ ~ Z. Biol. **106**, 229 (1953). — [283] ~ ~ Albrecht v. Graefes Arch. Ophthal. **159**, **45** (1957). — [284] ~ u. V. Vilter: C. R. Soc. Biol. (Paris) **148**, **525** (1954). — [285] ~ and V. Vukovich: Albrecht v. Graefes Arch. Ophthal. **153**, 484 (1953). — [286] ~ u. A. Zwiauer: Albrecht v. Graefes Arch. Ophthal. **152**, **527** (1952). — [287] Borsock, H., and J. W. Dubnoff: J. biol. Chem. **132**, **559** (1940). — [288] Bose: zit. nach A. Magitot: Ann. d'Oculist. **159**, 241 (1922). — [289] Boulanger, P., et J. Swyngedouw: Bull. Acad. Med. **1942**, 394. — [290] Bouma, P. J.: Farbe und Farbwahrnehmung. Aus: Philips Technische Bibliothek. N. V. Philips Gloeillampenfabrieken. Eindhoven (Holland) **1951**. — [291] Bouman, H. D.: Acta brev. Néerl. Physiol. **4**, **114** (1934); Arch. Néerl. Physiol. **20**, 430 (1935); Ophthalmologica **99**, 394 (1940). — [292] Bouman, M. A.: Docum. ophthalm. ('s-Grav.) **4**, 23 (1950). — [293] ~ J. opt. Soc.

Amer. **45**, 36 (1955). — [294] ~, J. TEN DOESSCHATE and H. A. VAN DER VELDEN: Docum. ophthal. (s'-Grav.) **5—6, 151** (1951). — [295] ~ and H. A. VAN DER VELDEN: J. opt. Soc. Amer. **37**, 908 (1947). — [296] BOUNDS, G. W.: Arch. Ophthal. **49**, 63 (1953). — [297] BOUNDS, G. W. jr., and T. L. JOHNSTON: Amer. J. Ophthal. **39**, 166 (1955). — [298] BOURGOUIGNON, G., M. COURLAND et R. DÉJEAN: C. R. Acad. Sci. (Paris) **182**, 1250 (1926). — [299] ~ et R. DÉJEAN: C. R. Acad. Sci. (Paris) **180**, 169 (1925). — [300] BOYLE, B. J., and E. J. CONWAY: J. Physiol. **100**, 1 (1941). — [301] BOYNTON, R. M.: J. opt. Soc. Amer. **43**, 442 (1953). — [302] ~ and G. KANDEL: J. opt. Soc. Amer. **47**, 275 (1957). — [303] ~ and L. A. RIGGS: J. exp. Psychol. **42**, 217 (1951). — [304] BRACKEN, H. VON: 13. Internat. Psychol. Kongr. 1951. — [305] BRADFORD, J. R.: J. Physiol. **8**, 86 (1887); **9**, 287 (1888). — [306] BRAMMERTZ, W.: Arch. mikrosp. Anat. **86**, 1 (1914). — [307] BRÅTTGARD, S. O.: Acta radiol. (Stockh.) Suppl. **96** (1952). — [308] BRAUNSTEIN, E. P.: Psychol. Sinnesorg. **33**, 171 (1903); Psychol. Physiol. Sinnesorg. **33**, 241 (1903). — [309] ~ Z. Sinnesphysiol. **55**, 185 (1923). — [310] BRAZIER, M. A. B.: EEG Clin. Neurophysiol. **4**, 93 (1953). — [311] ~ Acta physiol. pharmacol. neerl. **6**, 692 (1957). — [312] ~ and J. CASBY: EEG Clin. Neurophysiol. **4**, 201 (1952). — [313] BRECHER, G. A.: Z. vgl. Physiol. **18**, 204 (1932). — [314] BREMER, F.: C. R. Soc. Biol. (Paris) **122**, 464 (1936). — [315] ~ Bull. Acad. roy. Méd. Belg. **27**, 68 (1937). — [316] ~ Proc. Soc. exp. Biol. (N. Y.) **90**, 22 (1955). — [317] ~ et V. BONNET: EEG Clin. Neurophysiol. **2**, 389 (1950). — [318] ~ ~ et C. TERZUOLO: Arch. int. Physiol. **62**, 390 (1954). — [319] ~ et N. Stoupel: Arch. int. Physiol. **64**, 234 (1956). — [320] ~ ~ J. de. Physiol. **48**, 411 (1956). — [321] ~ et C. TERZUOLO: Arch. int. Physiol. **61**, 86 (1953). — [322] BRENNER, R,: Untersuchungen und Beobachtungen auf dem Gebiete der Elektrotherapie. I. Leipzig: Giesecke und Devierent 1868. — [323] BRIDGES, C. D. B.: Nature (Lond.) **178**, 860 (1956). — [324] BRIDGES, C. D. B.: J. Physiol. **134**, 620 (1956). — [325] ~ Biochem. J. **66**, 375 (1957). — [326] BRINDLEY, G. S.: J. Physiol. **118**, 135 (1952). — [327] ~ J. Physiol. **122**, 332 (1953). — [328] ~ J. Physiol. **124**, 400 (1954). — [329] ~ Proc. Phys. Soc. B **67**, 673 (1954). — [330] ~ Proc. physic. Soc. B **68**, 862 (1955); Progr. in Biophysics **8**, 49 (1957). — [331] ~ J. Physiol. **127**, 189 (1955). — [332] ~ Brit. J. Ophthal. **40**, 385 (1956). — [333] ~ J. Physiol. **134**, 339 (1956); Bibl. Ophthal. **48**, 24 (1956). — [334] ~ J. Physiol. **134**, 353 (1956). — [335] ~ J. Physiol. **134**, 360 (1956); Symp. on visual Problems of Colour, Paper **19** (1957). — [336] ~ J. Physiol. **137**, 51 (1957). — [337] ~ Quart. J. exp. Psychol. **9**, 101 (1957). — [338] ~ Ann. Rev. Physiol. **20**, 559 (1958). — [339] ~ J. Physiol. **140**, 247 (1958). — [340] ~ and E. N. WILLMER: J. Physiol. **116**, 350 (1952). — [341] BROCK, L. G., J. S. COOMBS and J. C. ECCLES: J. Physiol. **117**, 431 (1952). — [342] BROCKHURST, R., and K. LION: Arch. Ophthal. Chicago **46**, 311 (1951). — [343] BRODA, E. E., C. F. GOODEVE and R. J. LYTHGOE: J. Physiol. **98**, 397 (1940). — [344] BROOKS, C. Mc., and J. C. ECCLES: J. Neurophysiol. **10**, 251 (1947). — [345] BROSSA, A., u. A. KOHLRAUSCH: Arch. Physiol. **1913**, 460. — [346] BROWN, G. L., and A. M. HARVEY: J. Physiol. **99**, 379 (1941). — [347] BROWN, P. K., and G. WALD: J. biol. Chem. **222**, 865 (1956). — [348] BROWN, R. H.: J. gen. Psychol. **14**, 62 (1936). — [349] BROŽEK, J., and A. KEYS: J. industr. Hyg. **26**, 169 (1944). — [350] ~ ~ J. consult. Psychol. **9**, 87 (1945). — [351] ~ E. SIMONSON and A. KEYS: Amer. J. Psychol. **63**, 51 (1950). — [352] ~ ~ and H. L. TAYLOR: Zit. nach E. SIMONSON and J. BROŽEK: Physiol. Rev. **32**, 349 (1952). — [353] BRÜCKE, E. TH. VON, u. S. GARTEN: Pflügers Arch. ges. Physiol. **120**, 290 (1907). — [354] BRÜCKNER, A., u. R. KIRSCH: Z. Sinnesphysiol. **47**, 46 (1913). — [355] BRUNNER, O., u. E. BARONI: S.-B. Akad. Wiss. Wien II B. **145**, 484 (1936). — [356] BUDDENBROCK, W. VON: Vergleichende Physiologie Bd. 1. Sinnesphysiologie. Basel: Birkhäuser-Verlag 1952. — [357] BÜRGI, S., u. F. BOEHM: Helv. physiol. Acta **2**, C 36 (1944); **2**, 541 (1944). — [357a] BULMER, M. G., C. J. HOWARTH, V. CANE, R. L. GREGORY and H. B. BARLOW: Nature (Lond.) **180**, 1403 (1957). — [358] BURIAN, H. M.: Arch. Ophthal. **49**, 241 (1953); 18. Internat. ophthal. Kongr. **1958**; Excerpta med. **1958**, C 321, Nr. **5**. — [359] ~ and L. ALLEN; EEG Clin. Neurophysiol. **6**, 509 (1954). — [360] BURKHARDT, D.: Z. vgl. Physiol. **36**, 595 (1954). — [361] BUSKIRK, C. VAN, J. K. CASBY, P. PASSOUANT and R. S. SCHWAB: EEG Clin. Neurophysiol. **4**, 289 (1952). — [362] BURNS, B. D.: J. Physiol. **110**, 9 (1949); **111**, 50 (1950); **112**, 156 (1951); **125**, 427 (1954). — [363] ~ Symp. 3. Internat. EEG-Kongr. **1953**, 72. — [364] ~ J. Physiol. **127**, 168 (1955). — [365] ~ and B. GRAFSTEIN: J. Physiol. **118**, 412 (1952). — [366] ~ ~ and J. OLSZEWSKI: J. Neurophysiol. **20**, 200 (1957). — [367] BURTT, E. T., and W. T. CATTON: J. Physiol. **125**, 566 (1954). — [368] ~ ~ J. Physiol. **133**,

68 (1956). — [369] BUSCH, G., u. K. WACHOLDER: Arbeitsphysiol. **15**, 149 (1953). — [370] BUSCHKE, W. Die Vitamine und die ihnen verwandten Stoffe des Auges. Aus: Tab. Biol. **22/2**, 173 (1951). — [371] BUSCK, G.: Zit nach W. TRENDELENBURG: Der Gesichtssinn. Berlin: Springer 1943. — [372] BUSER, P.: C. R. Soc. Biol. (Paris) **142**, 838 (1948). — [373] ~ J. de Physiol. **47**, 737 (1955). — [374] ~ J. de Physiol. **48**, 49 (1956). — [375] ~ et D. ALBE-FESSARD: C. R. Acad. Sci. (Paris) **236**, 1197 (1953). — [376] ~ et J. SCHERRER: C. R. Soc. Biol. (Paris) **144**, 892 (1950). — [377] BUSH, W. R.: The electrical response from the eye before and after perforating the retinal membrane. M. A. thesis Brown Univ. 1951. — [378] BUTTURINI, U., A. GRIGNOLO e A. BARONCHELLI: Clin. med. **34**, 1253 (1953). — [379] BUYS, E., et P. RIJLANT: Practica Otolaryngol. **14**, 261 (1952). — [380] BYSOW, A. L.: Biofizia **2**, 252 (1957). —

[381] CALLAHAN, A., and F. REDLICH: Amer. J. Ophthal. **29**, 1522 (1946). — [382] CALVET, T., H. P. CATHALA, J. HIRSCH et J. SCHERRER: C. R. Soc. Biol. (Paris) **40**, 1348 (1956). — [383] CAMERON, J.: J. Anat. (Paris) **1905**, 35; **1905**, 135; **1905**, 332; **1905**, 471; **1912**, 45; **1912**, 46. — [384] CAMPBELL, F. W.: Zit. nach H. B. PARRY, K. TANSLEY, L. C. THOMSON: J. Physiol. **120**, 28 (1953). — [385] ~ and W. A. H. RUSHTON: J. Physiol. **130**, 131 (1955). — [386] CARDIN, A., e S. RIGOTTI: Boll. Soc. ital. Biol. sper. **99**, 56 (1947). — [387] CAROLL, F. D., and CH. HAIG: Trans. Amer. ophthal. Soc. **50**, 193 (1952); Arch. Ophthal. (Chicago) **50**, 35 (1953). — [388] CARTERETTE, E. C and D. SYMMES: EEG Clin. Neurophysiol. **4**, 289 (1952). — [389] CASPERS, H.: 21. Tagung dtsch. physiol. Ges. Heidelberg **1954**, Ber. ges. Physiol. **172**, 121 (1954); Z. ges. exp. Med. **125**, 596 (1955). — [390] ~ 5. Tagg. dtsch. EEG-Ges. Graz 1955. — [391] ~ 22. Tagg. dtsch. physiol. Ges. Graz. 1955. — [392] ~ u. K. WINKEL: Pflügers Arch. ges. Physiol. **255** 391 (1952); **259**, 334 (1954). — [393] CATE, J. TEN: J. Physiol. **41**, 161 (1949). — [394] ~ and W. G. WALTER: Psychiatry **2**, 364 (1941). — [395] ~ W. G. WALTER and L. J. KOOPMAN: Arch. neerl. Physiol. **24**, 153 (1939). — [395a] CATON, R.: Brit. med. J. **1875**, 178. — CERNACEK, J.: Psychiat. Neurol. **134**, 396 (1957). — [397] CHAFFEE, E. L. W. T. BOVIE and A. HAMPSON: J. opt. Soc. Amer. **7**, 1 (1923). — [398] ~ and A. HAMPSON: J. opt. Soc. Amer. **9**, 1 (1924). — [399] ~ and E. SUTCLIFFE: Amer. J. Physiol. **95**, 250 (1930). — [400] CHALAZONITIS, N.: Effets de la lumière sur l'évolution des potentiels cellulaires et sur quelques vitesses d'oxydoréduction dans les neurones. Lyon 1957. — [401] CHALVIGNAC, A.: L'électrorètinographie et ses applications à la clinique. Diss. Paris 1951. — [402] CHANCE, B., and B. STREHLER: Nature (Lond.) **180**, 749 (1957). — [403] CHANG, H. T.: J. Neurophysiol. **13**, 235 (1950). — [404] ~ J. Neurophysiol. **14**, 1 (1951); **14**, 23 (1951); **14**, 95 (1951); **15**, **5** (1952). — [405] ~ J. Neurophysiol. **19** 224 (1956). — [406] ~ and B. A. KAADA: J. Neurophysiol. **13**, 315 (1950). — [407] CHARITON, J., and C. A. LEA: Proc. roy. Soc. A. **122**, 304 (1929). — [408] CHARNWOOD, L.: Brit. J. physiol. Opt. **11**, 65 (1954). — [409] CHARPENTIER, G.: C. R. Soc. Biol. (Paris) Ser. 8, **4**, 3 (1887). — [410] ~ Arch. Ophtal. (Paris) **10**, 108 (1890). — [411] ~ Acta ophthal. (Kbh.) Suppl. **9** (1936). — [412] CHASE, A. M.: J. gen. Physiol. **19**, 577 (1936). — [413] ~ and CH. HAIG: J. gen. Physiol. **21**, 411 (1938). — [414] CHATIN, J.: C. R. Acad. Sci. (Paris) **90**, 41 (1880). — [415] CHIEVITZ, J. H.: Anat. Anz. **3**, 579 (1888). — [416] ~ Arch. Anat. Entwicklungsgesch. Suppl. **1889**, 139. — [416a] CHOW, K. L., A. H. RIESEN and F. W. NEWELL: J. comp. Neurol. **107**, 27 (1957). — [417] CHWEITZER, A.: Année psychol. **39**, 170 (1938); C. R. Soc. Biol. (Paris) **130**, 1204 (1939). — [418] CHYATTE, C.: Genet. Psychol. Monogr. **50**, 189 (1954). — [419] CIBIS, P.: Albrecht v. Graefes Arch. Ophthal. **148**, 1 (1948); **148**, 216 (1948). — [420] ~ Ber. dtsch. ophthal. Ges. **1949**, 62; Albrecht v. Graefes Arch. Ophthal. **149**, 176 (1949). — [421] CLAES, E.: Arch. int. Physiol. **48**, 181 (1939). — [422] CLAMANN, H. G.: Luftfahrtmed. **2**, 314 (1938). — [423] CLARE, M. H., and G. H. BISHOP: EEG Clin. Neurophysiol. **4**, 311 (1952). — [424] ~ ~ EEG Clin. Neurophysiol. **7**, 85 (1955). — [425] ~ ~ EEG Clin. Neurophysiol. **8**, 583 (1956). — [426] ~ ~ J. Neurophysiol. **20**, 255 (1957). — [427] CLARK, B., M. L. JOHNSON and R. E. DREHER: Amer. J. Ophthal. **29**, 828 (1946). — [428] CLAUSEN, J.: Visual Sensations (Phosphenes) produced by AC Sine Wave Stimulation. Copenhagen: E. Munksgaard 1955. — [429] ~ J. Psychol. **42**, 329 (1956). — [430] ~ and CHR. VANDERBILT: Amer. J. Psychol. **70**, 577 (1957). — [431] COBB, P. W.: J. exp. Psychol. **1**, 540 (1916). — [432] COBB, W. A., W. M. COWAN, T. P. S. POWELL and M. K. WRIGHT: J. Physiol. 128, 54 (1955); **129**, 305 (1955); **129**, 316 (1955). — [433] COBB, W.: Zit. nach R. GRANIT, Receptors and sensory perception. NewYork: Yale Univ. Press 1955. — [434] ~ and H. B. MORTON: EEG Clin. Neurophysiol. **4**,

547 (1952). — [435] COBLENTZ, W. W., and W. B. EMERSON: Bull. Bur. Stand. 14, 167 (1918) — [436] COGAN, D. G., and F. G. COGAN: Ophthalmologica (Basel) **96**, 137 (1938); **96**, 267 (1938). — [437] COHN, R.: J. Neurophysiol. **11**, 31 (1948). — [438] ~ EEG Clin. Neurophysiol. **4**, 297 (1952). — [439] ~ J. Neurophysiol. **19**, 317 (1956). — [440] COLE, K. S.: Arch. Physiol. **3**, 253 (1949). — [441] COLLANDER, Protoplasma 3, 213 (1927); 33, 215 (1939). — [442] COLLINS, F. S.: Nature (Lond.) **171**, 469 (1953). — [443] COLLINS, F. D., J. N. GREEN and R. A. MORTON: Biochem. J. **56**, 493 (1954). — [444] ~ and R. A. MORTON: Biochem. J. **47**, 3 (1950). — [445] ~ ~ Biochem. J. **47**, **18** (1950). — [446] COMMICHAU, R.: Z. Biol. **108**, **145** (1955). — [447] CONWAY, E., I. BRADY and CARTON: I. Int. Congr. Biochem. **1949**, 311. — [448] COOPER, S., R. S. CREED and R. GRANIT: J. Physiol. **79**, 185 (1933). — [449] ~ and P. M. DANIEL: Brain **72**, 1 (1949). — [450] ~ ~ Quart. J. exp. Physiol. **42**, 222 (1957). — [451] ~ ~ and D. WHITTERIDGE: J. Physiol. **113**, 463 (1951); **120**, 471 (1953); **120**, 491 (1953); Brain **78** 564 (1955). — [452] ~ ~ ~ J. Physiol. **120**, **514** (1953). — [453] ~ and J. C. ECCLES: J. Physiol. **69**, 377 (1930). — [454] ~ and M. FILLENZ: J. Physiol. **127**, 400 (1955). — [455] COPER, H., H. HERKEN u. J. KLEMPAU: Naunyn-Schmiedebergs Arch. exp. Path. Pharmak. **212**, 463 (1951). — [456] CORDS, R.: Arch. Ophthal. **67**, 149 (1908). — [457] CORNU, L., et A. CLOTTES: Soc. Biol. **142**, 142 (1952); **146**, 2032 (1952). — [458] ~ et J. GONELLA: Presentée par P. H. BENOIT, C. R. Soc. Biol. (Paris) **148**, **702** (1954). — [459] ~ ~ C. R. Soc. Biol. (Paris) **148**, 1096 (1954). — [460] CRAGG, B. G.: Nature (Lond.) **169**, 240 (1952); J. Physiol. **124**, 254 (1954). — [461] CRAGG, G. B., and H. N. V. TEMPERLEY: EEG Clin. Neurophysiol. **6**, **85** (1954). — [462] CRAIK, K. W.: Proc. roy. Soc. **128**, 232 (1939). — [463] CRAIK, K. J. W.: The nature of explanation. Cambridge: Cambridge Univ. Press. 1943. — [464] CRAIK, K. J.W. and M. D. VERNON: Brit. J. Psychol. 32, 62 (1941). — [465] CRAMPTON, G. H.: J. comp. physiol. Psychol. **49**, 534 (1956). — [466] ~ Amer. J. Physiol. **189**, **517** (1957). — [467] ~ J. comp. physiol. Psychol. (im Druck) (1958). — [468] ~ and J. C. ARMINGTON: Amer. J. Physiol. **181**, 47 (1955). — [469] CRAWFORD, B. H.: Proc. roy. Soc. **133**, 63 (1946). — [470] ~ Proc. Phys. Soc. (Lond.) **62**, 321 (1949). — [471] CREED, R. S., and R. GRANIT: J. Physiol. **66**, 281 (1928). — [472] ~ ~ J. Physiol. **78**, 419 (1933). — [473] ~ and T. C. RUCH: J. Physiol. **74**, 407 (1932). — [474] CRESCITELLI, F., and H. J. A. DARTNALL: Nature (Lond.) **172**, 195 (1953). — [475] ~ and L. J. JAHN: J. cell. comp. Physiol. **13**, 105 (1939). — [476] ~ ~ J. cell. comp. Physiol. **14**, 13 (1939). — [477] CREUTZFELDT, O., u. H. AKIMOTO: Arch. Psychiat. Nervenkr. **196**, 520 (1958). — [478] ~, A. KASAMATSU u. A. VAS-FERREIRA: Pflügers Arch. ges. Physiol. **263**, 647 (1957). — [479] CROCI, E., et H. LAUE: Pract. oto-rhino-laryng. **14**, 249 (1952). — [480] CROOK, M. N.: J. genet. Psychol. **3**, 313 (1930). — [481] CROS CLARK, LE, W. E.: Phil. Trans. B **222**, 1 (1932). — [482] ~ J. Anat. **75**, 225 (1941); Physiol. Rev. **22**, 205 (1942); Trans. ophthal. Soc. U. K. **62**, 229 (1942). — [483] ~ Brit. J. Ophthalm. **56**, 264 (1942); Robert Boyle Lecture Blackwell Scientific Publications, Oxford 1947. — [484] ~, T. McKEOWN and S. ZUCKERMAN: Proc. roy. Soc. B **126**, 449 (1939). — [485] CROZIER, W. J., and E. WOLF: Proc. nat. Acad. Sci. (Wash.) **24**, 538 (1938). — [486] ~ ~ J. gen. Physiol. **22**, 555 (1939). — [487] ~ ~ Proc. nat. Acad. Sci. (Wash.) **25**, 171 (1939). — [488] ~ ~ J. gen. Physiol. **24**, 505 (1941). — [489] ~ ~ and G. ZERRAHN-WOLF: J. gen. Physiol. **21**, 203 (1938). — [490] ~ ~ and G. ZERRAHN-WOLF: J. gen. Physiol. **21**, 313 (1938). — [491] ~ ~ ~ J. gen. Physiol. **22**, 311 (1939). — [492] ~ ~ ~ J. gen. Physiol. **22**, 451 (1939). — [493] CRUIKSHANK, M. R.: J. exp. Psychol. **21**, 625 (1937). — [494] CÜPPERS, C., u. E. WAGNER: Klin. Mbl. Augenheilk. **117**, 59 (1950); **118**, 288 (1951). — [495] CURTIS, H. D.: J. Neurophysiol. **3**, 407 (1940). — [496] CURTIS, H. J., and K. S. COLE: J. cell. comp. Physiol. **15**, **147** (1940). — [497] CZERNY: Z. Naturforsch. **4**a, 521 (1949).

[498] DALE, H. H., and P. P. LAIDLAW: J. Physiol. **45**, 1 (1912). — [499] DAL RI, H., u. K.-P. SCHAEFER: Naunyn-Schmiedebergs Arch. exp. Path. Pharmak. **234**, 79 (1958). — [500] DANIEL, P. M.: J. Anat. (Lond.) **80**, 189 (1946). — [501] DANIELLI, J. F.: J. gen. Physiol. **19**, 29 (1935); Cold Spr. Harb. Symp. quant. Biol. **6**, 190 (1938); Trans. Faraday Soc. **37**, 121 (1941); J. exp. Biol. **22**, 110 (1946); Symp. Soc. exp. Biol. **1**, 1 (4947); **6**, 1 (1952); Quart. J. microsc. Sci. **90**, 67 (1949). — [502] DANILOW, J. W.: Pawlow-Z. Nerventätigkeit, dtsch. Ausg. **5**, 320 (1955). — [503] DANIS, P.: J. Physiol. (Paris) **48**, 479 (1956). — [504] DARROW, C. W.: Psychol. Rev. **54**, **157** (1947). — [505] DARTNALL., H. J. A.: Brit. J. Ophthal. **32**, 793 (1948). — [506] ~ J. Physiol. **116**, 257 (1952); **125**, 25 (1952); **128**, 131 (1955). — [507] ~ J. Physiol. **117**, **57** (1952). — [508] ~ Brit. med. Bull. **9**, 23 (1953). — [509] ~ J. Physiol. **122**,

12 (1953). — [510] ~ J. Physiol. **134**, 327 (1956). — [511] ~ The visual pigments. London: Methuen & Co Ltd. 1957. — [512] ~ and C. F. GOODEVE: Nature (Lond.) **139**, 409 (1937). — [513] ~ ~ and R. J. LYTHGOE: Proc. roy. Soc. A **156**, 158 (1936); **164**, 216 (1938). — [514] ~ and L. C. THOMSON: Nature (Lond.) **164**, 876 (1949). — [515] ~ ~ Nature (Lond.) **165**, 524 (1950). — [516] DAVIES, R. E., and H. A. KREBS: Biochem. Soc. Symp. **8**, 77 (1952). — [517] DAVIES, T., and P. A. MERTON: J. Physiol. **140**, 27 (1957). — [518] DAVIS, H., P. A. DAVIS, A. L. LOOMIS, E. N. HARVEY and G. HOBART: J. Neurophysiol. **1**, 24 (1938). — [519] ~ and P. A. DAVIS: Arch. Neurol. Psychiat. (Chicago) **36**, 1214 (1936). — [520] DAVIS, P. A. and L. J. SAUL: Arch. Neurol. (Psychiat. (Chicago) **28**, 1104 (1932). — [521] DAVIS, R. J., and G. P. ARNETT: Amer. J. Ophthal. **40**, 71 (1955). — [522] DAVSON, H.: The physiology of the eye. London: J. & A. Churchill, Ltd. 1950. — [523] ~ and F. J. DANIELLI: The Permeability of Natural Membrans. Cambridge 1952. — [524] DAWSON, G. D.: EEG Clin. Neurophysiol. Suppl. **4**, 26 (1953). — [525] DAY, E. C.: Amer. J. Physiol. **38**, 369 (1915). — [526] DEAN, R. B.: Symp. Soc. exp. Biol. **3**, 331 (1941). — [527] DEANE, H. W., C. ENROTH-CUGELL, M. S. CONGAWARE, M. NEYLAND and A. FORBES: J. Neurophysiol. **21**, 45 (1958). — [528] DEBYE, P., u. E. HÜCKEL: Zit. nach J. HAAS, Die Physiologie der Zelle. Berlin-Nikolassee: Borntraeger 1955. — [529] DELLAPORTA, A.: Arch. Ophthal. **146**, 377 (1943). — [530] DEMENT, W., and N. KLEITMAN: EEG Clin. Neurophysiol. **9**, 673 (1957). — [531] DEMIRCOGLJAN, G.: Dokl. Akad. Nauk USSR **71**, 277 (1950). — [532] DEMOLL, R.: Die Sinnesorgane der Arthropoden, ihr Bau und ihre Funktion. Braunschweig: Vieweg & Sohn 1917. — [533] DEMPSEY, E. W., and R. S. MORISON: Amer. J. Physiol. **131**, 718 (1941); **135**, 292 (1942); **135**, 300 (1942); **138**, 283 (1943). — [534] DENTON, E. J.: Bull. du Muséum **27**, 418 (1955); Bull. de l'Inst. Océanograph. Nr. 1071 (1956). — [535] DENTON, E. J., and M. H. PIRENNE: Nature (Lond.) **165**, 304 (1950). — [536] ~ ~ J. Physiol. **115**, 68 (1951); **116**, 32 (1952). — [537] ~ ~ J. Physiol. **116**, 33 (1952). — [538] ~ ~ J. Physiol. **123**, 417 (1954). — [539] ~ ~ J. Physiol. **125**, 181 (1954). — [540] ~ and F. J. WARREN: Nature (Lond.) **178**, 1059 (1956); J. Mar. Biol. Ass. U. K. **36**, 651 (1957). — [541] ~ and J. H. WYLLIE: J. Physiol. **127**, 81 (1955). — [542] DESVIGNES, P., et S. REICH: Bull. Soc. Ophtal. France **1952**, 633. — [543] DETWILER, S. R.: J. comp. Neurol. **36**, 125 (1923). — [544] ~ J. comp. Neurol. **55**, 473 (1932). — [545] ~ and H. LAURENS: J. comp. Neurol. **33**, 493 (1921). — [546] DEWAR, J., and J. G. MCKENDRICK: J. Anat. (Paris) **7**, 275 (1873); Phil. Trans. roy. Soc. Edinburgh **27**, 141 (1873). — [547] DIETERLE, P.: Arch. Ophtal. (Paris) **14**, 707 (1954). — [548] ~ Ophthalmologica **127**, 4 (1954). — [549] ~ et J. BABEL: Ophthalmologica **129**, 245 (1955). — [550] ~ and J. P. BERGER: Riv. Oto-neuro-oftal. **29**, 1 (1954). — [551] ~ et M. MONNIER: Pract. oto-rhino-laryng. **17**, 164 (1955). — [552] DIGESER-KNOLL, M.: Z. vergl. Physiol. **38**, 219 (1956). — [553], DISCHE, Z., and G. EHRLICH: Amer. J. Ophthal. **39**, 2 (1955); **39**, 99 (1955). — [554] DITCHBURN, R. W., and B. L. GINSBERG: J. Physiol. **119**, 1 (1953). — [555] DITTLER, R.: Pflügers Arch. ges. Physiol. **117**, 1 (1907); Die objektiven Veränderungen der Netzhaut bei Belichtung. Aus: Handbuch der path. Physiologie. **12** 266 (1929). — [556] DOBRIAKOVA, A. O.: Bull. Biol. et Méd. exp. USSR **6**, 343 (1938). — [557] ~ Probl. Physiol. Opt. Acad. Sci. USSR **2**, 81 (1944). — [558] DOBROWOLSKI, J. A., B. K. JOHNSON and K. TANSLEY: J. Physiol. **130**, 533 (1955). — [559] DODT, E.: Albrecht v. Graefes Arch. Ophthal. **151**, 672 (1951). — [560] ~ Nature (Lond.) **168**, 738 (1951). — [561] ~ Albrecht v. Graefes Arch. Opthal. **153**, 152 (1952). — [562] ~ Experientia (Basel) **10**, 330 (1954). — [563] ~ J. Physiol. **128**, 12 (1955); J. Neurophysiol. **19**, 301 (1956). — [564] ~ Acta physiol. scand. **36**, 219 (1956). — [565] ~ Experientia (Basel) **12**, 1, 34 (1956). — [566] ~ Bibl. ophthal. (Basel) **48**, 32 (1957). — [567] ~ u. V. ELENIUS: Pflügers Arch. ges. Physiol. **262**, 301 (1956). — [568] ~ u. CH. ENROTH: Acta physiol. scand. **30**, 375 (1954). — [569] ~ u. J. HECK: Pflügers Arch. ges. Physiol. **259**, 212 (1954). — [570] ~ ~ Pflügers Arch. ges. Physiol. **259**, 226 (1954). — [571] ~ and L. WADENSTEN: Acta ophthal. (Kbh.) **32**, 165 (1954). — [572] ~ and J. B. WALTHER: Experientia (Basel) **14**, 1, 142 (1958). — [573] ~ ~ Nature (Lond.) **181**, 286 (1958). — [574] ~ ~ Pflügers Arch. ges. Physiol. **266**, 167 (1958). — [575] ~ ~ Pflügers Arch. ges. Physiol. **266**, 175 (1958). — [576] ~ ~ Pflügers Arch. ges. Physiol. **266**, 187 (1958). — [577] ~ and A. WIRTH: Acta physiol. scand. **30**, 80 (1953). — [578] DOESCHATE, G. TEN, and J. TEN DOESCHATE: Ophthalmologica **132**, 308 (1956). — [579] ~ u. J. A. VAN HEUREN: Ned. T. Geneesk. **1923**, 1214. — [580] DOESSCHATE, J. TEN: Ophthalmologica **121**, 44 (1951). — [581] DOGIEL, A. S.: Arch. mikrosk. Anat. **44**, 622 (1895). — [582] DOHLMAN, G.: Acta otolaryng.

(Stockh.) **5**, (1925), Suppl. **111**. — [583] DOLLFUS, M. A., et A. CHALVIGNAC: Sem. Hôp. Paris **32**, 1325 (1952). — [584] ~, S. KRAUTHAMER et A. CHALVIGNAC: Arch. Ophtal. (Paris) **11**, 756 (1951). — [585] DOMENJOZ, R.: Naunyn-Schmiedebergs Arch. exp. Path. Pharmak. **208**, 144 (1949). — [586] DONDERO, A., P. R. HOFSTAETTER and J. P. O'CONNOR: EEG Clin. Neurophysiol. **8**, 465 (1956). — [587] DONNAN, F. G.: Z. Elektrochem. **17**, 572 (1911). — [588] DONNER, K. O.: Experientia (BASEL) **5**, 413 (1949). — [589] ~ Acta physiol. scand. **21**, Suppl. 72 (1950). — [590] ~ J. Physiol. **122**, 524 (1953). — [591] ~ and R. GRANIT: Acta physiol. scand **17**, 161 (1949). — [592] ~ ~ Acta physiol. scand. **18**, 113 (1949). — [593] ~ and G. KRISZAT: Ark. Zool. **42A**, 1 (1950). — [594] ~ and E. N. WILLMER: J. Physiol. **111**, 160 (1950). — [595] DOWBEN, R. M., and J. E. ROSE: Science **118**, 22 (1953). — [596] DRESER, H.: Naunyn-Schmiedebergs Arch. exp. Path. Pharmak. **33**, 251 (1894). — [597] DRIGALSKI, W. VON: Klin. Wschr. **18**, 1269 (1939); **18**, 1318 (1939); **19**, 294 (1940); Z. Vitaminforsch. **9**, 325 (1939). — [598] DRISCHEL, H.: Klin. Mbl. Augenheilk. **131**, 740 (1957). — [599] ~ Pflügers Arch. ges. Physiol. **264**, 145 (1957); **264**, 169 (1957). — [600] ~ u. C. LANGE: Pflügers Arch. ges. Physiol. **262**, 307 (1956). — [601] ~ u. H.-G. SCHAUBITZER: Klin. Mbl. Augenheilk. **132**, 170 (1958). — [602] ~ u. L. ZETT: Klin. Mbl. Augenheilk. **132**, 305 (1958). — [603] DUBOULOZ, P., H. GASTAUT et J. H. CORRIOL: Arch. Sci. physiol. **1**, 325 (1947). — [604] DUNGERN, E. VON: Albrecht v. Graefes Arch. Ophthal. **102**, 346 (1920). — [605] DUNLAP, K.: Amer. J. Physiol. **55**, 201 (1920). — [606] DURUP, G., et A. FESSARD: Année psychol. **36**, 1 (1936). — [607] DUSSER DE BARENNE, J. G., and W. S. MCCULLOCH: J. Neurophysiol. **1**, 176 (1938).

[608] EBBECKE, U.: Pflügers Arch. ges. Physiol. **186**, 200 (1921). — [609] ~ Erg. Physiol. **35**, 756 (1933). — [610] ~ Pflügers Arch. ges. Physiol. **238**, 441 (1936). — [611] ~ Pflügers Arch. ges. Physiol. **250**, 421 (1948). — [612] EBBINGHAUS, H.: Z. Psychol. **5**, 145 (1893); Ref. Nagels Jber. **1893**, 47. — [613] EBE, M., K. ISOBE and K. MOTOKAWA: Science **113**, 353 (1951). — [614] EBERT, H.: Ann. Physiol. u. Chem. **33** (1888). — [615] ECCLES, J. C.: Erg. Physiol. **38**, 339 (1936); Physiol. Rev. **17**, 538 (1937). — [616] ~ EEG Clin. Neurophysiol. **3**, 449 (1951). — [617] ~ The neurophysiological basis of mind. The principles of Neurophysiology. Waynflete lectures. Oxford: Clarendon Press 1953. — [618] ~ Pflügers Arch. ges. Physiol. **260**, 385 (1955). — [619] ~ P. FATT and K. KOKETSU: Aust. J. Sci. **16**, 50 (1953). — [620] ECHLIN, F. A., V. ARNETT and J. ZOLL: EEG Clin. Neurophysiol. **4**, 1 (1952). — [621] ECKEL, W.: Arch. Ohr- usw. Heilk. u. Z. Hals usw. Heilk. **164**, 487 (1954). — [622] ECTORS, L.: C. R. Soc. Biol. (Paris) **120**, 1339 (1935). — [623] EDRIDGE-GREEN, F. W.: Physiology of Vision. London: G. Bell & Sons, Ltd. 1920. — [624] ~ Nature (Lond.) **155**, 178 (1945). — [625] EFRON, R.: Brit. J. Ophthal. **41**, 709 (1957). — [626] EICHNER, D.: Z. Zellforsch. **41**, 493 (1955). — [627] ~ Z. Zellforsch. **43**, 513 (1956); **48**, 137 (1958). — [628] ~ Mündliche Mitteilung 1956. — [629] EINTHOVEN, W., and W. A. JOLLY: J. exp. Physiol. **1**, 373 (1908). — [630] EKMAN, G.: J. Psychol. **38**, 467 (1954); **41**, 231 (1956). — [631] ELENIUS, V., and J. HECK: Nature (Lond.) **180**, 810 (1957). — [632] ELFVIN, L. E.: Exp. Cell. Res. **5**, 554 (1953). — [633] ELIASSON, S. G., J. E. HYDE and P. BACH-y-Rita: Amer. J. Physiol. **191**, 203 (1957). — [634] ELLINGSON, R. J.: EEG Clin. Neurophysiol. **10**, 31 (1958). — [635] ELSBERG, C. A., and H. SPOTNITZ: Bull. neurol. Inst. N. Y. **6**, 253 (1937). — [636] ~ ~ Amer. J. Physiol. **121** 454 (1938). — [637] ~ ~ Bull. neurol. Inst. N. Y. **7**, 160 (1938). [638] ENGELMANN, TH. W.: Farbe und Assimilation. Bot. Z. **1883**, Nr. 1 u. 2. — [639] ~ Pflügers Arch. ges. Physiol. **35**, 498 (1885). — [640] ENROTH, CH.: Acta physiol. scand. **27**, (1952), Suppl. 100. — [641] ~ Acta physiol. scand. **29**, 19 (1953). — [642] ENROTH, E., u. S. WERNER: Finska Läkällsk. Handl. **78**, 161 (1935). — [643] ENZER, N., E. SIMONSON and G. BALLARD: Amer. J. clin. Path. **14**, 333 (1944). — [644] ~ ~ and S. S. BLANKENSTEIN: Amer. J. Physiol. **133**, 269 (1941). — [645] ~ ~ ~ Ann. intern. Med. **16**, 701 (1942). — [646] ~ ~ ~ J. Lab. clin. Med. **29**, 63 (1944). — [647] ~ ~ and S. M. EVANS: J. Indust. Hyg. Toxicol. **27**, 147 (1945). — [648] ERBSLÖH, J.: Medizinische **1957**, 349. — [649] ERICKSON, M. H.: J. gen. Psychol. **20**, 61 (1939). — [650] ERLANGER, J., and H. S. GASSER: Electrical signs of nervous activity. Johnson Foundation Lectures. Philadelphia: Univ. Penssylvania Press 1937. — [651] ESPER, F. J.: Z. Naturforsch. **9**b, 13 (1954). — [652] EULER, H. VON: Extr. Congr, internat. Soc. Scient. d'Hygiène Aliment. 1937. — [653] ~ u. E. ADLER: Ark. Kemi **11**B, Nr. 20, 6 (1933). — [654] ~ ~ Z. physiol. Chem. **228**, 1 (1934). — [655] EULER, C. VON, and G. F. RICCI: J. Neurophysiol. **21**, 231 (1958). — [656] EURA, E.: Fukuoka

Acta med. 30, 11 (1937). — [657] EUZIÉRE, J., P. PASSOUANT et R. CAZABAN: Ann. Oculist. (Paris) **184**, 865 (1951). — [658] ~ ~ ~ Rev. Otol.-neuro-ophtal. **24**, 220 (1952). — [659] EVANS, C. C.: EEG Clin. Neurophysiol. **5**, 69 (1953). — [660] EVANS, J. N., and A. R. MAC. FARLAND: Amer. J. Ophthal. **21**, 968 (1938). — [661] EVARTS, E. V.: Amer. J. Physiol. **182**, 594 (1955). — [662] ~ and J. R. HUGHES: Amer. J. Physiol. **188**, 238 (1957). — [663] ~, W. LANDAU, W. FREYGANG jr. and W. H. MARSHALL: Amer. J. Physiol. **182**, 594 (1955). — [664] EYRE, E. D., and R. G. BICKFORD: Amer. J. Physiol. **183**, 613 (1955). — [665] EZUKA, K.: Jap. Ophthal. **1**, 13 (1957). —

[666] FABI, e T. POSTELI: Otorinolaring. ital. **16**, 103 (1947). — [667] FARBOT, Ö.: Acta psychiat. scand. **28**, 275 (1953). — [668] FAURE, I., J. CHABOT et F. DUTERTRE: Rev. neurol. 86, 103 (1952). — [669] FECHNER, G. T.: Elemente der Psychophysik. Leipzig: Breitkopf & Härtel 1860. — [670] FEHR, O.: Die Anwendung der Elektrizität in der Augenheilkunde. Aus: Handbuch der gesamten medizinischen Anwendung der Elektrizität II. Bd. Leipzig: Klinkhardt 1911. — [671] FEIGENBAUM, A.: Klin. Mbl. Augenheilk. **80**, 577 (1928); **80** 596 (1928). — [672] FEINDEL, W., and P. GLOOR: EEG Clin. Neurophysiol. **6**, 389 (1954). — [673] FELDBERG, W.: Brit. med. Bull. **6**, 312 (1950). — [674] ~, G. W. HARRIS and R. C. Y. LIN: J. Physiol. **112**, 400 (1951). — [675] ~ and M. VOGT: J. Physiol. **107**, 372 (1948). — [676] FENG, T. P.: Erg. Physiol. **39**, 73 (1936). — [677] FENN, W. O., R. GALAMBOS, A. B. OTIS and H. RAHN: J. appl. Physiol. **1**, 710 (1949). — [678] ~ and J. B. HURSCH: Amer. J. Physiol. **118**, 8 (1937). — [679] FERNÀNDEZ-MORAN, H.: Nature (Lond.) **177**, 742 (1956). — [680] FERREIRA, C. DE, e C. DA MAIA: Gaz. med. portug. **9**, 71 (1956). — [681] FICK, A.: Erregung der Netzhaut durch andere Ursachen als Lichtstrahlung. Aus: Hermanns Handbuch der Physiologie, III. Bd. Leipzig: Vogel 1879. — [682] ~ Die Lehre von der Lichtempfindung. Aus: Hermanns Handbuch der Physiologie, III. Bd. S. 139. Leipzig: Vogel 1879. — [683] FIELDS, W. S., R. B. KING and J. L. O'leary: J. Neurophysiol. **12**, 117 (1949). — [684] FILEHNE, W.: Pflügers Arch. ges. Physiol. **83**, 369 (1901). — [685] FILLENZ, M.: J. Physiol. **128**, 182 (1955). — [686] FINKELSTEIN, L.: Arch. Psychiat. Nervenkr. **26**, 867 (1894). — [687] FIORENTINI, A., and L. RONCHI: Symp. on visual problems of colour, Nat. physic. Labor. Teddington 1957. — [688] FISCHER, F. P.: Arch. Augenheilk. **107**, 295 (1933). — [689] — Tabul. biol. ('s-Grav.) **22**, 2, 120 (1951). — [690] ~ Stoffwechsel und Ernährung des Auges: Aus. Tabul. biol. ('s-Grav.) **22**, 2, 271 (1951). — [691] ~ u. K. VOM HOFE: Arch. Augenheilk. **105**, 443 (1932). — [692] ~ u. J. JONGBLOED: Arch. Augenheilk. **109**, 452 (1936)— [693] FISCHER, M. H.: Pflügers Arch. ges. Physiol. **230**, 161 (1932); **233**, 738 (1934). — [694] ~ u. F. J. HABERICH: Pflügers Arch. ges. Physiol. **257**, 290 (1953). — [695] FITZHUGH, R.: J. gen. Physiol. **40**, 925 (1957). — [696] FLASCHENTRAEGER, B., u. E. LEHNARTZ: Physiologische Chemie I, S. 980. Berlin- Göttingen-Heidelberg: Springer 1951. — [697] FLECKENSTEIN, A.: Pflügers Arch. ges. Physiol. **253**, 321 (1951). — [698] ~ Der Kalium-Natrium-Austausch als Energieprinzip in Muskel und Nerv. Berlin-Göttingen-Heidelberg: Springer 1955. — [699] ~, J. JANKE, G. LECHNER u. G. BAUR: Pflügers Arch. ges. Physiol. **259** 246 (1954). — [700] FLEISCHL VON MARXOW, E.: Zbl. Physiol. **4**, 18 (1890); **4**, 537 (1890). — [701] FLEMMING, K.: Klin. Wschr. **1954**, 325; Z. Biol. **107**, 284 (1954). — [702] FOERSTER, O.: Lancet 2, 309 (1931). — [703] FORBES, A., and S. BURLEIGH: Fed. Proc. **11**, 47 (1952). — [704] ~ ~ and M. NEYLAND: J. Neurophysiol. **18**, 517 (1955). — [705] ~ and H. W. DEANE: Science **125**, 746 (1957). — [706] ~ ~, M. NEYLAND and M. S. GONGAWARE: J. Neurophysiol. **21**, 247 (1958). — [707] ~, C. ENROTH, M. NEYLAND, M. S. GONGAWARE and H. W. DEANE: Fed. Proc. **15**, 65 (1956). — [708] FORSSMAN, S.: Nord. med. **32**, 2717 (1946). — [709] FOX, J. C., F. H. COUCH and R. DODGE: Arch. Neurol. Psychiat. (Chicago) **26**, 23 (1931). — [710] FRANCESCHETTI, A., et J. BABEL: Klin. Mbl. Augenheilk. **107**, 506 (1941). — [711] ~ u. P. DIETERLE: Conf. neurol. **14**, 184 (1954); Estratto 41. Congr. Soc. oftal. ital. Roma 1955. — [712] ~ ~ 18. int. ophthalm. Kongr. 1958; Excerpta med. **1958**, C 321, Nr. 6. — [713] ~ ~ u. H. GOSSLICH: Verh. dtsch. Ophthalm. Ges. Heidelberg 1955. — [714] ~ ~ et M. MONNIER: Rev. Oto-neuro-ophtal. **27**, 3 (1955). — [715] ~, D. KLEIN et J. BABEL: Arch. psiquiat. **13**, 69 (1955). — [716] ~, M. MONNIER et P. DIETERLE: Bull. schweiz. Akad. med. Wiss. **8**, 403 (1952). — [717] ~ ~ ~ Trans. Soc. Ophthal. **72**, 515 (1952). — [718] FRANCIS, C. M.: J. Physiol. **120**, 435 (1953). — [719] FRANÇOIS, J.: Bull. Soc. Belge ophtal. **99**, 457 (1951); Bull, Acad. roy. méd. Belge, Ser. 6, **17**, (1952); Ann. Oculist. (Paris) **185**, 255 (1952). — [720] ~ Ann. Oculist. (Paris) **185**, 842 (1952); Atti Soc. Oft. Lombarda **7**,

147 (1952). — [721] ~ Bull. Soc. France Ophtal. **65**, 209 (1952); Acta ophthal. (Kbh.) **31**, 205 (1953). — [722] ~ Ophthalmologica **125**, 137 (1953). — [723] ~ et A. DE ROUCK: Acta ophthal. (Kbh.) **32**, 391 (1954). — [724] ~ ~ Acta ophthal. (Kbh.) **33**, 131 (1955); Bull. Soc. belge Ophtal. **107**, 303 (1954). — [725] ~ ~ Bull. Soc. belge ophtal. **2**, 109 (1955). — [726] ~ ~ Bull. Soc. belge Ophtal. **111**, 408 (1956). — [727] ~ ~ 18. int. ophthal. Kongr. 1958; Excerpta med. **1958**, C 305, Nr. 5. — [728] ~ ~ et G. VERRIEST: Bibl. ophthal. (Basel) **48**, 73 (1957). — [729] ~ et G. VERRIEST: Ann. Oculist. (Paris) **188**, 97 (1955). — [730] ~ ~ et A. DE ROUCK: Docum. Ophthal. **9**, 338 (1955). — [731] ~ ~ ~ Brit. J. Ophthal. **40**, 439 (1956). — [732] ~ ~ ~ Ophthalmologica **43**, (1956), Suppl. — [733] ~ ~ ~ Brit. J. Ophthal. **40**, 108 (1956); Bibl. ophthal. (Basel) **48**, 87 (1957). — [734] ~ ~ ~ Ophthalmologica **131**, 1 (1956); Progr. Ophthal. **7**, 1 (1957). — [735] ~ ~ ~ 18. int. ophthal. Kongr. 1958; Excerpta med. **1958**, C 320 Nr. 4. — [736] FRANZ, V.: Handbuch der vergleichenden Anatomie der Wirbeltiere II/2 989 (1934). — [737] FRANZ, W.: Naturwissenschaften **29**, 766 (1941); Pflügers Arch. ges. Physiol. **246**, 112 (1942). — [738] FRENCH, J. D. ,M. VERZEANO and H. W. MAGOUN: A. M. A. Arch. Neurol. **69**, 503 (1953); **69**, 519 (1953). —[739] FREY, E.: Proc. Kon. Ned. Akad. Ned. Wetensch. (Amsterdam) **38**, 767 (1935); **38**, **775** (1935); Schweiz. Arch. Neurol. **39**, 255 (1937); **40**, 69 (1937). — [740] FRIDERICIA, L. S., and E. HOLM: Amer. J. Physiol. **73**, 63 (1925). — [741] FRIEDL, F. P.: Stud. Psychol. Psychiatr. Cath. Univ. **9**, 2 (1954). — [742] FRIEDRICH, W., u. H. SCHREIBER: Pflügers Arch. ges. Physiol. **246**, 621 (1943); **246**, 790 (1943). — [743] FRISCH, K. VON: Z. vergl. Physiol. **2**, 393 (1925). — [744] FRÖHLICH, F. W.: Z. Sinnesphysiol. **48**, 28 (1913). — [745] ~ Z. Sinnesphysiol. **48**, 354 (1914). — [746] ~ Z. Sinnesphysiol. **54**, 58 (1922); Pflügers. Arch. ges. Physiol. **208**, 120 (1925); Die Empfindungszeit. Jena: S. Fischer 1929. — [747] ~ Z. Biol. **87**, **511** (1928). — [748] ~, E. HIRSCHBERG u. M. MONJÉ: Z. Biol. **87**, 517 (1928). — [749] FRY, G. A., and S. H. BARTLEY: J. cell. comp. Physiol. **5**, 291 (1934). — [750] ~ ~ Amer. J. Physiol. **111**, 335 (1935). — [751] ~ ~ J. exp. Psychol. **19**, 351 (1936). — [752] FUCHS, E.: Wien. med. Wschr. **1877**, 221. — [753] ~ Pflügers Arch. ges. Physiol. **56**, 408 (1894). — [754] FUCHS, J.: Dtsch. med. Wschr. **1953**, 1054. —[755] FUJISHITA, S.: Jap. J. Physiol. **7**, 72 (1957). — [756] FUKADA, T., M. HINOKI and T. TOKITA: Acta oto-laryng. (Stockh.) **48**, 425 (1957). — [757] ~ u. T. TOKITA: Acta oto-laryng. (Stockh.) **48**, **415** (1957). — [758] FURUKAWA, T.: J. Osaka City Med. Center **1**, 121 (1952). — [759] ~ and J. HANAWA: Jap. J. Physiol. **5**, 289 (1955). —

[760] GALA, A.: Bratislarské. lekàrs. Listy 3, 192 (1924). — [761] GALEN: Zit. nach A. LINKSZ, Physiology of the Eye. Vol. I: Optics. S. 4. New York: Grune & Stratton 1950. — [762] GALEZOWSKI: Du diagnostic des maladies des yeux par la Chromatoscopie. Paris 1868. — [763] GALLEGO, A.: Coll. Probl. Opt. de la Vision. Madrid 1953. — [764] GALVEZ MONTES, J.: Bull. Soc. Oftal. Hisp.-amer. **1954**. — [765] GARSCHE, R.: Klin. Wschr. **1953**, 118. — [766] GARTEN, S.: Veränderungen der Netzhaut durch Licht. Aus A. v. GRAEFE u. TH. SAEMISCH, Handbuch der gesamten Augenheilkunde, III Bd., 2. Aufl. S. 213. Berlin: J. Springer 1925. — [767] GASSER, H. S.: Harvey Lect. **169** (1936/37). — [768] GASTAUT, H.: EEG Clin. Neurophysiol. Suppl. **2**, 69 (1949). — [769] ~ EEG Clin. Neurophysiol. **2**, 228 (1950); **2**, 249 (1950); **2**, 349 (1950). — [770] ~ Rev. Practicien **1**, 1 (1951). — ~ Riv. Neurol. **21**, 1 (1951). — [772] ~ EEG Clin. Neurophysiol. Suppl. **4**, 121 (1953). — [773] ~, C. ALVIM-COSTA, Y. GASTAUT et M. R. ALVIM-COSTA: Acta physiol. pharmacol. neerl. **6**, **515** (1957). — [774] ~ et J. CORRIOL: Rev. Neurol. **83**, 583 (1950). — [775] ~, J. CORRIOL, J. BERT et A. MERLAND: Encéphale **6**, **554** (1950). — [776] ~ et J. HUNIER: J. Physiol. (Paris) **42**, 592 (1950). EEG Clin Neurophysiol. **2**, 263 (1950). — [777] GAYDON, A. G.: Proc. Phys. Soc. **1938**, 714. — [778] GEBHARD, J. W.: J. exp. Psychol. **44**, 132 (1952); Psychol. Bull. **50**, 73 (1953). — [779] GEIGER, A., J. DOBKIN and J. MAGNES: Science **118**, **655** (1953). — [780] GELDARD, F. A.: J. opt. Soc. Amer. **24**, 299 (1934). — [781] GELFAN, S.: Proc. Soc. exp. Biol. (N. Y.) **23**, 308 (1926). — [782] GELLHORN, E.: Proc. Soc. Exper. Biol. (N. Y.) **70**, 107 (1949). — [783] ~ Physiological Foundations of Neurology and Psychiatry. Univ. of Minnesota Press. 1953. — [784] ~ and H. HEILMAN: Fed. Proc. **2**, 122 (1943); Psychosom. Med. **6**, 23 (1944). — [785] GEMELLI, F. A.: Boll. Soc. ital. Biol. sper. **12**, 204 (1937). — [786] ~, R. COLOMBI e R. F. SCHUPFER: Contributi del Laboratorio di psicologia. Serie decimaquinta. Milano **40**, 26 (1952); Ann. Psychol. **50**, 185 (1951). — [787] GENDEREN-STORT, A. G. H. VAN: Albrecht v. Graefes Arch. Ophthal. **33** (1887); Arch. néerl. Sci. Exact. nat. publ. p. l., Soc. holl. Sci. **21** (1887). — [788] GENZ, H.: Ärztl. Wschr. **1949**, 660. — [789] GEORGE, ST., R. C. C.:

J. gen. Physiol. **35**, 495 (1952). — [790] GERARD, R. W.: Schweiz. med. Wschr. **1941 I**, 397; Ann. Rev. Physiol. **4**, 339 (1942). — [791] ~ Aus K. A. C. ELLIOT, J. H. PAGE and J. H. QUASTEL, Neurochemistry. Springfield, Ill.: Thomas 1955. — [792] ~, W. H. MARSHALL and L. I. SAUL: Proc. Soc. exp. Biol. (N. Y.) **30**, 1123 (1933). — [793] ~ ~ ~ Arch. Neurol. Psychiat. **36**, 675 (1936). — [794] GERNANDT, B.: J. Neurophysiol. **10**, 123 (1947). — [795] ~ J. Neurophysiol. **10**, 303 (1947). — [796] ~ Acta physiol. scand. **15**, 88 (1948). — [797] ~ Acta physiol. scand. **15**, 286 (1948). — [798] ~ Acta physiol. scand **17**, 150 (1949). — [799] ~ Acta physiol. scand. **18**, 19 (1949). — [800] ~ and R. GRANIT: J. Neurophysiol. **10**, 295 (1947). — [801] GERSUNI, G. W., A. W. LEBEDINSKY, A. A. WOLOCHOW u. L. T. ZAGORULJKO: Fiziol. Z. **19**, 1115 (1935). — [802] GESELL, R.: Ergebn. Physiol. **43**, 477 (1940). — [803] GIBBS, F. A., and E. L. GIBBS: Atlas der Electroencephalographie I. 2. Aufl. 1950. — [804] ~ ~ and W. G. LENNOX: Arch. neurol. psychiat. (Chicago) **50**, 111 (1943). — [805] ~ and J. R. KNOTT: EEG Clin. Neurophysiol. **1**, 223 (1949). — [806] GIBSON, I. J.: The perception of the visual world. Cambridge, Mass.: Riverside Press 1950. — [807] GIBSON, K. S., and E. P. T. TYNDALL: Sci. Papers Bur. Stand. Wash. **19**, 131 (1923/24). — [808] GLEES, P.: Morphologie und Physiologie des Nervensystems. Stuttgart: Georg Thieme 1957. — [809] GLICKMAN, H., R. W. KEETON, H. H. MITCHELL and M. K. FAHNESTOCK: Amer. J. Physiol. **146**, 538 (1946). — [810] GLOSTER, J., and D. P. GREAVES: Proc. roy. Soc. Med. **49**, 675 (1956). — [811] GOETHE, J. W. VON: Zit. nach H. VON HELMHOLTZ, Handbuch der physiologischen Optik, III. S. 402ff. Hamburg u. Leipzig 1910. — [812] GOLDBERG, L.: Acta physiol. scand. **5**, 127 (1943); Suppl. 16. — [813] GOLDFELD: Zit nach G. v. STUDNITZ: Physiologie des Sehens. Retinale Primärprozesse. Leipzig: Akad. Verlagsges. Geest & Portig K. G. 1952. — [814] GOLDMAN, D. E.: J. gen. Physiol. **27**, 37 (1944). — [815] GOLDMAN, S., W. F. SANTELMANN, W. E. VIVIAN and D. GOLDMAN: Science **109**, 524 (1949). — [816] GOLDRING, S., G. NEEK, J. L. O'LEARY and A. GREDITZER: EEG Clin. Neurophysiol. **2**, 297 (1950). — [817] GOLDRING, S., and J. L. O'LEARY: EEG Clin. Neurophysiol. **6**, 189 (1954). — [818] GOODMAN, G.: 18. int. ophthal. Kongr. **1958**; Excerpta med. **1958**, C 327, Nr. 12. — [819] ~ and H. BORNSCHEIN: A. M. A. Arch. Ophthal. **58**, 174 (1957). — [820] ~ and G. ISER: Amer. J. Ophthal. **42**, 212 (1956). — [821] GORDON, G.: Brit. J. Ophthal. **35**, 339 (1951). — [822] GORTER, J. E., and F. GRENDEL: J. exp. Med. **41**, 439 (1925). — [823] GOTCH, F.: J. Physiol. **29**, 388 (1903). — [824] ~ J. Physiol. **30**, 1 (1903). — [825] ~ J. Physiol. **31**, 1 (1904). — [826] GOTO, M., and N. TOIDA: Jap. J. Physiol. **4**, 123 (1954). — [827] ~ ~ Jap. J. Physiol. **4**, 221 (1954). — [828] GOTSCH, F., and V. HORSLEY: Proc. roy Soc. Ser. B **45**, 18 (1889). — [829] GOURÉVITCH, A.: Bull. Soc. Chim. biol. (Paris) **32**, 725 (1950). — [830] GRAHAM, C. H.: J. cell comp. Physiol. **2**, 295 (1932). — [831] GRAHAM, C. H., and R. GRANIT: Amer. J. Physiol. **98**, 664 (1931). — [832] ~ ~ Amer. J. Physiol. **98**, 917 (1931). — [833] ~, E. H. KEMP and L. A. RIGGS: J. gen. Psychol. **13**, 275 (1935). — [834] ~ and R. MARGARIA: Amer. J. Physiol. **113**, 299 (1935). — [835] ~ and L. A. RIGGS: J. gen. Psychol. **12**, 279 (1935). — [836] GRAHAM, J., and R. W. GERARD: J. cell. comp. Physiol. **28**, 99 (1946). — [837] GRAND, LE, Y.: Optique Physiologique. I. Ed. Rev. Opt. (Paris) **1946**, 356. — [838] ~ et E. BAUMGARDT: Ann. Oculist (Paris) **189**, 829 (1956). — [839] GRANDJEAN, E., u. K. BÄTTIG: Helv. physiol. Acta **13**, 178 (1955). — [840] GRANIT, R.: Z. Sinnesphysiol. **58**, 95 (1927). — [841] ~ Report Physiol. Opt. Soc. Discussion on Vision. London 1932. — [842] ~ J. Physiol. **76**, 1 (1932); **77**, 207 (1933). — [843] ~ J. Physiol. **85**, 421 (1935); Finska Läk. Sällsk. Hdl. **78**, 265 (1935). — [844] ~ Acta ophthal. (Kbh.) **14**, Suppl. 8 (1936). — [845] ~ Die Elektrophysiologie der Netzhaut und des Sehnerven. Copenhagen: Levin & Munksgaard 1936. — [846] ~ Nature (Lond.) **1937 I**, 719. — [847] ~ Nature (Lond.) **140**, 972 (1937). — [848] ~ Docum. ophthal. **1**, 7 (1938). — [849] ~ Nord. med. **1939**, 2700. — [850] ~ Nord. med. **1939**, 3569. — [851] ~ Nord. med. **1941**, 2371. — [852] ~ Acta physiol. scand. **1**, 386 (1941). — [853] ~ Acta physiol. scand. **1**, 370 (1941). — [854] ~ Acta physiol. scand. **2**, 93 (1941). — [855] ~ Acta physiol. scand. **2**, 109 (1941). — [856] ~ Acta physiol. scand. **2**, 334 (1941). — [857] ~ Acta physiol. scand. **3**, 137 (1941). — [858] ~ Ann. Rev. Physiol. **3**, 461 (1941). — [859] ~ Acta physiol. scand. **3**, 318 (1942). — [860] ~ Acta physiol. scand. **4**, 118 (1942). — [861] ~ Acta physiol. scand. **5**, 108 (1943). — [862] ~ Acta physiol. scand. **5**, 219 (1943). — [863] ~ Nature (Lond.) **151**, 11 (1943). — [864] ~ Acta physiol. scand. **7**, 216 (1944). — [865] ~ J. Physiol. **103**, 103 (1944). — [866] ~ J. Neurophysiol. **8**, 192 (1945). — [867] ~ J. Neurophysiol. **8**, 195 (1945). — [868] ~ Vet. Akad. Ark. Zool. A **36**, Nr. 11 (1945). — [869] ~ J. Physiol. **105**, 45 (1946). — [870] ~ Sensory mechanisms of the Retina. London- New York-Toronto: Oxford University Press 1947. — [871] ~ J. Neurophysiol. **11**, 239 (1948). — [872] ~ J. Neurophysiol. **11**, 253 (1948). — [873] ~ Acta physiol. scand. **18**, 281 (1949). — [874] ~ Ergebn. Physiol. **46**, 31 (1950). — [875] ~ Proc. roy. Soc. Ser. B **140**, 191 (1952). — [876] ~ Nord. Med. **52**, 1674 (1954). — [877] ~ Receptors and sensory perception. Yale Univ. Press. **1955**; Studium gen. **10**, 244 (1957). — [878] — J. Neurophysiol. **18**, 388 (1955). — [879] ~ Bibl. ophthal. (Basel) **48**, 38 (1957). — [880] ~ Ophthalmologica **135**, 327 (1958). — [881] ~ and W. AMMON: Amer. J. Physiol. **95**, 229 (1930). — [882] ~ and E. L. HAMMOND: Amer. J. Physiol. **98**, 654 (1931). — [883] ~ and P. HARPER: Amer. J. Physiol. **95**, 211 (1930). — [884] ~ et T. HELME: J. Neurophysiol. **2**, 556 (1939). — [885] ~, T. HOHENTHAL and A. UOTI: Acta ophthal (Kbh.) **8**, 147 (1930). — [886] ~, T. HOLMBERG and M. ZEWI: J. Physiol. **94**, 430 (1938). — [887] ~ and A. MUNSTERHJELM: J. Physiol. **88**, 436 (1937). — [888] ~ ~ and M. ZEWI: J. Physiol. **96**, 31 (1939). — [889] ~ and H. A. RIDDELL: J. Physiol. **81**, 1 (1934). — [890] ~, B. RUBINSTEIN and P. O. THERMAN: J. Physiol. **85**, 34 (1935). — [891] ~ and C. R. SKOGLUND: J. Neurophysiol. **6**, 337 (1943). — [892] ~ and G. SVAETICHIN: Upsala Läkaref. förh. **65**, 161 (1939). — [893] ~ and K. TANSLEY: J. Physiol. **107**, 54 (1948). — [894] ~ and P. O. THERMAN: J. Physiol. **83**, 359 (1935). — [895] ~ ~ J. Physiol. **91**, 127 (1937). — [896] ~ ~ J. Physiol. **93**, 9 (1938). — [897] ~ and A. WIRTH: J. Physiol. **122**, 386 (1953). — [898] ~ and C. M. WREDE: J. Physiol **89**, 239 (1937). — [899] GRASS, A. H., and F. A. GIBBS: J. Neurophysiol. **1**, 521 (1938). — [900] GRASTYÁN, E., K. LISSAK and F. KÉKESI: Acta physiol. hung. **9**, 133 (1956). — [901] GRAY, J. A. B., and G. SVAETICHIN: Acta physiol. scand. **24**, 278 (1951). — [902] GRAYBIEL, A., J. L. LILIENTHAL, JR. and D. HORWITZ: J. Aviat. Med. **14**, 356 (1943). — [903] GRAZI, S., and L. RONCHI: Optica Acta **3**, 188 (1956). — [904] GREGORY, R. L., and V. CANE: Nature (Lond.) **176**, 1272 (1955). — [905] GRIESEBACH, H.: Dtsch. med. Wschr. **1957**, 888. — [906] GRIFFIN, D. R., R. HUBBARD and G. WALD: J. opt. Soc. Amer. **37**, 546 (1947). — [907] GRIFFITH, W. H., and D. J. MULFORD: J. Amer. chem. Soc. **63**, 929 (1941). — [908] GRIGNOLO, A., U. BUTTURINI e A. BARONCHELLI: Boll. Soc. ital. sper. **7**, 28 (1952). — [909] GRÖPPEL, F., F. HAASS u. A. KOHRAUSCH: Z. Sinnesphysiol. **67**, 207 (1938). — [910] GROHMANN: Zit. nach H. SCHOBER: Das Sehen. Bd. II. Leipzig: Fachbuch-Verlag 1954. — [911] GRÜSSER, O.-J.: Naturwissenschaften **44**, 522 (1957); **268**, 47 (1958). — [911a] ~ u. O. CREUTZFELDT: XX. int. Physiol. Kongr. 1956; Pflügers Arch. ges. Physiol. **263**, 668 (1957). — [912] ~ u. A. GRÜTZNER: Albrecht v. GRAEFES Arch. Ophthal. **160**, 65 (1958). — [913] — u. H. KAPP: Pflügers Arch. ges. Physiol. **266**, 111 (1958). — [914] ~ u. C. RABELO: Pflügers Arch. ges. Physiol. **265**, 501 (1958). — [915] GRÜTTNER, R.: Z. Sinnesphysiol. **68**, 1 (1939). — [916] ~ u. A. BONKALO: Arch. Psychiat. **111**, 652 (1940). — [917] GÜTH, V., u. W. MÜLLER-LIMMROTH: Z. Biol. **110**, 183 (1958). — [918] GUNTER, R.: J. Physiol. **114**, 8 (1951). — [919] ~ J. Physiol. **118**, 395 (1952). — [920] ~ J. Physiol. **123**, 409 (1954). — [921] GURTOVOJ, G. K., u. S. V. KRAVKOV: Dokl. Akad. Nauk USSR **78**, 391 (1951).

[922] HAAS, H. K. DE: Lichtprikkels en retinastroomen in hun quantitatief verband, Diss. Leiden 1903. — [923] HAAS, J.: Die Physiologie der Zelle. Berlin-Nikolassee: Borntraeger 1955. — [924] HAGINO, R., A. SUZUMARA and A. NASU: Nagoya J. med. Sci. **16**, 287 (1953). — [925] HALD, J.: J. biol. Chem. **167**, 499 (1947). — [926] HALLAUER, M.: Klin. Mbl. Augenheilk. **47**, 721 (1909). — [927] HALSTEAD, W.: J. Psychol. **6**, 177 (1938). — [928] HALSTEAD, W. C.: Brain and Intelligence. Chicago: Univ. Chicago Press. 1947. — [929] HANAWA, J.: Jap. J. Physiol. **6**, 218 (1956). — [930] ~, E. KIMURA and Y. HOSOYA: Jap. Physiol. **5**, 322 (1955). — [931] HANSEL, C. E. M.: Nature (Lond.) **179**, 1290 (1957). — [932] HANSTRÖM, B.: Vergleichende Anatomie des Nervensystems der wirbellosen Tiere. Berlin: J. Springer 1928. — [933] HARLAN, W. L., P. T. WHITE and R. G. BICKFORD: EEG Clin. Neurophysiol. **10**, 164 (1958). — [934] HARMS, H.: Klin. Mbl. Augenheilk. **112**, 353 (1947). — [935] HARREVELD, A. VAN: Acta néerl. physiol. **15**, 23 (1930); **15**, 151 (1930); **15**, 413 (1930). — [936] HARRIS, E. J., and C. P. BURN: Trans. Faraday Soc. **45**, 508 (1949). — [937] ~, GEHRSITZ, L. B. and L. NORDQUIST: Amer. J. Ophthal. **36**, 39 (1953). — [938] ~ and M. MAIZELS: J. Physiol. **113**, 506 (1951). — [939] HARTLINE, H. K.: Amer. J. Physiol **73**, 600 (1925). — [940] ~ Amer. J. Physiol. **83**, 466 (1928). — [941] ~ J. gen. Physiol. **13**, 379 (1930). — [942] ~ Cold Spr. Harbor. Symp. quant. Biol. **3**, 245 (1935). — [943] ~ Amer. J. Physiol. **121**, 400 (1938). — [944] ~ J. cell. comp. Physiol. **11**, 465 (1938). — [945] ~ Amer. J. Physiol. **130**, 690 (1940); **130**, 700 (1940). — [946] ~ J. opt. Soc. Amer. **30**, 239 (1940). — [947] ~

Fed. Proc. **8**, 69 (1949). — [948] ~ and C. H. GRAHAM: J. cell. comp. Physiol. **1**, 277 (1932). — [949] ~ and C. H. GRAHAM: Proc. Soc. exp. Biol. (N. Y.) **29**, 613 (1932). — [950] ~ and P. R. MCDONALD: J. cell. comp. Physiol. **30**, 225 (1947). — [951] ~ and F. RATLIFF: J. gen. Physiol. **40**, 357 (1957). — [952] ~, H. G. WAGNER and E. F. MCNICHOL: Cold. Spr. Harb. Symp. quant. Biol. **17**, 125 (1952). —[953] ~ ~ and T. TOMITA: Proc. **19**. int. Physiol. Congr. S. **441**. Montreal 1953. — [954] HARTMANN, G. W.: Child Develpm. **5**, 122 (1934). — [955] HARTRIDGE, H.: J. Physiol. **57**, 52 (1922). — [956] ~ Nature (Lond.) **158**, 303 (1946). — [957] ~ Phil. Trans. B **232**, 519 (1947). — [958] ~ J. Physiol. **106**, 5 (1947). — [959] ~ J. Physiol. **106**, 17 (1947). — [960] ~ J. Physiol. **107**, 20 (1948). — [961] ~ Experientia (Basel) **6**, 1 (1950). — [962] ~ Nature (Lond.) **165**, 304 (1950). — [963] ~ Nature (Lond.) **166**, 820 (1950). — [964] ~ Recent advances in the physiology of vision. London: J. & A. Churchill Ltd. 1950. — [965] ~ and A. V. HILL: Proc. roy. Soc. B. **89**, 58 (1915). — [966] HASAMA, B.: Pflügers Arch. ges. Physiol. **244**, 337 (1941); Z. ges. exp. Med. **108**, 11 (1940). — [967] HAUSSER, K. W.: Z. techn. Physik **15**, 10 (1934); Naturwissenschaften **20** (1932). — [968] ~ u. R. KUHN: Z. physik. Chem. Abt. B **29**, 363 (1935); **29**, 371 (1935); **29**, 378 (1935); **29**, 384 (1935); **29**, 391 (1935); **29**, 417 (1935). — [969] HEALSTEAD, W. C.: Amer. Psychol. **2**, 337 (1947). — [970] HEBB, C. O.: Acta physiol. pharmacol. neerl. **6**, 621 (1957). — [971] HECHT, S.: J. gen. Physiol. **1**, 667 (1919). — [972] ~ J. gen. Physiol. **11**, 255 (1928). — [973] ~ Ergebn. Physiol. **32**, 243 (1931); Proc. nat. Acad. Sci. (Wash.) **20**, 644 (1934). — [974] ~ Harvey Lect. **38** (1937); Physiol. Rev. **17**, 239 (1937). — [975] ~ and Y. HSIA: J. gen. Physiol. **31**, 141 (1947). —[976] ~ and S. SHLAER: J. gen. Physiol. **19**, 965 (1936). — [977] ~ ~ and M. PIRENNE: J. gen. Physiol. **25**, 819 (1942). — [978] ~ ~ and E. L. SMITH: Cold. Spr. Harb. Symp. quant. Biol. **3**, 237 (1935). — [979] ~ ~ ~, CH. HAIG and J. C. PESKIN: J. gen. Physiol. **31**, 459 (1948). — [980] ~ and R. E. WILLIAMS: J. gen. Physiol. **5**, 1 (1922). — [981] HECK, J.: Albrecht v. Graefes Arch. Ophthal. **158**, 17 (1956). —[982] ~ Acta physiol. scand. **39**, 158 (1957). — [983] ~ Acta physiol. scand. **40**, 113 (1957). — [984] ~ u. W. PABST: Bibl. ophthal. (Basel) **48**, 96 (1957). — [985] ~ and I. RENDAHL: Acta physiol. scand. **39**, 167 (1957). — [986] ~ u. B. ZETTERSTRÖM: Ophthalmologica **135**, 205 (1958). — [987] HECKEL, L.: Arbeitsphysiol. **15**, 394 (1954). — [988] HEDENSTRÖM, I. VON, u. R. LOHMANN: Z. Nervenheilk. **167**, 542 (1952). — [989] HEIM, F.: Biochem. Z. **291**, 88 (1937). — [990] HEINSIUS, E.: Dtsch. Milit.-Arzt **3**, 451 (1938); **5**, 449 (1940); Med. Welt **1941**, 341; Med. Klin. **1953**, 1370. — [991] ~ u. F. A. HAMBURGER: Klin. Mbl. Augenheilk. **106**, 443 (1941); **109**, 204 (1943); Med. Welt **1941**, 341. — [992] HELLSTRÖM, B. E.: Experimental approach to the pathogenesis of retrolental fibroplasma. Diss. Stockholm 1956. — [993] ~ A. M. A. Archiv Ophthal. **1956**, 1. — [994] ~ and B. ZETTERSTRÖM: Exp. Cell. Res. **10**, 248 (1956). — [995] HELMBOLD, R.: Die Theorien des Licht- und Farbensinns. Aus SCHIECK-BRÜCKNER, Kurzes Handbuch der Ophthalmologie. Berlin: Springer 1932. — [996] HELMHOLTZ, H. VON: Handbuch der Physiologischen Optik. Bd. I—III. Leipzig: L. Voss 1867. — [997] HENKES, H. E.: Ned. T. Geneesk. **1949**, 3416. — [998] ~ Angiology **2**, 125 (1951). — [999] ~ Arch. Ophthal. **49**, 190 (1953). — [1000] ~ Arch. Ophthalm. **51**, 42 (1954). — [1001] ~ Mod. Probl. Ophthal. **1**, 267 (1956). — [1002] ~ Amer. J. Ophthalm. **43**, 67 (1957). — [1003] ~ Bibl. ophthal. (Basel) **48**, 125 (1957). — [1004] ~ Ophthalmologica **135**, 138 (1958). — [1005] ~ 18. int. ophthalm. Kongr. **1958**, C 322 Nr. 9. — [1006] ~ J. P. VON DER KAM and A. J. S. WESTHOFF: Arch. Ophthal. **52**, 221 (1954). — [1007] ~ and P. B. ROTTIER: Ophthalmologica **125**, 32 (1953). — [1008] ~, L. H. VAN DER TWEEL and J. J. DENIER VAN DER GON: Ophthalmologica **132**, 140 (1956). — [1009] HENRY, C. E.: Monogr. Soc. Res. in Child. Develpm. **9** (1949). — [1010] ~ and W. B. SCOVILLE: EEG Clin. Neurophysiol. **4**, 1 (1952). — [1011] HENSCHEL, A., and E. SIMONSON: Zit. nach E. SIMONSON and J. BROŽEK: Physiol. Rev. **32**, 349 (1952). — [1012] HEPPENSTALL, M., D. HILL and E. SLATER: Brain **68**, **17** (1945). — [1013] HERING, E.: Arch. ges. Physiol. **54**, 277 (1893). — [1014] HERKEN, H.: Naunyn-Schmiedebergs Arch. exp. Path. Pharmak. **212**, 158 (1950). — [1015] HERMANN, L.: Pflügers Arch. ges. Physiol. **5**, 229 (1872). — [1016] ~ Handbuch der Physiologie **2**I, 146 (1879). — [1017] HERRICK, R. M.: J. comp. physiol. Psychol. **49**, 437 (1956). — [1018] HERRLIN, K.-M.: EEG Clin. Neurophysiol. **6**, 573 (1954). — [1019] HERTEL, E.: Z. allg. Physiol. **4** (1904); **5** (1905); **6** (1906); Albrecht von Graefes Arch. Ophthal. **65** (1907). — [1020] HERTZ, H., et N. RISKAER: Arch. Otolaryng. **57**, 648 (1953). — [1021] HESS, C.: Arch. Augenheilk. **62**, 50 (1909). — [1022] HESS, W. R.: Helv. physiol. Acta **10**,

395 (1952). — [1023] HEVESY, G., and N. NIELSEN: Acta physiol. scand. **2**, 347 (1941). — [1024] HILDING, E.: Acta oto-rhino-laryng. **62**, 462 (1953). — [1025] HILL, A. V.: Proc. roy. Soc. B **119**, 305 (1936). — [1026] HIMMELMANN, W.: Z. Biol. **100**, 241 (1940). — [1027] ~ u. H. U. ROSEMANN: Z. Biol. **99**, 147 (1938). — [1028] HIMSTEDT, F., u. W. A. NAGEL: Ber. naturf. Ges. Freiburg i. Br. **11**, 149 (1900). — [1029] ~ ~ Festschrift Univ. Freiburg **1902**, 259. — [1030] HINSHELWOOD, C. N.: The Kinetics of Chemical Change. Oxford: Clarendon Press 1940. — [1031] HIROISHI, M.: Acta Soc. ophthal. jap. **57**, 55 (1953); **57**, 607 (1953). — [1032] ~ and H. KAWAOKA: Acta Soc. ophthal. jap. **59**, 169 (1955). — [1033] HIRONAKA, K.: Tohôku J. exp. Med. **53**, 1 (1950). — [1034] HIROSE, T.: Acta Soc. ophthal. jap. **1952**, 732. — [1035] HIRSCH, H.: 23. Tagg. dtsch. physiol. Ges. Münster (Westf.) **1957**. — [1036] ~, D. KOCH, W. KRENKEL u. M. SCHNEIDER: Pflügers Arch. ges. Physiol. **261**, 392 (1955). — [1037] HOCHBERG, J., and H. HYDÉN: Acta physiol. scand **17**, Suppl. 60 (1949). —[1038] HOCHE, A.: Arch. Psychiat. Nervenkr. **24**, 642 (1892). — [1039] HODGKIN, A. L.: Biol. Rev. **26**, 339 (1951). — [1040] ~ and A. F. HUXLEY: Nature (Lond.) **144**, 710 (1939). — [1041] ~ ~ J. Physiol. **104**, 176 (1945). — [1042] ~ ~ J. Physiol. **106**, 341 (1947). — [1043] ~ ~ J. Physiol. **116**, 449 (1952). — [1044] ~ ~ J. Physiol. **117**, 500 (1952). — [1045] ~ ~ and B. KATZ: J. Physiol. **116**, 424 (1952). — [1046] ~ and B. KATZ: J. Physiol. **108**, 37 (1949). — [1047] ~ ~ J. Physiol. **109**, 240 (1949). — [1048] ~ and R. D. KEYNES: Symp. Soc. exp. Biol. **8**, 423 (1954). — [1049] ~ ~ J. Physiol. **128**, 28 (1955). — [1050] ~ ~ J. Physiol. **128**, 61 (1955). — [1051] HÖBER, R.: Pflügers Arch. ges. Physiol. **148**, 189 (1912). Physikalische Chemie der Zellen und Gewebe. Leipzig: 1926; Bern: 1947. — [1052] HOF, M. W. VAN: Acta physiol. pharmacol. neerl. **4**, 301 (1955). — [1053] ~ Acta physiol. pharmacol. neerl. **7**, 272 (1958). — [1054] HOFE, K. VOM: Arch. Augenheilk. **108**, 241 (1933). — [1055] HOFFMANN, A. B., WELLMAN and L. CARMICHAEL: J. exp. Psychol. **24**, 40 (1939). — [1056] HOFFMANN, J.: EEG Clin. Neurophysiol. **8**, 506 (1956). — [1057] ~ u. L. LENDLE: Naunyn-Schmiedebergs Arch. exp. Path. Pharmak. **205**, 223 (1948). — [1058] HOFFMANN, P.: Arch. Physiol. **37**, 23 (1913). — [1059] HOLLWICH, F.: Münch. med. Wschr. **1952**, 1057; **1953**, 212. — [1060] HOLM, E.: Amer. J. Physiol. **73**, 465 (1925). — [1061] HOLMES, G.: Brit. med. J. **1938**, 107. — [1062] ~ Proc. roy. Soc. B **132**, 348 (1945). — [1063] HOLMGREN, B., and P. A. MERTON: J. Physiol. **123**, 47 (1954). — [1064] HOLMGREN, F.: Zbl. prakt. Augenheilk. **2**, 201 (1878); **18**, 298 (1880). — [1065] ~ Unters. Physiol. Inst. Univ. Heidelberg **3**, 298 (1880) — [1066] ~ Zit. nach R. GRANIT: Sensory mechanisms of the Retina. London-New York-Toronto: Oxford University Press 1947; Original: Upsala Läkaref. förh. **1**, 177 (1865/66). — [1067] HOLMGREN, H. K.: Amer. J. Physiol. **83**, 471 (1928). — [1068] HOLMQUIST, B., and D. H. INGVAR: Experientia (Basel) **13**, 331 (1957). — [1069] HOLST, E. VON: Klin. Wschr. **1951**, 97. — [1070] HOLZLÖHNER, E., u. W. H. STEIN: Z. Sinnesphysiol. **61**, 209 (1930/31). — [1071] HOMMA, R.: Albrecht v. Graefes Arch. Ophthal. **134**, 305 (1935). — [1072] HORNER, R. G., and E. T. PURSLOW: Nature (Lond.) **160**, 23 (1947). — [1073] HORSTEN, G. P. M., and J. E. WINKELMAN: Acta physiol. pharmakol. neerl. **6**, 586 (1957). — [1074] HORWITT, M. K., O. W. HILLS, C. C. HARVEY, E. LIEBERT and D. L. STEINBERG: J. Nutr. **39**, 357 (1949) — [1075] HOSOYA, H.: Tohôku J. exp. Med. **13**, 510 (1929). — [1076] HOSOYA, Y.: Jap. J. med. Sci. III, Biophysics II, **3**, 157 (1931). — [1077] ~ Jap. J. med. Sci. III, Biophysics, **9**, 18 (1943). — [1078] ~ Zit. nach T. HWANG: Jap. J. Physiol. **1**, 169 (1950). — [1079] ~, T. OKITA and T. AKUNE: Tohôku J. exp. Med. **34**, 532 (1938). — [1080] HOUSTON, R. A.: Proc. roy. Soc. A **82**, 606 (1909). — [1081] ~ J. opt. Soc. Amer. **45**, 589 (1955). — [1082] HOWARTH, C. J.: Quart. J. exp. Psychol. **6**, 47 (1954). — [1083] ~ and M. TREISMAN: Nature (Lond.) **191**, 843 (1958). — [1083a] HØYGAARD, A.: Klin. Wschr. **1940**, 1139. — [1084] HOYLE, G.: J. exp. Biol. **32**, 397 (1955). — [1085] HSIA, Y., and C. H. GRAHAM: Proc. nat. Acad. Sci. (Wash.) **38**, 80 (1952). — [1086] HUBBARD, R.: J. gen. Physiol. **37**, 269 (1954). — [1087] ~ J. gen. Physiol. **37**, 373 (1954). — [1088] ~ Nature (Lond.) **181**, 1126 (1958). — [1089] ~, R. J. GREGERMAN and G. WALD: J. gen. Physiol. **36**, 415 (1952/53). — [1090] ~ and G. WALD: Proc. nat. Acad. Sci. (Wash.) **37**, 69 (1951). — [1091] ~ ~ J. gen. Physiol. **36**, 269 (1952). — [1092] ~ ~ Science **115**, 60 (1952). — [1093] HUBER, A.: 18. int. ophthalm. Kongress 1958; Excerpta med. **1958**, C 392, Nr. 95. — [1094] HUGGER, H.: Pflügers Arch. ges. Physiol. **244**, 309 (1941). — [1095] HUGHES, J. R.: Physiol. Rev. **38**, 91 (1958). — [1096] ~, E. V. EVARTS and W. H. MARSHALL: Amer. J. Physiol. **186**, 483 (1956). — [1097] HUNT, R. W. G.: J. opt. Soc. Amer. **42**, 190 (1952); **43**, 479 (1953). — [1098] ~ Nature (Lond.)

178, 936 (1956); J. Photograph. Sci. **1**, 149 (1953). — [1099] ~ Nature (Lond.) **179**, 1026 (1957). — [1100] HUNT, W. E., and S. GOLDRING: EEG Clin. Neurophysiol. **3**, 465 (1951). — [1101] HUNTER, J., and D. H. INGVAR: EEG Clin. Neurophysiol. **7**, 39 (1955). — [1102] ~ and H. JASPER: EEG Clin. Neurophysiol. **1**, 305 (1949). — [1103] HURVICH, L. M., and D. JAMESON: Trans. N. Y. Acad. Sci. **18**, 33 (1955). — [1104] HUXLEY, A. F.: Ion transport across Membranes **23**, Acad. Press. N. Y. 1954. — [1105] HWANG, T. F.: Jap. J. Physiol. **1**, 67 (1950). — [1106] ~ Jap. J. Physiol. **1**, 160 (1950). — [1107] ~ Jap. J. Physiol. **1**, 165 (1950). — [1108] ~ Jap. J. Physiol. **1**, 169 (1950). — [1109] ~ and Y. HOSOYA: Jap. J. Physiol. **1**, 64 (1950). — [1110] HYDE, J. E., and S. G. ELIASSON: J. comp. Neurol. **108**, 139 (1957). — [1111] HYLKEMA, B. S.: Arch. Ophthal. **146**, 110 (1943).

[1112] IKEMUNE, J.: Okayama-Igakkai-Zasshi **51**, 510 (1939). — [1113] ~ Okayama-Igakkai-Zasshi **52**, 505 (1940). — [1114] ILLIG, H., M. PFLANZ u. T. v. UEXKÜLL: Pflügers Arch. ges. Physiol. **257**, 121 (1953). — [1115] IMAHORI, K., and K. SUHARA: Folia psychiat. neurol. jap. **3**, 137 (1949). — [1116] INGVAR, D. H.: Acta physiol. scand. **33**, 137 (1955). — [1117] ~ Acta physiol. scand. **33**, 169 (1955). — [1118] ~ and J. HUNTER: Acta physiol. scand. **33**, 1 (1955). — [1119] ISAACS, B. L., R. T. JUNG and A. C. IVY: Arch. Ophthal. **24**, 698 (1940). — [1120] ISER, G., and G. GOODMAN: Amer. J. Ophthal. **42**, 227 (1956). — [1121] ISHIHARA, M.: Pflügers Arch. ges. Physiol. **114**, 569 (1906). — [1122] ISHII, A.: Arch. Histol. Japan. (Okayama) **5** (1953). — [1123] ISOBE, K., and K. MOTOKAWA: Nature (Lond.) **175**, 306 (1955). — [1124] IVANOVA, S.: Naunyn-Schmiedebergs Arch. exp. Path. Pharmak. **179**, 349 (1935). — [1125] IWAMA, K., and H. H. JASPER: J. Physiol. **138**, 365 (1957).

[1126] JACOBS, M. H.: Erg. Biol. **7**, 1 (1931); Modern Trends in Physiology and Biochemistry. New York: E. S. G. Barron 1952. — [1127] JACOBSON, J. H.: 18. int. ophthalm, Kongr. 1958; Excerpta med. **1958**, C 326, Nr. 7. — [1128] ~ and D. BASAR: Arch. Ophthal. **56**, 855 (1956). — [1129] ~ ~ and A. L. KORNZWEIG: Amer. J. Ophthal. **42**, 199 (1956). — [1130] ~ u. G. P. HALBERG: 18. int. ophthalm. Kongr. 1958; Excerpta med. **1958**, C 327, Nr. 10. — [1131] ~ and M. W. LINCOLN: A. M. A. Arch. Ophthal. **52**, 917 (1954). — [1132] ~ and J. M. O'BRIEN: 4. Congr. panamer. Oftal. **2**, 1058 (1952). — [1133] JAHN, T. L.: J. Soc. Amer. **36**, 76 (1946). — [1134] ~ J. New York Ent. Soc. **54**, 1 (1946). — [1135] ~ and F. CRESCITELLI: J. cell. comp. Physiol. **12**, 39 (1938). — [1136] ~ ~ J. cell. comp. Physiol. **13**, 113 (1939). — [1137] ~ and V. J. WULFF: J. gen. Physiol. **26**, 75 (1942). — [1138] ~ ~ Physiol. Zool. **16**, 101 (1943). — [1139] ~ ~ J. cell. comp. Physiol. **21**, 41 (1943). — [1140] JANSCÒ, N. VON, u. H. VON JANSCÒ: Biochem. Z. **287**, 289 (1936). — [1141] JANZEN, R.: Dtsch. Z. Nervenheilk. **149**, 93 (1939). — [1142] ~ u. A. E. KORNMÜLLER: Dtsch. Z. Nervenheilk. **149**, 74 (1939). — [1143] JANZEN, W.: Z. Psychol. **136**, 50 (1935). — [1144] JASPER, H.: Symp. Cold. Spr. Harb. **4**, 320 (1936). — [1145] ~ EEG Clin. Neurophysiol. **1**, 11 (1949). — [1146] ~ EEG Clin. Neurophysiol. **1**, 405 (1949). — [1147] ~ and C. AJMONE-MARSAN: Res. Publ. Ass. Res. nerv. ment. Dis. **30**, 493 (1952). — [1148] ~ ~ and J. STOLL: Arch. Neurol. Psychiat. (Chicago) **67**, 155 (1952). — [1149] ~ and H. L. ANDREWS: Arch. Neurol. Psychiat. (Chicago) **39**, 96 (1938). — [1150] ~ and R. M. CRUIKSHANK: J. gen. Psychol. **17**, 29 (1937). — [1151] ~ and J. DROOGLEEVER-FORTUYN: Res. Publ. Ass. nerv. ment. Dis. **26**, 272 (1946); Fed. Proc. **7**, 61 (1948). — [1152] ~ and W. PENFIELD: Arch. Psychiat. Nervenkr. **183**, 163 (1949). — [1153] JAYLE, G. E., H. GASTAUT, A. G. OURGAUD et STAUMM: Bull. Soc. Ophtal. France **1951**, **51**. — [1154] JOHANNSEN, D. E.: P. I. MCBRIDE and J. W. WULFECK: J. opt. Soc. Amer. **46**, 67 (1956); **46**, 266 (1956). — [1155] JOHNSON, D. A., and R. G. BICKFORD: EEG Clin. Neurophysiol. **9**, 251 (1957). — [1156] JOHNSON, E. P.: J. exp. Psychol. **41**, 139 (1951). — [1157] ~ and N. R. BARTLETT: J. opt. Soc. Amer. **46**, 167 (1956). — [1158] ~ and T. N. CRORNSWEET: Nature (Lond.) **174**, 614 (1954). — [1159] ~ and L. A. RIGGS: J. exp. Psychol. **41**, 139 (1951). — [1160] JOHNSTON, J. B. J.: The nervous system of vertebrates. Philadelphia: Blakiston 1906. — [1161] JOLLY, W. A.: J. exp. Physiol. **2**, 363 (1909). — [1162] JOLY, J.: Phil. Mag. Ser. 6 **41**, 289 (1921); Proc. roy. Soc. B **92**, 219 (1921). — [1163] JONES, M. E., S. BLACK, R. M. FLYNN and F. LIPMAN: Biochem. biophys. Acta **12**, 148 (1953). — [1164] JONGBLOED, J., u. A. K. NOYONS: Z. Biol. **97**, 399 (1936). — [1165] JORDAN, P.: Naturwissenschaften **32**, 309 (1944). — [1166] JORES, A.: Klinische Endokrinologie. Berlin: Springer 1942. — [1167] Jung, R.: Klin. Wschr. **1939**, 21. — [1168] ~ Nervenarzt **12**, 569 (1939). — [1169] ~ Nervenarzt 14, 57 (1941); 14, 104 (1941); Med. Klin. 1950, 257. — [1170] ~ EEG Clin. Neurophysiol. 4, 57 (1953). — [1171] ~ 3. int. EEG Kongr. Symp. 1953, 57. — [1172] ~ Handbuch der Inneren Medizin, 4. Aufl. 5/1, S. 1216. Berlin-Göttingen-Heidelberg: Springer 1953. — [1173] ~, v. BAUMGARTEN u. G. BAUMGARTNER: Arch. Psychiat. Nervenkr. 189, 521 (1952). — [1174] ~ u. G. BAUMGARTNER: Pflügers Arch. ges. Physiol. 261, 434 (1955). — [1175] ~, O. CREUTZFELDT u. O.-J. GRÜSSER: Dtsch. med. Wschr. 1957, 1050. — [1176] ~ u. R. MITTERMAIER: Arch. Ohrenheilk. 146, 410 (1939). — [1177] ~ u. J. F. TÖNNIES: Klin. Wschr. 1948, 513. — [1177a] ~ ~ Arch. Psychiat. Nervenkr. 185, 701 (1950). —

[1178] KAHN, R. H., u. A. LÖWENSTEIN: Albrecht v. Graefes Arch. Ophthal. 114, 304 (1924). — [1179] KALMUS, H.: Ann. Human Genet. 20, 39 (1955). — [1180] KAMOUCHI, T.: Jap. J. Ophthal. 1, 30 (1957). — [1181]KAMPA, E. M.: J. Physiol. 119, 400 (1953).— [1182] ~ Nature (Lond.) 175, 996 (1955). — [1183] KANDLER, O.: Z. Naturforsch. 126, 271 (1957). — [1184] KAO, C.-Y.: Science 119, 846 (1954). — [1185] KARPE, G.: Acta ophthalm. (Kbh.) 24, 1 (1945). — [1186] ~ Acta ophthalm. (Kbh.) Suppl. 24, 118 (1945). — [1187] ~ Trans. ophthal. Soc. 1946, 237. — [1188] ~ Docum. ophthal. 2, 268 (1948). — [1189] ~ Docum. ophthal. 2, 277 (1948); Bibl. ophthal. (Basel) 48, 182 (1957). — [1190] ~ Acta ophthal. (Kbh.) 26, 267 (1948). — [1191] ~ Acta 16. Council ophthal. (brit.) 1950, 591. — [1192] ~ Zeitfr. d. Augenheilk. 1954, 39. — [1193] ~ 18. int. ophthalm. Kongr. 1958, Excerpta med. 1958, C 322, Nr. 8. — [1194] ~, B. HELLSTRÖM u. P. KARLBERG: Nord. med. 58, 1337 (1957). — [1195] ~ T. KORNERUP and WULFING: Acta ophthal. (Kbh.) 36, 281 (1958). — [1196] ~ and J. RENDAHL: Acta ophthal. (Kbh.) 30, 303 (1952). — [1197] ~, K. RICKENBACH and S. THOMASSON: Acta ophthal. (Kbh.) 28, 300 (1950). — [1198] ~ and K. TANSLEY: J. Physiol. 107, 272 (1948). — [1199] ~ and A. UCHERMANN: Acta ophthal. (Kbh.) 33, 493 (1955). — [1200] ~ and B. VAINIO-MATTILA: Acta ophthal. (Kbh.) 29, 113 (1951). — [1201] ~ and B. ZETTERSTRÖM: Amer. J. Ophthal. 45, 249 (1958). — [1202] KARVONEN, M. J., M. KINNUNEN and R. KÄÄRIÄINEN: Z. angew. Physiol. einschl. Arbeitsphysiol. 16, 129 (1955). — [1203] KATAYAMA, S.: Tohôku J. exp. Med. 62, 209 (1955). — [1204] ~ and T. AIZAWA: Tohôku J. exp. Med. 64, 179 (1956). — [1205] ~ ~ Tohôku J. exp. Med. 64, 361 (1956). — [1206] KAUFFMANN, H.: Z. wiss. Photogr. 1, 60 (1903). — [1207] KAUFMANN: Zit nach M. MONNIER, J. Sci. Med. 72, 1253 (1942). — [1208] KECK, W.: Sinnesphysiol. 67, 159 (1937). — [1209] KEELER, C. E.: J. morph. Physiol. 50, 193 (1930). — [1210] ~, E. SUTCLIFFE and E. R. CHAFFEE: Proc. nat. Acad. Sci. (Wash.) 14, 477 (1928). — [1211] KEETON, R. W., E. H. LAMBERT, N. GLICKMAN, H. H. MITCHELL, J. H. LAST and M. K. FAHNESTOCK: Amer. J. Physiol. 146, 66 (1946). — [1212] KEIDEL, W. D.: Vibrationsreception. Erlanger Forschungen, Reihe B. 2 (1956). — [1213] ~ Pflügers Arch. ges. Physiol. 264, 17 (1957). — [1214] ~ Pflügers Arch. ges. Physiol. 264, 31 (1957). — [1215] KEIGHLEY, G. W., G. CLARK and D. R. DRURY: J. appl. Physiol. 4, 57 (1952). — [1216] KEILIN, D., and E. F. HARTREE: Proc. roy. Soc. 127, 167 (1939). — [1217] KEMPINSKY, W. H., and L. N. SIMPSON: EEG Clin. Neurophysiol. 6, 335 (1954). — [1218] KERN, E.: Z. Biol. 105, 237 (1952). — [1219] KEYNES, R. D.: J. Physiol. 107, 35 (1948); 109, 13 (1949). — [1220] ~ Ph. D. Thesis, University Library. Cambridge 1949; J. Physiol. 114, 119 (1951). — [1221] ~ and P. R. LEWIS: Abstr. 18. int. Physiol. Kongr. Kopenhagen 1950, S. 298. — [1222] ~ and G. W. MAISEL: Proc. roy. Soc. Edinburgh B. 142, 383 (1954). — [1223] ~ and H. MARTINS-FERREIRA: J. Physiol. 119, 315 (1953). — [1224] KEYS, A., A. HENSCHEL, H. L. TAYLOR, O. NICKELSEN and J. BROˇEK: Amer. J. Physiol. 144, 5 (1945). — [1225] KEYS, A., and E. SIMONSON: Circulation 5, 215 (1952). — [1226] KIMURA, E., and Y. HOSOYA: Jap. J. Physiol. 6, 1 (1956). — [1227] ~, H. NUKUDA and Y. HOSOYA: Jap. J. Physiol. 5, 349 (1956). — [1228] KIRCHMAIR, H.: Med. Klin. 1953, 928. — [1229] KITASIMA, S.: Okayama-Igakkai-Zasshi 51, 1625 (1939); Jap. J. med. Sci. Trans. III Biophysics. 6, 72 (1940). — [1230] ~ Okayama-Igakkai-Zasshi 52, 1621 (1940). — [1231] KLAUE, R.: Psychol. u. Neurol. 77, 513 (1937). — [1232] KLEINSORGE, H., u. K. GOSSMANN: Arzneimittel-Forsch. 6, 495 (1956). — [1233] KLEITMAN, N., et H. PIÉRON: C. R. Soc. Biol. (Paris) 180, 393 (1925). — [1234] KLENSCH, H., u. E. KUHNKE: Pflügers Arch. ges. Physiol. 256, 265 (1953). — [1235] KNOTT, J. R.: J. exp. Psychol. 24, 384 (1939); Proc. Soc. exp. Biol. (N. Y.) 38, 216 (1938). — [1236] KNOX, G. W.: J. gen. Psychol. 33, 139 (1945). — [1237] KÖGEL, G.: Pflügers Arch. ges. Physiol. 222, 613 (1929). — [1238] KÖHLER, W., and H. WALLACH: Proc. Amer. Phil. Soc. 88, 269 (1944). — [1239] KOELLA, W. P., and H. M. BALLIN: Arch. int. Physiol. 62, 369 (1954). EEG Clin. Neurophysiol. 6, 629 (1954). — [1240] ~, F. KESSELRING u. R. KÄLIN:

Helv. physiol. Acta **9**, 389 (1951). — [1241] König, A.: S.-B. Akad. Wiss. Berlin **1894**, **575**. — [1242] ~ Z. Sinnesphysiol. **8**, 375 (1895). — [1243] ~ Gesammelte Abhandlungen zur physiologischen Optik. Leipzig: J. A. Barth 1903. — [1244] ~ u. E. Brodhun: S.-B. preuß. Akad. Wiss. **8**, **917** (1888); **9**, 641 (1889). — [1245] ~ u. C. Dieterici: S.-B. preuß. Akad. Wiss. (physik.-math. Kl.) **29**, 805 (1886); Z. Physiol. Psychol. Sinnesorg. **4**, 24 (1893). — [1246] Koettgen, E., u. G. Abelsdorff: Z. Psychol. Physiol. Sinnesorg. **12**, 161 (1896). — [1247] Koffka, K.: Z. Psychol. **73**, 11 (1951); Principles of Gestalt psychology. London u. New York: Harcourt, Brace & Co. 1935. — [1248] Kohata, T., M. Komatsu and K. Motokawa: Jap. J. Physiol. **6**, 236 (1956). — [1249] Kohlrausch, A.: Arch. Physiol. **1918**, 195. — [1250] ~ Pflügers Arch. ges. Physiol. **196**, 113 (1922). — [1251] ~ Handbuch der normalen und pathologischen Physiologie **12/2 II**, S. 1463. 1931. — [1252] ~ u. A. Brossa: Arch. Anat. Physiol. **1914**, 421. — [1253] ~, E. Sachs u. H. Stein: unveröffentlichte Versuche; zit. nach A. Kohlrausch, Handbuch der normalen und pathologischen Physiologie 12/2 II, S. 1463, 1931. — [1254] Kolder, H.: Naunyn-Schmiedebergs Arch. exp. Path. Pharmak. **220**, 433 (1953). — [1254a] ~ u. R. Scarpatetti: Pflügers Arch. ges. Physiol. **267**, 295 (1958). — [1255] Kooi, K. A., and E. C. Beck: EEG Clin. Neurophysiol. **8**, 653 (1956). — [1256] ~ H. G. Eckman and M. H. Thomas: EEG Clin. Neurophysiol. **9**, 239 (1957). — [1257] Koranyi, von: zit. nach G. v. Studnitz: Physiologie des Sehens. Retinale Primärprozesse. Leipzig: Akad. Verlags. Ges. Geest & Portig K. G. 1952. — [1258] Kornerup, T.: Acta ophthal. (Kbh.) **35**, 163 (1957). — [1259] Kornmüller, A. E.: J. Psychol. **44**, 477 (1932). — [1260] ~ Die bioelektrischen Erscheinungen der Hirnrindenfelder. Leipzig 1937. — [1261] ~ Münch. med. Wschr. **1940**, 30. — [1262] ~ Z. Sinnesphysiol. **68**, 119 (1940). — [1263] ~ Klinische Elektrencephalographie. München-Berlin: J. F. Lehmanns Verlag 1944. — [1264] ~ Klin. Wschr. **1953**, 228. — [1265] ~ u. I. v. Hedenström: Pflügers Arch. ges. Physiol. **256**, 87 (1952). — [1266] Kosaka, K., and K. Hiraiwa: Folia Neurobiol. **9**, 367 (1915). — [1267] Kovaks, A.: Z. Sinnesphysiol. **54**, 161 (1922). — [1268] Krakau, C. E. T.: EEG Clin. Neurophysiol. **3**, 97 (1951); Acta physiol. scand. **28**, 115 (1953); **29**, 1 (1953); **29**, 353 (1953). — [1269] Krasno, L R., and A. C. Ivy: Circulation **1**, 1267 (1950). — [1270] Krause, A. C.: Acta ophthal. (Kbh.) **12**, 372 (1934). — [1271] ~ The biochemistry of the Eye. Baltimore 1934. — [1272] ~ and A. E. Sidwell: Amer. J. Physiol **121**, 215 (1938). — [1273] Krauss, W., u. H. Grund: Vitamine u. Hormone **7**, 26 (1956). — [1274] Kravkov, S. V.: Fiziol. Zhur. **19**, 826 (1935). — [1275] ~ Vestm. Oftalm. **2**, 102 (1937). — [1276] ~ C. R. Acad. Sci. USSR **22**, 64 (1939); Fiziol. Zhur. **28**, 313 (1940). — [1277] ~ and A. N. Mursin: Amer. J. Ophthal. **28**, 363 (1945). — [1278] ~ and E. N. Semenovskaja: Arch. Ophthal. **132** (1934). — [1279] Krebs, H. A., L. V. Eggleston and C. Terner: Biochem. J. **48**, 530 (1951). — [1280] Krieger, H. P., and M. B. Bender: EEG Clin. Neurophysiol. **8**, 97 (1956). — [1281] ~, J. H. Wagman and M. B. Bender: J. Neurophysiol. **21**, 224 (1958). — [1282] Kries, J. von: Die Gesichtsempfindungen. In Nagels Handbuch der Physiologie **3**, S. 109, 1904. — [1283] ~ Z. Sinnesphysiol. **41**, 373 (1906). — [1284] ~ Handbuch der normalen und pathologischen Physiologie, 12/1, S. 678, 1929. — [1285] ~ u. J. A. E. Eyster: Z. Sinnesphysiol. **41**, 394 (1907). — [1286] Kristiansen, K., and G. Curtois: EEG Clin. Neurophysiol. **1**, 265 (1949). — [1287] Küchler, G., A. Pilz u. W. Sickel: Pflügers Arch. ges. Physiol. **263**, **577** (1956). — [1288] ~ ~, W. Sickel u. E. Bauereisen: Pflügers Arch. ges. Physiol. **263**, 566 (1956). — [1289] Kühne, W.: Unters. Physiol. Inst. Univ. Heidelberg **1**, 1 (1878). — [1290] ~ Chemische Vorgänge in der Netzhaut. Aus: Hermanns Handbuch der Physiologie III, I, 1879. — [1291] ~ u. A. Sewall: Unters. Physiol. Inst. Heidelberg **3**, 221 (1878/80). — [1292] ~ u. J. Steiner: Unters. Physiol. Inst. Univ. Heidelberg **3**, 332 (1880). — [1293] ~ ~ Unters. Physiol. Inst. Univ. Heidelberg **3**, 364 (1880). — [1294] ~ ~ Unters. Physiol. Inst. Univ. Heidelberg **4**, 64 (1881). — [1295] Kuffler, S. W.: J. Neurophysiol. **16**, 37 (1953). — [1296] ~ m. R. Fitzhugh and H. B. Barlow: J. gen. Physiol. **40**, 683 (1957). — [1297] Kugelmass, S., and C. Landis: Amer. J. Psychol. **68**, 1 (1955). — [1298] Kuhn, W.: Physikalische-chemische Grundlagen biologischer Vorgänge. Aus B. Flaschenträger u. E. Lehnartz, Physiologische Chemie I. Berlin-Göttingen-Heidelberg: Springer 1951. — [1299] Kuhnke, E., u. H. Klensch: Pflügers Arch. ges. Physiol. **258**, **415** (1954). — [1300] Kuilman, J.: Pract. oto-rhino-laryngol. **18**, 287 (1956). — [1300a] Kuriyama, H. A., and T. Jojima: Jap. J. Physiol. **7**, 241 (1957). — [1301] Kurosawa, T.: Tohôku J. exp. Med. **62**, 195 (1955). — [1302] ~ and S. Katayama: Tohôku J. exp. Med. **63**, 9 (1953). — [1303] ~ ~ Tohôku J. exp. Med. **63**, 137 (1956). — [1304] Kuwana, Y.:

Acta Soc. ophthal. jap. **38**, I (1934). — [1305] KYRIELEIS, W.: Albrecht v. Graefes Arch. Ophthal. **138**, 564 (1938).

[1306] LABES, R.: Naunyn-Schmiedebergs Arch. exp. Path. Pharmak. **168**, 520 (1932). — [1307] LACHMANN, J., F. BERGMANN and M. MONNIER: Helv. physiol. Acta **15**, C 5 (1957); Amer. J. Physiol. **193**, 328 (1958). — [1308] LADD-FRANKLIN, CHR.: Z. Psychol. **4**, 211 (1893). — [1309] LAGET, P., et R. HUMBERT: EEG Clin. Neurophysiol. **6**, 591 (1954). — [1310] LAMAR, E. S., S. HECHT, CH. D. HENDLEY and SHLAER: J. opt. Soc. Amer. **38**, 741 (1948). — [1310a] LANDAHL, H. D.: Bull. Math. Biophysics **19**, 157 (1957); **20**, 261 (1958). — [1311] LANDAU, W. M., and M. H. CLARE: EEG Clin. Neurophysiol. **8**, 457 (1956). — [1312] LANDIS, C.: Sci. Month. **73**, 308 (1951). — [1313] LANG, K.: Der intermediäre Stoffwechsel. Aus TRENDELENBURG, W., u. E. SCHÜTZ, Lehrbuch der Physiologie. Berlin-Göttingen-Heidelberg: J. Springer, 1952. — [1314] LANGE, H. DE: J. opt. Soc. Amer. **44**, 380 (1954). — [1315] LANGE, H., u. M. SIMON: Z. physiol. Chem. **120**, 1 (1922). — [1316] LANGENSKIÖLD, A.: Acta physiol. scand. **2**, Suppl. 6 (1941). — [1317] LANGHAM, M., and H. DAVSON: Biochem. J. **44**, 467 (1949). — [1318] LANGLEY, S. P.: Phil. Mag. **27**, 1 (1889). — [1319] LARIONOW: Schriften Klin. Nerven- u. Geisteskrankheiten. Petersburg 1899. — [1320] LARRABEE, M. G., and D. W. BRONK: J. Neurophysiol. **10**, 89 (1950). — [1321] LARSON, P. S., J. K. FINEGAN and H. B. HAAG: J. clin. Invest. **29**, 483 (1950). — [1322] LASAREFF, P.: Ann. Physik. IV. F. **24**, 661 (1907); IV. F. **37**, 812 (1912); Pflügers Arch. ges. Physiol. **154**, 459 (1913); **196**, 177 (1922); Abh. und Monogr. Geb. Biol. u. Med. 3. Heft, Bircher 1923. — [1323] ~ Pflügers Arch. ges. Physiol. **154**, 357 (1913); **196**, 419 (1922). — [1324] LASAREFF, P. P., et Z. V. BOULANOVA: C. R. Acad. Sci. USSR **29**, 372 (1940). — [1325] LASER, H.: Biochem. J. **31**, 1677 (1937). — [1326] LASHLEY, K. S.: J. comp. Neurol. **59**, 341 (1934). — [1327] LAST, S. L., and F. LAUBENTHAL: Dtsch. Z. Nervenheilk. **129**, 278 (1933). — [1328] LATZKO, E., u. K. MECHSNER: Naturwissenschaften **45**, 247 (1958). — [1329] LAUE, H., u. M. MONNIER: Pflügers Arch. ges. Physiol. **259**, 231. (1964) — [1330] LAUFER, M.-W., E. DENHOFF and E. Z. RUBIN: EEG Clin. Neurophysiol. **6**, 1 (1954). — [1331] LAURENS, H.: Amer. J. Physiol. **67**, 348 (1924). — [1332] LEBEDINSKY, A. V.: Ber. Wiss. Biol. **49**, 355 (1938). — [1333] LEBENSOHN, J. E.: Arch. Ophthal. **15**, 217 (1936). — [1334] LEE, R. H.: Publ. Hlth. Bull. **265**, 195 (1941). — [1335] LEHMANN, F. E., u. H. R. WAGLI: Z. Zellforsch. **39**, 618 (1954). — [1335a] LEHMANN, G., u. A. MEESMANN: Pflügers Arch. ges. Physiol. **205**, 210 (1924). — [1336] LEHMANN, R., u. I. v. HEDENSTRÖM: Zbl. Neurochir. **11**, 104 (1951). — LEHOVEC, K.: Z. Naturforsch. **1**, 258 (1946); **2**, 398 (1947); Physic. Rev. **74**, 1 (1948); **74**, 463 (1948). — [1338] LEIBOWITZ, J., and N. KUPERMINTZ: Nature (Lond.) **150**, 233 (1942). — [1339] LEKSELL, L.: Acta clin. scand. **82**, 262 (1939). — [1340] LENDLE, L., u. H.-H. SCHNEIDER: Naunyn-Schmiedebergs Arch. exp. Path. Pharmak. **210**, 119 (1950). — [1341] LENNOX, M. A.: Neurophysiol **19**, 271 (1956). — [1342] ~ Acta physiol. scand. **42**, Suppl. 145 (1957); J. Neurophysiol. **21**, 70 (1958). — [1343] ~ J. Neurophysiol. **21**, 62 (1958). — [1344] ~ and A. MADSEN: J. Neurophysiol. **18**, 412 (1955). — [1345] LEVINSON, J. D., E. L. GIBBS, M. L. STILLERMAN and M. A. PERLSTEIN: Pediatrics **7**, 422 (1951). — [1346] LEWIS, D. H., and T. D. DUANE: J. appl. Physiol. **9**, 105 (1956). — [1347] LEWIS, D. M.: J. Physiol. **136**, 615 (1957); **136**, 624 (1957). — [1348] LEWIS, P. R.: J. Physiol. **130**, 45 (1955). — [1349] LEYDHECKER, G.: Brit. J. Ophthal. **34**, 550 (1950). — [1350] LI, CH.-L.: J. Physiol. **130**, 96 (1955). — [1351] ~, CH. CULLEN and H. H. JASPER: J. Neurophysiol. **19**, 111 (1956). — [1352] ~ ~ ~ J. Neurophysiol. **19**, 131 (1956). — [1353] ~ and H. H. JASPER: J. Physiol. **121**, 117 (1953). — [1354] ~, H. McLENNAN and H. JASPER: Science **116**, 656 (1952). — [1355] LIBET, B., and R. W. GERARD: Amer J. Physiol. **123**, 128 (1938); **129**, 405 (1940); Proc. Soc. exp. Biol. (N. Y.) **38**, 886 (1938); J. Neurophysiol. **2**, 153 (1939); **4**, 438 (1941). — [1356] LILIENTHAL, J. L., and C. H. FUGITT: Amer. J. Physiol. **145**, 359 (1946). — [1357] LIN, T., GREENBLATT and H. C. SOLOMON: EEG Clin. Neurophysiol. **4**, 557 (1952). — [1358] LINDIG, H.: Nervenarzt **27**, 419 (1956). — [1359] LINDSLEY, D. B.: Science **84**, 354 (1936); J. gen. Psychol. **19**, 285 (1938a); **55**, 197 (1939). — [1360] ~ J. exp. Psychol. **23**, 159 (1938). — [1361] ~ EEG Clin. Neurophysiol. **4**, 443 (1952). — [1362) ~, J. W. BOWDEN and H. W. MAGOUN: EEG Clin. Neurophysiol. **1**, 475 (1949). — [1363] ~ and W. S. HUNTER: Proc. nat. Acad. Sci. (Wash.) **25**, 180 (1939). — [1364] ~, L. H. SCHREINER and H. W. MAGOUN: J. Neurophysiol. **12**, 197 (1949). — [1365] LING, G., and R. W. GERARD: J. cell. comp. Physiol. **34**, 383 (1949). — [1366] LINKSZ, A.: Physiology of the Eye Vol. II: Vision. New York: Grune & Stratton. 1952. — [1366a] LINSCHITZ, H.,

V. J. WULFF, R. G. ADAMS and E. W. ABRAHAMSON: Arch. Biochem. **68**, 233 (1957). — [1367] LION, K. S., and D. F. WINTER: EEG Clin. Neurophysiol. **5**, 109 (1953). — [1368] LIVINGSTONE, L. G.: Zit. nach R. M. DOWBEN and J. E. ROSE: Science **118**, 22 (1953). — [1369] ~ and B. M. DUGGAR: Biol. Bull. **67**, 504 (1934). — [1370] LIVINGSTONE, P. C.: Lancet **1944 II**, 33; **1944 II**, 67. — [1371] LLOYD, D. P. C.: J. gen. Physiol. **33**, 147 (1949). — [1372] LODGE, O. J.: Nature (Lond.) **140**, 420 (1920); **140**, 435 (1920). — [1373] LÖHLE, F.: Z. Physik **54**, 137 (1929). — [1374] LOEPP, W. H.: Anat. Anz. **40**, 309 (1912). — [1375] LÖWENSTEIN, O., and M. J. SCHOENBERG: Arch. Ophthal. **31**, 384 (1944). — [1376] LOHMANN, H.: Z. Sinnesphysiol. **69**, 27 (1940); Diss. Münster 1941. — [1376a] LOHMANN, R., u. I. v. HEDENSTRÖM: Zbl. Neurochir. **11**, 104 (1951). — [1377] LOHMANN, W.: Z. Sinnesphysiol. **41**, 290 (1906); 33. Verh. dtsch. ophthal. Ges. Heidelberg 1907, 244; Arch. Augenheilk. **83**, 275 (1918). — [1378] ~ Arch. Ophthal. **68**, 359 (1908). — [1379] LOOMIS, A. L., E. U. HARVEY and G. A. HOBART: J. exp. Psychol. **19**, 249 (1936). — [1380] ~ ~ ~ J. exp. Psychol. **21**, 127 (1937). — [1381] ~ ~ ~ J. Neurophysiol. **1**, 413 (1938). — [1382] LORENTE DE NÓ, R.: J. Psychol. Neur. **45**, 381 (1933); **46**, 113 (1934); J. cell. comp. Physiol. **29**, 207 (1947). — [1383] ~ J. Physiol. **112**, 595 (1935). — [1384] ~ J. Neurophysiol. **2**, 402 (1939). — [1385] ~ J. cell. comp. Physiol. **24**, 85 (1944). — [1386] ~ Conduction of impulse in the neurons of the oculomotor nucleus Ciba Foundation Symposium „the spinal cord". S. 132. London: Churchill Ltd. 1953. — [1387] LOWRY, O. H., N. R. ROBERTS and CH. LEWIS: J. biol. Chem. **220**, 879 (1956). — [1388] LUCAS, D. R., J. P. NEWHOUSE and J. B. DAVEY: Brit. J. Ophthal. **41**, 313 (1957). — [1389] LUCKIESH, M., and F. MOSS: School and Soc. **53**, 612 (1941). — [1390] LUDVIGH, E., and E. MCCARTHY: Arch. Ophthal. **20**, 37 (1938). — [1391] LÜNEN, F.: Harvey Lect. Ser. **2**, 210 (1952/53). — [1392] LÜTTGAU, H.-CHR.: Pflügers Arch. ges. Physiol. **262**, 244 (1956). — [1393] LUNBERG, A.: J. Physiol. **124**, 25 (1954). Acta physiol. scand. **31**, Suppl. 114 (1954); **35**, 1 (1955). — [1394] LYALL, A. H.: Nature (Lond.) **177**, 1086 (1956); Quart. J. mikrosc. Sci. **98**, 189 (1957). — [1395] ~ Quart. Z. mikrosc. Sci. **98**, 101 (1957). — [1396] LYMAN, R. S.: Bull. Johns Hopk. Hosp. **68**, 1 (1941). — [1397] LYTHGOE, R. J.: J. Physiol. **89**, 331 (1937). — [1398] ~ J. Physiol. **94**, 399 (1937). — [1399] ~ Proc. Physic. Soc. **50**, 321 (1938). — [1400] ~ Brit. J. Ophthal. **24**, 21 (1940). — [1401] ~ and C. F. GOODEVE: Trans. ophthal. Soc. U. K. **57**, 88 (1937). — [1402] ~ and K. TANSLEY: Proc. roy. Soc. B **105**, 60 (1929).

[1403] MACCALLUM, A. B.: J. Physiol. **32**, 95 (1905). — [1404] MACH, E.: Grundlinien der Lehre von den Bewegungs-Empfindungen. Leipzig 1875. — [1405] MACIESZYNA, J.: Bull. int. Acad. Sci. **1914**; Zbl. Physiol. **33**, 406 (1919). — [1406] MACKAY, D. M.: Nature (Lond.) **180**, 849 (1957); **180**, 1145 (1957); **181**, 362 (1958); **181**, 507 (1958). — [1407] MACKENSEN, G.: Klin. Mbl. Augenheilk. **126**, 685 (1955); Hausnachrichten d. Fa. F. Schwarzer GmbH., München-Pasing: Sonderheft 1957. — [1408] ~ Albrecht v. Graefes Arch. Ophthal. **159**, 200 (1957). — [1409] ~ Albrecht v. Graefes Arch. Ophthal. **159**, 212 (1957). — [1410] ~ Albrecht v. Graefes Arch. Ophthal. **160**, 47 (1958). — [1410a] ~ Klin. Mbl. Augenheilk. **132**, 769 (1958). — [1411] ~ u. S. HARDER: Albrecht v. Graefes Arch. Ophthal. **155**, 397 (1954). — [1412] MACNICHOL, E. F.: Ph. D. Dissertation: Johns Hopkins Univ. Baltimore 1952. — [1413] ~ and R. BENOLKEN: Science **124**, 681 (1956). — [1414] MADSEN, A., and M. A. LENNOX: J. Neurophysiol. **18**, 574 (1955). — [1415] MAGEE, A. J.: Arch. ophthal. **52**, 212 (1954). — [1416] MAGITOT, A.: Ann. Oculist. (Paris) **159**, 241 (1922). — [1417] MAGOUN, H. W.: Physiol. Rev. **30**, 459 (1950); Arch. of Neurol. **67**, 145 (1952); Res. Publ. Ass. Res. nerv. ment. Dis. **30**, 480 (1952); EEG Clin. Neurophysiol. Suppl. **4**, 399 (1953). — [1418] MAHNEKE, A.: Probl. contemp. optics. **1956**, 485. — [1419] MAI, H., E. SCHÜTZ u. H. W. MÜLLER-LIMMROTH: Z. Kinderheilk. **69**, 251 (1951). — [1420] MAIJZEL, S. O.: Dokl. Akad. Nauk USSR **66**, 1085 (1949). — [1421] ~ Dokl. Akad. Nauk USSR **72**, 683 (1950). — [1422] ~ Dokl. Akad. Nauk USSR **72**, 865 (1950). — [1423] ~ Dokl. Akad. Nauk USSR **72**, 1049 (1950). — [1424] MAJIMA, K.: Albrecht v. Graefes Arch. Ophthal. **115**, 286 (1925). — [1425] MAKAROV, P. O.: Bull. Biol. et Med. exp. USSR **4**, 335 (1937). — [1426] MALIS, L. J., and L. KRUGER: J. Neurophysiol. **19**, 172 (1956). — [1427] MANDELBAUM, J.: Arch. Ophthal. (Chicago) **26**, 203 (1941). — [1428] MANN, J.: The development of the retina. London: Cambridge Univ. Press. 1928. — [1429] MANN, L.: Elektrodiagnostik der Erkrankungen der Sinnesorgane. II. Bd. Leipzig: Klinkhardt 1911. — [1430] MARG, E.: Arch. Ophthal. (Chicago) **45**, 169 (1951). — [1431] ~ Amer. J. Ophthal. **30**, 417 (1953). — [1432] ~ and G. G. HEATH:

Science **122**, 1234 (1955). — [1433] MAGARIA, R.: Arch. néerl. physiol. **1948**, 399. — [1434] MARMONT, G. H.: J. cell comp. Physiol. **34**, 351 (1949). — [1435] MARQUARDT, P.: Fermente des Auges. Aus: Tabul. biol. ('s-Grav.) **82**, 2, 143 (1951). — [1436] MARSHALL, C., and CH. HARDEN: EEG Clin. Neurophysiol. **4**, 283 (1952). — [1437] ~ and A. E. WALKER: EEG Clin. Neurophysiol. **2**, 147 (1950). — [1438] MARSHALL, W. H.: J. Neurophysiol. **12**, 277 (1949). — [1439] ~, S. A. TALBOT and H. W. ADES: J. Neurophysiol. **6**, 1 (1943). — [1440] MASLAND, R. I., G. AUSTIN and G. C. GRANT: EEG Clin. Neurophysiol. **1949**, 273. — [1441] MATSUSAKA, T.: Acta Soc. ophthal. jap. **59**, 836 (1955). — [1442] MATTHEWS, B. H. C.: J. Physiol. **78**, 1 (1933). — [1443] ~ J. Physiol. **81**, 28 (1934). — [1444] MCDOUGALL, W.: Brit. J. exp. Psychol. **1**, 168 (1904). — [1445] MCFARLAND, R. A., and M. B. FISHER: J. Geront. **10**, 424 (1955). — [1446] MCLEAN, P. D.: EEG Clin. Neurophysiol. **1**, 110 (1949). — [1447] MEESMANN, A.: Habilitationsschrift. Berlin 1921. — [1448] MELIN, K. A.: EEG Clin. Neurophysiol. Suppl. **4**, 205 (1953). — [1449] MERKER, E.: Zool. Anz. **65** (1925); Zool. Jb. Physiol. **42** (1926); **56** (1936); Zool. Jb. Allg. **46** (1926); Verh. dtsch. zool. Ges. **1929**, **1939**, **142**; Biol. Rev. biol. Proc. Cambridge Philos. Soc. **9** (1939); Ber. oberhess. Ges. Natur- u. Heilk. **1939**, **95**. Naturwissenschaften **27**, 470 (1939); **27**, 786 (1939); Verh. VII. Internat. Entomolog.-Kongr. 1939; Ber. wiss. Biol. **54** (1940). — [1450] MERKULOW, J.: Ber. sächs. Akad. Wiss. Math.-phys. Kl. **80**, 291 (1928). — [1451] MESERVEY, A. B., and E. L. CHAFFEE: J. opt. Soc. Amer. **15**, 311 (1927). — [1452] METTLER, F. A.: J. comp. Neurol. **61**, 221 (1935). — [1453] MEYER, D. R., R. C. MILES and P. RATOOSH: J. Neurophysiol. **17**, 289 (1954). — [1454] MEYER, K. H., and P. BERNFELD: J. gen. Physiol. **29**, 353 (1945/46). — [1455] MEYERHOF, O.: Die chemischen Vorgänge im Muskel. Berlin 1930. — [1456] ~ and J. R. WILSON: Arch. Biochem. **21**, 19 (1949). — [1457] MEYERS, J. L.: Arch. Neurol. **21**, 901 (1929). — [1458] MEYER-SCHWIKKERATH, G.: Ber. dtsch. ophthal. Ges. München **1950**, 70. ~ u. R. MAGUN: Arch. Ophthal. **151**, 693 (1951). — [1459] MICHAELIS, L.: Die Wasserstoffionenkonzentration. Berlin 1933; Naturwissenschaften **14**, 33 (1926). — [1460] MICHAELS, R. M.: J. exp. Psychol. **54**, 21 (1957). — [1461] MILES, P. W.: Amer. J. Ophthal. **32**, 225 (1949). — [1462] ~ Arch. Ophthal. **43**, 661 (1950). — [1463] MILES, R. C., P. RATOOSH and D. R. MEYER: J. Neurophysiol. **19**, 254 (1956). — [1464] MILES, W. R.: Proc. nat. Acad. Sci. (Wash.) **25**, 161 (1939). — [1465] ~ Yale J. Biol. a. Med. **12**, 161 (1939). — [1466] MILES, W.: Rev. Scient. Instr. **10**, 134 (1939); Proc. nat. Acad. Sci. (Wash.) **25**, 25 (1939); **25**, 349 (1939); **25**, 128 (1939); J. exp. Psychol. **25**, 76 (1939); Psychol. Bull. **36**, 536 (1939); Science **91**, 456 (1940). — [1467] MILLARD, E. B., and W. S. MCCANN: J. appl. Physiol. **1**, 807 (1949). — [1468] MILLER, V. L.: Genet. Psychol. Monogr. **26**, 3 (1942). — [1469] MILLOTT, N., and M. YOSHIDA: Nature (Lond.) **179**, 924 (1957). — [1470] MILSTEIN, G. J.: Fiziol. Z. **34**, 19 (1948). — [1471] MIRSKY, A. E.: Proc. nat. Acad. Sci. (Wash.) **22**, 147 (1936). — [1472] MISIAK, H.: J. exp. Psychol. **37**, 318 (1947). — [1473] MITA, T., Z. ABE and T. BYONSHIK: Tohôku J. exp. Med. **54**, 45 (1951). — [1474] ~, E. FUJIMAKI and CH. SATO: Jap. J. Physiol. **4**, 52 (1954). — [1475] ~ ~ and R. TAKAHASHI: Jap. J. Physiol. **4**, 115 (1954). — [1476] ~ K. HIRONAKA and J. KOIKE: Tohôku J. exp. Med. **51**, 379 (1949). — [1477] MITARAI, G.: Tohôku J. exp. Med. **62**, 261 (1955); **62**, 271 (1955). — [1478] ~ et Y. YAGASAKI: C. R. Soc. Biol. (Paris) **147**, 1533 (1953). — [1479] MITCHELL, H. H., N. GLICKMAN, E. H. LAMBERT, R. W. KEETON and M. K. FAHNESTOCK: Amer. J. Physiol. **146**, 84 (1946). — [1480] MITTELSTAEDT, H.: Regelungsvorgänge in der Biologie. München: R. Oldenbourg 1956. — [1481] MÖLLERSTRÖM, J.: Das Diabetesproblem. Leipzig: Georg Thieme 1943. — [1481a] MONAKOW, C. VON: Über die Lokalisation der Hirnfunktionen. Wiesbaden 1910. — [1482] MOND, R., u. H. NETTER: Pflügers Arch. ges. Physiol. **230**, 42 (1932). — [1483] MONJÉ, M.: Pflügers Arch. ges. Physiol. **208**, 110 (1925); Z. Biol. **95**, 467 (1934). — [1484] ~ Albrecht v. Graefes Arch. Ophthal. **148**, 679 (1943). — [1485] ~ Ber. **55**. Tag. dtsch. ophthalm. Ges. **1949**, 270. — [1486] ~ Ber. 56. Tag. dtsch. ophthalm. Ges. **1950**, 47. — [1487] ~ Klin. Mbl. Augenheilk. **121**, 199 (1952). — [1488] ~ Pflügers Arch. ges. Physiol. **255**, 499 (1952). — [1489] ~ u. H. R. BERNSDORFF: Pflügers Arch. ges. Physiol. **255**, 508 (1952). — [1490] MONNIER, M.: Experientia (Basel) **2**, **5** (1946). — [1491] ~ EEG Clin. Neurophysiol. **1**, 87 (1949). — [1492] ~ Helv. physiol. Neurophysiol. **1**, 516 (1949). — [1493] ~ Helv. physiol. Acta **7**, C 52 (1949). — [1494] ~ Revue neurol. **83**, 561 (1950); Helv. physiol. Acta **8**, C 7 (1950). — [1495] ~ Bull. schweiz. Akad. med. Wiss. **8**, 413 (1952). — [1496] ~ Prog. Ophthal. **2**, 35 (1953). — [1497] ~ Ophthalmologica **48**, Suppl. 15 (1956). — [1498] ~ Probl. act. Ophthal. **1**, 277 (1957). — [1499] ~ u. M. AMSLER: Ophthalmologica **110**, 225 (1945). —

[1500] ~ et J. BABEL: Helv. physiol. Acta **10**, 42 (1952). — [1501] ~ et G. P. v. BERGER: Rev. Neurol. **87**, 189 (1952). — [1502] ~ u. F. BOEHM: Helv. physiol. Acta **3**, C 25 (1945); Helv. physiol. Acta **3**, C 39 (1945). — [1503] ~ ~ Helv. physiol. Acta **5**, C 34 (1947). — [1504] ~ ~ Helv. physiol. Acta **5**, 205 (1947). — [1505] ~, A. FRANCESCHETTI and P. DIETERLE: Schweiz. Arch. Neurol. Psychiat. **75**, 399 (1955). — [1506] ~ et H.-J. HUFSCHMIDT: Helv. physiol. Acta **9**, 348 (1951). — [1507] ~ ~ EEG Clin. Neurophysiol. **3**, 241 (1951). — [1508] ~ ~ Progr. Ophthal. **11**, 35 (1953). — [1509] ~ et R. L. JEANNERT: Ophthalmologica **113**, 1 (1947). — [1510] ~ et H. LAUE: Helv. physiol. Acta **10**, C 20 (1952). — [1511] MONOKOW, G. VON Arch. Psychiat. Nervenkr. **20**, 714 (1889). — [1512] MONROE, M. M.: Psychol. Monogr. **158**, (1925). — [1513] MONTANDON, A., et M. MONNIER: Ann. oto-laryng. **68**, 761 (1951). Laryngol. otol. rhinol. **74**, 413 (1953). — [1514] ~ ~ E. CROCI et E. BRUNNER: Rev. oto-neuro-ophtal. **26**, 526 (1951). — [1515] ~ ~ and A. RUSSBACH: Ann. Otol. Rhin. Laryng. **64**, 701 (1955). — [1516] MORELAND, J., and L. RONCHI: Optica Acta **4**, 31 (1957). — [1517] MORIN, G., H. GASTAUT et J. CORRIOL: J. Physiol. (Paris) **40**, 199 (1948). — [1518] ~ ~, R. NAQUET et A. ROGER: J. Physiol. (Paris) **43**, 820 (1951). — [1519] MORISON, R. S., and E. W. DEMPSEY: Amer. J. Physiol. **135**, 280 (1942). — [1520] MORTON, R. A.: Nature (Lond.) **153**, 69 (1944). — [1521] ~ and T. W. GOODWIN: Nature (Lond.) **153**, 405 (1944). — [1522] ~, M. K. SALAH and A. L. A. STUBBS: Nature (Lond.) **159**, 744 (1947). — [1523] MORUZZI, G., J. M. BROOKHARDT, W. T. NIEMER and H. W. MAGOUN: EEG Clin. Neurophysiol. **2**, 29 (1950). — [1524] ~ and H. W. MAGOUN: EEG Clin. Neurophysiol. **1**, 455 (1949); Fed. Proc. **8**, 113 (1949). — [1525] MOSCHIK DE REYA, N., u. O. EICHHORN: Wien klin. Wschr. **1951**, 676. — [1526] MOTOKAWA, K.: Jap. J. Med. Sci. III Biophysics **8**, 135 (1942). — [1527] ~ Tohôku J. exp. Med. **43**, 371 (1942). — [1528] ~ J. Neurophysiol. **12**, 291 (1949); **12**, 475 (1949); Tohôku J. exp. Med. **50**, 307 (1949); **51**, 145 (1949); **54**, 385 (1951). — [1529] ~ Tohôku J. exp. Med. **51**, 165 (1949). — [1530] ~ Tohôku J. exp. Med. **51**, 179 (1949). — [1531] ~ Tohôku J. exp. Med. **51**, 197 (1949). — [1532] ~ J. Neurophysiol. **14**, 339 (1951); Tohôku J. exp. Med. **57**, 69 (1952). — [1533] ~ Docum. ophthal. **9**, 209 (1955). — [1534] ~ 14. Jap. Med. Congr. **1**, 179; Brain and Nerve **7**, 247 (1955). — [1535] ~ and M. AKITA: Psychologia **1**, 10 (1957). — [1536] ~ and M. EBE: Tohôku J. exp. Med. **54**, 215 (1951). — [1537] ~ ~ Nature (Lond.) **170**, 79 (1952). — [1538] ~ ~ Science **116**, 92 (1952). — [1539] ~ ~ Tohôku J. exp. Med. **57**, 283 (1953). — [1540] ~ ~ J. Neurophysiol. **17**, 364 (1954). — [1541] ~ ~, Y. ARAKAWA and T. OIKAWA: J. opt. Soc. Amer. **41**, 478 (1951). — [1542] ~ and K. ISOBE: J. opt. Soc. Amer. **45**, 79 (1955). — [1543] ~ and K. IWAMA: Tohôku J. exp. Med. **50**, 25 (1949); **50**, 319 (1949); **51**, 155 (1949); **53**, 201 (1949). — [1544] ~ ~ Tohôku J. exp. Med. **53**, 341 (1951). — [1545] ~ ~ and M. EBE: Jap. J. Physiol. **2**, 198 (1952). — [1546] ~ ~ ~ Tohôku J. exp. Med. **56**, 215 (1952). — [1547] ~ ~ ~ Tohôku J. exp. Med. **59**, 11 (1953). — [1548] ~ ~ and T. ENDO: Tohôku J. exp. Med. **49**, 331 (1948). — [1549] ~ ~ and S. TUKAHARA: Tohôku J. exp. Med. **53**, 399 (1951). — [1550] ~ u. T. MITA: Tohôku J. exp. Med. **40**, 298 (1941). — [1551] ~ ~ Tohôku J. exp. Med. **42**, 114 (1942). — [1552] ~ ~ Jap. J. med. Sci. III Biophysics, **9**, 23 (1943). — [1553] ~ ~ Tohôku J. exp. Med. **48**, 267 (1945). — [1554] ~ , D. NAKAGAWA and T. KOHATA: J. comp. physiol. Psychol. **49**, 392 (1956). — [1555] ~ ~ ~ J. comp. physiol. Psychol. **49**, 398 (1956). — [1556] ~, T. OIKAWA and K. TASAKI: Jap. J. Physiol. **7**, 119 (1957). — [1557] ~ ~ ~ J. Neurophysiol. **20**, 186 (1957). — [1558] ~ and E. SUZUKI: Tohôku J. exp. Med. **52**, 341 (1950). — [1559] ~ ~ Tohôku J. exp. Med. **52**, 349 (1950). — [1560] ~ ~ and Y. OOBA: Tohôku J. exp. Med. **64**, 161 (1956). — [1561] ~, S. TUKAHARA and M. EBE: Jap. J. Physiol. **3**, 191 (1953). — [1562] ~, J. UMETSU, M. KOBAYASHI and M. KAMEYAMA: Tohôku J. exp. Med. **64**, 151 (1956). — [1563] MOWRER, O. H.: Learning Theory and Personality Dynamics. New York: The Ronald Press & Co. 1950. — [1564] ~, T. C. RUCH and N. E. MILLER: Amer. J. Physiol. **114**, 423 (1936). — [1565] MUDD, S., and E. B. H. MUDD: J. gen. Physiol. **14**, 733 (1931). — [1566] MÜCHER, H., u. H.-W. WENDT: Naunyn-Schmiedebergs Arch. exp. Path. Pharmak. **214**, 29 (1951). — [1567] MÜLLER, G. E.: Z. Psychol. Sinnesorg. **14**, 329 (1897); **65**, 274 (1934). — [1568] ~ Typen der Farbenblindheit. Göttingen 1924. — [1569] MÜLLER, H. K.: Albrecht v. Graefes Arch. Ophthal. **125**, 624 (1931). — [1570] MÜLLER, JOH: Zur vergleichenden Physiologie des Gesichtssinnes des Menschen und der Tiere nebst einem Versuch über die Bewegungen der Augen und über den menschlichen Blick. Leipzig 1826. Hinterlassene Schriften zur Anatomie und Physiologie des Auges. Herausgegeben von O. BECHER. Leipzig 1872. — [1571] MÜLLER-(LIMMROTH), H. W.: Pflügers Arch.

ges. Physiol. **254**, 155 (1951). — [1572] ~ Z. Biol. **104**, 244 (1951). — [1573] ~ ~ Pflügers Arch. ges. Physiol. **257**, 35 (1953). — [1574] ~ Z. Biol. **105**, 393 (1953). — [1575] ~ Nervenarzt **24**, 475 (1953). — [1576] ~ Pflügers Arch, ges. Physiol. **256**, 488 (1953). — [1577] ~ Z. Biol. **107**, 216 (1954). — [1578] ~ Z. Biol. **107**, 275 (1954). — [1579] ~ Naturwissenschaften **43**, 337 u. 364 (1956). — [1580] ~ Gesichtssinn (mit zerebralen Anteilen) in LANDOIS-ROSEMANN, Lehrbuch der Physiologie des Menschen. 28 Aufl. München: Urban & Schwarzenberg 1959. — [1581] ~ Pflügers Arch. ges. Physiol. **266**, 97 (1958). — [1582] ~ u. G. ANDRÉE: Pflügers Arch. ges. Physiol. **257**, 216 (1953). — [1583] ~ ~ Z. Biol. **105**, 324 (1953). — [1584] ~ ~ Z. Biol. **107**, 25 (1954). — [1585] ~, D. BERGES u. H. LÖHER: Z. Biol. **110**, 457 (1958). — [1586] ~ u. H. BLÜMER: Z. Biol. **109**, 420 (1957). — [1587] ~ u. H. CASPERS: Klin. Wschr. **1956**, 337. — [1588] ~ u. H. FIEDLER: Z. Biol. **108**, 130 (1955). — [1589] ~ u. V. GÜTH: Z. Biol. **108**, 266 (1956). — [1590] ~ ~ Z. Biol. **110**, 161 (1958). — [1591] ~ ~ u. G. SCHMITT: Z. Biol. **110**, 326 (1958). — [1592] ~ ~ ~ Z. Biol. (1959) (erscheint demnächst). — [1593] ~ u. G. JÜNEMANN: Z. Biol. **110**, 1 (1958). — [1594] ~ u. H. HARTMANN: Z. Biol. (1959) (z. Z. im Druck). — [1595] ~ u. M. LEMAITRE: Z. Biol. **105**, 348 (1953).— [1596] ~ u. W. WIRTH: Z. Biol. **107**, 444 (1955). — [1597] MULLINS, L. J.: Amer. J. Physiol. **175**, 358 (1953). — [1598] MUNDY-CASTLE, A. C.: EEG Clin. Neurophysiol. **3**, 353 (1951). — [1599] ~ EEG Clin. Neurophysiol. **5**, 1 (1953). — [1600] ~ EEG Clin. Neurophysiol. **5**, 187 (1953). — [1601] ~ J. nat. Inst. Personnel Res. **6**, 38 (1955). — [1602] MUNZ, F. W.: J. gen. Physiol. **40**, 233 (1956). — [1603] ~ Science **125**, 1142 (1957). — [1604] ~ J. Physiol. **140**, 220 (1958). — [1605] MURALT, A. VON: Die Signalübermittlung im Nerven. Basel 1946. — [1606] ~ Vitamins & Hormones **5**, 93 (1947). Neue Ergebnisse der Nervenphysiologie. Berlin-Göttingen-Heidelberg: Springer 1958. — [1607] ~ u. Y. ZOTTERMAN: Zit. nach C. G. SCHMIDT aus B. FLASCHENTRÄGER u. E. LEHNARTZ, Physiologische Chemie II/2 a. Berlin-Göttingen-Heidelberg: Springer 1956. — [1608] MYERS, J. L.: Arch. Neurol. **21**, 901 (1915). — [1609] MYERS, R. E.: J. comp. physiol. Psychol. **48**, 470 (1955). Science **122**, 877 (1955); Brain **79**, II. 358 (1956); Anat. Rec. **124**, 339 (1956). ~ and R. W. SPERRY: Fed. Proc. **15** (1956); **16** (1957).

[1611] NACHMANSOHN, D.: Abstr. 18. int. Physiol. Kongress Kopenhagen 1950, S. 371. — [1612] ~ Erg. Physiol. **48**, 575 (1955). — [1613] NAGEL, W. A.: Arch. Psychiat. Nervenkr. **8**, 409 (1878). — [1614] ~ Nagels Handbuch 3, S. 103ff, 1904. — [1615] NAKAGAWA, D., and T. KOHATA: Tohôku J. exp. Med. **64**, 305 (1956). — [1616] ~ ~ Tohôku J. exp. Med. **64**, 315 (1956). — [1617] NAUTA, W. J. H., and V. M. J. BACKER: J. comp. Neurol. **100**, 257 (1955). — [1618] NEFTEL: Arch. Psychiat. Nervenkr. **8**, 409 (1878). — [1619] NERNST, W.: Z. physik. Chemie **9**, 137 (1892). — [1620] NETTER, H.: Biologische Physikochemie. Potsdam: Akad. Verlagsges. Athenaion, 1951. — [1621] NIEMAN, R. H., and B. VENNESLAND: Science **125**, 353 (1957). — [1622] NIKIFOROWSKY, P. M.: Z. Biol. **57**, 397 (1912). — [1623] NILSSON, L. B., J. RENDAHL and H. E. STRÖMBERG: Amer. J. Ophthal. **45**, 358 (1958). — [1624] NODDACK, W., u. H. JARCZYK: Farbe **4**, 59 (1955). — [1625] ~ zit. nach W. TRENDELENBURG: Der Gesichtssinn. Berlin: Springer 1943. — [1626] NOELL, W. K.: J. appl. Physiol. **3**, 489 (1951). — [1627] ~ J. cell. comp. Physiol. **37**, 283 (1951); **40**, 25 (1952); Amer. J. Ophthal. **35**, 126 (1952); **38**, 78 (1954); **40**, 60 (1955). Amer. J. Physiol. **170**, 217 (1952); ~ Studies on the electrophysiology and the metabolism of the Retina. USAF School of Aviation Medicine Texas: Randolph Field 1953. — [1628] ~ Fed. Proc. **14**, 349 (1955). — [1629] ~ 18. int. ophthalm. Kongr. 1958, S. 325, Nr. 4. — [1630] ~ 18. int. ophthalm. Kongr. 1958; Excerpta med. **1958**, C 328, Nr. 13. — [1631] ~ and N. A. BAILY: Fed. Proc. **15**, 445 (1956). — [1632] ~ and H. J. CHINN: Amer. J. Physiol. **161**, 573 (1950). — [1633] ~, B. EICHEL and P. A. CIBIS: Fed. Proc. **13** (1954). — [1634] ~ and P. N. PETERSEN: Amer. J. Physiol. **187**, 619 (1956). — [1635] NOVER, L.: Pflügers Arch. ges. Physiol. **242**, 665 (1939).

[1636] OCHS, S.: J. Neurophysiol. **19**, 513 (1956). — [1637] O'DAY, K.: Nature (Lond.) **160**, 648 (1947). — [1638] OESTERBERG, G.: Acta ophthal. (Kbh.) **13**, Suppl. 6 (1935). — [1639] OGIHARA, H.: Nagoya J. med. Sci. **12**, 183 (1938). — [1640] OGUCHI, T.: Nippongan Kaggakai Zasshi **18** (1914). — [1641] ~ Acta ophthal. jap. **38**, 99 (1934). — [1642] ~ Acta Soc. ophthal. jap. **1937**, 2029. — [1643] OHKI, K.: Hukuoka Acta med. **44**, 132 (1953). — [1644] OHM, J.: Albrecht v. Graefes Arch. Ophthal. **157**, 211 (1956). — [1645] OIKAWA, T.: Tohoku J. exp. Med. **57**, 109 (1953). — [1646] ~ Tohôku J. exp. Med. **58**, 69

(1953). — [1647] ~ and T. KUROSAWA: Tohôku J. exp. Med. **59**, 333 (1954). — [1648] ~ ~ Tohôku J. exp. Med. **60**, 1 (1954). — [1649] OKUMA, T., Y. SHIMAZONO, T. FUKADA and H. NARABAYASHI: EEG Clin. Neurophysiol. **6**, 269 (1954). — [1649a] OLDFIELD, R. C.: Brit. J. Physiol. Optics **14**, 248 (1957). — [1650] O'LEARY, J. L.: J. comp. Neurol. **73**, 405 (1940). — [1651] ONOKI, T.: Tohôku J. exp. Med. **65**, 23 (1956). — [1652] ~, E. ONODERA and H. YAMAMOTO: Tohôku J. exp. Med. **64**, 389 (1956). — [1653] ~ and H. YAMAMOTO: Tohôku J. exp. Med. **65**, 97 (1956). — [1654] OOBA, Y.: Tohôku J. exp. Med. **62**, 337 (1955). — [1655] OOMURA, Y., and H. A. KURIYAMA: Jap. J. Physiol. **3**, 165 (1953). — [1656] OPITZ, E., u. M. SCHNEIDER: Ergebn. Physiol. **46**, 126 (1950). — [1657] ORBACH, J.: Proc. nat. Acad. Sci. (Wash.) **41**, 264 (1955). — [1658] OSTWALD, W.: Z. physik. Chem. **6**, 71 (1890). — [1659] OTI, Y.: Okayama-Igakkai Zasshi **53**, 1 (1941). — [1660] OTTOSON, D.: Acta physiol. scand. **35**, Suppl. 122 (1956). — [1661] ~ and G. SVAETICHIN: Cold Spr. Harb. Symp. quant. Biol. **17**, 165 (1952). — [1662] ~ ~ Acta physiol. scand. **29**, 538 (Suppl. 106), (1953). — [1663] OVERTON, E.: Pflügers Arch. ges. Physiol. **1902**, 115.

[1664] PANUM, P. L.: Physiologische Untersuchungen über das Sehen mit beiden Augen. Kiel **1858**. — [1665] PAPST, W.: Albrecht v. Graefes Arch. Ophthal. **157**, 122 (1955). — [1666] ~ u. J. HECK: Bibl. ophthal. (Basel) **48**, 196 (1957). — [1667] ~ ~ Klin. Mbl. Augenheilk. **131**, 598 (1957). — [1668] PARINAUD, H.: La vision. Etude physiologique. Paris **1898**. — [1669] PARRY, D. A.: J. exp. Biol. **24**, 211 (1947). — [1670] PARRY, H. B., K. TANSLEY and L. C. THOMSON: J. Physiol. **115**, 47 (1951); **120**, 28 (1953). — [1671] PARSONS, Sir J. H.: Colour Vision. Cambridge-Univ. Press 1924. — [1672] PAVLOW, W.: Le Névraxe **1**, 237 (1900). — [1673] PENFIELD, W., and H. JASPER: Epilepsy and the functional anatomy of the brain. Boston: Little, Brown & Co. 1954. — [1674] PENMAN, G. G.: Trans. Ophthal. Soc. U. K. **54**, 232 (1934). — [1675] PÉRIER, J. O.: Rev. belg. de Path. et Med. exp. **25**, 318 (1956). — [1676] PERRIN, F. H.: J. opt. Soc. Amer. **44**, 60 (1954). — [1677] PESKIN, J. C.: Amer. J. Physiol. **187**, 621 (1956); Science **125**, 68 (1957). — [1678] ~ and G. J. MILLER: J. opt. Soc. Amer. **46**, 1048 (1956). — [1679] PETERS, R. A.: Nature (Lond.) **146**, 387 (1940). — [1680] PETERSEN, P.: Acta physiol. scand. **37**, Suppl. 125 (1956). — [1681] PFALTZ, C. R., u. H. R. RICHTER: Pract. oto-rhinolaryngol. **18**, 263 (1956). — [1682] PFLÜGER, A.: Ann. Physik IV F. **9**, 190 (1902). — [1683] PIÉRON, H.: C. R. Acad. Sci. (Paris) **170**, 525 (1920); **170**, 1203 (1920); Rev. Philos. **106**, 261 (1928); C. R. Soc. Biol. (Paris) **111**, 626 (1932). — [1684] ~ C. R. Acad. Sci. (Paris) **189**, 194 (1929); C. R. Soc. Biol. (Paris) **111**, 380 (1932); L'Anné psychol. **32**, 1 (1931). — [1685] ~ Ann. Physiol. (Paris) **15**, 116 (1939). — [1686] ~ Sciences 43, 265 (1943). — [1687] ~ et J. Ségal: C. R. Soc. Biol. (Paris) **131**, 1048 (1939); J. Physiol. (Paris) **39**, 353 (1947). — [1688] PIES, R., u. H. WENDT: Klin. Wschr. **1939**, 429; **1940**, 419. — [1689] PILZ, A., u. W. SICKEL: 23. Tagung dtsch. physiol. Ges. in Münster (Westf.) 1957. — [1690] ~ ~ u. R. BIRKE: Pflügers Arch. ges. Physiol. **266**, 193 (1958). — [1691] ~ ~ ~ Pflügers Arch. ges. Physiol. **265**, 550 (1958). — [1692] PINEGIN, N. J.: Dokl. Acad. Nauk USSR N. S. **93**, 31 (1953). — [1693] ~ Dokl. Akad. Nauk USSR N. S. **103**, 823 (1955). — [1694] PIPER, H.: Arch. Anat. Physiol. **1904**, 453. — [1695] ~ Arch. Anat. Physiol. **1905**, 133. — [1696] ~ Arch. Anat. Physiol. **1910**, 461. — [1697] ~ Arch. Anat. Physiol. **1911**, 85. — [1698] PIRENNE, M. H.: Nature (Lond.) **152**, 698 (1943); Proc. Cambridge Phil. Soc. **42**, 78 (1945). — [1699] ~ J. Physiol. **106**, 25 (1947). — [1700] ~ Science progr. **35**, 605 (1947). — [1701] ~ Brit. Med. Bull. **4**, 61 (1953); Biol. Rev. **31**, 194 (1956). — [1702] ~ and F. H. C. MARIOTT: Optica Acta **3**, 151 (1954); J. opt. Soc. Amer. **45**, 909 (1955). — [1703] PIRIE, A., and R. VAN HEYNINGEN: Biochemistry of the Eye. Blackwell Scientific Publications Oxford 1956. — [1704] PITTS, W., and W. S. MCCULLOCH: Bull. math. Biophysics **9**, 127 (1947). — [1705] PLANCK, M.: S.-B. preuß. Akad. Wiss. (physik.-math. Kl.) **1902**, 470; **1903**, 480; Verh. dtsch. physik. Ges. **2**, 202 (1900); Vorlesungen über die Theorie der Wärmestrahlung. Leipzig: J. A. Barth 1906. — [1706] POCK-STEEN, P. H.: Geneesk. T. Ned.-Indie **1939**, 1986. — [1707] POLINSKY, D. M., and F. A. YOUNG: J. opt. Soc. Amer. **46**, 118 (1956). — [1708] POLLAND, B., u. J. VITEK: Zbl. ges. Ophthal. **18**, 157 (1927). — [1709] POLLOCK, L. J., and L. L. MEYER: Amer. J. Physiol. **122**, 57 (1938). — [1710] POLYAK, S.: J. comp. Neurol. **44**, 197 (1928). — [1711] ~ Univ. California Publ. Anat. **2**, 1 (1932). — [1712] ~ J. comp. Neurol. **57**, 541 (1933). — [1713] ~ Arch. Ophthal. **15**, 477 (1936); The retina. Univ. Press, Chicago 1941; The vertebrate visual system. Univ. Press. Chicago 1957. — [1714] POOLE, J. H. J.: Philosophic. Mag. **41**, 6. Ser., 347 (1921). — [1715] POPOV, C.: C. R.

Acad. Sci. (Paris) **241**, 535 (1955). — [1716] ~ Nature (Lond.) **180**, 328 (1957). — [1717] Popov, N. A.: C. R. Soc. Biol. (Paris) **145**, 1496 (1951 I). — [1718] Popp, C.: Albrecht v. Graefes Arch. Ophthal. **156**, 395 (1955). — [1719] Potter, R. L., and J. C. Peskin: Amer. J. Physiol. **187**, 622 (1956). — [1720] Potts, A. M., J. Praglin, J. Farkas, L. Orbison and D. Chickering: Amer .J. Ophthal. **40**, 76 (1955). — [1721] Powsner, E. R., and K. S. Lion: J. appl. Physiol. **4**, 276 (1951). — [1722] Praglin, J., R. Spurney and A. M. Potts: Amer. J. Ophthal. **39**, 52 (1955). — [1723] Pratt, F. H.: Amer. J. Physiol. **43**, 159 (1917). — [1724] Prawdicz-Neminski, W. W.: Pflügers Arch. ges. Physiol. **209**, 362 (1925). — [1725] Prentice, W. C. H.: J. exp. Psychol. **38**, 284 (1948). — [1726] Pressmann, B. C., and H. A. Lardy: Biochim. biophys. Acta **18**, 482 (1955). — [1727] Prosser, D. J.: J. cell. comp. Physiol. **4** (1934). — [1728] Puff, A.: Verh. anat. Ges. **48**, Vers. 124 (1950). — [1729] Pulfrich, K.: Albrecht v. Graefes Arch. Ophthal. **152**, 731 (1952). — [1730] Pulver, R., u. F. Verzar: Helv. chim. Acta **23**, 1087 (1940). — [1731] Purkinje, J.: Beobachtungen und Versuche zur Physiologie der Sinne. 1. Bändchen. Prag: J. G. Calve 1823. Beobachtungen und Versuche zur Physiologie der Sinne. 2. Bändchen. Berlin; G. Reimer 1825. — [1732] Purpura, D. P.: Amer. J. Physiol. **186**, 250 (1956). — [1733] ~ and H. Grundfest: J. Neurophysiol. **19**, 573 (1956). — [1734] ~, J. L. Pool, J. Ransohoff, M. J. Frumin and E. M. Housepian: EEG Clin. Neurophysiol. **9**, 453 (1957).

[1735] Queiroga, G.: Elektroretinograma: suas possibilidades clinicas. Minas, Brazil: Velloso & Cia. 1953. — [1736] Querner, F. R. von: Klin. Wschr. **1935**, 1213.

[1737] Raab, O.: Z. Biol. **39** (1900). — [1738] Rademaker, G. C. J., and J. W. G. ter Braak: Brain **71**, 48 (1948). — [1739] Rählmann, E.: Pflügers Arch. ges. Physiol. **112**, 172 (1906); Z. Augenheilk. **16**, 448 (1906). — [1740] Ramon y Cajal, S.: Die Retina der Wirbeltiere. Wiesbaden 1894. — La Retiné des vertébres. Trav. Labor. Rech. biol. Univ. Madr., Suppl. 28 (1933). — [1741] Ranke, G.: Arbeitsphysiol. **15**, 427 (1954). — [1742] Ranke, O. F.: Z. Biol. **105**, 224 (1952). — [1743] ~ Arbeitsphysiol. **15**, 388 (1954). — [1744] ~ Bereichseinstellung der Sinnesorgane. Beiheft: Regulierungstechnik. S. 123. München: R. Oldenbourg 1956. — [1745] Rashevsky, N.: Mathematical Biophysics Univ. Chicago: Chicago Press. 1948. — [1746] Ratliff, F., and C. G. Mueller: Science **126**, 840 (1957). — [1747] Raution, G. N.: Dokl. Akad. Nauk USSR **79**, 65 (1951). — [1748] Redlich, F. A., Callahan and J. Schmetje: Yale J. Biol. Med. **18**, 269 (1946). — [1749] Reed, J. D.: J. exp. Psychol. **39**, 118 (1949). — [1750] Reenpää, Y., u. R. Niini: Abh. Z. exakt. Biol. H. 2 (1941). — [1751] Reid, G.: J. Physiol. **110**, 217 (1949). — [1752] Remberg, H.: Pflügers Arch. ges. Physiol. **252**, 622 (1950); **253**, 68 (1950); **253**, 114 (1950). — [1753] Rémond, A.: EEG Clin. Neurophysiol. **4**, 265 (1952). — [1754] ~ et V. Gabersek: Rev. Neurol. **95**, 506 (1956). — [1755] ~ ~ et N. Lesêvre: Rev. Neurol. **95**, 455 (1956). — [1756] ~ ~ ~ Rev. Neurol. **95**, 510 (1956). — [1757] ~ et S. Thiry: EEG Clin. Neurophgsiol. **2**, 349 (1950). — Revue Neurol. **82**, 573 (1950). — [1758] Rempel, B., and E. L. Gibbs: Science **84**, 334(1936).— [1759] Remy, M.: Mschr. Psychiat. **129**, 807 (1955). — [1760] Rendahl, I.: Nord. med. **48**, 1594 (1952). — [1761] ~ Acta ophthal. (Kbh.) **1957**, 97. — [1762] ~ A. M. A. Arch. Ophthal. **57**, 566 (1957). — [1763] ~ Bibl. ophthal. (Basel) **48**, 190 (1957). — [1764] ~ Acta ophthal. (Kbh.) **36**, 329 (1958); 18. int. ophthalm. Kongr. 1958. Excerpta med. **1958**, C 327, Nr. 11. — [1765] Renquist, Y.: Skand. Arch. Physiol. **45**, 95 (1924). — [1766] Renquist-Reenpää, Y.: Allgemeine Sinnesphysiologie. S. 1. Wien: Springer 1936. — [1767] Rensch, B.: Z. vgl. Physiol. **37**, 496 (1955). — [1768] Renshaw, B.: J. Neurophysiol. **4**, 167 (1941); **9**, 191 (1946)— [1769] ~, A. Forbes and B. R. Morison: J. Neurophysiol. **3**, 74 (1940). — [1770] Reuning, H.: J. nat. Inst. Personnel. Res. **6**, 42 (1955). — [1771] Riddell, L. A.: J. Physiol. **84**, 111 (1935). — [1772] ~ J. Ophthal. **20**, 380 (1936). — [1773] Riedel, A. H.: Z. Biol. **69**, 125 (1918). — [1774] Riehm, W.: Klin. Mbl. Augenheilk. **78**, 87 (1927); Albrecht v. Graefes Arch. Ophthal. **100**, 872 (1929). — [1775] Riggs, L. A.: J. cell. comp. Physiol. **9**, 491 (1937). — [1776] ~ J. cell. comp. Physiol. **15**, 273 (1940). — [1777] ~ Proc. Soc. exp. Biol. (N. Y.) **48**, 204 (1941); Excerpta med. **1958**, C 320. Nr. 3. — [1778] ~ Amer. J. Ophthal. **38**, 70 (1954). — [1779] ~ Electrical Phenomena in Vision. Aus A. Hollaender, Radiation biology III, S. 581. New York-Toronto-London: McGray-Hill, Book Company 1956; Ann. Rev. Psychol. **9**, 19 (1958). — [1780] ~, J. C. Armington and F. Ratliff: J. opt. Soc. Amer. **44**, 315 (1954). — [1781] ~, J. C. Cornsweet and W. G. Lewis: Psychol. Monogr. **71**, Nr. 434 (1957). — [1782] ~ and C. H. Graham: J. cell. comp. Physiol. **16**, 15 (1940); **26**, 1 (1945). —

[1783] ~ and E. P. JOHNSON: J. exp. Psychol. **39**, 415 (1949). — [1784] RITTER, J. W.: Beweis, daß ein beständiger Galvanismus den Lebesprocess in d. Thierreich begleitet. Weimar: Verlag d. Industriecomptoirs. 1798. ~ Beitrag zur näheren Kenntnis des Galvanismus. Jena: 1815. — [1785] ROAF, H. E.: Proc. roy. Soc. B. **106**, 276 (1930). — [1786] ~ Physiol. Rev. **13**, 43 (1933). — [1787] ROBACK, G. S., L. R. KRASNO and A. C. IVY: J. appl. Physiol. **4**, 566 (1952). — [1788] ROBERTS, R. B., J. Z. Roberts and D. B. COWIE: J. cell. comp. Physiol. **34**, 259 (1949). — [1789] ROBERTSON, G. W., and J. YUDKIN: J. Physiol. **103**, 1 (1944). — [1790] ROCHON-DUVIGNEAUD, A.: Les yeux et la vision des vertébrés. Paris 1943. — [1791] ROEDER, K. D.: J. cell. comp. Physiol. **14**, 299 (1939); J. cell. comp. Physiol. **16**, 399 (1940). — [1792] ROGGENBAU, C., u. A. WETTHAUER: Klin. Mbl. Augenheilk. **79**, 456 (1927). — [1793] ROHEN, J., u. K. MRODZINSKY: Auge und Zwischenhirn. Bücherei des Augenarztes. 23. Heft, S. 36. Stuttgart: F. Enke 1955. — [1794] ROHRACHER, H.: Z. Sinnesphysiol. **66**, 164 (1935). — [1795] ~ Z. Psychol. **140**, 274 (1937); Pflügers Arch. ges. Physiol. **238**, 535 (1937). — [1796] ~ Pflügers Arch. ges. Physiol. **240**, 190 (1938). — [1797] RONCHI, L.: Atti Fond. G. RONCHI **12**, 560 (1957). — [1798] ~ and BITTINI: Atti fond. G. RONCHI **12**, 477 (1957). — [1799] ~ and G. T. DI FRANCIA: J. opt. Soc. Amer. **47**, 639 (1957). — [1800] ~ and P. STROCCHI: Atti fond. G. RONCHI **12**, 61 (1957). — [1801] ROSENBERG, H.: Handbuch der normalen u. pathologischen Physiologie **8/II**, 876 (1928). — [1802] ROSENBERG, T. H.: Acta chem. scand. **2**, 14 (1948). — [1803] ROSENBLUETH, A., and W. B. CANNON: Amer. J. Physiol. **135**, 690 (1942). — [1804] ROSS, R. T.: Psychol. Monogr. **47**, 306 (1936). — [1805] ROTH, M., J. SHAW and J. GREEN: EEG Clin. Neurophysiol. **8**, 385 (1956). — [1806] ROTHSCHUH, K. E.: Elektrophysiologie des Herzens. Darmstadt: D. Steinkopff 1952. — [1807] ROTHSTEIN, A., and L. H. ENNS: J. cell. comp. Physiol. **28**, 231 (1946). [1808] ROWAN, W.: Proc. Bost. S. Nat. Hist. **38** (1926). — [1809] ROY, LE: Mem. nat. phys. Acad. roy. Sci. (Paris) **1755**, 60—98. — [1810] RUBIN, M. A.: J. Neurophysiol. **1**, 313 (1938). — [1811] RUBINSTEIN, B., and P. O. THERMAN: Skand. Arch. Physiol. **72**, 26 (1935). — [1812] RUCK, P., and T. JAHN: J. gen. Physiol. **37**, 825 (1954). — [1813] RUNGE, R.: Bull. Math. Biophysics **7**, 59 (1945). — [1814] RUSHTON, W. A. H.: Nature (Lond.) **164**, 743 (1949); J. Physiol. **111**, 26 (1950); Brit. Med. Bull. **9**, 68 (1953). — [1815] ~ J. Physiol. **117**, 47 (1952). — [1816] ~ Acta physiol. scand. **29**, 16 (1953). — [1817] ~ J. Physiol. **134**, 11 (1956). — [1818] ~ J. Physiol. **142**, 30 (1958). — [1819] ~ and F. W. CAMPBELL: Nature (Lond.) **174**, 1096 (1954). — [1820] ~ ~, W. A. HAGINS and G. S. BRINDLEY: Optica Acta **1**, 183 (1955). — [1821] ~ and R. D. COHEN: Nature (Lond.) **173**, 301 (1954). — [1822] RYAN, T. A., and M. E. BITTERMAN: Zit. nach E. SIMONSON and J. BROŽEK: Physiol. Rev. **32**, 349 (1952).

[1823] SACHS, E.: Klin. Wschr. **1929**, 136. — [1824] SAITO, Z.: Tohôku J. exp. Med. **32**, 432 (1938). — [1825] SALIT, P. W.: Biochem. Z. **301**, 253 (1939). — [1826] SALOMON, F.: Arch. Sci. Physiol. **8**, 27 (1954). — [1827] SATIJA, R. C.: J. Physiol. **136**, 27 (1957). — [1828] SATO, K.: Folia psychiat. neurol. jap. **10**, 283 (1957). — [1829] ~, K. MIMURA, T. OZAKI, Y. YAMAMOTO, S. MASUYA and N. HONDA: Jap. J. Physiol. **7**, 181 (1957). - [1830] SAUNDERS, M. G.: EEG Clin. Neurophysiol. **6**, 327 (1954). — [1831] SAXÉN, L.: Ann. Acad. Sci. Fenn. A. IV, **23**, (1954). — [1832] SCHADE, O. H.: J. opt. Soc. Amer. **46**, 721 (1956). — [1833] SCHAEFER, H.: Elektrophysiologie. I. Bd. Wien: F. Deuticke 1940; Elektrophysiologie. II. Bd. Wien: F. Deuticke 1942; Klin. Wschr. **1953**, 221. ~ Elektrobiologie des Stoffwechsels, S. 669. Aus F. Büchner, E. Letterer u. F. Roulet, Handbuch der allgemeinen Pathologie, 4/5, Stoffwechsel. Berlin-Göttingen-Heidelberg: Springer 1957. — [1834] SCHALL, E.: Albrecht v. Graefes Arch. Ophthal. **115**, 666 (1925). — [1835] SCHANZ, F.: Pflügers Arch. ges. Physiol. **190**, 311 (1921). — [1836] ~ Münch. med. Wschr. **1921**, 1390; Z. Augenheilk. **46**, 311 (1921); **48**, 313 (1922); Z. Sinnesphysiol. **54**, 94 (1923). — [1837] SCHAPER, G.: Hirnelektrische Untersuchungen mit der Photostimulation im Kindesalter. Habilitationsschrift, Münster 1956. — [1838] SCHAPPERT-KIMMIJSER, I., u. H. E. HENKES: 18. int. ophthalm. Kongr. 1958, Excerpta med. **1958**, C 328, Nr. 15. — [1839] SCHATERNIKOFF, M.: Z. Psychol. **29**, 241 (1902). — [1840] SCHEERER, R': Klin. Mbl. Augenheilk. **76**, 524 (1926). — [1841] SCHEGELMANN, L.: Wiss. Z. Karl-Marx-Univ. **5**, 93 (1955/56). — [1842] SCHENCK, G. O.: Z. Elektrochem. **57**, 675 (1953). — [1843] ~ Naturwissenschaften **40**, 205 (1953). — [1844] ~ Naturwissenschaften **40**, 212 (1953). — [1845] SCHENK, F.: Pflügers Arch. ges. Physiol. **118**, 129 (1907); ref. Nagels Jber. **1907**, 65. — [1846] SCHENK u. ZUCKERKANDL: Zit. nach R. GRANIT: Sensory mechanisms of the Retina. London:

Oxford Univ. Press 1947 —. [1847] Schick, L. L.: J. Physiol. USSR 18, 231 (1935). — [1848] Schliephake, H.: Arch. Physiol. 8, 565 (1874). — [1849] Schmerl, E.: Klin. Mbl. Augenheilk. 126, 598 (1955); 131, 756 (1957). — [1850] Schmidt, C.: Zit. nach G. Lehmann u. A. Meesmann, Pflügers Arch. ges. Physiol. 205, 210 (1924). — [1851] Schmidt, W. J.: Arch. mikrosk. Anat. 93, 93 (1920). — [1852] ~ Kolloid.-Z. 85, 137 (1938). — [1853] Schmidtke, H.: Psychol. Forsch. 23, 409 (1951). — [1854] Schmitt, F. O., and R. S. Baer: Biol. Rev. 14, 27 (1939). — [1855] ~ and E. Ponder: J. cell. comp. Physiol. 9, 89 (1936); 11, 309 (1938). — [1856] Schmitz, W., u. H. Schaefer: Pflügers Arch. 232, 713 (1933); 232, 773 (1933); 232, 782 (1933). — [1857] Schmitz-Moormann, P.: Albrecht v. Graefes Arch. Ophthal. 118, 506 (1927). Klin. Mbl. Augenheilk. 78, 69 (1927). — [1858] Schmöger, E.: Dtsch. Gesundh.-Wes. 1955, 1159. — [1859] ~ Klin. Mbl. Augenheilk. 128, 158 (1956). Bibl. ophthal. (Basel) 48, 48 (1957). — [1860] ~ Klin. Mbl. Augenheilk. 131, 335 (1957). — [1861] ~ u. W. Thieme: Dtsch. Gesundh.-Wes. 1955, 1159. — [1862] Schneiderreit, R.: Naturwissenschaften 44, 58 (1957). — [1863] Schober, H.: Klin. Mbl. Augenheilk. 116, 22 (1950). — [1864] ~ Das Sehen, I (1950) u. II (1953). Mühlhausen: R. Markewitz. — [1865] Schöpfle, G., and J. Z. Young: Biol. Bull. Woods Hole 71, 403 (1936). — [1866] Scholz, H.: Arbeitsphysiol. 15, 1 (1953). — [1867] Schorstein, J.: Z. Sinnesphysiol. 42, 124 (1907). — [1868] Schouten, J. F.: Proc. Kon. Ned. Akad. Wet. 37, 506 (1934). — [1869] ~ Ber. int. Beleuchtungskom. 1939, 27. — [1870] ~ and L. S. Ornstein: J. opt. Soc. Amer. 29, 168 (1939). — [1871] Schreiber, H.: Umschau 52, 581 (1952). — [1872] Schrödinger, E.: Naturwissenschaften 12, 925 (1924). — Die Gesichtsempfindungen. In: Müller-Pouillets Lehrbuch der Physik II/I. II. Aufl. Leipzig: J. A. Barth 1926. — [1873] Schubert, G.: Pflügers Arch. ges. Physiol. 220, 82 (1928). — [1874] ~ Umschau 51, 362 (1951). — [1875] ~ Wien. Arch. Psychol., Psychiat. u. Neurol. 2, 1 (1952). — [1876] ~ Wien. Z. Nervenheilk. 149, 283 (1952). — [1877] ~ Albrecht v. Graefes Arch. Ophthal. 154, 125 (1953). — [1878] ~ Naturwissenschaften 41, 384 (1954); Albrecht v. Graefes Arch. Ophthal. 157, 116 (1955); Umschau 58, 366 (1958). — [1879] ~ Z. Biol. 108, 372 (1956). — [1880] ~ Mod. Probl. Ophthal. 1, 251 (1957). — [1881] ~ u. H. Bornschein: Experientia (Basel) 7, 12, 461 (1951). — [1882] ~ ~ Wien. Z. Nervenheilk. 4, 393 (1951). — [1883] ~ ~ Ophthalmologiea (Basel) 123, 396 (1952). — [1883a] Schütz, E., H. W. Müller-Limmroth u. H. Schoenenberg: Z. ges. exp. Med. 117, 15 (1951). — [1884] Schumacher, G. von: Jagd und Biologie. Berlin 1939. — [1885] Schulman, M. P., and E. K. Ridal: Proc. roy. Soc. B 122, 29 (1937); 122, 49 (1937). — [1886] Schultze, M.: Arch. mikrosk. Anat. 2, 175 (1866). — [1887] Schulze, J.: Persönliche Mitteilung. — [1888] Schwab, R. S., and J. A. Abbott: EEG Clin. Neurophysiol. 2, 262 (1950). — [1889] Schwarz, F.: Z. Sinnesphysiol. 67, 227 (1936—38); 68, 92 (1939—40); 69, 1 (1940); 69, 158 (1941); Pflügers Arch. ges. Physiol. 248, 131 (1944); 249, 76 (1944). — [1890] ~ Z. Sinnesphysiol. 70, 22 (1943). — [1891] ~ Pflügers Arch. ges. Physiol. 253, 121 (1951). — [1892] ~ Pflügers Arch. ges Physiol. 254 144 (1951/52). — [1893] ~ Naunyn-Schmiedebergs Arch. exp. Path. Pharmak. 216, 358 (1952). 217, 194 (1953); Ber. ges. Physiol. 154, 276 (1953). — [1894] ~ Albrecht v. Graefes Arch. Ophthal. 157, 534 (1956). — [1895] ~ Z. Biol. 109, 142 (1957). — [1896] ~ M. Krause u. E. Volkmer: Z. Biol. 108, 261 (1956). — [1897] ~ u. H. Wintzer: Pflügers Arch. ges. Physiol. 260, 74 (1954). — [1898] Schweitzer, A., and S. Wright: J. Physiol. 88, 459 (1937). — [1899] Ségal, J.: Le mécanisme de la vision des couleurs. Paris 1952, Dtsch. Übers. Jena: G. Fischer, 1957. — [1900] Seidl, H.: Ber. physik. med. ges. Würzburg 66, 55 (1954); Z. Biol. 108, 439 (1956). — [1901] Seitz, C. P.: Arch. Psychol. 257, 38 (1940). — [1902] Semenov, N. V., u. A. V. Konoplina: Bull. Biol. et Méd. exp. USSR 4, 391 (1937). — [1903] Semenovskaja, E. N.: Dokl. Akad. Nauk USSR 68, 197 (1949). — [1904] Semeonoff, B.: Nature (Lond.) 147, 454 (1941). — [1905] Sem-Jacobsen, C. W., M. C. Petersen, H. W. Dodge jr., J. A. Lazarte and C. B. Holman: EEG Clin. Neurophysiol. 8, 263 (1956). — [1906] Sgorina, K.: Z. wiss. Zool. 148, 350 (1936); 148, 148 (1936). — [1907] Shanes, A. M.: J. gen. Physiol. 34, 795 (1951). — [1908] Shaxby, J. H.: Nature (Lond.) 160, 23 (1947). — [1909] ~ Nature (Lond.) 160, 24 (1947). — [1910] Sheard, C., and C. McPeek: Amer. J. Physiol. 48, 45 (1919). — [1911] Shedlovsky, Th.: Zit. nach D. Nachmansohn, Nerve impulse 2. Confer. Josiah Macy Foundation. New York: 1951. — [1912] Sherrington, C. H. S.: The integrative action of the Nervous System. London: 1906. — [1913] Sherrington, C. S.: Proc. roy. Soc. B 105, 332 (1930). — [1914] Shlaer, S., E. L. Smith and A. M. Chase: J. gen. Physiol. 25, 553 (1942). — [1915] Short, P. L., and

W. G. WALTER: EEG Clin. Neurophysiol. **6**, 29 (1954). — [1916] SICKEL, W. E., BAUEREISEN u. H.-G. LIPPMANN: 23. Tagg. dtsch. physiol. Ges. in Münster (Westf.) **1957**, Pflügers Arch. ges. Physiol. **266**, 219 (1958). — [1917] ~ u. H.-G. LIPPMANN: Naturwissenschaften **45**, 67 (1958). — [1918] SIDMAN, R. L., and G. B. WISLOCKI: J. Histochem. cytochem. **6**, 413 (1954). — [1919] SILBERSTEIN, L.: J. opt. Soc. Amer. **32**, 552 (1942); **33**, 1 (1943). — [1920] SIMONIS, W., u. K. H. GRUBE: Z. Naturforsch. **7b**, 144 (1952); **8b**, 312 (1952). — [1921] ~ u. H. KATING: Z. Naturforsch. **11b**, 165 (1956); **11b**, 704 (1956). — [1922] ~ u. E. QUENSELL: Naturwissenschaften **43**, 204 (1956). — [1923] SIMONSON, E., and J. BROŽEK: Physiol. Rev. **32**, 349 (1952). — [1924] ~ and N. ENZER: J. Industr. Hyg. Toxicol. **23**, 83 (1941). — [1925] ~ ~ J. exp. Psychol. **29**, 517 (1941); J. Industr. Hyg. Toxicol. **24**, 205 (1942). — [1926] ~ ~ and R. W. BENTON: J. Lab. clin. Med. **28**, 1555 (1943). — [1927] ~ ~ and S. S. BLANKENSTEIN: J. exp. Psychol. **29**, 252 (1941). — [1928] ~ ~ ~ War. Med. **1**, 690 (1941). — [1929] ~ , M. S. FOX and N. ENZER: Arch. Otolaryngol. **38**, 245 (1943). — [1930] ~, W. M. KEARNS and N. ENZER: Endocrinology **28**, 506 (1941). — [1931] ~ and P. WINCHELL: J. appl. Physiol. **3**, 637 (1951). — [1932] SISLINA, N. N.: Pawlow-Z. Nerventätigkeit Dtsch. Ausg. **5**, 405 (1955). — [1933] SIVÉN, V. O.: Skand. Arch. Physiol. **17**, 306 (1905). — [1934] SJÖSTRAND, F.: J. Cellul. a. comp. Physiol. **33**, 383 (1949); **42**, 15 (1953); **42**, 45 (1953). — [1935] ~ Zit. nach E. SIMONSON and J. BROŽEK, Physiol. Rev. **32**, 349 (1952). — [1936] SLOAN, L. L.: Psychol. Monogr. **38**, 87 (1928). — [1937] SMIT, J. A.: Dissertation Utrecht 1934. — [1938] SMITH, F. O.: Brit. J. Psychol. **24**, 199 (1953). — [1939] SMITH, J. R.: Proc. Soc. exp. Biol. (N. Y.) **36**, 384 (1937). — [1940] SNELL, P. A.: J. Soc. Motion Picture Engineers **20**, 367 (1933). — [1941] SNIDER, R. S., and STOWEL: Zit. nach H. GASTAUT, Riv. Neurol. **21**, 1 (1951). — [1942] SNYDER, F. H., and S. KATZENELBOGEN: J. biol. Chem. **143**, 223 (1942). — [1943] SONNENSCHEIN, R. R., R. M. WALKER and S. N. STEIN: Rev. Sci. Instr. **24**, 702 (1953). — [1944] STADE, W. D., u. E. WEISS: Pflügers Arch. ges. Physiol. **262**, 334 (1956). — [1945] STÄMPFLI, R.: Ergebn. Physiol. **47**, 70 (1952). — [1946] ~ Experientia (Basel) **10**, 508 (1954). — [1947] ~ Naunyn-Schmiedebergs Arch. exp. Path. Pharmak. **228**, 29 (1956). — [1948] STAMM, J. S.: EEG Clin. Neurophysiol. **1**, 61 (1952). — [1949] STARK, L., and P. M. SHERMAN: J. Neurophysiol. **20**, 17 (1957). — [1949a] STARKIEWICZ, W.: 18. int. ophthal. Kongr. **1958**; Excerpta med. **1958**, C 325, Nr. 2. — [1950] STARZL, T. E., and H. W. MAGOUN: J. Neurophysiol. **14**, 133 (1951). — [1951] ~, C. W. TAYLOR and H. W. MAGOUN: J. Neurophysiol. **14**, 461 (1951); **14**, 497 (1951). — [1952] STEFFEN, D.: Z. Biol. **108**, 161 (1956). — [1953] STEGEMANN, J.: Z. angew. Physiol. u. Arbeitsphysiol. **16**, 57 (1955). — [1954] ~ Pflügers Arch. ges. Physiol. **264**, 113 (1957); **265**, 382 (1957). — [1955] STEINDORFF, K.: Tabul. biol. ('s-Grav.) **22**, 1, 166 (1947). — [1956] STEINHAUS, A. H., and A. KELSO: War. Med. **4**, 610 (1943). — [1957] STEINHAUSEN, W.: Arch. Physiol. **229**, 439 (1930); Pflügers Arch. ges. Physiol. **228**, 322 (1932); **232**, 500 (1932). — [1958] STENIUS, S.: Acta physiol. scand. **1**, 380 (1941). — [1959] STERN, P., u. D. KOCIC-MITROVIC: Naturwissenschaften **45**, 213 (1958). — [1960] STETTEN, H. B.: J. Biol. Chem. **132**, 559 (1940). — [1961] STEWEN, O.: Diss. Münster 1935. — [1962] STIGLER, R.: Pflügers Arch. ges. Physiol. **134**, 365 (1910). — [1963] STILES, W. S.: The physical interpretation of the spectral sensitivity curve of the eye. Aus: Transactives of the optical Convention of the Worshipful, S. 97—107. Company of Spectacle Macers, Spectacle Macers Company, London 1948. — [1964] ~ and T. SMITH: Proc. Phys. Soc. **56**, 251 (1944). — [1965] STILLERMAN, M. L., E. L. GIBBS and M. A. PERLSTEIN: Amer. J. Ophthal. **35**, 54 (1952). — [1966] STILO, A.: Atti Acad. Peloritana Messina **37** (1935). — [1967] STRAUB, R.: Helv. physiol. Acta **13**, C 34 (1955). — [1968] ~ Helv. physiol. Acta **14**, 1 (1956). — [1969] STRAUB, W.: Albrecht v. Graefes Arch. Ophthal. **153**, 214 (1952); Z. Augenheilk. S. 48, Leipzig: Georg Thieme 1954. — [1970] ~ Klin. Mbl. Augenheilk. **125**, 566 (1954). — [1971] ~ Klin. Mbl. Augenheilk. **128**, 225 (1956). — [1972] ~ Bibl. ophthal. (Basel) **48**, 137 (1957); Dtsch. med. Wschr. **1957**, 156; 18. int. ophthalm. Kongr. 1958, Excerpta med. **1958**, C 322, Nr. **7**. — [1973] ~ Albrecht v. Graefes Arch. Ophthal. **159**, 353 (1957). — [1974] ~ u. J. HECK: Ber. dtsch. ophthalm. Ges. **59**, 60, Heidelberg 1955. — [1975] STROUD, J.: Conference on Cybernetics **1949**, 40. Herausgeber: H. v. FOERSTER, Josiah Macy Jr. Foundation. — [1976] STRÜMPELL, A.: Pflügers Arch. ges. Physiol. **15**, 573 (1877). — [1977] STRUYCHEN, H. J. L.: Handbuch der biologischen Arbeitsmethoden V **6**, S. 455, 1922. — [1978] STUDNITZ, G. VON: Pflügers Arch. ges. Physiol. **230**, 614 (1932). — [1979] ~ Pflügers Arch. ges. Physiol. **238**, 802 (1937). — [1980] ~ Universitas **6**, 437 (1951). — [1981] ~ Physiologie des Sehens.

Retinale Primärprozesse. Leipzig: Akad. Verlagsges. Geest & Portig K. G. 1952. — [1982] ~ Dtsch. med. Wschr. **76**, 550 (1951); Klin. Mbl. Augenheilk. **120**, 632 (1952). — [1983] STUMPF, H.: Naturwissenschaften **39**, 547 (1952). — [1984] SÜLLMANN, H.: Chemie des Auges. Aus: Tabul. biol. ('s-Grav.) **22**, 2, 1 (1951). — [1985] ~ Auge und Tränen. Aus: B. FLASCHENTRAEGER u. E. LEHNARTZ: Physiologische Chemie II/2a. S. 864. Berlin-Göttingen-Heidelberg: Springer 1956. — [1986] ~ u. R. BRÜCKNER: Enzymologia **8**, 167 (1940). — [1987] SUGITA, Y.: Albrecht v. Graefes Arch. Ophthal. **115**, 260 (1925). — [1988] SUNDERLAND, S.: J. Anat. **74**, 201 (1940). — [1989] SUNDMARK, E.: Acta ophthal. (Kbh.) **33**, 237 (1955); **33**, 631 (1955). — [1990] ~ Acta ophthal. (Kbh.) **36**, 57 (1958). — [1991] ~ Acta ophthal. (Kbh.) **36**, 273 (1958); 18. int. ophthalm. Kongr. 1958; Excerpta med. **1958**, C 325, Nr. 1. — [1992] SUZUKI, E.: Tohôku. J. exp. Med. **52**, 9 (1950). — [1993] ~ Tohôku J. exp. Med. **62**, 345 (1955). — [1994] ~ and Y. OOBA: Tohôku J. exp. Med. **64**, 369 (1956). — [1995] SVAETICHIN, G.: Acta physiol. scand. **24**, Suppl. 86, 5 (1951). — [1996] ~ Acta physiol. scand. **24**, Suppl. 86, 15 (1951). — [1997] ~ Acta physiol. scand. **29**, Suppl. 106, 565 (1953). — [1998] ~ Acta physiol. scand. **29**, Suppl. 106, 601 (1953). — [1999] ~ Acta physiol. scand. **39**, Suppl. 134, 17 (1956). — [2000] ~ Acta physiol. scand. **39**, Suppl. **134**, 47 (1956). — [2001] ~ Acta physiol. scand. **39**, Suppl. 134, 55 (1956). — [2002] ~ Acta physiol. scand. **39**, Suppl. 134, 67 (1956). — [2003] ~ Acta physiol. scand. **39**, Suppl. 134, 93 (1956). — [2004] ~ and R. JONASSON: Acta physiol. scand. **39**, Suppl. 134, 3 (1956). — [2005] SYM, E., R. NILSSON u. H. v. EULER: Z. physiol. Chem. **190**, 228 (1930). — [2006] SZAKALL, A.: mündliche Mitteilung. — [2007] SZENTÀGOTHAI, J., and R. SCHÀB: Acta physiol. (Budapest) **9**, 89 (1956).

[2008] TAHARA, M.: Acta ophthal. jap. **42**, 1503 (1943). — [2009] TAKAMATSU, T.:Acta Soc. ophthal. jap. **39**, 598 (1935). — [2010] TAKANO, M.: Acta ophthal. jap. **38**, 1307 (1934); **39**, 162 (1935). — [2011] TALBOT, S. A.: J. opt. Soc. Amer. **41**, 918 (1951). — [2012] TANAKA, S., and K. MIZUNO: Nagoya J. med. sci. **14**, 91 (1951). — [2013] TANSLEY, K.: J. Physiol. **71**, 442 (1931). — [2014] ~ Biochem. J. **30**, 839 (1936). — [2015] ~ Nature (Lond.) **165**, 524 (1950). — [2016] ~ Bibl. ophthal. (Basel) **48**, 7 (1957). — [2017] TAPPEINER, H. VON: Zit. nach W. TRENDELENBURG: Der Gesichtssinn. Berlin: Springer 1943. — [2018] TASAKI, J., and W. H. FREYGANG jr.: J. gen. Physiol. **39**, 211 (1955). — [2019] ~, E. H. POLLEY and F. ORREGO: J. Neurophysiol. **17**, 454 (1954). — [2020] TAYLOR, C. V.: Proc. Soc. exp. Biol. (N. Y.) **23**, 147 (1925). — [2021] ~ and D. M. WHITAKER: Protoplasma **3**, 1 (1928). — [2022] TAYLOR, J. R., and F. CRESCITELLI: Physiol. Zool. **17**, 193 (1944). — [2023] TEORELL, T.: Arch. Sci. Physiol. **3**, 205 (1949). — [2024] ~ Proc. Soc. exp. Biol. (N. Y.) **33**, 282 (1935); Z. Elektrochem. **55**, 460 (1951); Progr. Biophysics **3**, 305 (1953). — [2025] TERÄSKELI, H.: Acta Soc. Med. Fenn. „Duodecim" **19**, 1 (1934). — [2026] TERNER, C., L. V. EGGLESTON and J. A. KREBS: Biochem. J. **47**, 139 (1950). — [2027] TEUBER, H. L., and M. B. BENDER: Amer. Psychol. **3**, 246 (1948). — [2028] THERMAN, P. O.: Acta Soc. Sci. Fenn. N. S. **2**, Nr. 1, 1 (1938). — [2029] ~ Amer. J. Physiol. **130**, 239 (1940). — [2030] THOMSON, A. P. D.: J. Physiol. **113**, 425 (1951). — [2031] THOMSON, J. M., C. N. WOOLSEY and S. A. TALBOT: J. Neurophysiol. **13**, 277 (1950). — [2032] THOMSON, L. C.: J. Physiol. **106**, 59 (1947). — [2033] ~ Brit. J. Ophthal. **33**, 505 (1949). — [2034] ~ J. Physiol. **108**, 78 (1949). — [2035] ~ J. Physiol. **109**, 430 (1949). — [2036] ~ Proc. Phys. Soc. **62**, 787 (1949). — [2037] ~ Brit- J. Ophthal. **34**, 129 (1950). — [2038] ~ J. Physiol. **112**, 114 (1951). — [2039] ~ J. Physiol. **119**, 191 (1953). — [2040] ~ and W. D. WRIGHT: J. Physiol. **105**, 316 (1947). — [2041] THORNER, M., F. GIBBS and E. GIBBS: War Med. **2**, 255 (1942). — [2042] TIRALA, L.: Arch. Physiol. **1917**, 161. — [2043] TÖLLE, R.: Über die Beeinflussung der Dämmersehfähigkeit und der Blendempfindlichkeit durch Adaptinol. Diss. Münster 1956. — [2044] TÖNNIES, F. J.: Naturwissenschaften **20**, 381 (1932); **22**, 381 (1932); Dtsch. Z. Nervenheilk. **130**, 60 (1933); J. Physiol. u. Neurol. **45**, 154 (1933). — [2045] TOIDA, N., and M. GOTO: Jap. J. Physiol. **4**, 260 (1954). — [2046] TOMAN, J.: J. Neurophysiol. **4**, 51 (1941). — [2047] TOMITA,T.: Jap. J. Physiol. **1**, 110 (1950). — [2048] ~ Jap. J. Physiol. **6**, 327 (1956). — [2049] ~ Jap. J. Physiol. **7**, 80 (1957). — [2050] ~ J. Neurophysiol. **20**, 245 (1957). — [2051] ~ and A. FUNAISHI: J. Neurophysiol. **15**, 75 (1952). — [2052] ~ ~ and H. MIZUNO: Proc. XIX. int. Physiol. Congr. S. 829. Montreal 1953. — [2053] ~ ~ and H. G. SHINO: Jap. J. Physiol. **2**, 147 (1951). — [2054] ~, H. MIZUNO and T. IDA: Jap. J. Physiol. **2**, 171 (1952). — [2055] ~ and Y. TORIHAMA: Jap. J. Physiol. **6**, 118 (1956). — [2056] ~, T. TOSAKA, K. WATANABE and Y. SATO: Jap. J. Physiol. **8**, 41 (1958). — [2057] TORRENTS, E., J. M. CERVINO, J. MAG-

GLIOLO, A. NAVAROO, E. ZALDUA DE DELFINO et J. C. MUSSIO-FOURNIER: Presse méd. **1954**, 1716. — [2058] TRAUTWEIN, W.: Pflügers Arch. ges. Physiol. **257**, 573 (1950). — [2059] ~ u. K. ZINK: Pflügers Arch. ges. Physiol. **256**, 68 (1952). — [2060] ~ ~ u. K. KAYSER: Pflügers Arch. ges. Physiol. **257**, 20 (1953). — [2061] TRAVIS, L. E., and V. BARBER: J. exp. Psychol. **22**, 269 (1938). — [2062] ~ and J. F. DORSEY: Arch. Neurol. Psychiat. (Chicago) **26**, 141 (1931); **28**, 331 (1932). — [2063] ~, J. R. KNOTT and P. GRIFFITH: J. gen. Psychol. **16**, 391 (1937). — [2064] TRENDELENBURG, P., u. L. LENDLE: Grundlagen der speziellen und allgemeinen Arzneiverordnungen. S. 187. Berlin: Springer 1945. — [2065] TRENDELENBURG, W.: Z. Sinnesphysiol. **48**, 199 (1913); Pflügers Arch. ges. Physiol. **201**, 235 (1923). — [2066] ~ Der Gesichtssinn. Berlin: Springer 1943. — [2067] TRINCKER, D.: Naturwissenschaften **41**, 310 (1954); Albrecht v. Graefes Arch. **156**, 519 (1955); Forsch. u. Fortschr. **29**, 12 (1955); Wiss. Z. Ernst-Moritz-Arndt-Univ. Greifswald **4**, 89 (1954/55). — [2068] TRIWONS: Diss. Petersburg 1900. — [2069] TSCHERMAK-SEYSENEGG, A. VON: Ergebn. Physiol. **2**, 2, 726 (1903). — [2070] ~ Handbuch der normalen u. pathologischen Physiologie, **12**, 1,2, 292 (1929). — [2071] ~ Verh. 54. dtsch. ophthal. Ges. S. 99. Heidelberg 1948. — [2072] TSCHIASSNY, K.: Trans. Amer. Acad. Ophthalm. Otolaryngol. **1957**, 503; Ann. Oto-Rhino-Laryngol. **66**, 641 (1957). — [2073] TUKAHARA, S.: Tohôku J. exp. Med. **54**, 11 (1951). — [2074] ~ and Z. ABE: Tohôku J. exp. Med. **54**, 189 (1951). — [2075] TYLER, D. B.: Fed. Proc. **6**, 218 (1947).

[2076] UCHERMANN, A.: Acta ophthal. (Kbh.) 33, 217 (1955). — [2077] UEXKÜLL, J. VON: Theoretische Biologie. Berlin 1928. — [2078] ULETT, G. A., G. GLESER, G. WINOKUR and A. LAWLER: EEG Clin. Neurophysiol. **5**, 23 (1953). — [2079] ULLRICH: Naturwissenschaften **35**, 111 (1948). — [2080] UNDERWOOD, G.: Nature (Lond.) **1951**, 183. — [2081] USSING, H. H.: Physiol. Rev. **29**, 127 (1949).

[2082] VAINIO-MATTILA, B.: Acta ophthal. (Kbh.) **29**, 25 (1951). — [2083] ~ and M. ZEWI: Acta ophthal. **32**, 451 (1954). — [2084] VALOIS, R. L. DE, C. J. SMITH, S. T. KITAI and A. J. KAROLY: Science **127**, 238 (1958). — [2085] VANÝSEK, J.: Ophthalmologica **129**, 186 (1955). — [2086] ~ O fysiologii a pathologii lidského elektroretinogramu. Prag 1954; Rev. Czechoslov. Med. II_3 (1956). — [2087] ~ Bibl. ophthal. (Basel) **48**, 108 (1957). — [2088] ~ 18. int. ophthalm. Kongr. 1958; Excerpta. med. **1958**, C 319 Nr. 2. — [2089] VASTOLA, E. F.: EEG Clin Neurophysiol. **7**, 557 (1955). — [2090] ~ J. Neurophysiol. **20**, 167 (1957). — [2091] VELDEN, A., VAN DER: Physica **11**, 179 (1944); Ophthalmologica **111**, 321 (1946). — [2092] VELHAGEN, C.: Arch. Augenheilk. **27**, 62 (1893). — [2093] VENKSTERN, T. V.: Biochimija **14**, 238 (1949). — [2094] VERZEANO, M., and J. CALMA: J. Neurophysiol. **17**, 417 (1954). — [2095] VERNON, M. D.: Brit. J. Psychol. **24**, 351 (1924). — [2096] VERRIEST, G.: Biol. Jb. **24**, 234 (1957). — [2097] VIEFHUES, T., u. W. MÜLLER-LIMMROTH: 18. int. ophthalm. Kongr. 1958, Excerpta med. **1958**, C 328, Nr. 14. — [2098] VIGNEAUD, V. DU, M. COHN, P. CHANDLER, J. R. SCHENGK and S. SIMONDS: J. biol. Chem. **140**, 625 (1941). — [2099] VILTER, V.: C. R. Soc. Biol. (Paris) **141**, 346 (1947). — [2100] ~ C. R. Soc. Biol. (Paris) **143**, 338 (1949). — [2101] ~ C. R. Soc. Biol. **143**, 781 (1949). — [2102] ~ C. R. Soc. Biol. **143**, 784 (1949). — [2103] ~ C. R. Soc. Biol. **147**, 563 (1953). — [2104] ~ C. R. Soc. Biol. **148**, 1768 (1954). — [2105] VOLKMER, E.: Naunyn-Schmiedebergs Arch. exp. Path. Pharmak. **223**, 481 (1954). — [2106] ~ Z. Biol. **109**, 203 (1957). — [2107] ~ u. H. WINTZER: Naunyn-Schmiedebergs Arch. exp. Path. Pharmak. **221**, 441 (1954). — [2108] VOLLMER, E. P., B. G. KING, J. E. BIRREN and M. B. FISHER: J. exp. Psychol. **36**, 244 (1946). — [2109] VOLTA, A.: Briefe über tierische Elektrizität (1792); Aus: OSTWALDs Klassiker **114**, Leipzig 1900. — [2110] ~ Galvanismus und Entdeckung des Säulenapparates 1796—1800. Veröffentlicht von A. I. ÖTTINGEN. Leipzig: Engelmann 1900. — [2111] VONEŠ, Z.: Empfindende Materie. Zagreb 1935. Das physikalische Problem der Retina des menschlichen Auges. Zagreb: Astra-Klub-Verlag 1938. ~ Teorija dupliciteta electroretinogram (ERG) i adaptacija u vidu moje oscilatorne teorije. ~ Alma mater croatica **10**, 3 (1940/41). ~ Beiträge zur Kenntnis der physiologischen Prozesse in der Retina. Zagreb 1943. — [2112] VRBA, R., u. J. FOLBERGER: Experientia (Basel) **14**, 1, 15 (1958). — [2113] VRIES, H. J. DE: J. opt. Soc. Amer. **39**, 201 (1949). — [2114] VUKOVICH, V.: Ophthalmologica **124**, 354 (1952).

[2115] WACHHOLDER, K., u. H. ARNOLD: Schweiz. med. Wschr. **1953**, Beiheft zu Nr. 38, 1503; Z. Biol. **107**, 252 (1954). — [2116] ~ u. W. SCHNEIDER: Klin. Wschr. **1956**, 276. — [2117] WADENSTEN, L.: Acta ophthal. (Kbh.) **1956**, 311. — [2118] ~ Bibl. ophthal. (Basel) **48**, 132 (1957). — [2119] WÄRE, M., A. WILSKA u. Y. RENQUIST: Skand. Arch. Physiol. **65**,

251 (1933). — [2120] Wagman, J. H., J. Waldman, D. Naidhoff, L. B. Feinschill and R. Cahan: Amer. J. Ophthal. **38**, 60 (1954). — [2121] ~, R. Werman and D. S. Feldman: Fed. Proc. **14**, 162 (1955). — [2122] Wagner, R.: Probleme und Beispiele biologischer Regelung. Stuttgart: Georg Thieme 1954. — [2123] Wake, M.: Tohôku J. exp. Med. **65**, 145 (1957). — [2124] Wald, G.: J. gen. Physiol. **19**, 351 (1935); **20**, 45 (1936). — [2125] ~ Nature (Lond.) **140**, 545 (1937). — [2126] ~ J. gen. Physiol. **21**, 795 (1938). — [2127] ~ Vision. Aus O. Glasser, Medical Physics. The Year Book Publishers, Inc. Chicago 1944. — [2128] ~ Science **101**, 653 (1945). — [2129] ~ Harvey Lect. Ser. **12**, 151 (1946). — [2130] ~ Docum. ophthal. 3, 94 (1949). — [2131] Science **113**, 287 (1951); J. opt. Soc. Amer. **41**, 949 (1951). — [2132] ~ Ann. Rev. Biochem. **22**, 497 (1953). — [2133] ~ Science **119**, 887 (1954). — [2134] ~ Nature (Lond.) **175**, 390 (1955). — [2135] ~ and P. K. Brown: J. gen. Physiol. **35**, 797 (1951/52). — [2136] ~ ~ Nature (Lond.) **177**, 174 (1956). — [2137] ~ ~ and P. H. Smith: Fed. Proc. **11**, 304 (1952). — [2138] ~ ~ ~ Science **118**, 505 (1953). — [2139] ~ ~ and P. Smith-Brown: Nature (Lond.) **180**, 969 (1957). — [2140] ~ and A. B. Clark: J. gen. Physiol. **21**, 93 (1937). — [2141] ~, J. Durell and R. C. C. St. George: Science **111**, 179 (1950). — [2142] ~ and R. Hubbard: J. gen. Physiol. **32**, 367 (1948/49). — [2143] ~ ~ Nature (Lond.) **180**, 278 (1957). — [2144] ~, H. Jeghers and J. Arminio: Amer. J. Physiol. **123**, 732 (1938). — [2145] ~ and H. Zussman: J. biol. Chem. **122**, 449 (1938). — [2146] Walker, A. E., and T. A. Weaver: J. Neurophysiol. 3, 353 (1940). — [2147] ~, J. I. Woolf, W. C. Halstead and T. J. Case: J. Neurophysiol. **6**, 213 (1943). — [2148] ~ ~ ~ ~ Arch. Neurol. psychiat. (Chicago) **52**, 117 (1944). — [2149] Wall, P. D., A. G. Rémond and R. L. Dobson: EEG Clin. Neurophysiol. **5**, 385 (1953). — [2150] Waller, A. D.: Brain **23**, 1 (1900). [2151] ~ Proc. roy. Soc. **66**, 327 (1900). — [2152] ~ Die Kennzeichen des Lebens (Übersetzung von E. P. u. R. du Bois-Reymond). Berlin: A. Hirschwald 1905. — [2153] ~ Quart. J. exp. Physiol. **2**, 401 (1909). — [2154] Walls, G. L.: Amer. J. Ophthal. **17**, (1934); J. appl. Physics. **14**, 161 (1943). — [2155] Walls, G.: The vertebrate eye and its adaptive radiation. Bloomfield 1942. — [2156] Walls, L. W., and R. W. Matthews: Univ. Calif. Publ. Psychol. **7**, 1 (1952). — [2157] Walsh, E. G.: J. Physiol. **118**, 500 (1952). — [2158] ~ J. Physiol. **120**, 155 (1953). — [2159] Walter, R. D., and Ch. L. Yeager: EEG Clin. Neurophysiol. **8**, 193 (1956). — [2160] Walter, V. J., and W. G. Walter: EEG Clin. Neurophysiol. **1**, 57 (1949); Suppl. **2**, 60 (1949). — [2161] Walter, W. G.: J. Ment. Sci. **96**, 1 (1950). —[2162] ~ Electrencephalographie: A Symposion on its various aspects. London: McDonald 1950; Perspectives in Neuropsychiatry. London: H. K. Lewis & Co. 1950. — [2163] ~ Zit. aus Funktechnik 7, 68 (1952). — [2164] ~ Nature (Lond.) **177**, 1710 (1956). — 2165] ~, V. J. Dovey and H. Shipton: Nature (Lond.) **158**, 540 (1946). — [2166] Walters, H. V., and W. D. Wright: Proc. roy. Soc. B **131**, 340 (1943). — [2167] Walther, J. B.: Biol. Zbl. **77**, 63 (1958). — [2168] ~ u. E. Dodt: Experientia (Basel) **13**, 333 (1957). — [2169]Wanderer E.: Internat. Z. angew. Physiol. **16**, 228 (1956). — [2170] Wang, G. H.: Arch. Neurol. Psychiat. (Chicago) **37**, 772 (1937). — [2171] Warburg, O.: Zit. nach K. Lang, Der intermediäre Stoffwechsel. Lehrbuch der Physiologie von W. Trendelenburg u. E. Schütz. S. 365. Berlin-Göttingen-Heidelberg: Springer 1952. — [2172] ~, Krippahl u. W. Schröder: Z. Naturforsch. **10b**, 631 (1955). — [2173] ~ u. E. Negelein: Biochem. Z. **214**, 101 (1929). — [2174] ~, K. Posener u. E. Negelein: Biochem. Z. **152**, 319 (1924). — [2175] Warren, C. O., and C. E. Carter: J. biol. Chem. **150**, 267 (1950). — [2176] Wasano, T., S. Inokuchi, K. Inanaga, H. Nakao and H. Fuchiwaki: Kyusku Mem. Med. Sci. 3, 243 (1953). — [2177] Washburn, M. F., E. Hughes, C. Steward and G. Sligh: Amer. J. Physiol. **42**, 412 (1930). — [2178] Waters, J. W.: Brit. J. Ophthal. **34**, 1 (1950). — [2179] Weale, R. A.: Nature (Lond.) **163**, 916 (1949). — [2180] ~ Zit. nach H. J. A. Dartnall and L. C. Thomson; Nature (Lond.) **164**, 876 (1949). — [2181] ~ Brit. J. Ophthal. **34**, 190 (1950). — [2182] ~ J. Physiol. **112**, 1 (1950). — [2183] ~ Nature (Lond.) **166**, 872 (1950). — [2184] ~ J.Physiol. **114**, 435 (1951). — [2185] ~ Nature Lond.) **167**, 529 (1951). — [2186] ~ Brit. J. Ophthal. **37**, 148 (1953). — [2187] ~ J. Physiol. **119**, 30 (1953). — [2188] ~ J. Physiol. **119**, 170 (1953). — [2189] ~ J. Physiol. **121**, 322 (1953). — [2190] ~ J. Physiol. **121**, 548 (1953): **121**, 11 (1953). — [2191] ~ Nature (Lond.) **173**, 1049 (1954). — [2192] ~ J. Physiol. **127**, 572 (1955). — [2193] ~ J. Physiol. **127**, 587 (1955). — [2194] ~ Physiol. Rev. **35**, 233 (1955).— [2195] ~ 13. Sitzung int. Beleuchtungskommission 1955; Brit. J. Ophthal. **60**, 392 (1956). — [2196] ~ Brit. J. Ophthal **41**, 461 (1957). — [2197] ~ J. Physiol. **137**, 50 (1957). — [2198]

WEAVER, K. S.: J. opt. Soc. Amer. **27**, 36 (1937). — [2199] WEBER, G.: Nature (Lond.) **180**, 1409 (1957). — [2200] WEBER, R.: Z. Zellforsch. **39**, 630 (1954). — [2201] WEEKERS, R., and F. ROUSSELL: Ophthalmologica **112**, 305 (1946). — [2202] ~ ~ Docum. ophthal. **2**, 130 (1948). — [2203] WEGENER, W.: Arch. Augenheilk. **98**, 514 (1928). — [2204] WEIDMANN, S.: J. Physiol. **114**, 372 (1951); **115**, 227 (1951); **118**, 348 (1952); **127**, 213 (1955); Fed. Proc. **14**, 160 (1955). — [2205] ~ J. Physiol. **129**, 568 (1955). — [2206] ~ Elektrophysiologie der Herzmuskelfaser. Bern u. Stuttgart: H. Huber 1956. — [2207] WEIL, A. A., and W. A. NOSIK: EEG Clin. Neurophysiol. **4**, 219 (1952). — [2208] WEISKRANTZ, L.: Nature (Lond.) **181**, 1047 (1958). — [2209] WELPONER: Zit. nach R. GRANIT, Sensory mechanismus of the Retina. London: Oxford Univ. Press 1947. — [2210] WERIGO, B.: Pflügers Arch. ges. Physiol. **31**, 417 (1883); **84**, 547 (1901). — [2211] WERNER, H., and B. D. THUMA: Amer. J. Psychol. **55**, 394 (1942). — [2212] WESTERLUND, A.: Skand. Arch. Physiol. **19**, 337 (1907); **27**, 260 (1912). — [2213] ~ Skand. Arch. Physiol. **26**, 129 (1912). ~ [2214] WESTPHAL, W. H.: Die Relativitätstheorie. Stuttgart: Franck-Verlag 1955. ~ Physik. 18. u. 19. Aufl. Berlin-Göttingen-Heidelberg: Springer 1956. — [2215] WETTE, R.: Bull. Math. Biophysics **15**, 251 (1953). — [2216] WEVER, E. G.: Theory of hearing. New York: Wiley 1949. — [2217] WHITLOCK, D. G., A. ARDUINI and A. G. MORUZZI: J. Neurophysiol. **16**, 414 (1953). — [2218] WHITTERIDGE, D.: Quart. J. exp. Physiol. **40**, 331 (1955). — [2219] WIEN, W.: Über die Messung von Tonstärken. Berlin 1888. — [2220] WILLIAMS, A. C.: Arch. Psychol. **34**, 240 (1939). — [2221] WILLMER, E. N.: Nature (Lond.) **151**, 213 (1943); **151**, 632 (1943); **152**, 190 (1943); **153**, 774 (1944); J. Physiol. **111**, 179 (1949); Brit. med. J. **1950**, 1141. — [2222] ~ Retinal structure and colour vision. Cambridge Univ. Press. 1946. — [2223] ~ J. Physiol. **110**, 377 (1949). — [2224] ~ J. Physiol. **110**, 422 (1949). — [2225] ~ Ann. Rev. Physiol. **17**, 339 (1955). — [2226] ~ Docum. ophthal. **9**, 235 (1955). — [2227] ~ Mod. Probl. Ophthalm. **1**, 189 (1956). — [2228] ~ and W. D. WRIGHT: Nature (Lond.) **156**, 119 (1945). — [2229] WILSKA, A.: Acta Soc. Med. „Duodecim" A. **22**, 50 (1939). — [2230] ~ Acta Soc. Med. „Duodecim" A **22**, 63 (1940); A **22**, 76 (1940). — [2231] WINCHELL, P., and E. SIMONSON: J. appl. Physiol. **4**, 188 (1951). — [2232] WINKEL, K.: Z. Biol. **108**, 81 (1955). — [2233] WIRTH, A.: Boll. ocul. **30**, 499 (1951). — [2234] ~ Albrecht v. Graefes Arch. Ophthal. **151**, 662 (1951). — [2235] ~ Acta ophthal. (Kbh.) **30**, 399 (1952). — [2236] ~ Acta physiol. scand. **29**, 22 (1953.) — [2237] ~ 18. int. ophthalm. Kongr. 1958, Excerpta med. **1958**, C 325, Nr. 3. — [2238] ~, C. A. QUARANTA and G. CHISTONI: Bibl. ophthal. (Basel) **48**, 66 (1957); 18. int. ophthalm. Kongr. 1958, Excerpta med. **1958**, C 326, Nr. 6. — [2239] ~ and B. ZETTERSTRÖM: Brit. J. Ophthal. **38**, 257 (1954). — [2240] WIRTH, W., u. H. W. MÜLLER-LIMMROTH: Z. Biol. **108**, 32 (1955. — [2241] WOHLZOGEN, F. X.: Z. Biol. **108** 217 (1956). — [2242] WOLF, E., and M. ZIGLER: J. opt. Soc. **44**, 875 (1954). — [2243] WOLFF, R.: Bull. Soc. Ophtal. (Paris) Nr. **4**, 275 (1937). — [2244] ~ et A. BOUQUART: C. R. Soc. Biol. (Paris) **124**, 319 (1937). — [2245] WOLFSON: The Scient. Monthly **74**, 191 (1952). — [2246] WOLPERS, C.: Naturwissenschaften **28**, 416 (1941). — [2247] WOODBURY, J. W., and D. M. MCINTYRE: Amer. J. Physiol. **177**, 355 (1954). — [2248] WOODBURY, L. A., J. W. WOODBURY and H. H. HECHT: Circulation **1**, 264 (1950). — [2249] WREDE, C. M.: Skand. Arch. Physiol. **77**, 93 (1937). — [2250] WRIGHT, M. K., W. K. ANDREW and J. JACOBSON: EEG Clin. Neurophysiol. **6**, 635 (1954). — [2251] WRIGHT, W. D.: Trans. Illum. Eng. Soc. (London) **6**, 23 (1941). — [2252] ~ Nature (Lond.) **151**, 726 (1943). — [2253] ~ Researches on Normal and Defective Colour Vision. London: H. Kimpton 1946. — [2254] ~ Année Psychol. Jubiläumsband Piéron **1951**, 169. — [2255] ~ J. opt. Soc. Amer. **42**, 509 (1952). — [2256] ~ and R. GRANIT: Brit. J. Ophthal. Suppl. **9** (1938). — [2257] WULF, V.: Proc. Soc. exp. Biol. (N. Y.) **68**, 169 (1948). — [2258] ~ and S. FREYBURGER: Anat. Rec. **101**, 665 (1948). — [2259] WULFF, V. J.: J. cell. comp. Physiol. **21**, 319 (1943). — [2260] ~ Amer. J. Physiol. **155**, 480 (1948). — [2261] ~ Proc. Soc. exp. Biol. (N. Y.) **68**, 169 (1948). — [2262] ~ Biol. Bull. **97**, 265 (1949). — [2263] ~ Physiol. Rev. **36**, 145 (1956). — [2264] ~, W. J. FRY and M. BRUST: J. cell. comp. Physiol. **45**, 265 (1955). — [2265] ~ ~ and F. A. LINDE: J. cell. comp. Physiol. **45**, 247 (1955).

[2265a] YONEMURA, D., and R. NANGO: J. opt. Soc. Amer. **47**, 822 (1957). — [2266] YUDKIN, J.: Proc. roy. Soc. Med. **38**, 4 (1945); **38**, 167 (1945).

[2267] ZEE ZANG ZAO, GELBIN et A. RĚMOND: Sem. Hôp. (Paris) **28**, 1506 (1952). — [2268] ZENKER, W.: Arch. mikrosk. Anat. **3**, 248 (1867). — [2269] ZETTERSTRÖM, B.: Acta ophthal. (Kbh.) **29**, 295 (1951). — [2270] ~ Acta ophthal. (Kbh.) **30**, 405 (1952). — [2271]

~ Acta ophthal. (Kbh.) **33**, 157 (1955). — [2272] ~ Acta physiol. scand. **35**, 272 (1956). — [2273] ~ 18. int. ophthalm. Kongr. 1958; Excerpta med. **1958**, C 328, Nr. 13. — [2274] ZETTNER, A.: Z. Biol. **108**, 210 (1956). — [2275] ZEWI, M.: Acta Soc. Sci. Fenn. N. S. B. **2**, Nr. 4 (1939). — [2276] ~ and B. VAINIO-MATTILA: Acta ophthal. (Kbh.) **33**, 53 (1955). — [2277] ZINNITZ, F.: Klin. Mbl. Augenheilk. **132**, 161 (1958). — [2278] ZIV, B., u. H. M. BURIAN: 18. int. ophthalm. Kongr. 1958; Excerpta med. **1958**, C 326, Nr. 5. — [2279] ZOTH, O.: Ergebn. Physiol. **22**, 345 (1923); Zbl. Ophthal. **12**, 59 (1924).

Nachtrag zum Literaturverzeichnis

[40a] ANDRÉE, G.: Pflügers Arch. ges. Physiol. **267**, 117 (1958). — [65a] ARMINGTON, J. C. A., and G. H. CRAMPTON: Amer. J. Ophthal. **46**, 72 (1958).

[151a] BAUEREISEN, G., H. LIPPMANN, E. SCHUBERT u. W. SICKEL: Pflügers Arch. ges. Physiol. **267**, 636 (1958). — [195a] BERGES, D.: Pflügers Arch. ges. Physiol. **268**, 48 (1958). — [195b] ~, G. SCHMITT u. W. MÜLLER-LIMMROTH: Z. Biol. **1959** (z. Z. im Druck). — [218a] BIEDERMANN, W.: Elektrophysiologie. Jena: G. Fischer 1895. — [220a] BIGLAND, B., and O. C. J. LIPPOLD: J. Physiol. **123**, 214 (1954). — [243a] BISHOP, P. O., G. FIELD, B. L. HENESSY and J. R. SMITH: J. Neurophysiol. **21**, 529 (1958). — [243b] BURKE, W., and R. DAVIS: Nature (Lond.) **182**, 728 (1958). — [270a] BONNET, V.: Arch. intern. Physiol. **65**, 506 (1957); J. Physiol. **50**, 163 (1958). — [283a] BORNSCHEIN, H., u. G. SCHUBERT: Z. Biol. **110**, 269 (1958). — [283b] ~ u. G. SZEGVÁRI: Z. Biol. **110**, 285 (1958). — [316] BREMER, F.: Proc. Ass. Res. Nerv. Ment. Dis. **34**, 424 (1958). — [321a] BREININ, G. M.: Amer. orthop. J. **7**, 5 (1957); Arch. Ophthal. (Chicago) **58**, 375 (1957); **58**, 623 (1957); **59**, 177 (1958); Amer. J. Ophthal. **46**, 123 (1958). — [348a] BROWN, K. T., and T. N. WIESEL: Amer. J. Ophthal. **46**, 91 (1958). — [362] BURNS, B. D.: The mammalian cerebral cortex. London: E. Arnold 1958. — [380a] BYSOW, A. L.: Problemi fisiologitschesskoj optiki. Akad. Nauk USSR **12**, 358 (1958).

[456a] CORNEHLS, U.: Pflügers Arch. ges. Physiol. **268**, 52 (1958).

[532a] DEMORT, D. W., and R. M. BOYNTON: J. opt. Soc. Amer. **48**, 13 (1958). — [546a] DHANDA, R. P.: Indian. J. Pediat. **1956**, 349. — [566a] DODT, E.: Amer. J. Ophthal. **46**, 87 (1958). — [566b] ~, R. COPENHAVER u. R. D. GUNKEL: Pflügers Arch. ges. Physiol. **268**, 67 (1958). — [586a] DONDERO, A., P. R. HOFSTAETTER and J. P. O'CONNOR: J. gen. Psychol. **58**, 11 (1958). — [594a] DOTY, R. W.: J. Neurophysiol. **21**, 437 (1958). — [603a] DUNÉR, H., U. S. VON EULER and B. PERNOW: Acta physiol. scand. **31**, 113 (1954).

[617] ECCLES, J. C.: The physiology of nerve cells. Baltimore: J. Hopkins 1957. — [631] ELENIUS, V., u. J. HECK: Ophthalmologica (Basel) **136**, 145 (1958). — [631a] ELENIUS, V.: Acta physiol. scand. **44**, Suppl. 150 (1958). — [631b] ~ and E. SYSIMETSÄ: Acta radiol. (Stockh.) **48**, 465 (1957).

[667a] FAULKNER, R. F., and J. E. HYDE: J. Neurophysiol. **21**, 171 (1958). — [705a] FORBES, A., and H. W. DEANE: Exp. Cell. Res. Suppl. **5**, 440 (1958).

[764a] GARCIA-AUSTT, E., e M. A. PATETTA-QUEIROLO: Investigaciones sobre neurofisiologia ontogénica en el embrión de pollo. Montevideo: 1958. — [807a] GLAVAN, J., u. M. GHITA: Z. angew. Physiol. **17**, 216 (1958). — [819a] GOODMAN, G., and R. D. GUNKEL: Amer. J. Ophthal. **46**, 142 (1958). — [828a] GOURAS, P.: Amer. J. Ophthal. **46**, 59 (1958). — [828b] ~ Amer. J. Physiol. **195**, 28 (1958). — [886a] GRANIT, R., and E. MARG: Amer. J. Ophthal. **46**, 223 (1958). — [912a] GRÜSSER, O.-J., u. A. GRÜTZNER: Arch. Psychiat. Nervenkr. **197**, 405 (1958). — [916a] GRÜTZNER, A.: Pflügers Arch. ges. Physiol. **268**, 50 (1958). — [916b] ~, O.-J. GRÜSSER u. G. BAUMGARTNER: Arch. Psychiat. Nervenkr. **197**, 377 (1958). — [917a] GÜTH, V., u. W. MÜLLER-LIMMROTH: Pflügers Arch. ges. Physiol. **268**, 46 (1958).

[923a] HABERICH, F. J., u. M. H. FISCHER: Pflügers Arch. ges. Physiol. **267**, 626 (1958). — [996a] HELMS, A., R. KRÜGER u. H. STRÄSSNER: Albrecht v. Graefes Arch. Ophthal. **159**, 369 (1957). — [996b] ~ u. R. PREHN: Albrecht v. Graefes Arch. Ophthal. **160**, 285 (1958). — [996c] ~ u. J. RAEUBNER: Albrecht v. Graefes Arch. Ophthal. **160**, 290 (1958). — [1012a] HERBERG, L. J.: J. nat. Inst. pers. Res. **7**, 98 (1958). — [1035a] HIRSCH, H.: Pflügers Arch. ges. Physiol. **268**, 32 (1958). — [1035b] ~, A. B. BOLTE, G. HUFFMANN, A. SCHAUDIG u. D. TÖNNIS: Pflügers Arch. ges. Physiol. **267**, 348 (1958). — [1093a] HUBER, D. H.: Amer. J. Ophthal. **46**, 110 (1958).

[1117a] INGVAR, D. H.: Pflügers Arch. ges. Physiol. 268, 49 (1958). — [1118a] INMAN, V. T., H. J. RALSTON, J. B. SAUNDERS, B. FEINSTEIN and E. WRIGHT: EEG clin. Neurophysiol. 4, 187 (1952).

[1153a] JOCHMUS, H.: Klin. Mbl. Augenheilk. 133, 249 (1958).

[1207a] KAWAHATA, H.: Kyushu J. med. Sci. 7, 147 (1956). — [1217a] KENNEDY, D.: J. cell. comp. Physiol. 50, 155 (1957). — [1217b] ~ Amer. J. Ophthal. 46, 19 (1958). — [1246a] KÖHLER, W., and D. N. O'CONNELL: J. cell. comp. Physiol. 49, Suppl. 2 (1957). — [1256a] KOOI, K. A., and M. H. THOMAS: EEG clin. Neurophysiol. 10, 417 (1958). —[1268a] KRAKAU, C. E. T.: Acta ophthal. (Kbh.) 36, 183 (1958). — [1268b] ~, P. ENOKSON and B. HEDBYS: Acta ophthal. (Kbh.) 36, 508 (1958). — [1272a] KRAUSKOPF, J.: J. opt. Soc. Amer. 47, 740 (1957). — [1276a] KRAVKOV, S. V.: Acta ophthal. (Kbh.) 14, 348 (1936); 17, 324 (1939). — [1276b] ~ J. opt. Soc. Amer. 31, 335 (1941). — [1276c] ~ and L. P. GALOCHKINA: Dokl. Acad. Sci. USSR 51, 351 (1956). — [1278a] ~ and E. N. SEMENOVSKAJA: Dokl. Akad. Sci. 43, 318 (1944). — [1286a] KUBOWITZ, F.: Biochem. Z. 204, 475 (1929). — [1288a] KÜCHLER, G., u. J. NEUDEL: Pflügers Arch. ges. Physiol. 268, 50 (1958).

[1307a] LACHMANN, J., F. BERGMANN, J. WEINMAN and A. WELNER: Amer. J. Physiol. 195, 267 (1958). — [1318a] LANSBERG, M. P.: Aeromed. Acta 5, 251 (1956/57). — [1333a] LECHNER, H., u. F. LEMBECK: Naunyn-Schmiedebergs Arch. exp. Path. Pharmak. 210, 119 (1950). — [1367a] LIPETZ, L. E.: Amer. J. Ophthal. 44, 118 (1957). — [1367b] ~ Amer. J. Ophthal. 46, 2 (1958). — [1367c] LIPPOLD, O. C. J.: J. Physiol. 117, 492 (1952). — [1390a] LÜDTKE, H.: Z. vgl. Physiol. 40, 329 (1957).

[1413a] MACNICHOL, E. F., and G. SVAETICHIN: Amer. J. Ophthal. 46, 26 (1958). — [1438a] MARSHALL, W. H.: Amer. J. Ophthal. 46, 99 (1958). — [1481a] MOMOSSE, H.: Acta ophthal. jap. 61, 180 (1957).

[1616a] NAKAGAWA, D.: Folia psychiat. neurol. jap. 11, 229 (1957).

[1667a] PARAICZ, E., u. J. SZÉNÁSY: Nervenarzt 29, 316 (1958). — [1668a] PARKER, C. A.: Nature (Lond.) 182, 130 (1958); 182, 245 (1958). — [1671a] PAU, H., u. W. RUMMEL: Naunyn-Schmiedebergs Arch. exp. Path. Pharmak. 218, 349 (1953). — [1689] PILZ, A., u. W. SICKEL: Pflügers Arch. ges. Physiol. 266, 73 (1958).

[1751a] REIDEMEISTER, CHR.: Pflügers Arch. ges. Physiol. 268, 51 (1958). — [1764a] RENDAHL, I.: Acta physiol. scand. 44, 189 (1958).

[1823a] SAGER, R., and M. ZALOKAR: Nature (Lond.) 182, 98 (1958). — [1826a] SAREZKAJA, R. B.: Problemi fisiologitschesskoj optiki, Akad. Nauk USSR 12, 450 (1958). — [1872a] SCHUBERT, E., u. H. G. LIPPMANN: Pflügers Arch. ges. Physiol. 268, 50 (1958). — [1880a] SCHUBERT, G.: Wien. klin. Wschr. 70, 896 (1958). — [1903a] SEMENOVSKAJA, E. N., u. R. B. SAREZKAJA: Problemi fisiologitschesskoj optiki. Akad. Nauk USSR 12, 377 (1958). — [1907a] SHANZER, S., P. TENG, H. P. KRIEGER and M. BENDER: Amer. J. Physiol. 194, 419 (1958). — [1913a] SHI-FANG, F., u. F. TE-PEI: Acta physiol. sinica 21, 423 (1957). — [1917a] SICKEL, W.: Pflügers Arch. ges. Physiol. 268, 49 (1958). — [1931a] SINGER, J. R.: J. opt. Soc. Amer. 47, 205 (1957). — [1943a] SONOWA, A. W.: Problemi fisiologitschesskoj optiki. Akad. Nauk USSR 12, 450 (1958). [1948a] STANLEY-JONES, D.: Brit. J. Ophthal. 62, 595 (1958). — [1958a] STEPANIK, J.: Albrecht v. Graefes Arch. Ophthal. 160, 226 (1958).

[2018a] TASAKI, J., and J. J. CHANG: Science 128, 1209 (1958). — [2022a] TENG, P., S. SHANZER and M. B. BENDER: Neurology 8, 22 (1958). — [2045a] TOIDA, N., H. A. KURIYAMA, T. TSUKAMOTO and T. KOMORI: Kyushu J. med. Sci. 8, 251 (1958). — [2072a] TSUKAMOTO, T., T. KOMORI, N. KINOSHITA, N. TOIDA and H. A. KURIYAMA: Chem. and pharmazeut. Bull. 6, 81 (1958).

[2116a] WACHHOLDER, K., u. K. KESSELER: Pflügers Arch. ges. Physiol. 267, 582 (1958). — [2122a] WAGNER, H. G., and M. L. WOLBARSHT: Amer. J. Ophthal. 46, 46 (1958). — [2168a] WALTHER, J. B., u. E. DODT: Pflügers Arch. ges. Physiol. 268, 47 (1958); XV. Internat. Congr. Zool. Sect. S. 40. — [2248a] WOODWORTH, R. S., and H. SCHLOSBERG: Experimental Psychology. New York: H. Holt 1955.

[2265b] YOSHII, N., and W. J. HOCKADAY: EEG clin. Neurophysiol. 10, 487 (1958). — [2265c] YOSHIOKA, H.: Folia psychiat. neurol. jap. 11, 217 (1957).

[2276a] ZHDANOV, V. K., u. E. N. SEMENOVSKAJA: Akad. Nauk USSR 2, 724 (1957).

Zum Thema „*Retinale Induktion*" (S. 13 u. 209ff.):

[1] Hamada, H.: Tohôku J. exp. Med. **67**, 209 (1958). —[2] Kameyama, M.: Tohôku J. exp. Med. **66**, 317 (1957). — [3] Kobayashi, M.: Tohôku J. exp. Med. **66**, 205 (1957). — [4] Kohata, T.: Tohôku J. exp. Med. **66**, 239 (1957). — [5] Miura, K.: Retinal adaptation and human electric flicker values. (1958). — [6] ~ Tohôku J. exp. Med. **67**, 245 (1958). — [7] Onodera, E.: Tohôku J. exp. Med. **66**, 379 (1957). — [8] Suzuki, E., and Y. Ooba: Tohôku J. exp. Med. **63**, 389 (1956). — [9] Suzuki, K., and Y. Toratani: Tohôku J. exp. Med. **68**, 75 (1958). — [10] Yamamoto, H.: Tohôku J. exp. Med. **67**, 219 (1958). — [11] Yonemura, D., and R. Nango: J. opt. Soc. Amer. **47**, 822 (1957). — [12] Watanabe, K.: Tohôku J. exp. Med. **67**, 381 (1958).

Sachverzeichnis